TECHNIQUE

DE

L'EXPLORATION OCULAIRE

INTRODUCTION A L'ÉTUDE DE L'OPHTALMOLOGIE

PAR

L. VIGNES

Membre de la Société d'ophtalmologie de Paris

Avec 213 figures dans le texte

PARIS

A. MALOINE, ÉDITEUR

21, PLACE DE L'ÉCOLE DE MÉDECINE

1896

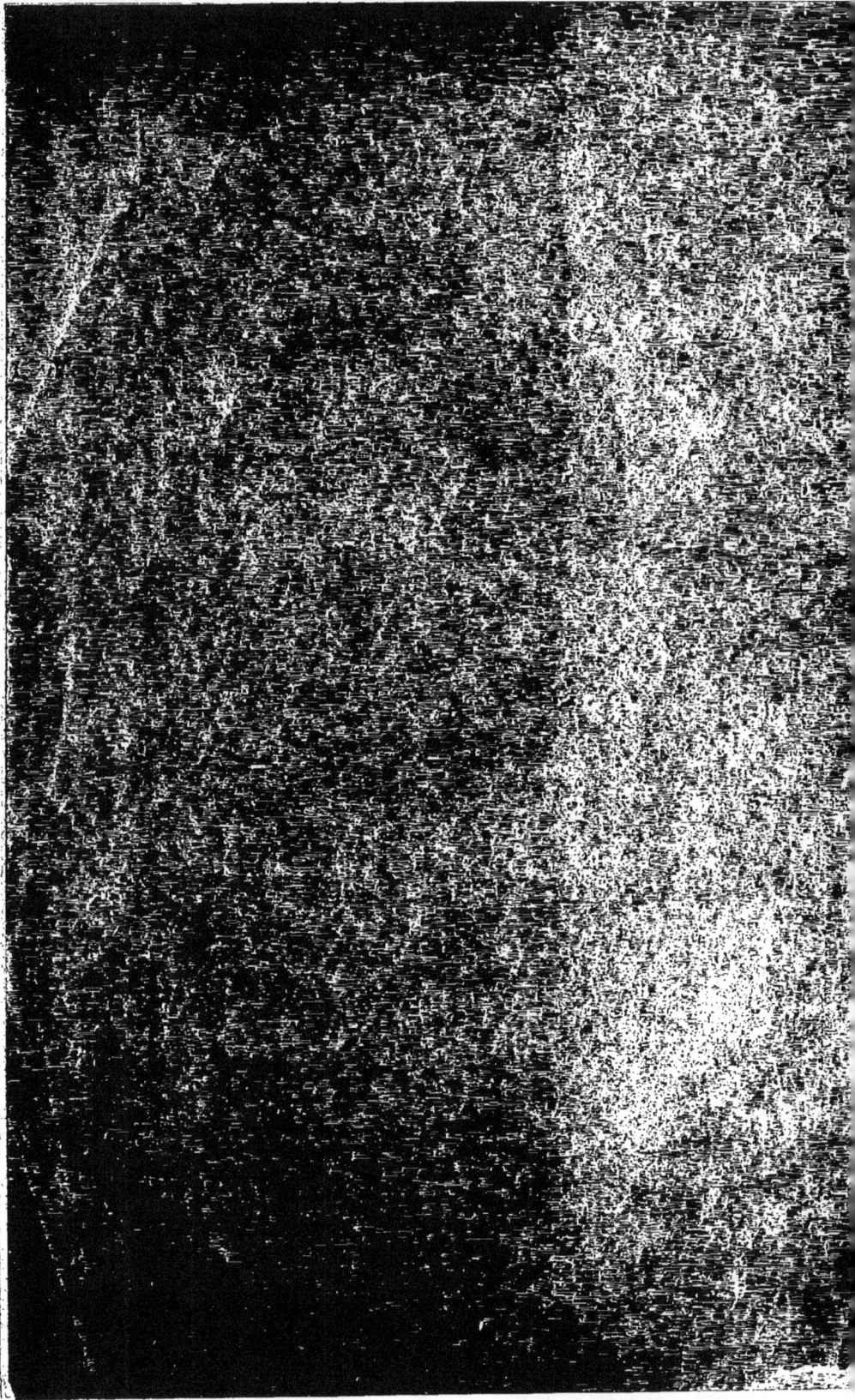

TECHNIQUE

DE

L'EXPLORATION OCULAIRE

INTRODUCTION A L'ÉTUDE DE L'OPHTALMOLOGIE

IMPRIMERIE LEMALE ET Cie, HAVRE

TECHNIQUE

DE

L'EXPLORATION OCULAIRE

INTRODUCTION A L'ÉTUDE DE L'OPHTALMOLOGIE

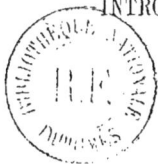

PAR

L. VIGNES

Membre de la Société d'ophtalmologie de Paris

Avec 213 figures dans le texte

PARIS

A. MALOINE, ÉDITEUR

21, PLACE DE L'ÉCOLE-DE-MÉDECINE

1896

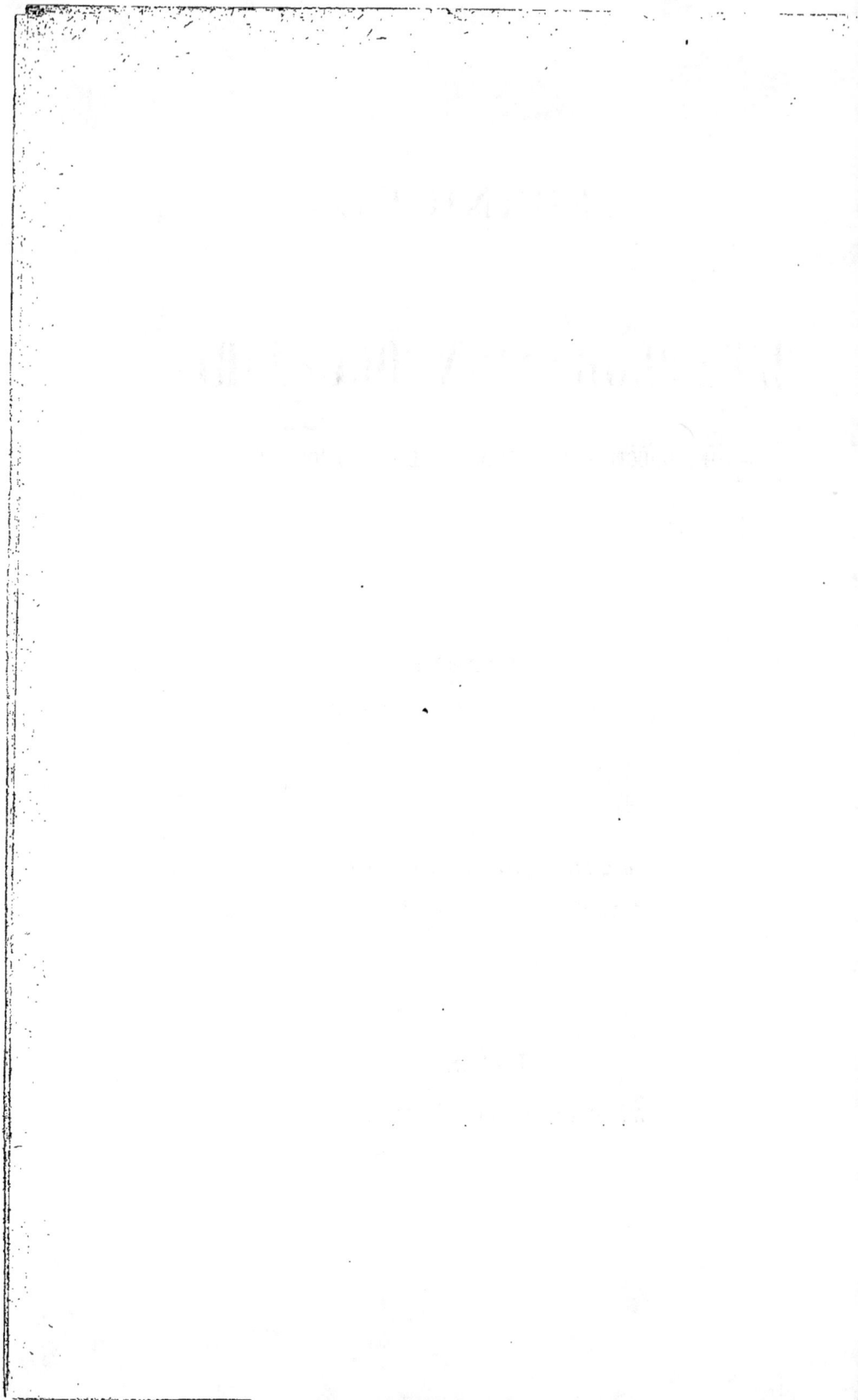

PRÉFACE

Ce manuel, que j'ai écrit pour tenir une promesse faite bien des fois à mes élèves, représente les premières leçons du cours que je fais à ma clinique. C'est bien dire qu'il est essentiellement destiné à ceux qui font leur premier pas dans le vaste domaine de l'ophtalmologie.

Il est divisé en deux parties : la première est consacrée à l'anatomie macroscopique et microscopique de l'œil et des organes annexes. Il m'eût été souvent agréable, en écrivant ces pages, pour mieux mettre en relief les rapports organiques, d'entrer dans de plus amples aperçus pathologiques que je ne l'ai fait. Cette manière d'enseigner l'anatomie chirurgicale est fort suggestive et fertile en heureux résultats. Malheureusement, elle m'eût conduit à donner à cette partie un développement peu en rapport avec le reste de l'ouvrage ; j'ai dû y renoncer.

Un résumé de la physiologie générale et spéciale de l'organe visuel en constitue la seconde partie.

Avant d'aborder l'étude des sensations visuelles, il est indispensable de montrer par quels phénomènes physiques est assurée la mise au contact des excitants lumineux et de la rétine, dont le feuillet épithélial, comme le revêtement cutané par ailleurs, met le sensorium en rapport avec le monde extérieur. Cette exposition des propriétés du dioptre oculaire est le *but de l'optique physiologique*, dont l'intelligence nécessite d'avoir présent à

l'esprit quelques notions d'*optique physique*. Celles-ci ont été,
dans les derniers traités français d'ophtalmologie, limitées volontiers à l'énumération des déductions auxquelles conduisent les
considérations de l'optique.

Cette façon de procéder me parait insuffisante et je crois qu'il
est préférable d'initier les débutants aux méthodes si simplifiées
que possède la science pour arriver à ces déductions, car cette
petite gymnastique, en les habituant à apporter quelque rigueur
dans le raisonnement, ne peut qu'être fort profitable à des élèves
voués à une science d'observation.

Je sais bien que l'on professe tout bas que l'étudiant, mal
préparé par ses études antérieures, montre peu d'entrain à se
familiariser au grimoire algébrique. Il faut sur ce point passer
condamnation, attendu que le bagage en sciences exactes nécessaire à l'exposé élémentaire de la dioptrique géométrique, qui
traite de la marche des rayons lumineux dans l'œil et de la formation des images rétiniennes, ne nécessite rien autre que la
comparaison de triangles semblables.

Il m'est plus agréable de croire — et vivant au milieu des étu-
diants, j'ai eu bien souvent occasion de vérifier le bien fondé de
cette croyance — que le manque d'un exposé très élémentaire
explique mieux que la pénurie de connaissances spéciales, cette
prétendue aversion ; c'est à combler cette lacune que je m'efforce
dans mon enseignement.

Quoi qu'il en soit, afin de faciliter la compréhension du sujet à
ceux qui ont perdu l'habitude des démonstrations classiques, je
me suis astreint chaque fois où l'occasion s'en est présentée, à
rappeler les théorèmes élémentaires sur lesquels sont basées les
démonstrations et à développer les calculs nécessaires à l'établissement des formules.

Ce soin fera prendre à quelques-uns pour bien enfantines certaines pages de ce manuel, mais sera goûté — je l'espère, tout au

moins, — de ceux qui ne sont plus familiarisés avec la lecture des signes algébriques.

J'ai conservé la notation adoptée par le professeur Gariel dans ses Études d'optique géométrique, auxquelles j'ai fait de larges emprunts. Cette précaution facilitera la lecture de ce livre remarquable, à ceux qui désireront compléter les notions succinctes de ce manuel.

En avançant dans l'exposé théorique (1) du dioptre et des systèmes centrés, j'ai fait suivre, au fur et à mesure, les formules trouvées, d'applications numériques sur l'action dioptrique des surfaces et des milieux oculaires. Ainsi se trouvent préparés les éléments de la dioptrique physiologique.

Lorsque la lumière a pénétré l'œil, il faut encore montrer de quelles conditions optiques dépend la netteté de l'image rétinienne. Ceci mène à l'étude des amétropies et des verres de bésicles qui, combinés à l'œil amétrope, en font des systèmes assimilables à celui de l'œil type ; enfin à celle des procédés si intéressants d'adaptation naturelle de l'œil aux distances rapprochées.

Avant l'ophtalmoscopie, l'ophtalmoskiascopie, l'ophtalmométrie dont j'ai donné un aperçu, j'ai rappelé les lois de la catoptrique qui régissent la formation des images de réflexion, lesquelles nous permettent de connaître de la forme des surfaces oculaires, de leurs rayons de courbure et aussi des anomalies qu'elles peuvent présenter. La question de l'éclairage de l'œil et celle du grossissement des images ophtalmoscopiques ont reçu un développement en raison de l'importance du sujet.

(1) Le lecteur s'étonnera peut-être de trouver intercalé dans la partie dioptrique un paragraphe consacré aux prismes bi-réfringents. Voulant, comme je l'ai fait pour d'autres systèmes optiques, utilisés comme ceux-ci dans la construction d'instruments ophtalmologiques, me limiter simplement à l'énoncé des propriétés optiques de ces prismes, il n'y avait pas là matière à un chapitre. Cette division eût été cependant plus conforme à celle des traités de physique.

L'étude des sensations visuelles, et en particulier de la vision chromatique, qui fournirait à elle seule matière à plusieurs volumes, passe à bon droit pour un des chapitres les plus attrayants de la physiologie spéciale ; j'ai essayé de résumer l'ensemble de nos connaissances sur ce point.

Les fonctions de vision binoculaire, dont les anomalies occupent une place prépondérante dans la pratique ophtalmologique, terminent la partie physiologique.

Dans les dernières pages, j'ai esquissé la conduite de l'exploration oculaire ; la physionomie clinique des anomalies de réfraction, des asthénopies qu'elles déterminent; énuméré des moyens optiques dont dispose le praticien pour pallier ces infirmités ; les indications thérapeutiques de ces moyens.

Chemin faisant, chaque fois où l'occasion s'en est offerte, j'ai indiqué les procédés d'exploration de l'organe visuel et de ses fonctions, insistant sur le côté technique, m'appesantissant sur la description des méthodes de choix et reléguant systématiquement sur des plans lointains celles plus secondaires. Aussi ai-je lieu d'espérer que ce manuel, débarrassé de toute longueur bibliographique, pourra, à l'occasion, être consulté fructueusement par le praticien désireux de se remémorer, sans perte de temps, certains détails de technique.

Et maintenant, si j'ai atteint ce double but : faciliter aux jeunes leurs débuts ophtalmologiques et être utile au praticien, que le public — pour si peu exigeant ! — veut encyclopédique, je serai amplement récompensé de mon labeur par la satisfaction du devoir accompli.

Mon ami Parent a bien voulu me lire sur placard et ajouter à mon texte quelques notes dont le lecteur appréciera l'importance. Mon ancien chef de clinique le Dr Hegg, de Berne, dont les études sur la vision chromatique sont bien connues, m'a rendu le même service pour le chapitre des couleurs. Leurs judicieuses observations, que j'ai souvent mises à profit, me sont un gage de leur affectueux attachement. L'expression de ma reconnaissance reste au-dessous de leur amical dévouement.

Mon éditeur, M. Maloine, n'a reculé devant aucun sacrifice pour assurer le succès de mon entreprise, je suis heureux de lui adresser publiquement tous mes remerciements.

L. VIGNES.

Paris, novembre 1895.

Tableau des abréviations employées dans les observations ophtalmologiques.

OG	signifie	œil gauche.
OD	»	œil droit.
V	»	acuité visuelle.
L	»	sens lumineux.
H	»	hypermétropie.
H^m	»	hypermétropie manifeste.
H^l	»	hypermétropie latente.
H^t	»	hypermétropie totale.
M	»	myopie.
M^m	»	myopie manifeste.
M^l	»	myopie latente.
M^t	»	myopie totale.
R	»	remotum.
P	»	proximum.
A	»	accommodation.
A^a	»	amplitude d'accommodation.
p^a	»	distance du proximum d'accommodation.
r^a	»	distance du remotum d'accommodation.
C	»	convergence.
am	»	angle métrique.
A^c	»	amplitude de convergence.
p^c	»	distance du proximum de convergence.
r^c	»	distance du remotum de convergence.
A_2	»	amplitude d'accommodation binoculaire.
p_2	»	distance de son proximum.
r_2	»	distance de son remotum.
Tn	»	tension.
$Tn +$	»	hypertonie.
$Tn -$	»	hypotonie.
PD	»	prisme dioptre.
D	»	dioptrie.
D+	»	dioptrie convexe.
D −	»	dioptrie concave.
cyl	»	verre cylindrique.
$cyl. +$	»	verre cylindrique convexe.
$cyl. —$	»	verre cylindrique concave.
◯	»	combiné avec.
N ou T	»	direction nasale ou temporale de l'axe du cylindre.
$\angle \alpha$	»	angle α.

PREMIÈRE PARTIE

Anatomie de l'organe de la vision.

L'étude anatomique de l'appareil visuel comprend : 1° celle du globe oculaire ; 2° celle des parties accessoires destinées à le protéger contre les agents extérieurs : orbite, paupières, sourcils, appareil lacrymal.

CHAPITRE PREMIER

Parties accessoires.

§ 1. — **Sourcils**. — Les sourcils sont deux éminences arquées, à concavité inférieure, intermédiaires au front et à la paupière. Leur surface est hérissée de poils raides et courts implantés, près de la ligne médiane de la face, perpendiculairement à la peau, puis obliquement de dedans en dehors et en bas.

Leur direction est représentée par celle des arcades sourcilière et orbitaire du frontal ; leur saillie est en rapport avec le développement des sinus frontaux.

On distingue au sourcil une portion interne ou *tête*, une moyenne ou *corps* et une externe ou *queue*. La tête du sourcil droit est séparée de celle du gauche par la racine du nez.

Six couches ou plans superposés constituent la région sourcilière. En allant de la peau à l'os frontal elles sont :

1° La couche cutanée qui adhère profondément aux plans profonds dont il est difficile de la séparer. Elle renferme un grand nombre de glandes sébacées et de follicules pileux.

2° La couche cellulo-graisseuse sous-cutanée représentée par du tissu conjonctif dense, serré, peu riche en graisse.

3° La couche musculeuse, très épaisse, constituée : 1° par le muscle frontal et l'orbiculaire des paupières dont les fibres s'entre-croisent pour s'insérer à la peau ; 2° plus profondément par le sourcilier. Ce muscle, né par deux ou trois faisceaux de la portion interne de l'arcade sourcilière, se porte en haut et en dehors pour s'insérer à la peau de la queue du sourcil ; il affecte une direction curviligne à concavité inférieure. Quelques-uns de ses faisceaux se continuent avec ceux du frontal et de l'orbiculaire ; il semble se confondre entièrement avec ce dernier vers la partie moyenne de la région sourcilière. Il recouvre l'artère frontale, l'artère sus-orbitaire et le nerf frontal. En se contractant il rapproche l'une de l'autre la tête des sourcils, les élève, augmente leur relief et détermine la formation des plis de la peau du front qui s'accentuent par les progrès de l'âge.

4° Une couche de tissu conjonctif lâche, lamelleux, qui favorise le glissement des plans superficiels sur le périoste. Cette couche est une prolongation de la couche sous-aponévrotique du cuir chevelu.

5° Le périoste qui se continue avec celui de l'orbite.

6° Le squelette formé par le bord orbitaire.

Les artères du sourcil sont en dehors la branche antérieure de la temporale superficielle, la sus-orbitaire au milieu, la frontale interne en dedans. Ses veines n'affectent pas tout à fait le même trajet que les artères ; les unes se réunissent en dehors à la temporale ; d'autres, en dedans, à la préparate ; tandis que celles de la portion moyenne sont tributaires des palpébrales et finalement de la faciale ou de l'ophtalmique.

Les vaisseaux lymphatiques se rendent, ceux de la tête sourcilière au ganglion sous-maxillaire, ceux de la queue au ganglion parotidien ou pré-auriculaire.

Les nerfs musculaires sont des branches du facial, les nerfs cutanés des filets du trijumeau.

Les sourcils protègent l'œil et dévient la sueur qui, en s'écoulant de la région frontale, tend à pénétrer dans le sac conjonctival.

§ 2. — **Paupières**. — Au nombre de deux pour chaque œil, les paupières, *supérieure* et *inférieure*, sont séparées l'une de l'autre par une ouverture à direction horizontale. Ce sont des voiles musculo-membraneux mobiles destinés à recouvrir l'œil, à l'abriter contre l'action des agents extérieurs. Elles ferment entièrement la base de l'orbite lorsqu'elles sont rapprochées l'une de l'autre. La paupière supérieure, plus étendue en hauteur et plus mobile que l'inférieure, se continue avec la région sourcilière; la seconde avec la joue, dont la sépare un sillon accusé surtout du côté nasal. L'espace intercepté entre les bords des paupières, constitue la *fente palpébrale* dont l'ouverture, de dimensions fort variables avec les individus, rappelle le contour d'une amande à grosse extrémité tournée du côté du nez. La ligne qui représente la fente palpébrale pendant l'occlusion des paupières est placée dans un plan inférieur à celui du méridien horizontal de l'œil.

Les paupières présentent à étudier une face antérieure ou cutanée, une postérieure ou muqueuse, un bord libre et un autre adhérent.

La *face cutanée* comprend une portion tarsale, convexe en avant, et une portion orbitaire. A la paupière supérieure cette dernière est concave de haut en bas et transversalement ; elle est séparée de la portion tarsale par un sillon cutané appelé *palpébro-tarsal*. Ce sillon est dû au plissement répété de la peau, qui résulte du retrait de la portion tarsale sous la portion orbitaire, lorsque la paupière se relève. A la paupière inférieure ce pli est moins accusé ; celle-ci du reste prend une part moins active à l'ouverture ou l'occlusion des paupières et surtout au phénomène si fréquemment répété du clignotement.

La *face postérieure* est moins étendue que l'antérieure ; elle se termine au point de réflexion de la conjonctive sur le globe. Concave, cette face se moule sur l'hémisphère antérieur de l'œil.

Le *bord libre* ou *ciliaire* convexe, alors que l'œil est ouvert, devient rectiligne lorsque les paupières sont closes. Long de 4 centimètres environ, épais de 2 millimètres, il est taillé de façon à faire avec les faces antérieure et postérieure deux angles droits. Il constitue un lieu de transition entre le revêtement cutané et la muqueuse qui commence sur sa lèvre postérieure. A une petite distance de l'extrémité interne des bords ciliaires, se trouvent les tubercules lacrymaux qui divisent le bord libre en *ciliaire* et *lacrymal*. La lèvre antérieure du bord ciliaire présente trois ou quatre rangées de poils arqués, longs et raides, qui s'implantent profondément : ce sont les *cils*, plus nombreux à la paupière supérieure. Leur direction est constante ; incurvés sur eux-mêmes, ils s'opposent leur convexité dans le rapprochement des paupières. Les cils se renouvellent constamment et la durée d'évolution d'un cil est d'environ trois mois : on rencontre, par suite, des cils de tailles très variées sur une même paupière. A chaque follicule pileux sont annexées une ou deux glandes sébacées dont les canaux excréteurs s'ouvrent dans celui du follicule.

Les extrémités des bords ciliaires se réunissent pour former les commissures ou angles internes et externes.

L'angle externe, *canthus minor*, aigu, appliqué sur le globe, en recouvre la portion la plus externe. Il est distant de 5 à 6 millimètres du rebord orbitaire. L'angle interne, *canthus major*, arrondi, répond au bord postérieur de l'apophyse montante du maxillaire; il est situé à 4 ou 5 millimètres en dedans du globe de l'œil et occupe un plan inférieur à celui de l'angle externe.

Structure. — En allant de la face cutanée à la muqueuse les paupières comprennent les couches suivantes :

1° La peau ;

2° Le tissu connectif sous-cutané ;

3° La couche musculaire ;

4° La couche connective sous-musculaire ;

5° La couche fibro-celluleuse ;

6° La conjonctive.

1° La peau des paupières est remarquable par sa finesse et sa mince épaisseur. Le derme, peu épais, renferme des papilles vasculaires, de petit volume, qui s'accusent cependant davantage vers le bord libre. L'épiderme délicat, ténu, comprend une couche cornée, une couche de cellules dentelées et une couche profonde de cellules cylindriques dont l'épaisseur s'accroît dans la région du bord ciliaire.

On rencontre dans la peau des paupières de nombreuses cellules infiltrées de pigment. Ces dernières sont en plus notable quantité le long des vaisseaux (Waldeyer). A la peau de cette région sont annexés des poils follets, fins, à follicules peu profonds, des glandes sébacées de petit volume ; enfin des glandes sudoripares petites, mais nombreuses surtout à la paupière inférieure.

2° Le tissu connectif sous-cutané s'étale en une couche excessivement mince, peu riche en graisse, lâche et se laissant facilement distendre par l'infiltration, mais présentant par contre une circulation lymphatique très active.

3° La couche musculaire est constituée par le muscle *orbiculaire*. Ce muscle s'insère par un tendon long de 4 millimètres et large de 1 à l'apophyse montante du maxillaire, au-devant de la gouttière

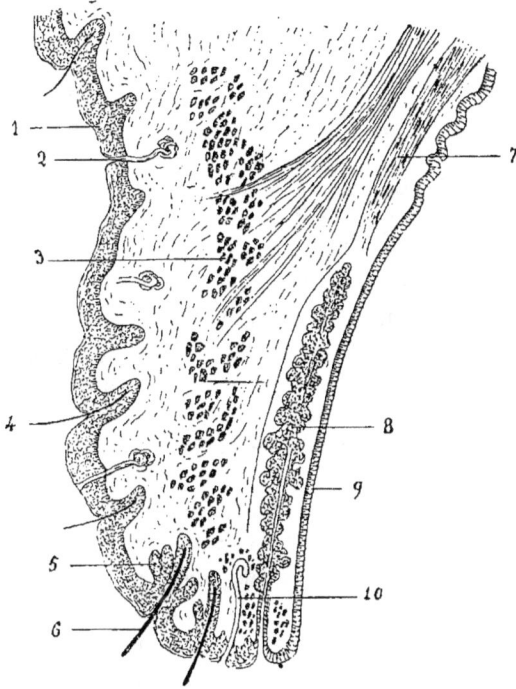

FIG. 1. — *Coupe schématique de la paupière supérieure.*

1. Épiderme. — 2. Glande sudoripare. — 3. Couche musculaire striée. — 4. Poil follet. — 5. Glande sébacée ciliaire. — 6. Cil. — 7. Fibres musculaires lisses. — 8. Glande de Meibomius. — 9. Épithélium de la conjonctive palpébrale. — 10. Glande de Moll.

lacrymale. Ce tendon, appelé *ligament palpébral interne*, passe au-devant de la face antérieure du sac lacrymal et le divise en deux parties inégales, la supérieure étant la plus petite; puis il se porte vers l'angle interne au niveau duquel il se bifurque pour s'insérer aux cartilages tarses.

De la face postérieure du tendon se détache une lame aponévrotique forte, qui forme la paroi externe du sac lacrymal : on la désigne
sous le nom de *tendon réfléchi de l'orbiculaire* par opposition au
tendon antérieur appelé *direct*.

Une partie des fibres charnues de l'orbiculaire naissent des faces
et des bords du tendon direct, d'autres proviennent des bords du
tendon réfléchi ; mais le plus grand nombre s'insèrent au périoste
de la branche montante du maxillaire, de l'apophyse orbitaire du
frontal, du tiers inférieur et interne du rebord de l'orbite. Les fibres
musculaires se portent ensuite de dedans en dehors dans l'épaisseur
des paupières en décrivant des courbes dont la concavité regarde
la fente palpébrale. Les faisceaux les plus extérieurs répondent à la
base de l'orbite ; ils constituent le muscle orbiculaire ; les faisceaux
centraux forment la partie palpébrale. Les fibres *orbiculaires* dé-
crivent une ellipse complète sans prendre attache à la commissure
externe ; les *palpébrales*, au contraire, se réunissent à angle aigu
sur le ligament palpébral externe moins développé que l'interne. Ce
ligament s'insère à 2 millimètres en arrière du rebord de l'orbite. Les
fibres orbiculaires sont intimement unies à la peau ; les palpébrales
en sont séparées par une mince lamelle de tissu connectif très lâche.
L'orbiculaire se contracte à la façon d'un sphincter ; sa portion palpébrale, dont la contraction est indépendante de celle orbiculaire,
ferme les paupières par rapprochement des bords ciliaires.

4° La couche connective sous-musculaire est formée de faisceaux
lâches que les infiltrats distendent avec facilité.

5° La couche fibro-cartilagineuse comprend les *ligaments larges*
des paupières et les *cartilages tarses*. Une aponévrose fibreuse, qui
du pourtour de l'arcade orbitaire se rend au bord périphérique des
tarses, constitue les ligaments larges. Plus forte et plus résistante en
dehors, elle est renforcée à la paupière supérieure par le tendon du
muscle releveur.

Les cartilages tarses, l'un supérieur et l'autre inférieur, forment la
charpente des paupières. Ce sont des lames fibreuses d'un millimètre
d'épaisseur environ. Le supérieur, de forme semi-lunaire, mesure à sa
partie moyenne, 1 centimètre en hauteur, tandis que l'inférieur dans
la partie correspondante n'a pas plus de 4 millimètres. Tous deux ont
une face antérieure convexe séparée des fibres de l'orbiculaire par

du tissu connectif lâche, une face postérieure concave intimement adhérente à la conjonctive. Ils se continuent par leurs bords périphériques avec les ligaments larges; de plus, le supérieur, à sa partie moyenne donne attache au prolongement que l'aponévrose orbitaire fournit au tendon du releveur. Leur bord libre ou ciliaire répond à la fente palpébrale.

Leurs extrémités sont solidement fixées au pourtour orbitaire : du côté interne par le ligament interne ou tendon de l'orbiculaire; du côté externe, par des faisceaux fibreux, *ligament palpébral externe*, qui viennent s'insérer un peu en arrière du rebord orbitaire.

Les tarses sont constitués par un tissu connectif fibreux, extrêmement résistant, serré et compact, excepté dans les points traversés par les nerfs et les vaisseaux. On rencontre dans les tarses de nombreux éléments lymphatiques. Krause y décrit des fibres élastiques; Cruveilhier, Sappey, Kölliker, des cellules cartilagineuses dont l'existence est niée par Waldeyer. Les glandes de Meibomius et de Moll sont incluses dans l'épaisseur du tarse.

A la couche fibro-cartilagineuse se rattache la couche musculaire

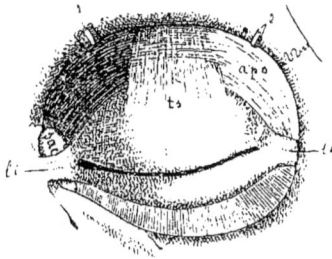

FIG. 2. — *Face antérieure des cartilages tarses.*

ts, ti, Cartilage tarse supérieur et inférieur.— *li, le,* Les ligaments palpébraux internes et externes. — *apo,* Aponévrose orbitaire. — *sac,* Sac lacrymal. — 1. Nerf frontal interne. — 2. Artère et nerf lacrymaux.

lisse de H. Müller. Le muscle *palpébral supérieur* étalé à la face postérieure des ligaments larges, du tendon du muscle releveur, et des expansions orbitaires de ce tendon, est situé sur le même plan que les fibres du releveur auxquelles il semble faire suite. Les fibres-cellules s'étendent jusqu'auprès du bord supérieur du tarse. Moins développé à la paupière inférieure, le *palpébral inférieur* s'étend du cul-de-sac au bord inférieur du tarse où ses fibres se terminent comme à la paupière supérieure par des fibrilles élastiques. Les muscles palpébraux doublent la conjonctive; leur excitation est sous la dépendance du grand sympathique ; ils sont dilatateurs de la fente palpébrale.

6° La *conjonctive* est une membrane muqueuse qui tapisse la face postérieure des paupières, puis l'hémisphère antérieur du globe oculaire; d'où la distinction de conjonctive *palpébrale* et *bulbaire*.

Par sa réflexion des paupières sur le bulbe, elle forme les culs-de-sac conjonctivaux supérieurs, inférieurs et externe. Au côté interne, en se repliant sur elle-même elle donne naissance à la *membrane clignotante*, rudiment de la troisième paupière des animaux : c'est un repli semi-lunaire limité par un bord concave en dehors, formé de deux feuillets conjonctivaux adossés, entre lesquels se trouvent des fibres connectives et de rares fibres musculaires lisses.

La conjonctive, très adhérente au tarse dont le tissu se continue avec le derme muqueux, est, sur les paupières, de couleur blanc rou-

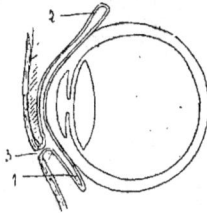

FIG. 3. — *Coupe antéro-postérieure des paupières et de l'œil.*

1. Cul-de-sac conjonctival inférieur. — 2. Supérieur. — 3. Fente palpébrale.

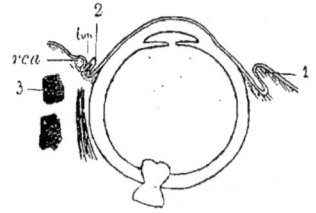

FIG. 4. — *Coupe transverse pour montrer les culs-de-sac latéraux de la conjonctive.*

1. Cul-de-sac externe. — 2. Cul-de-sac interne. — *car*, Caroncule lacrymale. — *lun*, Repli semi-lunaire. — 3. Cellules ethmoïdales.

geâtre et blanchâtre transparente sur le bulbe. Au delà du bord des tarses elle est doublée d'une lamelle de tissu connectif adipeux très lâche, sillonné par de nombreuses fibres élastiques. La conjonctive bulbaire, doublée par la capsule de Tenon qui la sépare de la sclère, devient, au pourtour de la cornée, très adhérente aux tissus sousjacents et son épithélium se continue à la surface de la cornée. Sur le bulbe son aspect est lisse, transparent; dans la région des tarses, surtout en haut et en dehors, elle offre des striations en hauteur dues à des plicatures de son tissu (Stieda), rappelant parfois la surface du velours tondu (Schmidt-Rimpler). De même dans les culs-de-sac, sa surface est irrégulièrement mamelonnée par des papilles et des glandules ou follicules lymphatiques qui font relief à sa surface.

La conjonctive est formée d'un revêtement épithélial et d'un derme muqueux consistant en une couche épaisse de 2 millimètres de tissu

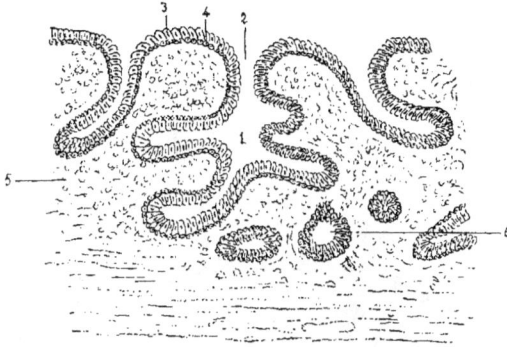

FIG. 5. — *Coupe transversale de la conjonctive sus-tarsale d'un adulte* (d'après REICH).

1. Glande tubuleuse avec ses prolongements. — 2. Son canal excréteur. — 3. Couche de l'épithélium. — 4. Couche profonde de l'épithélium. — 5. Derme muqueux et cellules lymphoïdes. — 6. Glandes tubuleuses coupées.

connectif, réticulé, pauvre en fibres élastiques. Les mailles du réticulum contiennent des amas de cellules lymphoïdes. Les papilles vasculaires, rares dans le derme qui recouvre les tarses et le bulbe, atteignent une hauteur de $0^{mm},2$ dans les culs-de-sac.

L'épithélium commence au bord libre par modifications progressives de l'épiderme. Il appartient au genre pavimenteux et comprend, suivant les points où on le considère, deux ou trois couches profondes de cellules ar-

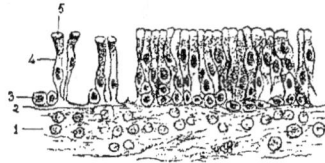

FIG. 6. — *Épithélium du cul-de-sac conjonctival* (d'après REICH).

1. Derme muqueux et cellules lymphoïdes. — 2. Membrane basale. — 3. Cellules épithéliales profondes. — 4. Cellules de la couche superficielle. — 5. Leur face supérieure moins granuleuse que le corps de la cellule.

rondies et une couche superficielle de cellules cylindriques, avec des cellules caliciformes (Frey) dans les dépressions des plicatures de Stieda.

Glandes palpébro-conjonctivales. — Les *glandes de Meibomius* comprises dans l'épaisseur des tarses sont formées par invagination du revêtement épithélial du bord libre. Elles sont constituées d'acini, à épithélium cubique, qui se détachent, sous forme d'appendices courts et renflés, des parties latérales d'un long canal excréteur. Les canaux excréteurs larges, tapissés d'épithélium stratifié, viennent s'ouvrir sur une ligne parallèle et très voisine de la lèvre postérieure du bord libre, au nombre de 30 à 35 pour la paupière supérieure et de 18 à 20 pour

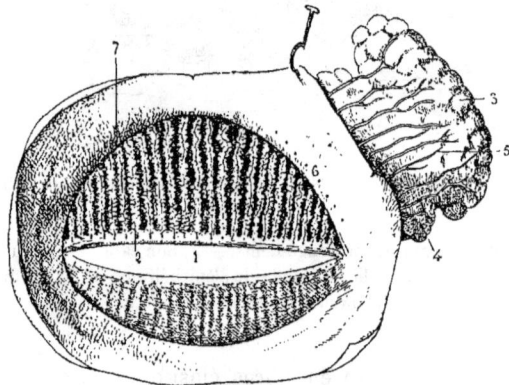

FIG. 7. — *Glandes de Meibomius et lacrymales vues par la face postérieure.*
1. Fente palpébrale. — 2. Glandes de Meibomius. — 3. Glande lacrymale. — 4. Sa portion palpébrale. — 5. Les canaux excréteurs. — 6. Ouverture des canaux excréteurs dans le cul-de-sac conjonctival supérieur. — 7. Bord supérieur du tarse. — Sur le tarse inférieur, la transparence de la conjonctive laisse voir les glandes de Meibomius.

l'inférieure. Les glandes de Meibomius sont dépourvues de membrane propre et semblent creusées dans le tissu des tarses (Waldeyer). Le produit de leur sécrétion, analogue à celui des glandes sébacées, est un mélange de matières grasses, cireuses et de cellules en dégénérescence graisseuse.

Chez les personnes avancées en âge, les glandes de Meibomius se dessinent à travers la conjonctive tarsale sous forme de lignes jaunâtres.

Les *glandes sudoripares modifiées* ou *glandes de Moll* possèdent une membrane propre et un revêtement de cellules épithéliales cylindriques à noyau ; elles se montrent sous forme d'un long canalicule dont l'une des extrémités, terminée en cul-de-sac, s'enroule sur elle-même, tandis que l'autre s'ouvre sur le bord libre de la paupière, ou vient s'aboucher au voisinage de ce bord, dans le large mais court canal excréteur des glandes sébacées des follicules ciliaires. Leur produit de sécrétion est un liquide chargé de granulations incolores de nature albumineuse. Les glandes de Moll sont comprises dans un plan postérieur aux cils et antérieur aux glandes de Meibomius.

Les glandes conjonctivales de Krause ou *acino-tubuleuses*, que l'on

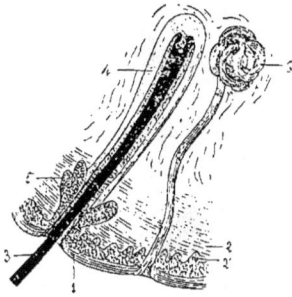

FIG. 8. — *Coupe du bord libre de la paupière supérieure.*

1. Épiderme. — 2. Derme et papilles dermiques. — 3. Un cil. — 4. Son follicule. — 5. Ses glandes sébacées. — 6. Glande de Moll.

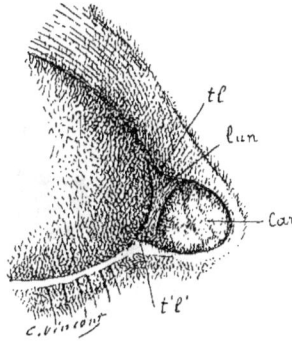

FIG. 9. — *Angle interne de l'ouverture palpébrale.*

car, caroncule. — *lun*, Pli semi-lunaire. — *tl*, *t'l'*, Tubercules lacrymaux supérieur et inférieur.

trouve au milieu du tissu connectif des culs-de-sac, surtout du côté du nez, le long du bord périphérique du tarse et parfois dans son tissu propre, sont plus nombreuses à la paupière supérieure où on en peut compter de 12 à 20. Ce sont des glandes en grappe avec un conduit excréteur auquel sont appendues un grand nombre de courtes cavités utriculaires revêtues d'un épithélium à cellules rondes. L'analogie de leur structure avec celle des glandes lacrymales laisse supposer qu'elles possèdent les mêmes fonctions sécrétoires (A. Terson).

La conjonctive bulbaire, sans glande, a un aspect blanchâtre transparent : de fins vaisseaux la sillonnent de la périphérie à la cornée.

A l'angle interne des paupières, en avant de la membrane clignotante, se trouve une petite éminence, appelée *caroncule*, arrondie, blanc rougeâtre, saillant presque dans l'ouverture du canthus aux bords duquel elle est contiguë et postérieure. Formée de tissu connectif, de fibres musculaires lisses, d'un revêtement épithélial, de glandes sudoripares, de glandes de Moll, de glandes sébacées, de follicules pileux et de poils follets, elle semble une dépendance du tégument externe avec lequel elle se rattache par un large pédicule.

Vaisseaux des paupières et de la conjonctive. — Les paupières

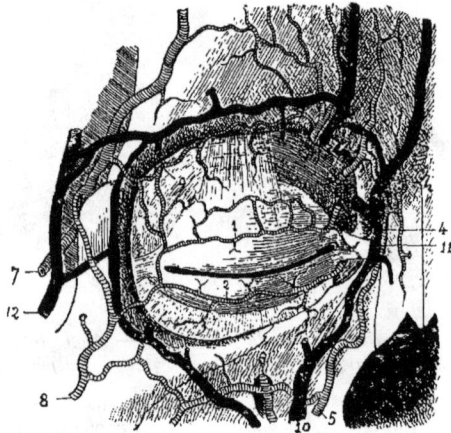

FIG. 10. — *Vaisseaux des paupières.*

1, 2. Arcade supérieure et inférieure. — 3. Artère nasale. — 4. Artère angulaire. — 5. Artère faciale. — 6. Artère sous-orbitaire. — 7. Artère temporale superficielle. — 8. Rameau malaire. — 9. Artère lacrymale. — 10. Veine faciale. — 11. Veine angulaire. — 12. Veine temporale superficielle.

possèdent une très riche vascularisation. Les *artères* qui forment à chaque paupière une arcade située en arrière du muscle orbiculaire, à courte distance du bord ciliaire des tarses, proviennent principalement des palpébrales et de la lacrymale, branches de l'ophtalmique, ainsi que du rameau palpébral de la temporale superficielle. L'artère frontale, la temporale antérieure, la faciale, la nasale externe, la sous-orbitaire et la transversale de la face leur fournissent aussi de nombreux rameaux. Un très riche réseau capillaire entoure les glandes du tarse.

L'artère lacrymale et les ciliaires donnent à la conjonctive du bulbe un réseau *conjonctival superficiel* très ramifié et un réseau *sous-conjonctival* ou *épiscléral*. Des vaisseaux communiquants relient l'un à l'autre ces deux réseaux.

Les *veines palpébrales*, dont l'origine se trouve aux bords libres, ramènent le sang des plexus sous-cutanés et rétro-tarsaux. Elles se terminent, celles de la paupière supérieure, dans l'arcade veineuse sourcilière qui unit la temporale et la veine ophtalmique supérieure ; celles de l'inférieure, dans la veine faciale.

Les branches veineuses qui naissent du plexus sous-conjonctival se jettent dans l'ophtalmique après s'être anastomosées aux ciliaires antérieures et avoir traversé avec ces dernières les insertions des muscles droits supérieurs et inférieurs.

Les vaisseaux *lymphatiques* des paupières et de la conjonctive se rendent : ceux provenant des réseaux profonds, aux ganglions sous-maxillaires, les autres aux ganglions préauriculaire et parotidiens. De nombreuses communications existent entre les espaces lymphatiques de la conjonctive bulbaire, de la cornée et de la sclérotique. Les vaisseaux sanguins sont environnés de gaines lymphatiques.

Les vaisseaux lymphatiques de la conjonctive bulbaire, analogues à ceux que l'on trouve dans les autres parties de l'organisme, forment autour du limbe scléro-cornéen un réseau très bien développé, à mailles nombreuses et serrées, avec renflements du calibre vasculaire aux points anastomotiques. Plus périphériquement, le réseau sous-conjonctival est formé de mailles moins denses, moins serrées, plus allongées. Au niveau du limbe conjonctival, le réseau lymphatique communique avec les lacunes lymphatiques de la cornée et de la sclérotique.

Nerfs. — Le facial supérieur, qui possède un noyau propre, innerve l'orbiculaire ; le sympathique fournit aux muscles lisses et aux vaisseaux ; la cinquième paire donne la sensibilité aux paupières et à la conjonctive ; l'ophtalmique de Willis à la paupière supérieure, le maxillaire supérieur à la paupière inférieure.

Les nerfs de la conjonctive proviennent, pour le côté externe, du

lacrymal; en dedans, du nasal et des ciliaires. Les filets nerveux se ramifient dichotomiquement pour former sous l'épithélium un réseau profond à larges mailles de fibres à double contour. De ce réseau partent des
fibres sans myéline qui vont constituer un réseau *intra-épithélial* où
les nerfs se terminent par des extrémités libres ou bien par des corpuscules de Krause ou *corpuscules du tact*. Ceux-ci, de 0^{mm},03 à 0^{mm},05,
sphériques ou cylindriques, sont pourvus d'une enveloppe conjonctive, parsemée de noyaux. A leur centre, se trouvent des amas de
cellules entre lesquelles les fibrilles nerveuses viennent se terminer
par des boutons tactiles. On compte de cinq à six papilles par
40 millimètres de superficie de la conjonctive bulbaire (Waldeyer,
Poncet). La sensibilité de la conjonctive est plus accusée à la
surface des tarses et près du limbe cornéen qu'au niveau des
culs-de-sac.

§ 3. — **Appareil lacrymal**. — *Glandes lacrymales.* — La sécrétion
des larmes se fait par les *glandes lacrymales orbitaires et palpébrales* ou *accessoires*.

La glande *lacrymale orbitaire* occupe la fossette lacrymale de la
voûte orbitaire dont elle est séparée par le périoste; son extrémité
externe atteint la suture fronto-malaire. Tillaux, lui, décrit une loge
fibreuse que lui forme le périoste en se dédoublant en deux feuillets
sur son bord postérieur. Le feuillet supérieur n'est autre que le périoste osseux; l'inférieur, en passant sous la glande, va gagner l'aponévrose orbitaire ou ligament large, qui ferme cette loge en avant.
Cette disposition anatomique rend possible l'extirpation de la glande
sans pénétrer dans la loge postérieure de l'orbite. Merkel conteste
l'existence de la loge glandulaire; il observe que la capsule fibreuse,
qui environne la glande et se continue avec les septa connectifs intra-
lobubaires, est souvent si peu accusée à la partie postérieure que le
tissu connectif glandulaire se prolonge parfois dans le tissu graisseux
de l'orbite.

La glande lacrymale orbitaire a la forme d'un ovoïde à grand
diamètre transversal et oblique en dehors et en bas. Son volume variable peut, avec assez d'exactitude, être assimilé à celui d'une amande
Son poids moyen est de 3 grammes; elle mesure de dedans en dehors
20 millimètres, 12 à 15 d'avant en arrière et 10 à 12 en épaisseur.

Sa face supérieure convexe est contiguë au frontal : des trousseaux fibreux, qui s'implantent sur le périoste de la fossette, lui constituent une sorte de ligament suspenseur médian et antéro-postérieur. Sa face inférieure, légèrement concave, répond au bord supérieur du droit externe et au releveur de la paupière, son bord antérieur, protégé par le rebord orbitaire, est postérieur à l'aponévrose orbitaire.

Les vaisseaux nourriciers et les nerfs abordent la glande par son bord postérieur : l'artère et la veine *lacrymale* sont des branches importantes de l'artère et de la veine ophtalmique. Les nerfs proviennent

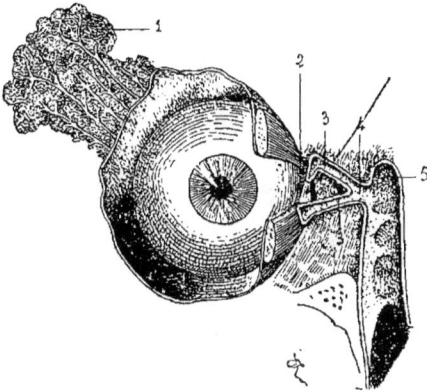

FIG. 11. — *Schéma du système lacrymal.*

1. Glande lacrymale et ses canaux excréteurs. — 2. Lac lacrymal. — 3. Canalicule lacrymal supérieur. — 3'. Canalicule lacrymal inférieur. — 4. Embouchure du canalicule dans le lac. — 5. Lac lacrymal.

du trijumeau, dont la glande reçoit le rameau *lacrymal* de la branche de Willis et un *filet anastomotique* du maxillaire supérieur. Elle reçoit en outre de nombreux filets du nerf grand sympathique.

La partie *palpébrale* de la glande est constituée par une plaque de lobules glandulaires, au nombre de 15 à 40 (Sappey), étalée, au niveau du cul-de-sac supérieur, sur la face postérieure du tendon du releveur et du muscle palpébral. Postérieurement, elle se continue avec la glande orbitaire après avoir contourné l'expansion fibreuse du releveur qui l'en sépare ; en avant, elle s'arrête à 5 millimètres environ du bord adhérent du cartilage tarse.

Les glandes lacrymales appartiennent au groupe des glandes en grappe : elles se composent d'alvéoles ou acini réunis en lobules par une trame connective. Les acini s'ouvrent dans les canalicules excréteurs ; ces derniers se réunissent les uns aux autres pour former les canaux glandulaires, qui émergent au bord antérieur de la glande.

Les acini glandulaires sont tapissés d'un épithélium irrégulièrement conique, étalé sur une seule rangée. Les cellules épithéliales possèdent un noyau volumineux plongé au milieu d'un amas de pro-

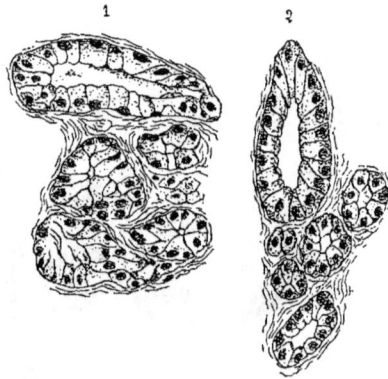

FIG. 12. — *Épithélium sécréteur de la glande lacrymale* (d'après REICHEL).
1. État de repos. — 2. État d'activité.

toplasma finement granuleux. L'aspect granuleux s'exagère pendant la période sécrétoire.

Les canaux orbitaires, au nombre de trois à cinq, ont un diamètre de 0^{mm},35 ; ils possèdent une paroi composée de fibres longitudinales et circulaires et sont tapissés d'un épithélium cylindrique clair. Nés du bord externe de la glande orbitaire, après avoir traversé la portion palpébrale et reçu quelques-uns des conduits excréteurs de cette portion de la glande, ils viennent s'ouvrir à quelques millimètres au-dessus du bord adhérent du tarse suivant une ligne courbe à concavité inférieure. Les conduits de la portion palpébrale directs, au nombre de six à huit, étroits et courts, se terminent sur cette même ligne. La ligne que dessine l'embouchure de ces divers canaux occupe la portion la plus externe des culs-de-sac supérieurs, de telle façon que l'orifice le plus inférieur et externe s'ouvre sur la conjonctive du cul-de-sac externe ; les orifices des autres conduits de la glande orbitaire sont distants de celui-ci et entre eux d'environ 3 millimètres. Les deux tiers des orifices des glandules palpébrales sont situés en dedans de ceux des glandes orbitaires.

Sous le nom de *glande orbitaire inférieure* on a décrit les lobules les plus inférieurs de la glande orbitaire, qui empiètent parfois sur la paupière inférieure et la région du cul-de-sac externe. Quelques conduits excréteurs de cette partie glandulaire viennent s'ouvrir directement dans cette portion de la conjonctive ; ce sont les canaux *accessoires* de Gosselin.

Les glandes lacrymales sécrètent les larmes, qui se présentent sous l'aspect d'un liquide incolore, transparent comme de l'eau de roche, de saveur salée. Quelques états pathologiques peuvent modifier sa transparence ou le colorer ; c'est ainsi que dans l'ictère il se teinte en jaune verdâtre; d'autres fois il est mélangé de sang (larmes de sang), probablement sous l'influence d'ulcérations superficielles des conduits. L'excrétion est favorisée par les clignotements palpébraux.

La composition chimique des larmes est, d'après l'analyse de Lerch :

    Eau..   98.22
    Chlorure de sodium............................   1.25
    Albumine......................................   0.50
    Sels autres que le chlorure de sodium.........   0.01
    Graisses......................................   0.01

Lac lacrymal. — On entend par *lac lacrymal* cette portion de l'espace conjonctival comprise en avant de la membrane clignotante et de la coronule, dans l'ouverture de l'angle interne. La portion du bord palpébral qui environne le lac est désignée sous la dénomination de bord lacrymal et est dépourvue de cils.

Points et conduits lacrymaux. — Au point de jonction des bords lacrymaux et des bords ciliaires des paupières se trouvent, sur la lèvre postérieure, deux petites éminences coniques, percées à leur sommet d'une minuscule ouverture : ce sont les *papilles* ou *tubercules lacrymaux*, et leur ouverture les *points lacrymaux.* Ceux-ci représentent l'orifice des conduits lacrymaux qui, au nombre de deux, un pour chaque paupière, conduisent les larmes du lac conjonctival dans le sac *lacrymal.* Lorsque l'œil est ouvert, les papilles lacrymales regardent en arrière la conjonctive bulbaire sur la surface de laquelle viennent

s'appuyer, par leur ouverture, les points lacrymaux. Le tubercule
lacrymal de la paupière supérieure est situé en dedans de celui de la
paupière inférieure : il en résulte que lorsque celles-ci se rapprochent,
les tubercules ne s'opposent pas leur sommet mais qu'ils se juxta-
posent. Les points lacrymaux, circulaires et béants, possèdent une
ouverture de $0^{mm},25$ en moyenne pour le supérieur et de $0^{mm},3$ pour
l'inférieur. Les dimensions de leurs orifices peuvent s'agrandir par
dilatation artificielle.

Les *conduits lacrymaux*, qui leur font suite, affectent tout d'abord
une direction verticale dans l'étendue d'un millimètre environ, puis
ils se portent de dehors en dedans en décrivant, l'inférieur, une
courbe à concavité ouverte en haut, le supérieur, en bas. Leur direction dans sa partie externe est celle des bords lacrymaux des paupières ;
arrivés à l'angle interne, ils répondent au milieu du ligament palpébral.
Ils prennent, par contre, une direction rectiligne lorsque les paupières sont closes ou lorsqu'on attire la paupière supérieure en haut,
l'inférieure en bas. Les conduits lacrymaux sont de plus obliques
d'avant en arrière et en dedans. La partie la plus large de leur calibre
répond à la base des papilles où ils offrent une petite dilatation
ampullaire ; dans le reste de leur trajet, ils mesurent de $2^{mm},5$ à $3^{mm},5$.
Leur paroi est si peu épaisse qu'elle laisse voir par transparence un
stylet introduit dans leur lumière ; ils sont excessivement dilatables.
Leur longueur est de 8 à 10 millimètres ; ils se terminent dans le sac
lacrymal, sur la paroi postérieure, au sommet d'une dilatation en am-
poule tantôt isolément, tantôt par l'orifice unique d'un canal, long de 1 à
2 millimètres, qu'ils forment en se réunissant avant d'atteindre le sac.

Les papilles lacrymales sont constituées par du tissu connectif
dense et serré, dont la résistance s'oppose au resserrement de leur
pertuis sous l'influence des contractions de l'orbiculaire. Les conduits
lacrymaux, pourvus d'un revêtement d'épithélium pavimenteux, possèdent une membrane d'enveloppe propre, formée de tissu connectif
très riche en fibres élastiques et doublée de fibres musculaires enrou-
lées en spirales. Les fibres musculaires sont une dépendance du
muscle de Horner et quelques-unes d'entre elles forment à la base de
la papille une façon de sphincter, susceptible de resserrer l'ouverture
des points lacrymaux.

Le *muscle de Horner* est représenté par des fibres musculaires qui, nées de la crête verticale de la gouttière lacrymale, vont se perdre dans les couches les plus profondes de l'orbiculaire ; elles suivent la face postérieure des conduits lacrymaux et se divisent, au sommet de l'angle interne, en faisceaux supérieur et inférieur.

Sac lacrymal. Canal nasal. — Le conduit *lacrymo-nasal* est étendu de l'extrémité supérieure de l'unguis au méat inférieur des fosses nasales. Sa direction, variable avec le rapport qui existe entre l'écart maximal des ailes et la racine du nez, peut être figurée par une ligne tirée du milieu du ligament palpébral interne à la face externe de l'aile du nez. Le plus souvent oblique en dehors, il est parfois vertical et même oblique en dedans ; il est de plus toujours incliné d'avant en arrière.

Le *sac lacrymal* constitue la partie supérieure de ce conduit ; il occupe la gouttière lacrymale creusée dans l'épaisseur de la paroi interne de l'orbite et s'applique intimement sur la surface osseuse de la gouttière par sa face postéro-interne. Long de 10 à 12 millimètres, avec un calibre de 3 à 5 millimètres, le sac est dirigé obliquement en bas, en avant et en dehors.

De forme cylindroïque, bien que légèrement aplati de dehors en dedans, on lui reconnaît une face antéro-externe, une face postéro-interne et deux extrémités. La face antéro-externe, membraneuse, est croisée à l'union de son tiers supérieur et de ses deux tiers inférieurs par le tendon direct de l'orbiculaire qui renforce les parois fibreuses du sac. Toute la portion de la face la plus antérieure du sac, située au-dessous du tendon, est séparée de la peau seulement par quelques fibres du muscle orbiculaire ; c'est assurément la partie la moins résistante du sac et celle qui se prête le plus aisément à la distension. C'est à ce niveau qu'il faut pénétrer dans le sac en cas d'intervention chirurgicale. Le tendon envoie aussi en arrière un surtout fibreux qui s'insère à la crête de l'os unguis et une expansion moyenne ascendante qui, en se fixant à la partie supérieure de la gouttière lacrymale, forme le côté externe du sac.

A la partie externe du sac répond l'angle interne et la caroncule lacrymale ; postérieurement, il est en rapport avec le tissu graisseux de l'orbite, dont le sépare l'aileron interne de l'aponévrose de Tenon, le muscle de Horner et le petit oblique dont quelques fibres viennent s'insérer sur sa paroi. On remarque aussi en arrière, près de la crête de l'os unguis et à la hauteur du tendon de l'orbiculaire, l'abouchement des conduits lacrymaux.

La face osseuse répond d'abord à la partie la plus antérieure du méat supérieur, puis à l'insertion du cornet moyen et enfin au méat moyen, au niveau duquel se trouve son extrémité inférieure qui s'abouche en se rétrécissant avec le canal nasal. Supérieurement, le sac se termine en un cul-de-sac.

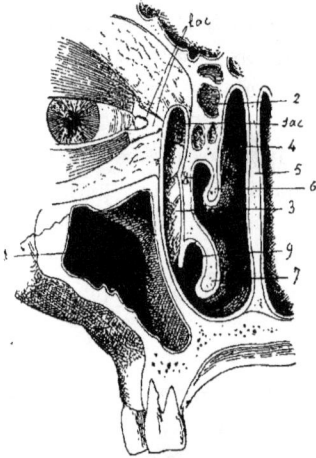

FIG. 13. — *Coupe vertico-transversale du sac lacrymal et du canal nasal; vue antérieure* (d'après TESTUT).

1. Sinus maxillaire. — 2. Cellule ethmoïdale. — 3. Canal nasal. — *sac,* sac lacrymal. — *Lac,* conduits lacrymaux. — 3. Fosse nasale. — 5. Cloison. — 6. Cornet moyen. — 7. Cornet inférieur. — 8. Méat moyen. — 9. Méat inférieur.

Sa paroi est formée par une membrane fibro-muqueuse. La surface intérieure, muqueuse, de couleur gris rosé, tapissée d'une rangée de cellules à cils vibratiles, présente des analogies, tant par son aspect que sa constitution histologique, avec la pituitaire. Entre l'épithélium et le derme, on rencontre des glandes mucipares, semblables à celles de la pituitaire, étalées en groupes isolés les uns des autres. Ces glandes sont constituées par des culs-de-sac, à paroi amorphe et à épithélium nucléaire (Ordonnez) ; les culs-de-sac sont environnés d'un riche réseau capillaire.

L'artère palpébrale inférieure et l'artère nasale donnent des rameaux au sac ; les veines débouchent dans la sus-orbitaire et l'angulaire, et ses nerfs proviennent de la branche de Willis par le rameau externe du nasal.

Le *canal nasal* continue la cavité du sac ; un repli circulaire de la muqueuse simule à ce niveau une valvule incomplète et fait de ce point le plus étroit du canal lacrymo-nasal.

Percé dans la paroi externe des fosses nasales dont il suit la direction, le canal nasal vient se terminer à la partie antérieure du méat inférieur des fosses nasales, à 35 millimètres environ de leur ouverture, par un orifice tantôt circulaire, tantôt linéaire, placé soit immédiatement sous la face inférieure du cornet, soit plus ou moins près du plancher suivant que la muqueuse qui le tapisse se termine plus ou moins loin de l'orifice osseux. Oblique de haut en bas, de dedans en dehors et d'avant en arrière, il est en même temps légèrement convexe en avant et en dehors. Sa longueur, variable, est en moyenne de 14 millimètres. Son calibre cylindrique, aplati transversalement, plus étroit dans sa portion moyenne, est de 3 millimètres. En dedans, la paroi osseuse du canal répond d'abord au méat moyen puis au cornet inférieur et au méat inférieur. En dehors, au sinus maxillaire dont le sépare une lame osseuse mince et fragile. Le squelette en est formé par l'apophyse du maxillaire, l'unguis et la petite apophyse du cornet inférieur.

Le canal est tapissé par une fibro-muqueuse, peu adhérente à la paroi osseuse, qui forme de nombreux replis, décrits par quelques auteurs comme des valvules. La membrane muqueuse renferme des glandes mucipares comme la pituitaire, surtout dans la moitié inférieure du canal et est revêtue d'un épithélium à cils vibratiles, qui devient stratifié et pavimenteux vers l'extrémité inférieure du canal. Son derme est constitué par une épaisse couche de cellules lymphoïdes et parcouru par de nombreux canaux veineux, anastomosés entre eux de façon à figurer un véritable tissu caverneux. Les artères nasales et sous-orbitaires donnent le sang à la fibro-muqueuse du canal; elle reçoit ses éléments nerveux du nerf dentaire inférieur.

Fonctions de l'appareil lacrymal. — Les larmes, sécrétées par les glandes orbitaires et palpébrales, sont destinées à lubrifier la surface antérieure de l'œil, à s'opposer à son dessèchement, en même temps qu'à entraîner les poussières et les corps étrangers ; enfin, à faciliter les mouvements des paupières à la surface de la cornée.

La majeure partie des larmes est enlevée de la surface conjonctivale par évaporation, le surplus par le canal nasal. L'orbiculaire, en tiraillant les points lacrymaux qu'il entr'ouvre par ses contractions, le muscle de Horner en immergeant ceux-ci dans le lac lacrymal, favorisent la pénétration qui se fait, probablement *par capillarité*, des larmes dans les conduits lacrymaux d'où elles cheminent vers le sac et le canal nasal.

Les expériences de Rava ont établi que l'évaporation qui se fait dans les fosses nasales sous l'influence des mouvements respiratoires favorise l'excrétion des larmes. On comprend par là la facilité avec laquelle les affections des cavités nasales en entravant cette évaporation déterminent de l'*épiphora*, c'est-à-dire l'écoulement des larmes sur la joue.

La section du nerf lacrymal arrête la sécrétion des larmes; l'irritation du bout périphérique l'exagère au contraire. Aussi voit-on la sécrétion lacrymale devenir plus abondante sous l'influence de la dilatation pathologique du sac (1).

§ 4. — **Orbite**. — Ostéologie. — *Cavité et parois de l'orbite.* — Au nombre de deux, situées au-dessous de la portion antérieure du crâne, au-dessus des sinus maxillaires, en dedans des fosses temporales et de chaque côté des fosses nasales, les cavités orbitaires présentent la forme d'une pyramide quadrangulaire à sommet en arrière et en dedans ; leur base regarde en avant et en dehors. Leurs axes prolongés se couperaient en arrière de la selle turcique.

La partie la plus large de la cavité orbitaire répond, non point à la base, mais à 1 centimètre en arrière de celle-ci.

Les dimensions de la cavité orbitaire sont les suivantes (de Wecker) :

Du trou optique à l'angle interne............ 40 à 41 mill.
     —   à l'angle externe.......... 43 —
     —   au rebord sourcilier........ 43 —
     —   au rebord jugal........... 46 —

Diamètres de la base :

Horizontal................................... 39 mill.
Vertical..................................... 35 —

L'axe antéro-postérieur est de 45 millimètres en moyenne (Tillaux).

L'orbite présente à étudier une paroi supérieure et une inférieure ; une externe et une interne ; quatre angles dièdres formés par la réunion deux à deux de ces parois ; une base et un sommet.

La *paroi supérieure, frontale* ou *voûte*, formée par le frontal en avant et par l'aile orbitaire ou petite aile du sphénoïde en arrière, est concave en avant et convexe en arrière. En allant de la base au som-

(1) Vignes. *Bulletin de la Société française d'Ophtalmologie*, 1891, p. 22. Traitement des affections des voies lacrymales.

met, on y remarque en dehors la fossette destinée à loger la portion
orbitaire de la glande lacrymale ; la suture sphénoïdo-frontale. La
lame osseuse qui forme cette paroi correspond à la fosse cérébrale
antérieure ; elle est mince, papyracée, cassante, excepté en avant
vers le rebord orbitaire où elle devient épaisse et résistante.

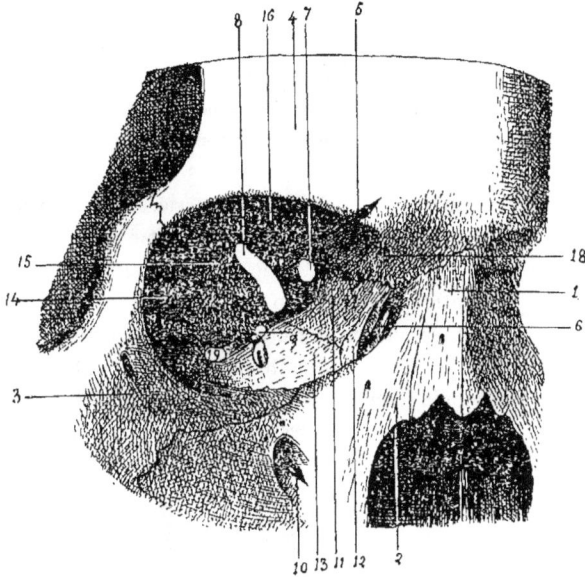

FIG. 14. — *Orbite, vue antérieure* (d'après TESTUT).

1. Os nasal. — 2. Apophyse montante du maxillaire supérieur. — 3. Os malaire. —
4. Fontal. — 5. Trou sus-orbitaire. — 6. Gouttière lacrymale. — 7. Trou optique.
— 8. Fente sphénoïdale. — 9. Trou grand rond. — 10. Canal sous-orbitaire. —
11. Os planum de l'ethmoïde. — 12. Os unguis. — 13. Facette orbitaire du maxillaire supérieur. — 14. Facette orbitaire du malaire. — 15. Face orbitaire de la
grande aile du sphénoïde. — 16. Face orbitaire du frontal. — 17. Trous orbitaires
internes. — 18. Insertion de la poulie du grand oblique. — 19. Fente sphéno-maxillaire.

L'*inférieure* ou *maxillaire*, appelée aussi *plancher*, inclinée en
dehors et en bas, et d'avant en arrière, offre la double courbure de la
paroi supérieure. Elle est constituée par la face orbitaire du maxillaire supérieur et celle du palatin. On remarque sur cette face les
sutures maxillo-malaire et maxillo-palatine, l'orifice orbitaire du canal
sous-orbitaire. Cette paroi est si mince qu'on voit par transparence

le nerf sous-orbitaire dans son canal osseux ; aussi les tumeurs de l'orbite peuvent-elles facilement envahir le sinus maxillaire.

La *paroi externe* ou *temporale*, plane et très oblique en dehors, sépare l'orbite de la fosse temporale. La plus résistante des quatre, elle est formée en arrière par le sphénoïde, en avant par l'os malaire en bas et le frontal en haut : elle présente à étudier la suture sphéno-jugale, à peu près verticale, et une autre suture à direction antéro-postérieure qui unit le sphénoïde et l'os malaire au frontal.

Il est utile de connaître l'obliquité de cette paroi qu'on suit pour atteindre au nerf optique dans les opérations qui se pratiquent sur ce nerf.

L'*interne*, dirigée directement d'avant en arrière, présente une légère convexité externe à sa partie moyenne. Elle répond à la fosse nasale et aux cellules ethmoïdales ; son extrême minceur permet d'en pratiquer aisément la perforation. L'unguis en avant, l'os planum de l'ethmoïde au milieu et le sphénoïde en arrière constituent cette paroi. Deux sutures verticales existent sur cette paroi : l'une antérieure réunit l'unguis et l'ethmoïde, l'autre postérieure l'ethmoïde et le sphénoïde. On remarque, en outre, la gouttière *lacrymale* formée par la réunion de l'unguis et la branche montante du maxillaire, et au bas de cette gouttière, l'orifice large et très oblique du canal nasal, qui va s'ouvrir dans le méat inférieur.

L'angle *supéro-externe*, répond en avant au côté interne de la suture sphéno-frontale et fronto-jugale, en arrière à la fente sphénoï-dale qui donne passage à la troisième et quatrième paire des nerfs crâniens, à la branche ophtalmique de Willis, à la sixième paire, à la veine ophtalmique, à un prolongement dure-mérien et, à son extrémité la plus externe, à un rameau récurrent de l'ophtalmique destiné à la dure-mère.

L'angle *supéro-interne* est formé par l'union du frontal avec l'eth-moïde en arrière et l'unguis en avant. La suture ethmoïdo-frontale se laisse traverser par les conduits orbitaires qui donnent passage, l'antérieur, à l'artère ethmoïdale antérieure et au filet ethmoïdal du nerf nasal ; le postérieur, à l'ethmoïdale postérieure qui se continue dans la gouttière ethmoïdale du crâne. A son extrémité antérieure s'observe une dépression qui sert à loger la poulie de réflexion du grand oblique.

Dans l'angle *inféro-externe*, on rencontre une portion de l'os malaire et l'ouverture du canal malaire, qui livre passage au filet malaire du nerf maxillaire supérieur; en arrière, la fente sphéno-maxillaire qui se dirige obliquement d'arrière en avant et en dehors, plus large en avant qu'en arrière; c'est par laquelle que le maxillaire supérieur gagne l'orbite, où il est séparé des parties molles par une lamelle fibreuse. Cette lamelle convertit en canal la gouttière sous-orbitaire qui fait suite au canal osseux du même nom.

L'angle *inféro-interne* est formé par la suture du maxillaire à l'unguis et à l'os planum et en arrière par celle du palatin à l'ethmoïde.

Le *sommet* est représenté par le trou orbitaire par lequel entrent dans l'orbite le nerf optique, l'artère ophtalmique sous-jacente au tronc nerveux, la gaine dure-mérienne et un prolongement de l'arach-noïde qui se réfléchit aussitôt.

Le trou orbitaire ou *canal optique*, creusé dans le sphénoïde, mesure de 8 à 9 millimètres; son diamètre est de 6 millimètres en moyenne. Il est légèrement évasé en avant. Sa paroi inférieure et externe le sépare de la cavité des cellules sphénoïdales. La lame osseuse, qui constitue cette paroi, est papyracée et souvent percée de foramina vasculaires. Ces dispositions anatomiques expliquent la genèse de névrites optiques par propagation de lésions des cellules sphénoïdales.

La *base* ou *rebord orbitaire* présente en haut, à l'union de son tiers interne et des deux tiers externes, une échancrure qui sert à protéger le nerf frontal à sa sortie de l'orbite. Ce rebord est solide et résistant, aussi sa structure contraste-t-elle avec celle des lamelles papyracées qui constituent les parois orbitaires.

Le périoste de l'orbite tapisse toute l'étendue des parois orbitaires. Il est solidement fixé au tissu osseux du rebord orbitaire et au niveau des sutures, mais dans les autres points il se laisse facilement dé-coller. Il ferme d'une façon à peu près complète les fentes sphénoïdale et sphéno-maxillaire. Par le trou optique et les trous ethmoïdaux il se continue avec la dure-mère; avec le périoste des fosses nasales par le canal nasal; à la base de l'orbite, il se confond avec le périoste frontal. Au niveau de la gouttière sous-orbitaire il se dédouble, le feuillet profond en tapisse le fond, le superficiel la transforme en canal ostéo-fibreux.

§ 5. — **Parties molles contenues dans l'orbite.** — La cavité orbitaire est divisée en deux loges : l'une, postérieure, plus grande, contenant les muscles, les nerfs et les vaisseaux, destinée au globe oculaire; elle est séparée de l'antérieure, destinée à recevoir le globe oculaire, par *l'aponévrose orbitaire* ou *de Tenon*, qui constitue un appareil de soutènement pour l'œil.

L'aponévrose de Tenon, n'est pas un plan fibreux, résistant, mais bien plutôt une toile cellulo-fibreuse, lâche et lamelleuse qui se confond avec le pannicule graisseux de l'orbite dont elle est une dépendance. Elle reçoit l'œil, qui occupe la partie antérieure, la plus évasée

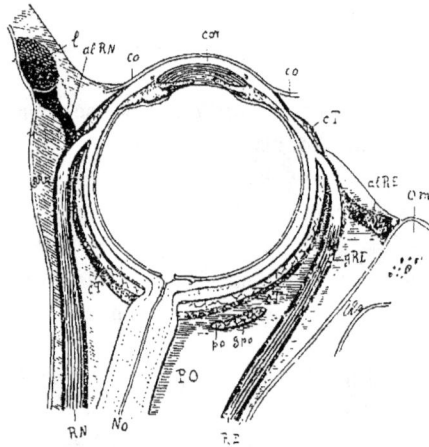

Fig. 15. — *Capsule de Tenon.*

No., Nerf optique. — *Cor*, Cornée. — *Co*, Conjonctive. — *Po*, Petit oblique. — *Gpo*, Gaine du petit oblique. — *l*, Coupe du sac lacrymal. — *R.N*, Droit interne. — *R.E*, Droit externe. — *g. R. N*, Gaine du droit interne. — *al. R. N.* Aileron ligamenteux du droit interne. — *g.R.E*, Gaine musculaire du droit externe. — *al. R.E*, Aileron ligamenteux du droit externe.

de l'orbite, et lui forme une cupule dans laquelle il se meut comme en une sorte de cavité articulaire. Cette cupule, désignée sous le nom de *capsule de Tenon*, se continue à la surface de la sclérotique pour se terminer dans le tissu épiscléral péricornéen; mais au niveau de l'équateur de l'œil, s'en détache *un feuillet appelé diaphragmatique* qui va s'insérer, au pourtour de la cavité orbitaire, sur le périoste avec lequel il semble se confondre. Le feuillet diaphragmatique ou *portion palpébrale* assure la stabilité au globe oculaire, libre toutefois d'opérer à l'intérieur de la capsule de Tenon des mouvements étendus de rotation autour d'un point fixe.

La face postérieure du feuillet diaphragmatique répond, comme celle de la capsule, aux graisses de l'orbite. Sa face antérieure est contiguë aux ligaments des paupières et aux culs-de-sac conjonctivaux.

La face antérieure de la cupule est concave, lisse, unie ; elle représente assez bien une séreuse dans laquelle s'emboîte lâchement le globe oculaire. La capsule est plus tenue au pôle postérieur qui donne passage, un peu en dedans de celui du globe de l'œil, au nerf optique et se confond avec sa gaine externe d'une part, et d'autre part avec la sclérotique ; elle est perforée par les nerfs ciliaires, les artères et les vasa vorticosa.

Ailerons ligamenteux et prolongements musculaires de la capsule de Tenon. — Pour pouvoir s'insérer au globe oculaire, les muscles de l'œil nés près du sommet de l'orbite, refoulent en avant la capsule de Tenon, qu'ils ne traversent pas mais dépriment en doigts de gant. La capsule accompagne donc les tendons jusqu'à leur insertion scléroticale, leur formant ainsi une gaine conjonctive. De plus, des bords de la dépression que subit la capsule, se détache une lamelle cellulaire qui enveloppe le corps du muscle jusque vers le milieu de l'orbite. La gaine tendineuse du grand oblique va de son insertion scléroticale à sa poulie de réflexion qu'elle ne franchit pas. Des gaines tendineuses, en dedans de la capsule jusqu'à l'insertion sclérale, se détachent des expansions fibreuses qui s'accolent au feuillet antérieur de la capsule, que nous avons vu se perdre dans le chorion conjonctival péricornéen, et réunissent deux à deux les muscles de l'œil ou plutôt leur gaine. La présence de ces expansions explique le peu de retrait d'un muscle ténotomisé si on ne fait pas suivre la ténotomie du débridement de la capsule.

Ainsi, la conjonctive incisée au-devant d'une insertion musculaire, on trouve : 1° le feuillet antérieur de la capsule de Tenon ; 2° le feuillet externe de la gaine fournie par la capsule au muscle ; 3° le tendon du muscle ; 4° le feuillet interne de la gaine du muscle ; 5° la sclérotique.

Les *ailerons ligamenteux* ou *tendons orbitaires de Tenon* sont des dépendances de la gaine fibro-celluleuse des muscles. Ces ailerons

ligamenteux, au nombre de quatre, nés des gaines musculaires au
niveau des boutonnières de la capsule ténonienne elles-mêmes, et
non point des gaines tendineuses, vont : le supérieur, s'unir avec la
gaine du releveur de la paupière, de sorte que les contractions de ce
muscle et du muscle droit supérieur sont dans une certaine dépendance ; l'inférieur, s'insérer au rebord inférieur de l'orbite en se confondant avec le ligament des tarses. Les ailerons latéraux, sous forme
de trousseaux fibreux résistants, dirigés d'arrière en avant, s'insèrent,
l'externe à la paroi externe de l'orbite, immédiatement en arrière du
ligament palpébral externe ; l'interne à la crête de l'unguis, en arrière
du sac lacrymal et du muscle de Horner. A leur insertion osseuse, les

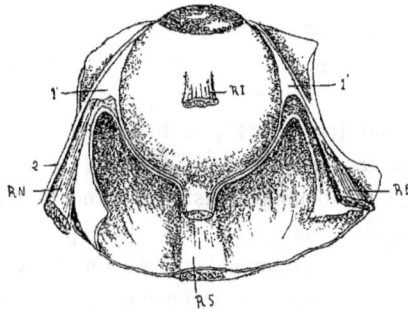

FIG. 16. — *Ailerons ligamenteux*.

R.E, Muscle droit externe. — 1'. Son tendon. — R.S, Droit supérieur dans sa gaine
capsulaire. — R.N, Droit interne. — 1. Son tendon. — 2. Feuillet extérieur de
la gaine. — R.I, Tendon du droit inférieur (d'après MOTAIS).

deux ailerons latéraux se doublent de fibres musculaires lisses, muscles
orbitaires externe et interne de Sappey. Ces deux ligaments envoient
seulement quelques attaches à la paroi orbitaire, mais en plus grande
partie vont se confondre avec le ligament du tarse.

Celui du muscle *oblique inférieur* (Motais) se détache du bord
antérieur du muscle à 10 millimètres environ de l'insertion orbitaire,
se porte en dehors et vient se fixer sur le plancher orbitaire, au voisinage de l'angle inféro-externe.

Les ailerons ligamenteux renforcent le feuillet diaphragmatique en
même temps qu'ils limitent les excursions horizontales du globe oculaire (Merkel).

Muscles extrinsèques de l'œil. — Occupant avec les nerfs et vaisseaux la loge postérieure de l'orbite, au milieu d'un tissu graisseux,
mou, semi-fluide, peu cloisonné, qui joue le rôle de remplissage, les
muscles de l'œil, à fibres striées, sont au nombre de six : *quatre droits
et deux obliques.*

Le *droit supérieur*, le moins volumineux des muscles droits, s'insère : 1° à la partie supérieure de la gaine du nerf optique au niveau
du trou optique, au-dessous du releveur de la paupière ; 2° au tissu
osseux compris entre la fente sphénoïdale (partie interne) et le trou
orbitaire.

Les fibres charnues, nées par des filets aponévrotiques radiés,

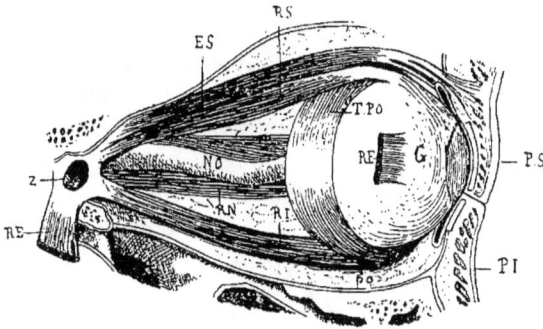

FIG. 17. — *Muscles de l'œil. — Orbite ouvert du côté temporal.*

G, Globe de l'œil. — *N.O*, Nerf optique. — *P.S*, paupière supérieure. — *P.I*, paupière inférieure. — *E.S*, Releveur de la paupière supérieure. — *R.S*, Muscle droit
supérieur. — *R.N*, Muscle droit interne. — *R.E*, Muscle droit externe. — *p.o*,
Petit oblique. — *T.P.O*, Tendon du muscle grand oblique. — *Z*, Anneau de
Zinn.

forment un faisceau triangulaire ; celui-ci se continue en un tendon
aplati qui vient s'insérer à 8 millimètres de la cornée, un peu en
dedans du méridien vertical, sur une ligne mesurant 10^{mm},6 (Fuchs),
légèrement oblique en avant et en dehors. Le droit supérieur répond
par sa face supérieure au releveur de la paupière, par sa face inférieure au nerf optique dont il est séparé par une couche graisseuse
au milieu de laquelle chemine l'artère et la veine ophtalmique, ainsi
que les nerfs ciliaires ; le nerf sus-orbitaire cotoie son bord externe.
L'expansion fibreuse, qui de sa gaine se porte au tendon du grand

oblique, rend ces deux muscles physiologiquement solidaires l'un de l'autre.

L'action du droit supérieur est d'élever le pôle antérieur de l'œil et de le porter en dedans ; il est donc élévateur et rotateur en dedans.

Le muscle *droit inférieur,* situé sous le nerf optique, naît de la branche moyenne du tendon qui lui est commun avec les muscles externes et internes. Ce tendon, *ou ligament de Zinn,* court et résistant, s'insère à la moitié inférieure du trou optique et dans une dépression située en dedans de la fente sphénoïdale. Il présente, sur sa branche externe, une boutonnière qui donne passage au nerf moteur oculaire commun, au moteur externe, au nasal et à la veine ophtalmique.

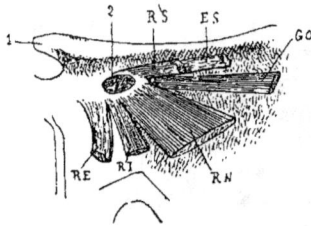

FIG. 18.

R.S. Droit supérieur. — E.S. Muscle releveur de la paupière supérieure. — G.O, Muscle oblique supérieur. — R.N, Droit interne. — R. I. Droit inférieur. — R. E, Droit externe. — 1. Apophyse clinoïde.— 2. Anneau de Zinn.

Du tendon trigéminé, le muscle droit inférieur se porte en avant et en dehors, pour se terminer, comme les autres muscles de l'œil, par un tendon à fibres parallèles, blanches, nacrées, faciles à reconnaître sur le vivant, qui s'insère à 6 millimètres environ du limbe et un peu en avant du méridien vertical. Sa ligne d'attache, oblique d'arrière en avant et en bas, mesure $9^{mm},8$ d'après Fuchs. La face inférieure du muscle repose sur le plancher de l'orbite.

Son expansion aponévrotique se termine sur le petit oblique. Il est rotateur en bas et en dedans.

Le *droit interne,* le plus court, et le *droit externe* le plus long, des muscles droits, nés des branches interne et externe de trifurcation du tendon de Zinn, se portent d'arrière en avant en suivant les parois de l'orbite. Ils viennent s'insérer à la sclérotique aux extrémités du méridien horizontal, l'interne à 5, l'externe à 7 millimètres du limbe péricornéen. La largeur de la ligne d'insertion du muscle interne, parallèle à l'équateur de l'œil, est de $10^{mm},3$; celle de l'externe, légèrement oblique en avant et en dehors, mesure $9^{mm},2$.

A son extrémité antérieure le corps du muscle externe répond à la glande lacrymale orbitaire.

Ces deux muscles sont franchement rotateurs, le premier en dedans, le second en dehors.

Le *grand oblique* ou *oblique supérieur* naît de la gaine fibreuse du nerf optique, au niveau du trou optique, entre le droit supérieur et le droit interne, sur le même plan que ces muscles.

Long, fusiforme, le corps du muscle se porte d'arrière en avant, en suivant l'angle supéro-interne de l'orbite, vers la poulie fibro-

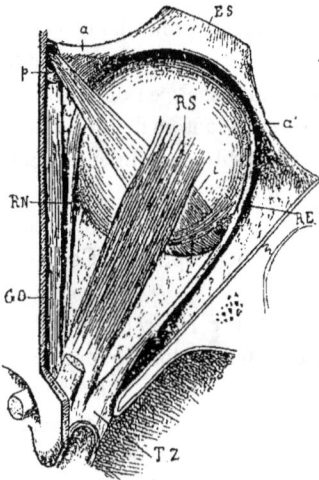

FIG. 19. — *Muscles de l'œil du côté droit, vus d'en haut.*

R. S, Droit supérieur. — G. O, Grand oblique. — *p,* Sa poulie. — *i,* Insertion du muscle grand oblique. — *R. N,* Muscle droit interne. — *R. E,* Muscle droit externe. — *T. Z,* Tendon de Zinn. — *E. S, a.a',* Portion palpébrale du tendon du releveur. — *b,* Insertion du petit oblique.

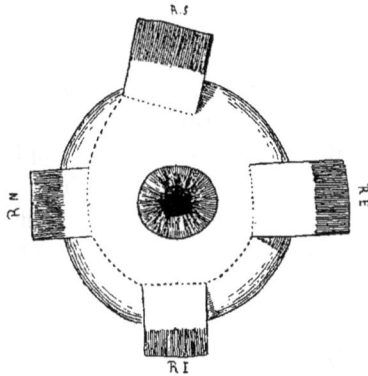

FIG. 20. — *Schéma représentant la ligne d'insertion des muscles droits au globe oculaire.*

R. S, Droit supérieur. — R. E, Droit externe. — R. I, Droit inférieur. — N. R, Droit interne.

cartilagineuse, située à l'extrémité antérieure et interne du pourtour orbitaire, sur laquelle se réfléchit son tendon. Il traverse cette anse revêtue d'une synoviale et obliquement insérée sur le frontal, de façon que son orifice regarde en haut, en dehors et en avant. Le muscle se porte ensuite en bas, en dehors et en arrière, passe au-dessous du droit supérieur et s'insère, en s'épanouissant, en arrière de l'équateur de l'œil sur un parallèle postérieur à celui de l'insertion des muscles droits. Cette insertion se fait sur une ligne concave en avant, longue de 10 à 12 millimètres, dirigée obliquement d'arrière en avant et de dedans en dehors. Le milieu de son insertion est distant d'environ 10 à 12 millimètres du nerf optique.

L'action du grand oblique est de rapprocher son insertion scléroticale de sa poulie de réflexion : il est donc rotateur en bas et en dehors.

Le *petit oblique* ou *inférieur* est le plus court des muscles de l'œil ; il prend son insertion fixe à la face orbitaire de l'os maxillaire, immédiatement en dedans du rebord osseux du canal nasal, en dehors du lac lacrymal, pour se porter de bas en haut et de dedans en dehors. Il s'enroule sur la face inférieure du globe, qu'il sépare du droit inférieur et du droit externe et s'insère sur l'œil suivant une ligne longue de 7 à 11 millimètres (Fuchs), à convexité supérieure ; la partie moyenne de cette ligne est distante de 9 millimètres du nerf optique. Ce muscle est rotateur en haut et en dehors.

Les muscles obliques ont tendance à attirer légèrement l'œil en avant et contre-balancent ainsi l'action des droits, dont le tonus et les contractions appellent l'œil au fond de l'orbite.

Releveur de la paupière supérieure. — L'étude de ce muscle se rattache à celle de la loge postérieure de la cavité orbitaire. Susjacent au droit supérieur, plus mince et plus étroit, le releveur naît de la petite aile du sphénoïde immédiatement en avant du trou optique, par des fibres aponévrotiques courtes et radiées.

Les fibres charnues suivent la voûte orbitaire, se portent d'arrière en avant, parallèlement à l'axe de cette cavité et s'épanouissent, un peu en arrière du bord orbitaire, en une large aponévrose. Celle-ci s'insère à toute la longueur du bord supérieur du cartilage tarse en s'accolant en avant au ligament large. La face postérieure de cette aponévrose répond aux fibres de Muller qui la séparent de la conjonctive. Ses fibres internes se portent au côté interne de la base de l'orbite, au pourtour de la trochlée du grand oblique. Les plus externes vont se fixer au rebord orbitaire au niveau de la suture du frontal et de l'os malaire. Au côté externe de l'orbite, le tendon du releveur sépare l'une de l'autre les portions orbitaires et palpébrales de la glande lacrymale. Placé au-dessous du périoste de la voûte dont il est séparé par le nerf frontal et obliquement croisé en arrière par le nerf ophtalmique de Willis, le releveur recouvre le droit supérieur.

Par ses contractions il relève la paupière et l'entraîne sous le rebord orbitaire.

Vaisseaux de l'orbite. — *Artères.* — Les artères de l'orbite proviennent toutes de l'*artère ophtalmique*, branche de la carotide interne. L'artère *ophtalmique* pénètre dans l'orbite par le canal optique. Située d'abord dans la gaine du nerf, en dehors et au-dessous de lui,

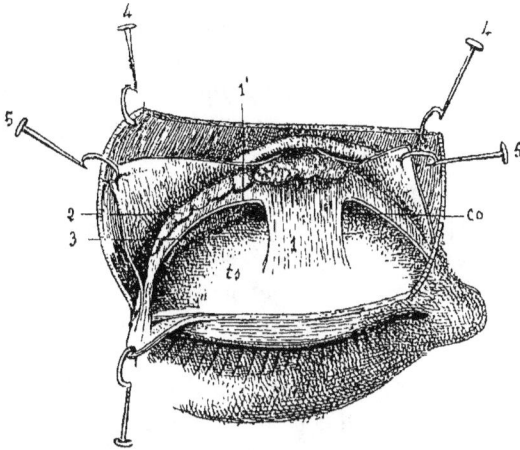

FIG. 21. — *Tendon du releveur ; ses rapports avec la glande lacrymale.*

1. Tendon du releveur. — 1'. Expansion latérale de ce tendon séparant les deux portions de la glande lacrymale. — 1". Attaches latérales de cette expansion au rebord orbitaire et à la face profonde des téguments. — 2. Portion orbitaire de la glande lacrymale. — 3. Sa portion palpébrale. — 4. Peau doublée du muscle orbiculaire relevé. — 5. Aponévrose orbiculaire. — *t.s*, Tarse supérieur. — *c.o*, Face adhérente de la conjonctive du cul-de-sac.

elle quitte ensuite cette gaine, se place entre le nerf moteur externe et le muscle droit externe, devient sus-jacente au nerf optique, le croise pour lui devenir interne et se porter, en suivant le bord inférieur du muscle grand oblique, à l'angle interne de l'orbite où elle se termine en s'anastomosant avec la faciale. Les nombreuses subdivisions de l'artère ophtalmique dans l'orbite sont remarquables par la délicatesse et le peu d'épaisseur de leurs parois; mais elles sont flexueuses et très lâchement reliées aux tissus ambiants, ce qui leur évite d'être tiraillées dans les rotations du globe oculaire.

Les branches de l'artère ophtalmique sont au nombre de onze. Petites en volume, elle fournissent peu de sang après l'énucléation du globe oculaire ; mais leur débit est plus gênant dans l'extirpation de tumeur intra-orbitaire. Toutefois il est à remarquer que la compression est facile et efficace dans l'orbite, dont les parois sont osseuses et résistantes.

On divise les branches de l'ophtalmique en *collatérales* et *terminales*. Les collatérales naissent : 1° entre le trou optique et le point où l'artère croise le nerf, par conséquent en dehors de celui-ci ; 2° au-dessus du nerf ; 3° en dedans du nerf optique.

Premier groupe. — Les premières sont la *lacrymale* et l'artère *centrale de la rétine*. L'artère *lacrymale*, une des branches les plus considérables, longe la paroi externe, entre le muscle droit externe et le périoste. Après avoir fourni de nombreuses branches à la glande lacrymale, elle vient se terminer, très réduite en volume, partie dans la conjonctive, partie dans l'arcade palpébrale supérieure. Elle fournit, au rameau récurrent méningé, souvent une ciliaire longue, quelques ramuscules au névrilème, aux muscles et un rameau malaire.

2° L'*artère centrale de la rétine*, née de l'ophtalmique ou d'une ciliaire, pénètre le nerf à 15 ou 20 millimètres en arrière du globe, se place à son centre et arrive dans l'œil par le sommet de la papille. Elle porte le sang à la rétine et aux faisceaux centraux du nerf.

Deuxième groupe. — *Sus-orbitaire* ou *frontale externe, ciliaires postérieures* et *antérieures, artères musculaires*.

3° L'artère *sus-orbitaire* ou *frontale externe* se porte horizontalement en avant, entre le périoste et le droit supérieur, pour venir sortir de l'orbite, en compagnie du nerf frontal, par l'échancrure sourcilière et se terminer dans la peau et le périoste du front.

4° et 5° *Artères ciliaires.* — Elles se divisent en ciliaires postérieures *courtes* et *longues* et en ciliaires antérieures.

Les *ciliaires courtes postérieures*, au nombre de 15 à 18, naissent de l'ophtalmique par deux troncs, l'un supérieur et l'autre inférieur au nerf optique ; flexueuses, elles se portent, le long du nerf dont elles environnent le tronc, à la sclérotique qu'elles traversent pour aller fournir le sang à la choroïde.

Les *ciliaires longues postérieures*, destinées plus spécialement à l'iris, au nombre de deux, l'une externe et l'autre interne, traversent la sclérotique de chaque côté du nerf ; gagnent la région ciliaire et s'y divisent en deux rameaux qui, par leurs anastomoses, constituent le grand cercle de l'iris.

Les *ciliaires antérieures*, au nombre de 8 à 10, nées des musculaires, de la lacrymale ou de la sous-orbitaire, branche de la maxillaire interne, se portent en avant, fournissent à la conjonctive et, après avoir traversé les tendons des muscles droits et la sclérotique, viennent contribuer à la formation du grand cercle artériel de l'iris.

6° et 7° Les artères *musculaires*, au nombre de deux, donnent la *supérieure* aux muscles releveur, droit supérieur, interne et grand oblique ; l'*inférieure*, au droit externe, inférieur et petit oblique. Cette artère-ci fournit le plus grand nombre des ciliaires antérieures.

Troisième groupe. — 8° et 9° Les artères *ethmoïdales antérieures* et *postérieures* se portent, de dehors en dedans, aux canaux orbitaires internes pour pénétrer dans la cavité du crâne.

10° et 11° Les artères *palpébrales* naissent à une petite distance de la poulie cartilagineuse du grand oblique : l'*inférieure* se porte verticalement en bas, derrière le tendon du muscle orbiculaire ; elle parcourt la paupière inférieure en figurant une *arcade*, entre le muscle palpébral et le cartilage tarse, située immédiatement au-dessous du bord ciliaire de ce cartilage, et se termine vers l'angle externe de l'orbite. Elle s'anastomose avec la sous-orbitaire ; de cette branche anastomotique se détache un *rameau* pour la muqueuse du canal nasal. La palpébrale *supérieure* se porte de dedans en dehors, entre le muscle palpébral et le tarse pour former, sur le bord adhérent de ce cartilage, l'*arcade palpébrale supérieure* et se termine dans le rameau palpébral de la temporale. Les palpébrales se ramifient dans la peau, les muscles, la conjonctive et les glandes des paupières.

Branches terminales. — Arrivée à l'extrémité antérieure de l'angle supéro-interne de l'orbite, l'ophtalmique se termine en une branche *frontale*, qui se distribue dans la peau, les muscles et le périoste du front, et une branche plus interne *nasale*. Cette dernière quitte l'orbite au-dessus du tendon de l'orbiculaire, pour se diviser en artère *angulaire* qui s'anastomose avec la faciale et en *dorsale* du nez. La nasale fournit une branche au sac lacrymal avant le point où elle se divise.

Veines. — La *veine ophtalmique* offre une distribution à peu près en rapport avec celle de l'artère. Elle se termine dans le sinus caverneux, dont la partie antérieure prend le nom de *sinus ophtalmique*. En s'ouvrant à plein canal dans l'arcade veineuse nasale, qui reçoit la frontale ou préparate, elle établit une large communication entre les veines de la face et le sinus caverneux, circonstance qui donne une gravité particulière aux lésions péri-orbitaires. La veine sus-orbitaire, qui longe transversalement la paroi supérieure de l'orbite et reçoit la veine palpébrale supérieure interne, s'anastomose également avec l'arcade frontale.

Les veines angulaires, continuation des extrémités de l'arcade, reçoivent, la palpébrale inférieure, la veine du sac et du canal nasal.

En un mot, les veines orbitaires mettent en communications le sinus caverneux avec les divers plexus de la face, de la région temporale, des sinus maxillaires, etc.

La *veine ophtalmique* se divise en tronc *supérieur* et *inférieur*. Le premier se forme par deux branches venues de la paupière, lesquelles s'insinuent au-dessus et au-dessous du tendon trochléaire. Ce tronc sous-jacent au muscle droit, devient oblique en haut et en arrière, gagne l'espace compris entre le droit supérieur et le droit externe, puis la fente sphénoïdale. Il reçoit les veinules du sac lacrymal, des muscles oculaires, des nerfs, du tissu graisseux. La *veine centrale* aboutit soit à ce tronc, soit directement au sinus.

Le tronc *inférieur*, que de fortes anastomoses unissent toujours en arrière du globe au tronc supérieur, collecte le sang des parties inférieures de l'orbite : il se termine dans le tronc supérieur peu avant la fente sphénoïdale. Les veines orbitaires ne présentent pas de valvules. Cependant il paraît avéré que le sang s'écoule de la base orbitaires au sinus caverneux.

Nerfs de l'orbite. — *Nerfs moteurs* : 1° le nerf de la troisième paire ou *moteur oculaire commun* pénètre dans l'orbite par la portion la plus interne, la plus large de la fente sphénoïdale, à travers l'anneau fibreux que lui fournit le tendon du droit externe. Cet anneau lui est commun avec le moteur oculaire externe et le rameau nasal de l'ophtalmique de Willis. Le nerf moteur oculaire externe est situé, dans l'anneau, au-dessous de lui ; le nasal en dehors. Le nerf frontal et le pathétique, extérieurs à l'anneau et situés au-dessus, croisent la direction du nerf moteur oculaire commun.

Au moment de pénétrer dans l'orbite le nerf moteur oculaire reçoit : 1° des filets anastomotiques du plexus que le grand sympathique forme dans la paroi du sinus caverneux ; 2° un ramuscule du trijumeau.

Il se termine presque aussitôt : 1° en une branche supérieure qui se porte entre le nerf optique, et le droit supérieur, auquel elle fournit de nombreux filets ainsi qu'au releveur de la paupière ; 2° en une branche inférieure qui chemine entre le nerf optique et le nerf moteur oculaire externe et envoie un rameau interne au droit interne, un rameau moyen au droit inférieur, un externe au petit oblique lequel pénètre le muscle par son bord postérieur. C'est de ce rameau que naît la racine motrice du ganglion ophtalmique.

2° Le *nerf pathétique* destiné au grand oblique, placé immédiatement sous le périoste de la voûte comme le nerf frontal, entre dans l'orbite avec ce nerf par la fente sphénoïdale, se porte en dedans et en avant pour atteindre le muscle par son bord supérieur. Chemin faisant, il croise obliquement la branche supérieure du moteur commun et la partie postérieure des muscles releveur et droit supérieur.

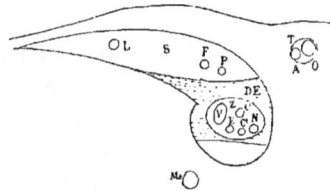

FIG. 22. — *Vaisseaux et nerfs orbitaires dans la fente sphénoïdale.*

S, Fente sphénoïdale. — E. D, Muscle droit externe. — Z, Anneau de Zinn. — L, Nerf lacrymal. — F, Nerf frontal. — P, Nerf pathétique. — V, Veine ophtalmique. — E, Moteur oculaire externe. — C^1, Moteur oculaire commun supérieur. — C^2, Moteur oculaire commun inférieur. — N, Nerf nasal. — Ma, Nerf maxillaire supérieur. — T, Trou optique. — A, Artère ophtalmique. — O, Nerf optique.

3° La sixième paire ou *moteur oculaire externe* est destinée aux muscles droits externes ; le nerf pénètre l'orbite par la fente sphénoïdale, traverse l'anneau fibreux du tendon de Zinn avec le nerf moteur oculaire commun, croise le nasal qui est placé au-dessus de lui et gagne la face interne du muscle droit externe.

Nerfs de sensibilité générale. — La branche ophtalmique de Willis du trijumeau donne naissance à l'intérieur de la cavité crânienne, dans la paroi externe du sinus caverneux, aux nerfs *lacrymal* (branche externe), *frontal* (moyenne) et *nasal* (interne) dont les trajets intra-orbitaires sont différents.

Lacrymal. — Le nerf *lacrymal* ou *lacrymo-palpébral*, la plus petite des trois branches, pénètre dans l'orbite par la partie la plus externe de la fente sphénoïdale, longe le bord supérieur du droit externe, traverse la glande lacrymale à laquelle il fournit de nombreux filets très grêles et vient, après avoir transpercé l'aponévrose palpébrale, se placer entre elle et le muscle orbiculaire. Il se termine par deux filets cutanés, un *palpébral*, qui s'accole au bord inférieur du tarse, et un autre, *temporal*, qui donne la sensibilité à la peau de la région antérieure de la tempe.

Du lacrymal se détache le rameau *malaire* qui, après avoir traversé l'os malaire, va se résoudre en de fins filets dans la peau de la joue.

Le nerf *lacrymal*, par les filets qui lui viennent du sympathique, a une action sécrétoire sur la glande du même nom.

Frontal. — Le *frontal* placé en dedans du lacrymal, en dehors du pathétique auquel il est uni par du tissu conjonctif parfois très dense, se divise vers le tiers antérieur de l'orbite en *frontal externe* et *interne*. Il est, dans son trajet intra-orbitaire, intermédiaire au releveur et au périoste. Le *frontal externe* quitte l'orbite par le trou sus-orbitaire et fournit de nombreux filets palpébraux à la paupière supérieure et deux filets frontaux, l'un externe et l'autre interne, qui se distribuent à la peau du front. Le *frontal interne* sort de l'orbite entre le trou orbitaire supérieur et la poulie du grand oblique pour fournir : 1° des filets à la peau de la région frontale moyenne ; 2° des filets palpébraux qui donnent la sensibilité à la peau et à la conjonctive de la paupière supérieure ; 3° des filets nasaux.

Nasal. — Le *nasal* franchit entre les deux branches du moteur commun l'anneau fibreux du tendon droit externe, dont il occupe la partie la plus externe. Il se porte en dedans et en avant, croise obliquement le nerf optique, qui lui est sous-jacent, le droit supérieur et le grand oblique, qui lui sont sus-jacents, puis se divise au niveau du trou orbitaire interne et antérieur en *nasal interne* et *nasal externe*. Le *nasal interne* pénètre dans la cavité crânienne par le canal orbitaire interne et antérieur ; il gagne la fosse ethmoïdale de la base du crâne, puis pénètre dans la fosse nasale correspondante. Le *nasal externe* sort de l'orbite au-dessous de la trochlée, fournit des filets à la paupière supérieure, au sac lacrymal, à la caroncule et aux conduits lacrymaux, puis se termine en filets nasaux et frontaux.

Du nasal naissent, avant son entrée dans l'orbite, sous forme de filets longs et grêles : 1° la racine sensitive du ganglion ophtalmique ; 2° un ou plusieurs nerfs ciliaires ; 3° des filets musculaires qui suivent le trajet des artères musculaires.

Ganglion ophtalmique ou ciliaire. — Le ganglion ciliaire est un petit renflement lenticulaire, à peu près rectangulaire, grisâtre, appli-

qué contre le côté externe du nerf optique, à 5 millimètres en avant
du trou optique, au milieu du tissu graisseux de l'orbite.

Par son angle postéro-supérieur, il reçoit du nasal sa racine sensitive; par le postéro-inférieur, sa racine motrice, qui lui vient du
rameau que le moto-oculaire commun envoie au petit oblique. Sa
racine ganglionnaire provient du ganglion cervical supérieur du sympathique. Elle est constituée par un ou plusieurs filaments, qui naissent du plexus caverneux, pénètrent dans l'orbite avec le nasal, et
atteignent le bord postérieur du ganglion.

D'après les recherches d'Antonelli, les deux racines, sensitive et
ganglionnaire, représentent une simple anastomose temporaire, du
trijumeau et du sympathique, avec l'oculo-moteur. Le ganglion ciliaire
appartient à ce dernier, au point de vue de la morphologie des *paires
crâniennes;* ses cellules, multipolaires et identiques aux cellules des

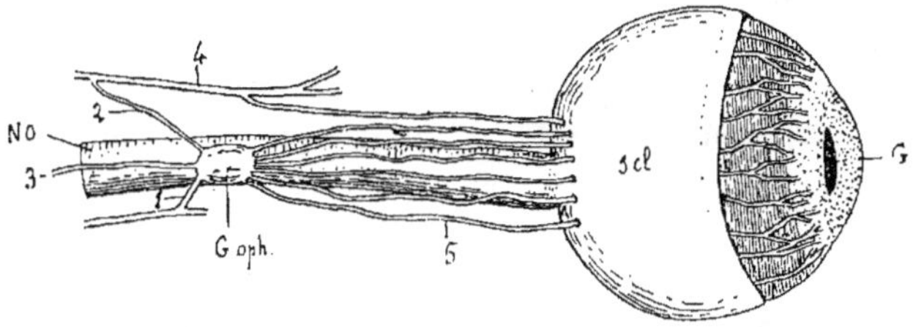

FIG. 23. — *Ganglion ophtalmique vu du côté externe.*
G. oph, Ganglion ophtalmique. — 1. Sa racine motrice. — 2. Racine sensitive.
3. Racine sympathique. — 4. Nerf nasal. — 5. Nerfs ciliaires. — G, Globe oculaire.
— *scl*, Sclérotique, enlevée dans sa partie antérieure pour montrer le trajet des
nerfs ciliaires à la surface de la choroïde.

ganglions intervertébraux, apparaissent intercalées le long des fibres
de la racine motrice.

Les *nerfs ciliaires* partent des angles antérieurs du ganglion. Très
flexueux, ils constituent deux faisceaux, l'un supérieur (4 filets), et
l'autre inférieur (5 à 6 filets) au nerf optique. Ces faisceaux gagnent
la sclérotique, sans s'anastomoser, la perforent très obliquement au
pourtour du nerf optique, se logent entre la choroïde et la sclérotique pour venir se distribuer au muscle ciliaire, à l'iris, à la cornée
et à la conjonctive par des filets qui traversent le tissu péricornéen.

Deux ou trois nerfs ciliaires traversent la sclérotique un peu plus
loin, au voisinage de l'insertion scléroticale des muscles.

Maxillaire supérieur. — Le *nerf maxillaire supérieur*, branche moyenne du trijumeau, par sa position et son volume, après avoir traversé le trou grand rond et la fente sphéno-maxillaire, gagne le canal sous-orbitaire ; il est séparé du contenu de l'orbite par une lame fibreuse qui convertit en canal ostéo-fibreux la gouttière sous-orbitaire.

Dans la fosse sphéno-maxillaire, il concourt à la formation du ganglion de Meckel, donne les branches *alvéolo-dentaires postérieures* et *antérieures*, et le rameau *orbitaire* ou *lacrymo-temporal*. Ce rameau, au niveau du trou grand rond, se détache du côté supérieur du nerf, traverse la lame fibreuse qui obture la fente sphéno-maxillaire, longe la paroi inférieure de l'orbite et se termine en un rameau *lacrymo-palpébral* et en rameaux *malo-temporaux* qui, après avoir traversé l'os malaire, se distribuent à la peau de la joue et de la tempe.

A sa sortie du trou orbitaire, le nerf maxillaire se distribue à la peau de la joue, du nez, des lèvres et donne la sensibilité à la paupière inférieure et à la conjonctive.

Nerfs de sensibilité spéciale. — *Nerf optique.* — Le nerf optique arrive dans l'orbite par le canal optique qui lui est commun avec l'artère ophtalmique. Le nerf optique traverse ensuite l'anneau fibreux des insertions postérieures des muscles de l'œil et se porte presque directement d'arrière en avant, en décrivant une double courbure en forme d'S à convexité externe, vers le globe de l'œil qu'il aborde un peu en dedans et en bas du pôle postérieur. Séparé des muscles par le tissu graisseux, il est en contact avec le ganglion ciliaire, les nerfs et les vaisseaux ciliaires qui lui sont immédiatement appliqués.

La dure-mère lui fournit une gaine externe ou *névrilème*; la pie-mère une gaine interne ou *piale*. L'espace intervaginal compris entre ces deux gaines est divisé par une dépendance arachnoïdale : 1° en un compartiment externe qui, sous forme de fente étroite, sillonné de courtes trabécules finement ramifiées, continue l'espace sous-dural; 2° en un interne, revêtu de cellules endothéliales et de fibres trabéculaires, qui communique avec l'espace sous-arachnoïdien.

Dans le canal optique le névrilemme s'accole solidement aux deux autres gaines et au nerf, excepté en bas où la communication avec les cavités des enveloppes cérébrales reste perméable.

Arrivée au globe de l'œil, la gaine durale se confond avec la sclérotique dont elle constitue à ce niveau les deux tiers externes. Là, la gaine

piale se soude aussi à la sclérotique et à la face postérieure de la choroïde, tandis que l'espace inter-arachnoïdal se termine, entre les
deux gaines, en minuscule cul-de-sac effilé.

La partie la plus étroite du nerf répond à son passage à travers la
lame vitrée de la choroïde; son calibre présente un véritable étran-
glement à ce niveau.

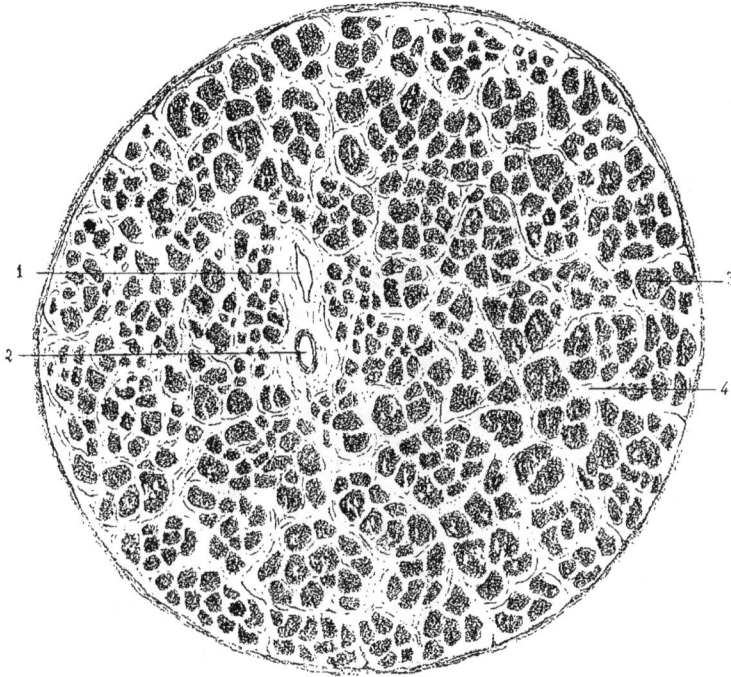

FIG. 24. — *Coupe transversale du nerf optique entre le globe et le point de pénétration des vaisseaux centraux.*

1. Veine centrale. — 2. Artère centrale. — 3. Faisceaux nerveux. — 4. Cloisons
interfasciculaires.

Dans le trajet orbitaire, un espace lymphatique entoure la gaine
durale du nerf et communique par des fentes lymphatiques avec les
espaces ménagés entre ses gaines.

Structure du nerf optique. — Le nerf optique est subdivisé en un
grand nombre de faisceaux nerveux (800 en moyenne) par des trabécules conjonctives, composées de faisceaux entrecroisés en tous sens;

ces trabécules, à directions transversales, émanent de la gaine piale,
très intimement soudée à la surface du nerf. De fins vaisseaux courent
au milieu d'elles. A 15 ou 20 millimètres du globe, l'artère et la veine
centrales pénètrent le nerf dans son quadrant inférieur ou temporal.
D'abord obliques, ces vaisseaux prennent rapidement une direction
axiale et s'entourent d'un prolongement conjonctif (*faisceau central*)
que leur fournit la gaine piale. Ils sont environnés d'un fin plexus
nerveux non-ganglionnaire. La vascularisation des parties centrales
du nerf se fait aux dépens des vaisseaux centraux, tandis que les faisceaux périphériques s'alimentent par les vaisseaux de la gaine piale.

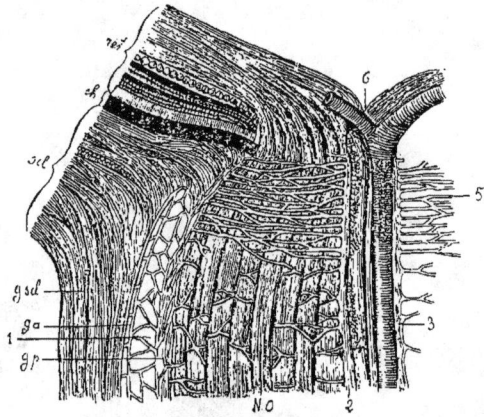

FIG. 25. — *Coupe transversale passant par la lame criblée* (d'après SCHWALBE).
ret, Rétine. — *ch*, Choroïde. — *scl*, Sclérotique. — *N.O*, Faisceaux du nerf optique. —
gscl, Sa gaine sclérale. — *ga*, Sa gaine arachnoïdale. — *gp*, Sa gaine piale. —
1. Espace sous-arachnoïdien. —2. Faisceau central de tissu conjonctif. — 3. Artère
centrale. — 4. Veine centrale. — 5. Trabécule de la lame criblée. — 6. Excavation
centrale de la papille.

Les faisceaux nerveux se composent de fines fibrilles nerveuses à
myéline, de 2 à 9 µ de diamètre. Leur nombre est évalué par Krause
entre 400,000 et un million. Les fibres dépourvues de gaine de Schwann
sont réunies par de la névroglie.

La surface des faisceaux nerveux et celle des trabécules conjonctives
sont séparées par des fentes capillaires, à cellules endothéliales,
appartenant au système lymphatique.

Lorsque le nerf optique pénètre l'œil à travers l'anneau que lui
forme la sclérotique, la choroïde et la rétine, son diamètre tombe de

3 à 1 millimètre et demi. A ce niveau, les faisceaux nerveux deviennent plus minces, perdent leur névroglie, s'entre-croisent plusieurs fois les uns aux autres, franchissent les pertuis de la lame criblée de la sclérotique, puis l'anneau de la choroïde.

Les travées connectives de la lame criblée contiennent toutes un capillaire, origine d'un riche réseau vasculaire sous-papillaire (cercle de Zinn) qui fait communiquer les systèmes vasculaires ciliaires et rétiniens.

Vascularisation du nerf optique. — Les vaisseaux sanguins viennent au nerf optique de deux sources. Dans le crâne, le nerf reçoit du sang des vaisseaux de la pie-mère et du cerveau.

Dans l'orbite de l'ophtalmique, les artères ciliaires lui fournissent ses rameaux nourriciers jusqu'à 15 ou 20 millimètres en arrière du globe ; plus loin, il les reçoit de l'artère centrale.

§ 6. — **Origine réelle et trajet intra-crânien des nerfs oculaires**. — *Origine réelle du nerf moteur oculaire commun.* — Les filets du nerf moteur oculaire commun prennent leur origine dans une petite colonne de substance grise, longue de 10 millimètres environ (Perlia), située de chaque côté de la ligne médiane sous la paroi inférieure de l'aqueduc de Sylvius. Cette colonnette, à direction antéro-postérieure, s'étend du noyau du nerf pathétique en arrière, aux parties antérieures des tubercules quadrijumeaux en avant. Le noyau de chaque côté semble nettement séparé en haut de son homologue du côté opposé. Mais ils se rapprochent jusqu'à se toucher vers la fente inférieure de l'isthme de l'encéphale.

Ce noyau serait en connexion fibrillaire (Meyners) avec les tubercules quadrijumeaux antérieurs aboutissant important des impressions optiques (Testut) (*centre des mouvements réflexes des muscles moteurs de l'œil*, Knies) et, sans doute aussi, avec l'écorce cérébrale occipitale (*centre coordinateur de Knies*) et fronto-pariétale (*centre du releveur de la paupière*).

Perlia décrit des filaments nerveux qui, de la partie postérieure du noyau de l'oculaire commun, se portent à la bandelette longitudinale postérieure et traversent l'amas nucléaire dans le sens antéro-postérieur ; le faisceau le plus interne de ces filaments serait, pour Duval et Laborde, une anastomose que le noyau du moteur oculaire externe d'un côté envoie au nerf moteur oculaire commun du côté opposé; ce faisceau préside à l'innervation des muscles externe et interne du côté opposé pour les mouvements *latéraux associés* des yeux.

La colonne de substance grise, qui sert de noyau d'origine au moteur oculaire commun, est composée de centres distincts pour les divers muscles qui reçoivent leur innervation de la troisième paire.

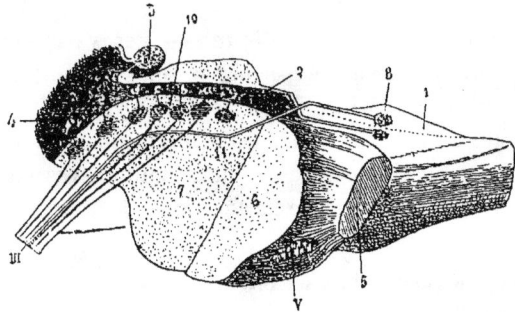

FIG. 26. — *Origines réelles du nerf moteur oculaire commun du côté gauche* (d'après Testut).

III. Nerf moteur oculaire commun du côté gauche. — V. Trijumeau. — 1. Plancher du quatrième ventricule. — 2. Aqueduc de Sylvius. — 3. Glande pinéale. — 4. Ventricule moyen. — 5. Coupe du pédoncule cérébelleux moyen. — 6. Coupe transversale de la moitié gauche de la protubérance. — 7. Coupe vertico-latérale de la protubérance et du pédoncule cérébral droit, passant un peu en dehors de la ligne médiane. — 8. Noyau du moteur oculaire externe du côté gauche (eminentia teres). — 9. Noyau du pathétique du côté droit. — 10. Noyau du moteur oculaire droit, avec ses différents segments. — 11. Rameau émanant du noyau oculomoteur externe et se rendant, après entre-croisement avec son congénère, dans le nerf moteur oculaire commun pour aboutir finalement au muscle droit interne. — *a*, Centre du petit oblique. — *b*, Centre du droit inférieur. — *c*, Centre du droit supérieur et du releveur de la paupière. — *d*, Centre du droit interne. — *e*, Centre photo-moteur. — *f*, Centre accommodateur.

Ils seraient, d'après Hensen et Wœlckers, en allant d'arrière en avant:

1° Le centre du petit oblique ;

2° — du droit inférieur;

3° — du droit supérieur et du releveur de la paupière ;

4° — du droit inférieur.

En outre, en avant et plus latéralement, sur le bord postérieur du troisième ventricule et sur ses faces latérales, se trouve le centre photo-moteur (*mouvements pupillaires*), et plus en avant encore vers le sommet du ventricule, le centre accommodateur (*contractions du muscle ciliaire*).

Pour Kahler et Pick les noyaux du groupe postérieur se répartiraient en deux rangées :

une médiane
{ droit interne
{ droit inférieur

une plus latérale
{ releveur
{ droit supérieur
{ petit oblique
{ pathétique.

Von Gudden a cru reconnaître que le centre de l'oculo-moteur commun comprenait en réalité deux étages de noyaux, l'un *ventral* et l'autre *dorsal ;* les fibres ventrales restent du même côté et les dorsales gagnent le moteur oculaire commun opposé. Pour Westphall, les émanations ventrales droites se combineraient avec les dorsales gauches pour former le tronc de la troisième paire du même côté.

Perlia admet ces deux étages de noyaux et considère que si la signification du groupe nucléaire antérieur (*muscles intrinsèques*) est nettement précisée, il n'en est pas de même pour le groupe postérieur : le rapport des noyaux entre eux n'est pas nettement défini et on ignore encore si une portion du nerf moteur oculaire commun n'est pas formée de fibres venues par entre-croisement du côté opposé. L'irrigation sanguine du territoire des deux groupes nucléaires est indépendante : Le territoire des noyaux des muscles intrinsèques reçoit son sang de l'artère communicante postérieure, celui des muscles extrinsèques de la médio et susprotubérantielle nées de la basilaire (Duret, Heubener).

Parties du noyau d'origine, les fibrilles radiculaires curvilignes, à convexité externe, cheminent obliquement de haut en bas et en dehors et traversent la bandelette longitudinale postérieure, le noyau rouge de la calotte, le locus niger de Sœmmering pour émerger au bord interne du pédoncule cérébral. Elles apparaissent à la base du cerveau dans l'espace interpédonculaire, tout à fait au bord antérieur de la protubérance, en arrière des tubercules mamillaires, sous l'aspect d'un faisceau, d'abord aplati qui s'arrondit ensuite très rapidement. A leur point d'émergence, les nerfs moteurs oculaires communs sont séparés l'un de l'autre par le tronc de la basilaire et entourés par deux de ses grosses branches, la cérébrale postérieure en avant et la cérébelleuse postérieure en arrière.

Du bord pédonculaire, le tronc nerveux se dirige obliquement en avant, en dehors et un peu en haut, du côté externe de la selle turcique. Dans cette portion de son trajet il est situé sous le feuillet viscéral de l'arachnoïde et baigne dans le liquide céphalo-rachidien du confluent inférieur. Arrivé à la selle turcique, il perfore la dure-mère, se dépouille de la gaine que lui fournit, dans l'étendue de deux millimètres environ, l'arachnoïde et pénètre dans l'épaisseur de la paroi externe du sinus caverneux. Situé dans la portion la plus élevée de la paroi, au-dessus du pathétique et de l'ophtalmique de Willis, en dehors de l'artère carotide, il continue son trajet antéro-postérieur vers la fente sphénoïdale.

Origine réelle du nerf pathétique. — C'est un amas de substance grise, sous-jacent au plancher de l'aqueduc de Sylvius, qui figure l'extrémité postérieure du noyau du moteur oculaire commun.

Les filets radiculaires se dirigent ensuite en haut et en dehors, se coudent à angle droit, suivent longitudinalement et parallèlement la direction du canal de Sylvius, puis s'infléchissent en arrière et en dedans vers la ligne médiane.

Le nerf pathétique décrit, dans cette portion de son trajet, une anse en fer à cheval à concavité interne. Arrivé à la ligne médiane, il la franchit en s'entre-croisant avec le nerf pathétique du côté opposé, c'est-à-dire que le tronc nerveux droit naît du noyau gauche et *vice versa*. Le nerf se porte alors sur la partie antérieure de la valvule de Vieussens et émerge, par deux ou trois filets fort minces, sur la face supérieure de l'isthme, au niveau du sommet de la valvule de Vieussens, de chaque côté du frein, en arrière des tubercules quadrijumeaux postérieurs.

Se dirigeant alors en dehors, en bas et en avant, côtoyé par l'artère cérébelleuse supérieure, branche de la basilaire, il contourne la protubérance, le pédoncule cérébral et arrive à la base du cerveau dans le voisinage l'angle antéro-externe de la protubérance. De là, il se porte d'arrière en avant, entre le moteur oculaire commun en dedans et le trijumeau en dehors, vers le sommet du rocher plongé dans l'espace sous-arachnoïdien ; traverse, comme les troisième et sixième paire, le prolongement dure-mérien de la circonférence interne de la tente du cervelet, qui comble de chaque côté l'espace co mpris entre le sommet du rocher et la lame quadrilatère du sphénoïde, et pénètre dans la paroi du sinus caverneux, entre le moteur commun et l'ophtalmique de Willis. Avant d'arriver à la fente sphénoïdale, de sous-jacent il devient externe au moteur oculaire commun, le croise puis lui devient supérieur.

Origine réelle du moteur oculaire externe, émergence, trajet intra-crânien. — Le noyau d'origine du moteur oculaire externe est un petit amas de substance grise placé, au côté de la ligne médiane, sous le plancher du quatrième ventricule. Il est situé au-dessous de l'eminentia teres du plancher du quatrième ventricule. Il envoie un radicule important au facial, qui le comprend dans l'anse que ce nerf décrit dans le tissu bulbaire. Quelques anatomistes le nomment *noyau commun* au facial et au moteur externe.

De même que les autres nerfs moteurs de l'œil, le noyau du moteur externe doit recevoir des fibres de l'écorce (volonté) et du centre optique (excito-réflexe) ; mais le trajet de ces fibres n'est pas encore connu.

Qu'on se rappelle que la bandelette longitudinale le met en connexion avec le moteur commun et le pathétique (p. 43).

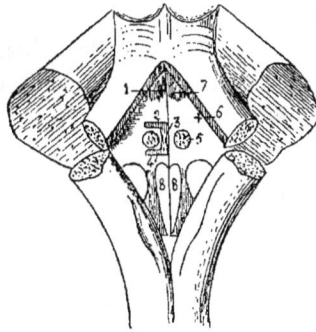

FIG. 27. — *Trajet du nerf facial sur le plancher du quatrième ventricule schématique* (d'après TESTUT).

1. Tige du calamus scriptorius. — 2. Deuxième portion du facial. — 3. Troisième portion ou fascicula teres. — 4. Quatrième portion. — 5. Noyau commun du facial et du moteur oculaire externe (eminentia teres). — 6. Situation du noyau masticateur. — 7. Locus cœruleus. — 8. Aile blanche interne ou noyau de l'hypoglosse.

Du noyau, les filets nerveux se portent d'arrière en avant, traversent toute l'épaisseur du bulbe pour émerger à la base de l'encéphale, dans le sillon de séparation du bulbe et de la protubérance, au niveau des pyramides.

De là, le nerf se porte en avant et en haut, vers le bord latéral de la lame quadrilatère du sphénoïde, entre la gouttière basilaire et la protubérance contre laquelle l'applique le feuillet viscéral de l'arachnoïde. Cette séreuse lui fournit un canal fort court, mais complet, jusqu'au triangle dure-mérien qui réunit le sommet du rocher et les apophyses clinoïdes.

Après avoir franchi la dure-mère, il s'accole à la paroi du sinus pétreux inférieur, embrasse dans une courbe à concavité inférieure le bord supérieur du rocher à son sommet ; il pénètre alors dans le sinus caverneux où il occupe l'espace intermédiaire à l'ophtalmique de Willis, situé en dehors et la carotide qu'il embrasse dans une courbe à concavité antéro-interne, quitte le sinus et gagne la fente sphénoïdale.

Les nerfs moteurs de l'œil, dans leur trajet dans la paroi ou dans le sinus caverneux (*moteur externe*), reçoivent tous des filets anastomotiques de la branche ophtalmique de Willis et du sympathique. De sorte qu'à sa sortie, chaque tronc nerveux se compose en outre des fibres motrices, de fibres sensitives et vaso-motrices.

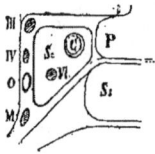

FIG. 28. — *Vaisseaux et nerfs dans le sinus caverneux.*
Sc, Sinus caverneux. — *C*, Carotide interne. — VI. Nerf moteur oculaire externe. — III. Moteur oculaire commun. — IV. Nerf pathétique. — *O*, Veine ophtalmique. — *M*, Nerf maxillaire supérieur. — *P*, Corps pituitaire. — *Ss*, Sinus sphénoïdal.

Origine des nerfs optiques. — Les fibres optiques mettent en communication la rétine avec les circonvolutions du lobe occipital (*centre visuel*). Pour atteindre ce point, elles ont à effectuer un long trajet à travers les nerfs optiques, le chiasma, les bandelettes, les noyaux intra-hémisphériques (*couche optique, tubercule quadrijumeau*), les faisceaux sensitifs. Pour la commodité de la description, il est avantageux de scinder en deux l'étude de ce parcours compliqué et de les suivre : 1° des noyaux centraux à la rétine ; 2° de ces mêmes noyaux au cortex.

Les *bandelettes optiques*, au nombre de deux, une pour chaque côté, naissent du corps genouillé externe (*extrémité postérieure de la couche optique*) et du tubercule quadrijumeau antérieur correspondant. Ce sont tout d'abord de larges bandes nerveuses, composées de fibres émanées de la couche optique, tout particulièrement du pulvinar, et du corps genouillé externe dont elles semblent être un véritable prolongement. Cette racine, aussitôt issue du corps genouillé, reçoit du bras antérieur des tubercules quadrijumeaux antérieurs un petit faisceau qui s'accole à son côté interne.

Ces deux faisceaux constituent la racine blanche *externe* des anatomistes. Sous le nom de racine blanche *interne*, on comprend une branche de plus petit volume qui, venue du corps genouillé et du tubercule quadrijumeau postérieur, se place au côté interne de la racine externe et accompagne la bandelette. Les fibres qui constituent

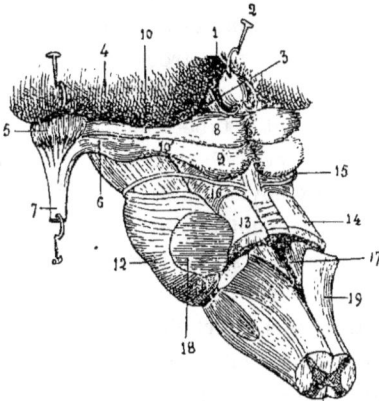

FIG. 29. — *Relation des bandelettes optiques avec les corps genouillés et les tubercules quadrijumeaux* (d'après TESTUT).

1. Ventricule moyen. — 2. Glande pinéale. — 3. Triangle de l'habenula. — 4. L'extrémité postérieure de la couche optique soulevée pour laisser voir. — 5. Le corps genouillé externe. — 6. Le corps genouillé interne. — 7. La bandelette optique avec ses deux racines. — 8. Tubercule quadrijumeau antérieur. — 9. Tubercule quadrijumeau postérieur. — 10. Bras antérieur, et 10, bras postérieur des tubercules quadrijumeaux. — 11. Pédoncule cérébral. — 12. Protubérance. — 13. Valvule de Vieussens. — 14. Pédoncule cérébelleux supérieur. — 15. Nerf pathétique. — 16. Ruban de Reil. — 17. Quatrième ventricule. — 18. Pédoncule cérébelleux moyen. — 19. Pédoncule cérébelleux inférieur.

cette branche interne n'appartiennent pas au système optique; ce sont des fibres commissurales (Guddin) qui en suivant la face interne des bandelettes, le bord postérieur du chiasma, se portent du corps genouillé d'un côté à celui de l'hémisphère opposé.

De l'extrémité du corps genouillé, la bandelette optique se porte en bas et en avant, contourne sous la forme d'un cordon aplati le pédoncule cérébral, apparaît à la base de l'encéphale, se dirige alors en bas, en avant et en dedans, et aboutit, après un trajet de 3 centimètres environ, au chiasma.

Pendant que la bandelette contourne le pédoncule, auquel elle adhère, elle reçoit des fibres radiculaires des cellules nucléaires du nerf moteur oculaire commun : ces radicules sont probablement la voie que suit l'influx nerveux des mouvements réflexes de l'iris et du muscle ciliaire. De plus, parmi ces fibres radiculaires qui du pédoncule se rendent à la bandelette, une autre partie semble provenir de la protubérance et du pédoncule cérébelleux supérieur.

À la base de l'encéphale, les bandelettes représentent les deux côtés antérieurs du losange dont les côtés postérieurs sont les pédoncules ; dans l'aire de ce losange se trouve le point d'émergence de la troisième paire nerveuse, l'espace perforé postérieur, les tubercules mamillaires et tout en avant le tuber cinereum. Par leur côté externe, elles longent les espaces perforés latéraux, que traversent les vaisseaux qui se portent aux noyaux intra-hémisphériques.

Le *chiasma* est un quadrilatère de fibres nerveuses, à bords concaves. À ses angles postérieurs aboutissent les bandelettes optiques ; des angles antérieurs, partent les nerfs optiques.

Le bord antérieur le plus court des quatre, répond à la scissure interhémisphérique ; dans la concavité de ses bords externes s'applique la carotide interne, qui se termine au niveau de la face supérieure ; par son bord postérieur, le chiasma adhère à la tige pituitaire. Sa face inférieure, recouverte par la pie-mère, repose sur la gouttière osseuse des nerfs optiques et affecte, en arrière, des rapports avec la tige et le corps pituitaire logé dans la selle turcique. Sa face supérieure est sous-jacente aux extrémités postérieures des racines olfactives et, par sa partie moyenne, au ventricule moyen, dont elle est séparée par la *lamelle sus-optique* ou *racine grise* des nerfs optiques. La lamelle sus-optique, les fibres commissurales, et le ganglion de Meynert situé à la partie postérieure de la lamelle, ne semblent pas appartenir au système optique, mais constituent une commissure entre le corps genouillé interne et le noyau lenticulaire opposé.

Les dimensions du chiasma sont : diamètre antéro-postérieur, 6 millimètres ; diamètre transverse, 14 millimètres ; vertical, 4 millimètres.

Du chiasma, les fibres optiques se portent en avant et en dehors pour pénétrer presque aussitôt dans le canal optique. Ce sont deux cordons, arrondis et légèrement aplatis, sous-jacents aux racines des bandelettes olfactives dont il croise la direction. L'artère céré-

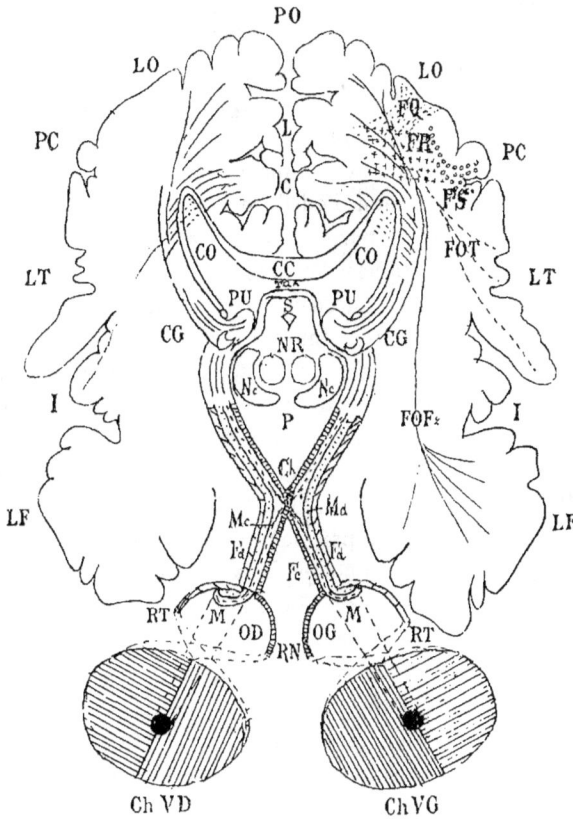

FIG. 30. — *Conducteurs et centres visuels* (VIALET).

P.O, Pôle occipital. — *L.O*, Lobe occipital. — *L*, Lobe lingual. — *C*, Cuneus. — *P.C*, Pli courbe, centre de Kussmaul, images visuelles des mots. — *L.T*, Première et deuxième temporales, centre de Wernicke, images auditives des mots. — *I*, Insula. — *L.F*, Troisième frontale, centre de Broca, langage articulé. — *C.C*, Corps calleux. — *C.O*, Corne occipitale. — *C.G*, Corps genouillé externe. — *P.V*, Pulvinar. — *P*, Pédoncule. — *S*, Aqueduc de Sylvius. — *N.R*, Noyau rouge. — *Nc*, Noyau caudé. — *T.Q.A*, Tubercules quadrijumeaux antérieurs. — *F.O.F₁*, Faisceau occipito-frontal, fibres d'association entre le centre visuel et le langage articulé. — *F.O.T*, Faisceau occipito-temporal, fibre d'association entre le centre visuel et la mémoire auditive des mots. — *F.Q*, Fibres d'association entre le centre visuel de perception et le centre des souvenirs visuels. — *F.R*, Fibres d'association entre le centre visuel de perception et le centre visuel des mots. — *F.S*, Fibres d'association entre le centre des souvenirs visuels et le centre des images visuelles des mots. — *R.T*, Portion temporale de la rétine. — *R.N*, Portion nasale de la rétine. — *M*, Macula. — *O.D*, Œil droit. — *O.G*, Œil gauche. — *Ch.V.D*, Champ visuel droit. — *Ch.V.G*, Champ visuel gauche. — *Ch*, Chiasma. — *Fc*, Faisceau croisé. — *Fd*, Faisceau direct. — *Fmc*, Faisceau maculaire croisé. — *Fmd*, Faisceau maculaire direct.

brale antérieure, branche de la carotide, les sépare de ces racines.

Les bandelettes dès leur apparition à la base du cerveau, le chiasma et les nerfs optiques baignent dans le liquide céphalo-rachidien, placés qu'ils sont sous le feuillet viscéral de l'arachnoïde, lequel accompagne les nerfs optiques jusque dans le canal optique.

Les fibres optiques constituant une bandelette ne se rendent pas toutes directement à la rétine de l'œil du même côté. Arrivées au chiasma, les bandelettes mélangent par semi-décussation leurs fibres, de telle façon que chaque nerf optique est composé de faisceaux qui lui viennent des deux bandelettes. Ces faisceaux prennent le nom de *direct* et de *croisé*, suivant qu'ils représentent la direction des fibres de la bandelette du même côté ou de celle du côté opposé. En outre du faisceau croisé et direct, il importe de distinguer encore le *faisceau maculaire*, dont les fibres sont exclusivement réservées à la macula, tandis que le faisceau direct fournit à la moitié externe et le faisceau croisé à la moitié interne de la rétine. On ignore encore si les faisceaux maculaires s'entre-croisent par semi-décussation dans le chiasma ; quelques faits pathologiques tendent à le démontrer.

La position respective de ces différents faisceaux entre eux varie plusieurs fois de la rétine aux couches optiques. Dans le nerf optique, le faisceau direct occupe la partie externe du tronc nerveux ; en se rapprochant du globe oculaire, il se divise en deux fascicules l'un supérieur, l'autre inférieur à peu près égaux ; le faisceau croisé occupe la partie interne et supérieure. Le faisceau maculaire, immédiatement en arrière du globe, représente un secteur cunéiforme, à base périphérique externe et inférieure et à sommet central ; tendant aussitôt vers le centre du nerf, il affecte la forme d'un croissant externe aux vaisseaux centraux. Au delà du point de pénétration des vaisseaux, il devient elliptique verticalement et puis ensuite horizontalement, jusqu'au chiasma.

Dans le chiasma, le faisceau direct occupe une situation externe et supérieure ; le croisé est interne et inférieur. Le faisceau maculaire reste central, éloigné de son congénère en avant ; il s'en rapproche en arrière et semble échanger avec lui de petits fascicules commissuraux.

Dans les bandelettes, il devient plus difficile de suivre le trajet des trois faisceaux ; tandis que le faisceau maculaire reste toujours central, à la partie postérieure des bandelettes, le faisceau direct deviendrait supéro-interne et le faisceau croisé inféro-externe (Henschen).

Arrivées aux ganglions optiques, les fibres optiques se terminent par de riches arborisations qui prennent contact avec le chevelu protoplasmique des cellules ganglionnaires (Ramon y Cajal). Des noyaux centraux de l'appareil optique (*pulvinar, corps genouillé externe, tubercule quadrijumeau antérieur*), les fibres optiques (*portion des radiations optiques de Gratiolet, faisceau sensitif interne de Charcot et Ballet*) convergent vers la partie postérieure de la capsule interne. Arrivées en ce point, elles s'infléchissent alors en arrière pour se porter, en suivant la paroi externe du prolongement postérieur de la cavité ventriculaire, vers l'extrémité de l'hémisphère occipital ; enfin elles se terminent dans les cellules de la partie infé-rieure de la scissure calcarine et du lobule lingual. Ce lobule re-présente dans toute son étendue antéro-postérieure jusques et y compris le pôle occipital, formé par son extrémité, la zone corticale visuelle (Brissaud). Dejerine et Vialet étendent le centre visuel aux trois circonvolutions de la face interne et inférieure du lobe occipital. Quelques fibres se por-tent aussi au lobule fusiforme et peut-être même à la troisième circonvolution occipito-temporale

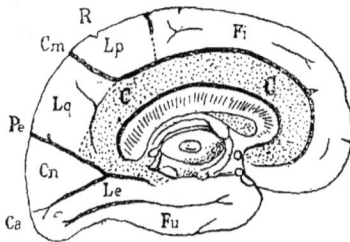

FIG. 31. — *Face interne de l'hémisphère gauche* (TESTUT).

Pc, Scissure perpendiculaire interne. — *Cu*, Cuneus. — *Ca*, Scissure calcarine. — *Le*, Lobule lingual. — *Fa*, Lobule fusiforme. — *Lq*, Lobule quadrilatère. — *Cm*, Scissure calloso-marginale. — *Lp*, Lobule paracentral. — *Fi*, Frontal interne. — *Cc*, Corps calleux.

(Brissaud). Des fibres d'association interhémisphériques du corps calleux, *forceps major* (Dejerine) et intrahémisphériques, *forceps minor*, associent entre eux les centres visuels des deux hémisphères et les mettent séparément en rapport avec divers autres centres corticaux, *centre des images visuelles des mots (pli courbe)*, (Kussmaul) ; *centre des images auditives des mots* (centre de Wer-nicke) ; avec les *première* et *deuxième temporales ;* avec le centre de Broca.

CHAPITRE II

Du globe de l'œil.

§ 7. — **Forme**. — La forme du globe de l'œil est celle d'un *sphéroïde de révolution irrégulier*, coiffé en avant par la cornée qui représente une calotte de courbure plus accusée.

Son *axe de figure* est la ligne passant par le sommet de la cornée et le centre de l'œil entier ; les extrémités de l'axe prennent les noms de *pôles* antérieur et postérieur.

On désigne sous le nom de *parallèles* les cercles dont le plan est perpendiculaire à l'axe ; le parallèle qui passe par le plus grand diamètre est *l'équateur*. Les *méridiens* sont les grand cercles, menés par les pôles et comprenant l'axe de figure dans leurs plans.

La sphère oculaire est constituée en allant de dehors en dedans par : 1° des membranes connectives (*cornée* et *sclérotique*), qui en forment la coque ; 2° un appareil musculo-vasculaire (*iris* et *choroïde*) ; 3° une membrane nerveuse (*rétine*) étalée à la surface interne de son hémisphère postérieur ; 4° enfin de milieux transparents (*humeur aqueuse, cristallin* et *corps vitré*), qui remplissent la cavité et jouissent comme la cornée de propriétés optiques importantes.

§ 8. — **Cornée**. — La *cornée* est une membrane transparente, enchâssée dans la partie antérieure de la sclérotique ; son sommet est au pôle antérieur de l'œil. Sa forme est celle d'une calotte ellipsoïdale, de plus court rayon que celui de la sclérotique.

Sa *surface antérieure* convexe diffère peu d'une calotte d'ellipsoïde de révolution qui aurait tourné autour de son grand axe. La base de l'ellipsoïde mesure dans son diamètre horizontal 12 millimètres et 11 dans le vertical ; la courbure de sa *face postérieure* concave n'est pas bien connue (Helmholtz) mais plus forte que celle de la surface antérieure. La cornée est plus mince à son sommet que sur ses bords, épais de 1 millimètre et taillés en biseau aux dépens de la face antérieure. Le rayon de courbure de la cornée est d'environ 7^{mm},7 et la longueur de sa flèche, ou distance du sommet au plan virtuel représentant la base, de 2^{mm},5. *Histologiquement*, on reconnaît à la cornée :

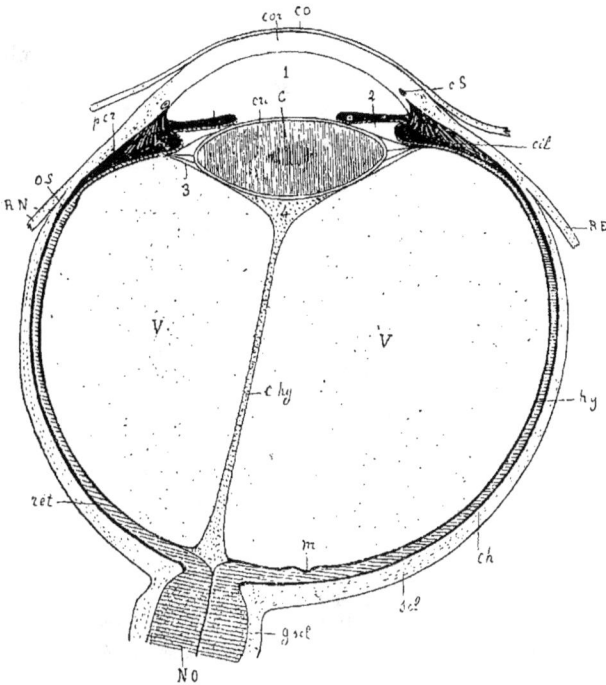

Fig. 32. — *Coupe transverse de l'œil droit.*

cor, Cornée. — *co*, Épithélium cornéen se continuant sur la conjonctive. — *c.S*, Canal de Schlemm. — *No*, Nerf optique. — *gscl*, Sa gaine sclérale. — *scl*, Sclérotique. — *ch*, Choroïde. — *ret*, Rétine. — *m*, Macula. — *hy*, Hyaloïde. — *C*, Corps vitré. — *C.hy*, Canal hyaloïdien avec (4) sa fossette patellaire. — 1. Chambre antérieure. — 2. Chambre postérieure. — *C*, Cristallin avec (*cri*) ses cristalloïdes. — 3. Canal de Petit. — *ir*, Iris. — *pcr*, Procès ciliaires. — *O.S*, Ora serrata. — *R.N*, Tendon du droit interne. — *R.E*, Tendon du droit externe.

un revêtement épithélial pavimenteux et stratifié qui fait suite à celui de la conjonctive ; une membrane basale antérieure, homogène, dite membrane de Bowman, analogue à l'enveloppe des faisceaux du tissu connectif, de la face interne de laquelle partent des fibres suturales qui unissent intimement cette membrane avec la couche suivante ; une membrane fondamentale de tissu connectif; enfin une membrane basale postérieure, dite de Descemet, composée de feuillets superposés très minces, amorphes, fragiles, probablement de nature élastique et recouverte postérieurement d'une couche de cellules endothéliales qui font suite à celles de la chambre antérieure.

La *membrane fondamentale* est constituée par un grand nombre de lames parallèles, superposées, entre lesquelles sont étalées des cellules

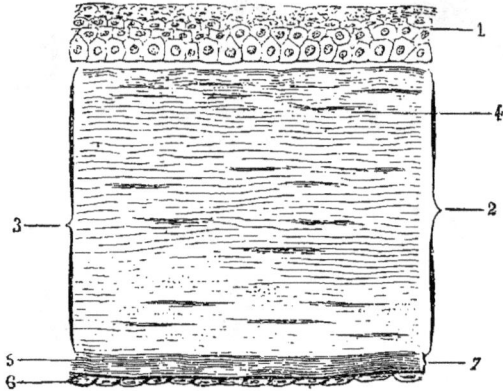

FIG. 33. — *Coupe de la cornée.*

1. Épithélium antérieur. — 2. Tissu propre. — 4. Cellules et lames de la cornée. — 5. Membrane de Descemet. — 6. Épithélium postérieur.

La limitante antérieure est représentée par l'espace blanc qui sépare l'épithélium antérieur du tissu propre de la cornée.

aplaties, dites cellules *plasmatiques* ou *cellules fixes* par opposition aux cellules *migratrices;* ces dernières sont des cellules lymphatiques qui cheminent dans les lames, ou entre les lames connectives, en écartant les fibres qui les constituent ; elles sont munies de mouvements amiboïdes et proviennent des vaisseaux conjonctivaux.

Des faisceaux de fibrilles, analogues à ceux du tissu conjonctif, forment les lames de la cornée ; le parcours des fibres varie d'une lame à l'autre et les directions des fibres de deux lames juxtaposées se coupent à angle droit.

Les cellules fixes, sont des cellules connectives comprises entre les

lames de la cornée mais jamais dans leur épaisseur. Plates, étoilées,
à prolongements anastomotiques, qui les uniraient les unes aux autres
(Waldyer), leurs surfaces antérieures et postérieures portent des
crêtes d'empreintes produites par la pression des fibres des lames
qui les comprennent ; il va sans dire que les crêtes d'une face sont de
direction croisée avec celles de l'autre face, en un mot qu'elles
sont de même sens que les fibrilles sur lesquelles elles reposent.

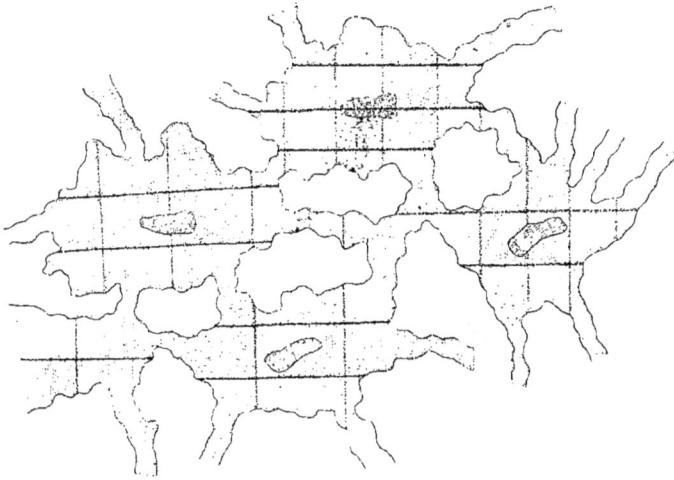

FIG. 34. — *Cellules de la cornée type membraniforme (schématique).*

Ces cellules sont munies d'un noyau, très mince, ovalaire, et parfois
de un ou deux nucléoles.

L'*épithélium antérieur* comprend trois couches superposées : la
plus superficielle, formée de cellules plates et larges ; la couche
moyenne, de cellules polyédriques avec des crêtes périphériques qui
assurent leur cohésion par pénétration ; la profonde, de cellules cylindriques, agents actifs de la reproduction épithéliale. Les cellules de
cette couche offrent sur celle de leurs faces, appliquée à la membrane
basale, une bordure claire, striée perpendiculairement à leur surface, et
une denteluré marginale.

L'*endothélium postérieur* est représenté par une seule rangée de
grandes cellules polygonales, épaisses, à gros noyaux, dont le pro-

toplasma possède une structure fibrillaire qui se continue d'une cellule
à ses voisines. Il est englobé dans une cuticule et le noyau cellulaire,
superposé au stratum fibrillaire du protoplasma, affecte un rapport
très intime avec la portion cuticulaire qui fait face à l'humeur aqueuse
(Nuel et Cornil).

La cornée ne possède pas de vaisseaux en dehors d'états pathologiques.

Ses *nerfs* lui viennent du rameau nasal de l'ophtalmique et des nerfs

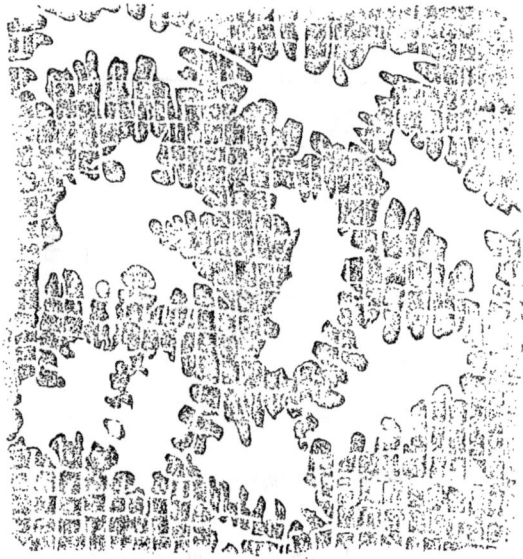

FIG. 35. — *Imprégnation négative des cellules de la cornée.*

ciliaires. Dépourvus de myéline, ils pénètrent par sa circonférence et
s'avancent, entre et à travers les lames, vers son sommet en s'unissant
en réseaux anastomotiques. Ces anastomoses forment entre les lames
superficielles un *plexus fondamental* dont les filets nerveux, à noyaux
semblables à ceux des fibres de Remak, simulent par leur enchevêtrement une toile d'araignée. De ces filets anastomosés en partent d'autres
qui se portent au *plexus sous-basal,* situé immédiatement sous la
membrane de Bowman.

D'autres filets nerveux, provenant également du plexus fonda-

mental, gagnent l'épithélium antérieur pour y constituer le *plexus
sous-épithélial*, duquel s'élèvent des fibrilles qui pénètrent entre les
cellules de la couche profonde de l'épithélium cornéen. Ces dernières cheminent entre les cellules de la couche moyenne, formant par
leurs divisions et leurs anastomoses, un *plexus intra-épithélial*. Puis
les filets nerveux atteignent la couche épithéliale superficielle pour
s'y terminer, par un renflement en bouton, sous une ou plusieurs
cellules plates, superficielles. La richesse nerveuse des couches superficielles de la cornée explique son excessive sensibilité aux contacts
étrangers.

§ 9. — **Sclérotique.** — La *sclérotique* est l'enveloppe la plus externe
de l'œil : elle en dessine la forme et lui sert de charpente ; sphérique
avec un rayon de 12 millimètres, elle est perforée en arrière pour
laisser passer le nerf optique ; elle reçoit, en avant, la cornée qui vient
compléter la coque oculaire.

Sa *surface externe*, qui forme environ les cinq sixièmes de la surface
extérieure du globe, est recouverte, en avant, par la conjonctive dont
la transparence laisse voir sa couleur blanc bleuâtre chez l'enfant,
nacrée chez l'adulte, jaunâtre chez les vieillards par suite de la
dégénérescence graisseuse de l'épisclère. Par sa face externe, lisse,
elle répond à l'espace sous-ténonien et donne attache aux muscles
moteurs de l'œil. Sa *face interne*, d'aspect terne, rugueux, pigmenté,
répond à la lamina fusca de la choroïde ; les nerfs ciliaires cheminent
logés dans de petits sillons visibles sur cette face.

Le tissu scléral est formé de trousseaux fibreux qui se confondent
insensiblement avec les lames de la cornée mais qui n'ont pas de
direction bien déterminée : c'est un enchevêtrement inextricable, d'un
plan à l'autre, de fibres équatoriales, méridionales et diagonales à
l'épaisseur de la membrane.

Les fibrilles, dont la réunion forme des faisceaux, sont d'une
finesse remarquable et unies les unes aux autres par un ciment interfibrillaire très résistant à l'action des réactifs. Les faisceaux s'unissent
entre eux par des traînées de fibrilles, qui se portent des uns aux autres,
et par de la substance interfibrillaire. A leur surface, s'étalent de
grandes cellules plates du tissu tendineux, analogues aux cellules
conjonctives de la cornée. Pourvues de noyaux et de nucléoles,

quelques-unes d'entre elles renferment aussi des particules pigmentées qui donnent à la sclérotique son aspect bleuâtre. Ces cellules
pigmentées se rencontrent en plus grand nombre dans la portion
qui environne le trou optique de la cornée. On trouve dans le tissu
scléral de nombreuses fibrilles élastiques, plus nombreuses encore
à sa face interne.

Les cellules de la lymphe sont rares dans la sclérotique, où elles
cheminent entre les fibrilles, et pour Waldeyer, dans un réseau cana-
liculaire.

Les *vaisseaux* nourriciers, entourés d'une gaine périvasculaire
lymphatique (Waldeyer), proviennent des ciliaires antérieures et des
ciliaires postérieures longues et courtes. Les artères, veines et capillaires sont rares et occupent de préférence les couches superficielles.
D'après Leber, le sang veineux de la partie antérieure est enlevé
par les vasa vorticosa ; de l'hémisphère postérieur, par un système
spécial à la sclérotique, de petites veines ciliaires postérieures, qui ne
reçoivent pas de sang de la choroïde.

Outre les vaisseaux propres de la sclérotique, il faut mentionner les
vaisseaux perforants, artères ciliaires et veines vorticineuses, lesquels
traversent la sclérotique très obliquement, au milieu d'un petit amas de
tissu conjonctif lâche, riche en éléments cellulaires. Les veines vorticineuses sont même environnées de pertuis lymphatiques, qui font
communiquer entre eux les espaces lymphatiques sous-ténonien et
supra-choroïdien.

Les *nerfs* de la sclérotique sont rares et difficiles à observer ; Waldeyer a pu suivre dans les couches superficielles quelques cylindre-
axes, enlaçant les vaisseaux sanguins.

Les fibrilles connectives du tissu conjonctif *sous-conjonctival* se
continuent avec celles de la sclérotique, et l'adhérence des deux membranes devient d'autant plus intime que l'on s'approche davantage
de la cornée.

Les tendons musculaires pénètrent les fibres de la sclérotique en
ayant l'air de les écarter à la façon de coins ; mais, en réalité, les
fibres sclérales externes s'entre-croisent avec les fibres tendineuses
et recouvrent leur terminaison d'une couche continue. L'adhérence des
tendons à la sclérotique est considérable.

A la surface externe de la sclérotique, existe une mince couche connective, revêtue d'un épithélium, nommée *épisclère*, qui n'est autre que le feuillet bulbaire de la capsule de Tenon.

La surface interne de la sclérotique présente un revêtement endothélial, à larges cellules, qui forme la paroi externe de l'espace *suprachoroïdien* de Schwalbe; cet espace est sillonné de fibres connectives et élastiques en continuité avec celles de la sclérotique et de la lamina fusca, couche la plus externe de la choroïde; ces fibres unissent lâchement les deux membranes.

La sclérotique est percée en arrière, un peu en bas et en dedans du pôle postérieur de l'œil (4 millimètres), d'un canal destiné à laisser entrer le nerf optique dans l'intérieur du globe oculaire A ce niveau, où la membrane atteint sa plus grande épaisseur, 1 millimètre environ, les gaines du nerf viennent se confondre, l'*externe* avec la partie postérieure de la sclérotique qu'elle double et renforce, l'*interne* avec sa face externe et la face postérieure de la choroïde. Quant à la *moyenne*, elle se termine par un cul-de-sac qui s'insinue dans l'épaisseur de l'anneau scléral et limite les espaces lymphatiques des gaines du nerf optique, dont les parois sont revêtues d'un endothélium continu (Panas).

Les fibres nerveuses optiques pénètrent le globe oculaire à travers un système d'ouverture limitée par des travées qui donnent à cette partie de la sclérotique l'aspect d'un crible, d'où le nom de *lame criblée* (fig. 25). Ces travées sont formées de fibres connectives incurvées en arc; de directions croisées, elles se coupent deux à deux; nées du faisceau connectif situé au centre du nerf optique, elles se portent au pourtour de l'anneau scléral, et sont considérées comme des émanations des différentes gaines du nerf.

La sclérotique empiète sur la face antérieure de la cornée, et la conjonctive qui recouvre cette partie se désigne sous le nom de *limbe conjonctival*; au sommet de l'angle iridien de la chambre antérieure, le bord scléro-cornéen répond en arrière à un réseau de trabécules caverneuses, qui entoure la périphérie de la cornée. Des fibres qui se portent : 1° du tissu cornéen à la sclérotique ; 2° de la membrane de Descemet à la périphérie (racine) de l'iris, forment ces trabécules; 3° enfin, les tendons des fibres méridionales (Waldeyer) des muscles ciliaires prennent également une part importante à la formation des septa ou *cloisons trabéculaires* qui circonscrivent les pertuis caverneux, nommés *espaces de Fontana*. Ces espaces communiquent avec la chambre antérieure, et leur cavité est tapissée par un endothélium qui présente les mêmes caractères que celui de la face postérieure de la cornée. Des pores mettent en communication les espaces du tissu lacunaire avec le canal de Schlemm.

Le *canal de Schlemm*, évident surtout chez certaines espèces

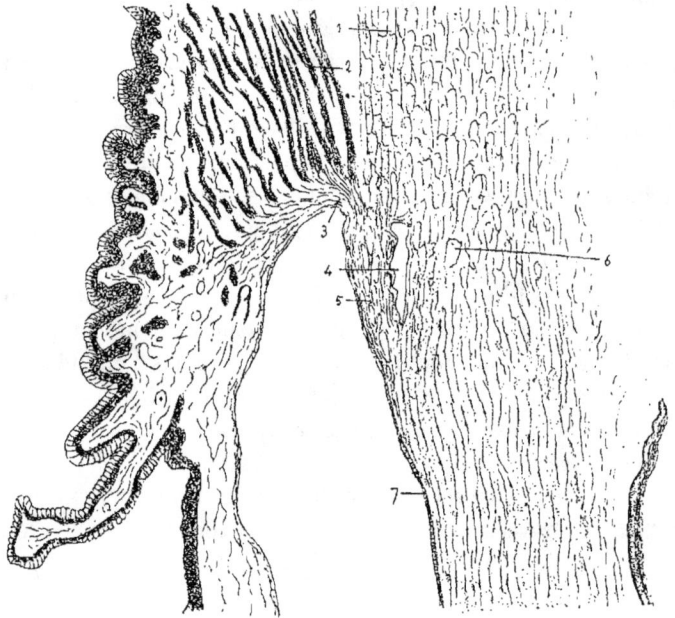

Fig. 36. — *Angle iridien* (d'après Panas et Rochon-Duvigneaud).
1. Sclérotique. — 2. Muscle ciliaire. — 3. Son tendon. — 4. Canal de Schlemm. — 5. Espaces de Fontana. — 6. Veinule intra-sclérale. — 7. Membrane de Descemet.

animales, est représenté par un ou plusieurs canaux veineux. Situé dans la sclérotique, à la périphérie de la cornée, en dehors et latéralement aux espaces de Fontana dont le séparent les tendons du muscle ciliaire ; ce n'est donc pas un canal circulaire unique et défini, mais plutôt un plexus à la formation duquel concourent plusieurs canaux anastomosés (Rouget). Sa paroi est tapissée d'un endothélium à cellules plates. Les veines perforantes du muscle ciliaire forment, par leurs anastomoses, dans l'épaisseur de la sclérotique, un plexus qui s'abouche avec le canal de Schlemm par une vingtaine de petits rameaux (Leber). De ce plexus partent des veinules qui ramènent le sang dans les veines ciliaires antérieures.

Les substances colorantes, injectées dans la chambre antérieure, pénètrent dans le canal de Schlemm et de là dans les veines ciliaires et conjonctivales, par des pores et non par action dialytique, ainsi que Heisrath l'a démontré contrairement à Leber. C'est cette même voie que suit l'humeur aqueuse qui sort de la chambre antérieure.

§ 10. — Iris, corps ciliaire et choroïde. — L'iris, le corps ciliaire et la choroïde (fig. 37) forment un système musculo-vasculaire continu, dont une portion, la *choroïde* et le *corps ciliaire*, tapisse la face interne de la sclérotique ; l'autre portion, l'*iris*, constitue en arrière de la cornée un diaphragme dont la fonction est de proportionner l'introduction dans l'œil de la quantité de rayons lumineux nécessaires à la vision. L'ensemble de ces membranes, isolé du reste des parties constituantes de l'œil, a été comparé à un grain de raisin vidé de son contenu, d'où le nom d'*uvée*, de *tractus uvéal* que lui avaient donné les anciens anatomistes ; aujourd'hui, il faut entendre par là la couche de cellules pigmentées, situées à la face interne de la choroïde et de l'iris, dont l'origine embryologique est différente de celle du système musculo-vasculaire.

§ 11. — Iris. — Situé en arrière de la cornée et en avant du cristallin, l'*iris* présente, suivant les individus, de grandes variations de coloration dans sa face antérieure, d'où les dénominations d'yeux noirs, bleus, etc.

Il est percé à son centre d'une ouverture désignée sous le nom de *pupille* ; la pupille n'occupe pas exactement le centre de l'iris : elle est plus rapprochée du côté nasal de la cornée. L'ouverture pupillaire est variable : elle s'élargit ou se resserre sous l'influence d'excitations physiologiques.

L'iris présente à étudier une face antérieure, une postérieure et deux bords.

La petite circonférence, *bord interne* ou *pupillaire*, est d'aspect finement dentelé et de coloration noirâtre, due à la présence du pigment de la face postérieure dont on aperçoit les cellules bordantes. Lorsque l'iris est dilaté, cette pigmentation devient moins visible.

C'est par sa grande circonférence, *bord externe* ou *ciliaire*, que l'iris prend insertion sur les membranes qui constituent l'enveloppe externe de l'œil. Cette insertion fixe se fait en avant par un ligament à faisceaux séparés, interceptant un système de mailles qui sont les ouvertures des cryptes de Fontana, que l'on appelle ligament *antérieur* ou *pec-*

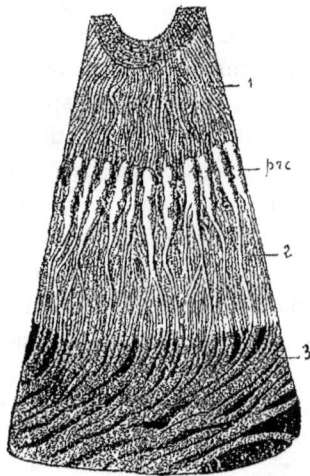

FIG. 37. — *Iris et choroïde vus par la face interne* (d'après PANAS).

1. Veines iriennes. — *prc*, Procès ciliaires. — 2. Veines des procès ciliaires. — 3. Veines de la choroïde proprement dite.

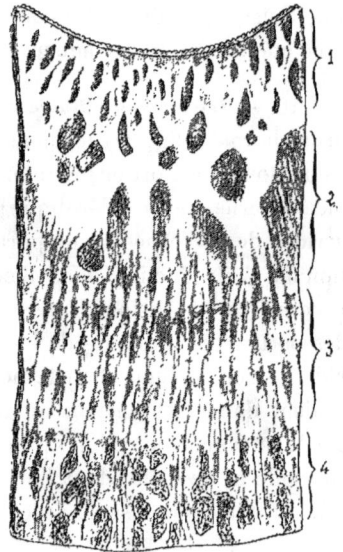

FIG. 38. — *Face antérieure de l'iris* (d'après FUCHS).

1. Zone interne ou pupillaire avec ses plicatures rayonnées et l'ouverture des cryptes. — 2. La zone externe ou ciliaire plate. — 3. Zone ciliaire plissée. — 4. Portion marginale qui correspond au limbe scléro-cornéen.

tiné. Ce ligament, tapissé d'un épithélium analogue à celui de la face postérieure de la cornée, représente la continuation de la membrane de Descemet qui, de la cornée, se porte sur la face antérieure de l'iris. En arrière, l'iris adhère au muscle ciliaire : 1° par des filaments conjonctifs très ténus qui, du stroma de l'iris, se portent à une couche de tissu conjonctif celluleux situé à la face interne du muscle ciliaire ; 2° par les vaisseaux sanguins qui pénètrent du muscle dans l'iris. Ces adhérences postérieures sont lâches et se laissent rompre facilement.

La face *antérieure* est bombée, repoussée qu'elle est par le cristallin sur lequel l'iris s'appuie. Lorsque cet organe fait défaut, l'iris prend une direction nettement verticale et, par suite de la perte de son point d'appui, devient tremblotant — *iridodonésis*.

La couleur de la face antérieure de l'iris est fort variable, avons-nous déjà dit. Il est facile d'y constater l'existence de deux zones différentes par leur coloration, comme elles le sont du reste par leur structure (fig. 38). L'interne, large de 1 millimètre environ, plus foncée, présente une série de plicatures rayonnantes, faiblement

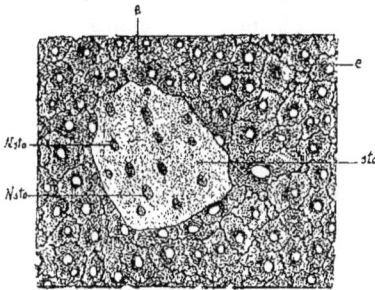

FIG. 39. — *Épithélium antérieur de l'iris* (d'après NUEL et CORNIL).

e, Cellules épithéliales avec leurs noyaux. — *Sto*, Un stomate de Fuchs. — *Nsto*, Noyau du stroma de l'iris apparaissant au fond du stomate.

saillantes, dues aux contractions du muscle sphincter. La zone périphérique, appelée *ciliaire* par Fuchs, est sillonnée de stries rayonnantes, plus espacées et plus accusées que celles de la zone *pupillaire*. Elles sont produites par le relief des vaisseaux, qui de la grande circonférence se dirigent vers le bord pupillaire. Tout à la périphéric de cette zone, on observe aussi une série de plis concentriques, *sillons de contraction* de Fuchs, engendrés par les mouvements de dilatation et de resserrement de la membrane.

Fuchs a signalé également sur la face antérieure de l'iris, l'existence de petites dépressions ou cryptes, surtout nombreuses dans la zone pupillaire et cette portion marginale de l'iris qui est masquée par le limbe scléro-cornéen. Le revêtement épithélial, bien étudié par Cornil et Nuel, s'arrête au bord de ces cryptes, de sorte que leur fond est constitué par le stroma même de l'iris, qui s'y trouve en contact direct avec l'humeur aqueuse. Ces *stomates* sont autant de points de communication directe entre les espaces lymphatiques de l'iris et le contenu de la chambre antérieure ; leur présence facilite l'évacuation rapide du liquide qui baigne le tissu irien et favorise ses mouvements de plissement et de dilatation.

La face *postérieure*, entièrement noire, est tapissée par une épaisse couche d'épithélium pigmentée appelée *uvée*. Elle répond à la cristalloïde antérieure et, dans l'étendue d'un millimètre environ, à la base des procès ciliaires.

Histologiquement, l'iris comprend : 1° un revêtement *endothélial antérieur* composé de cellules transparentes aplaties, polyédriques, munies d'un noyau sphérique ou ovalaire, analogue à la couche d'endothélium appliquée à la face postérieure de la cornée. Cet endothélium tapisse par continuité les cryptes de Fontana.

Une couche de noyaux entourée d'un fin réticulum connectif. L'épaisseur de cette couche varie d'un point à l'autre, car les noyaux forment, çà et là, de petits amas, lesquels donnent un aspect granité à l'iris. Lorsque l'iris est foncé, ces noyaux sont chargés de pigment ; tandis que dans les yeux bleus, ils en sont privés.

2° Un *système vasculaire*, fort développé, constitué par des veines et de fort nombreuses artérioles, remarquables par l'épaisseur de leurs tuniques adventice (Arnold) et musculaire. Ces vaisseaux se résolvent en réseaux capillaires, l'un antérieur et l'autre postérieur aux gros troncs vasculaires.

Nées du grand cercle artériel de l'iris, les artères à direction rayonnée sont légèrement onduleuses et se bifurquent souvent, en fournissant, chemin faisant, des branchioles au réseau capillaire. Arrivées au niveau de la zone interne, dont l'aspect différent a été signalé, elles émettent presque à angle droit de grosses anastomoses qui prennent une direction concentrique à la pupille et forment la ligne de démarcation de la zone interne. Celle-ci est remarquable par son réseau capillaire, uniforme et dense, dessiné par les anastomoses des branches directes et transversales. Ces anastomoses sont d'autant plus fines et nombreuses qu'on approche de la pupille, au bord de laquelle elles s'incurvent sur elles-mêmes en anses élégantes.

On a signalé des fentes et sinus lymphatiques dans les gaines périvasculaires (Klein).

3° Un *stroma* qui cimente et unit les uns aux autres ces divers vaisseaux. Il est composé de faisceaux conjonctifs lâches à direction rayonnée ; de grandes cellules plates, étoilées ou non, très riches en pigment et situées dans les strates les plus superficielles de l'iris ; on y rencontre aussi des cellules rondes lymphatiques et de fines fibrilles élastiques.

4° Un *système musculaire* propre composé d'un muscle sphincter

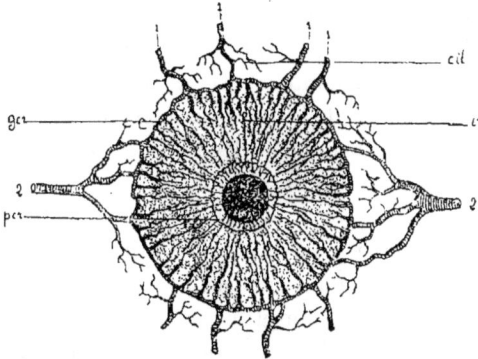

Fig. 40. — *Grand et petit cercle artériel de l'iris.*

ir, Iris. — *cil*, Région ciliaire. — *gcr*, Grand cercle artériel de l'iris. — *pcr*, Petit cercle. — 1. Artères ciliaires antérieures. — 2. Ciliaires longues.

et de fibres musculaires dilatatrices. Le *sphincter* répond à la zone pupillaire sur une largeur de 1ᵐᵐ ; son épaisseur, qui augmente du bord pupillaire au bord externe, est en moyenne de 0ᵐᵐ,15. Une couche celluleuse conjonctive imperceptible le sépare de l'uvée (Yvanoff). Les fibres-cellules du sphincter se continuent en arcades avec celles du *dilatateur*, représenté par la membrane musculaire à fibres régulières, rayonnantes de la pupille au bord ciliaire (Yvanoff). L'existence du muscle dilatateur est vivement contestée (1) (Debierre et Fuchs).

5° Une membrane *limitante*, dite de Bruch, prolongement de la lame vitrée de la choroïde, vraisemblablement de nature élastique.

6° De l'*épithélium pigmenté* étalé en deux rangées superposées ; cet épithélium fait défaut dans les yeux albinos.

(1) L'existence du muscle dilatateur, vivement contestée, semble aujourd'hui prouvée. — GABRIÉLIDÈS, thèse de Paris, 1895.

Nerfs de l'iris. — Ils proviennent des plexus logés dans le muscle ciliaire et pénètrent l'iris où, de leurs anastomoses en arc, naissent des filets qui constituent un réseau appelé *plexus iridien* duquel partent : 1° des fibres pâles sans myéline appartenant sans doute au système lymphatique, qui forme un fin réseau à la surface postérieure de l'iris en avant de la membrane de Bruch ; 2° des fibres à myéline (Yvanoff), sans myéline (Klein), fibres sensibles de l'iris ; 3° des fibres sans myéline qui se rendent au sphincter, fibres motrices (Arnhold).

Système lymphatique de l'iris. — Les fentes lymphatiques de Fuchs, véritables puits lymphatiques de Ranvier, semés à la face antérieure de l'iris, communiquent avec un lacis plus profond. Celui-ci est figuré par une série de lacunes qu'interceptent les faisceaux de tissu conjonctif très lâche, dans lequel courent les vaisseaux sanguins entourés de gaine périvasculaire.

Ce tissu areolaire se continue, en dedans de l'attache du muscle ciliaire à la sclérotique, dans les procès ciliaires, c'est-à-dire communique avec le domaine des ciliaires postérieurs et des vasa vorticosa. Seule une bande étroite et moins importante passe au-devant de l'insertion du muscle ciliaire, entre celle-ci et le sinus veineux de Schlemm, pour aboutir à la région des veines ciliaires antérieures. En résumé, la lymphe circule des puits lymphatiques dans les espaces lacunaires et les voies lymphatiques périveineuses pour aboutir à la région des veines ciliaires antérieures et du système veineux postérieur de l'œil.

§ 12. — **Choroïde.** — Enveloppe de l'œil essentiellement vasculaire, la *choroïde,* proprement dite, se moule sur la face interne de la sclérotique dont elle est séparée par l'espace lymphatique supra-choroïdien.

Sa consistance est faible, ce qui en facilite les déchirures ; son épaisseur varie de $0^{mm},05$ à $0^{mm},08$.

Sa *face externe* s'unit lâchement à la sclérotique par l'intermédiaire d'un fin tissu conjonctif dont une portion très riche en pigments, la *lamina fusca*, reste appliquée à la surface de la sclérotique lorsqu'on cherche à séparer ces deux membranes l'une de l'autre, ce qu'on obtient aisément, du reste, par un léger effort. Ce tissu conjonctif est composé de sortes de lamelles, revêtues d'endothélium, qui traversent plus ou moins obliquement l'espace lymphatique supra choroïdien.

Au niveau de l'anneau du nerf optique et du bord antérieur du muscle ciliaire, la choroïde adhère d'une façon plus intime à la sclérotique, ici, à cause des insertions du muscle ; là, par le fait de la pénétration des nerfs et vaisseaux ciliaires postérieurs.

Après que la choroïde est ainsi détachée de la sclérotique, on aperçoit de nombreux filaments connectifs rompus, flottant à la surface de cette face externe ; on y remarque également, sous forme de petits filets blanc grisâtre, les nerfs et les artères ciliaires longues cheminant, d'arrière en avant et latéralement, vers le corps ciliaire.

La face *interne* plus lisse, appliquée sur la rétine, est contiguë à

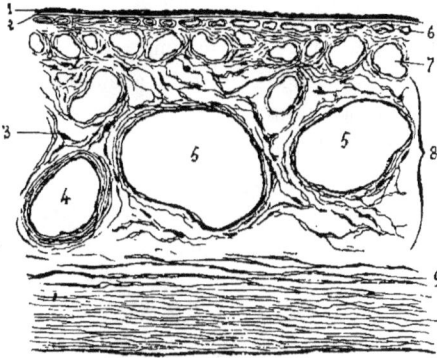

FIG. 41. — *Coupe de la choroïde* (d'après FUCHS).

1. Épithélium pigmenté. — 2. Membrane vitrée. — 3. Cellules pigmentaires. — 4. Artère. — 5. Veine. — 6. Chorio-capillaire. — 7. Vaisseaux moyens. — 8. Couche des gros vaisseaux. — 9. Supra-choroïde.

l'uvée. Débarrassée de cette couche pigmentaire, la choroïde a une coloration blanc grisâtre.

La choroïde présente en arrière une ouverture circulaire destinée au passage du nerf optique, tandis qu'en *avant* elle se continue avec le corps ciliaire.

La choroïde se compose de quatre couches, fort difficiles à isoler les unes des autres.

1° La plus interne est une membrane, *limitante* hyaline, vitrée, élastique qui est la continuation de la membrane de Bruch de l'iris. On décrit à sa face externe un réseau délié de fines fibrilles et les réactifs y font apparaître une striation lamelleuse. C'est une membrane cuticulaire, produit de l'épithélium rétinien qui lui est contigu.

2° La deuxième couche, en allant de dedans en dehors, nommée *membrane de Ruysch* ou *chorio-capillaire*, renferme de nombreux vaisseaux capillaires en un réseau dense, le plus serré de l'économie. Les mailles de ce réseau sont formées par des capillaires remarquablement larges ($0^{mm},13$ de diamètre) dont la paroi contient des noyaux ovalaires. L'espace entre chaque maille représente une fente fort étroite. Les capillaires sont unis les uns aux autres par une substance finement grenue (Yvanoff), peut-être fibrillaire (Frey). Cette couche renfermerait aussi des cellules de tissu conjonctif étoilées ou polygonales, pigmentées et sans pigment (Klein); on observe aussi des mailles entièrement vides d'éléments cellulaires et possédant seulement de fines granulations (Nicati), analogues à celles que l'on trouve dans le sérum ou l'humeur aqueuse soumis au liquide Müller. La chorio-capillaire se termine au niveau de la région de l'ora serrata.

3° La couche suivante, *dite des gros vaisseaux*, est caractérisée par sa richesse en artérioles et veinules. Les premières possèdent une enveloppe musculaire développée; elles proviennent des rameaux récurrents des ciliaires longues, des ciliaires courtes antérieures et des ciliaires courtes postérieures. Ces dernières naissent de l'ophtalmique par deux troncs, situés à droite et à gauche du nerf optique. Ces troncs sont l'origine des quinze ou vingt rameaux (de $0^{mm},2$ de diamètre en moyenne) qui pénètrent la sclérotique pour cheminer d'arrière en avant à la surface externe de la choroïde; chaque rameau subit de nombreuses bifurcations et émet de multiples ramuscules vers la couche chorio-capillaire.

Les veinules, dont le parcours dans la choroïde est bien plus bref que celui des artères, naissent du réseau capillaire sous forme de canaux très fins. Elles se réunissent en convergeant vers un point central au nombre de dix à douze en affectant la forme de tourbillon, d'où leur nom de *vasa vorticosa*. Ces étoiles vasculaires, faciles à distinguer sur la choroïde étalée, sont au nombre de quatre à six, et situées sur un parallèle au milieu de l'espace qui sépare l'insertion du nerf optique et le bord postérieur de la région ciliaire. Du point central de l'étoile part le tronc d'une veine ciliaire qui perfore la sclérotique et va concourir à la formation de la veine ophtalmique ; des branches transversales réunissent entre elles les différentes étoiles.

Il faut distinguer dans les veines concurrentes au vasa vorticosa les fines veinules qui viennent des capillaires de la chorio-capillaire et les autres canaux veineux venus de la choroïde et du corps ciliaire sous forme de racines veineuses larges et anastomosées (Leber).

Ces vaisseaux sont entourés et soutenus par du tissu connectif fibrillaire, très riche en fibres élastiques, qui constitue des lames superposées. A la surface des lamelles existent des cellules plates

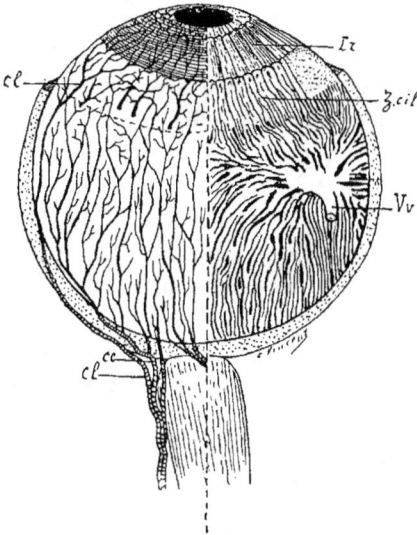

FIG. 42. — *Schéma de la circulation de la choroïde* : la moitié gauche de la figure représente l'injection du système artériel ; la moitié droite, le système veineux.

Ir, Iris. — *z cil*, Zone ciliaire. — *C.l*, Artères ciliaires longues. — *c.c*, Ciliaires courtes. — *V.r*, Veine vorticineuse.

étoilées ou irrégulièrement polygonales, formées de protoplasma avec de fines granulations pigmentaires ; ces cellules portent l'empreinte des fibrilles et ne se touchent pas (Ranvier). On remarque aussi des cellules lymphatiques (cellules de Haase).

Sattler décrit, entre cette couche et la précédente, *un stratum inter-vasculaire* constitué par des lamelles de tissu connectif, très riche en plexus de fibres élastiques, dont les cellules n'ont pas de pigment. Cette couche est séparée des deux plans auxquels elle est intermédiaire par une pellicule endothéliale. Les artères et les veines la traversent et y perdent leur membrane adventice. Les veines, mais seulement à la période embryonnaire, sont dans cette couche munies d'une gaine périvasculaire lymphatique qu'elles perdent sur sa face interne.

4° *La couche la plus externe* de la choroïde est formée de cellules pigmentaires, de fibrilles élastiques entre-croisées et de fibres musculaires lisses, surtout développées dans la région antérieure (muscle ciliaire). Le tissu connectif de la lamina fusca, à cellules très riches en pigment, s'isole en lamelles qui interceptent des fentes vacuolaires communiquant entre elles et la capsule de Tenon par les canaux qui entourent les veines vorticineuses ; ces vacuoles se prolongent, en avant, jusqu'au tendon du muscle ciliaire, jusqu'au lieu de passage des nerfs et artères ciliaires, en arrière. La lamina fusca et le stratum de Sattler doivent être considérés comme des dépendances du système lymphatique de l'œil.

Ora serrata. — Du pôle postérieur à l'équateur et même un peu au delà, la choroïde conserve la même structure. Mais au niveau d'une ligne festonnée particulière un peu antérieure à l'équateur, dite *bord dentelé, ora serrata,* la membrane vasculaire subit des changements remarquables dans une étendue de 6 millimètres environ, c'est-à-dire jusqu'à la région ciliaire proprement dite.

Dans cette zone, en effet, les gros vaisseaux ont une direction antéro-postérieure et les veines ne conservent pas leur disposition en tourbillon. La couche des capillaires a disparu. La surface interne se hérisse de petits plis dirigés d'avant en arrière qui, prenant une forme de plus en plus triangulaire, à base antérieure, constitueront les procès ciliaires. Enfin, à la face externe, on commence à distinguer des fibres musculaires lisses, premiers rudiments du muscle ciliaire.

Corps ciliaire. — Le corps ciliaire constitue la région la plus antérieure de la choroïde, en même temps que la plus épaisse : il comprend les *procès ciliaires* et le *muscle ciliaire.*

Chaque *procès ciliaire,* dont l'origine est dans la zone choroïdienne située en avant de l'ora serrata, représente un plissement de la choroïde en forme de triangle ; un des côtés du triangle est appliqué à la surface du muscle ciliaire, l'autre regarde l'intérieur du globe oculaire, et la base touche la face postérieure de l'iris sur le plan duquel elle est libre en partie.

Les procès sont méridionalement dirigés d'avant en arrière ; ce sont des saillies proéminentes vers l'axe de l'œil et séparées par des sillons dont le fond est constitué par la choroïde recouvrant le muscle ciliaire.

Leur nombre, assez constant, est de 70 chez l'homme ; ce nombre est inférieur aux petites plicatures de l'ora serrata qui toutes ne donnent pas naissance à un procès. La base des procès ciliaires étant comptée à 4 millimètres et leur hauteur à 2, la surface représentée par l'ensemble des procès ciliaires est de près de 6 centimètres carrés (Nicati).

Le tissu des procès ciliaires est la continuation de celui de la choroïde ; il est en majeure partie formé de vaisseaux ramifiés et de capillaires (chorio-capillaire épaissie) unis par du tissu conjonctif muni de cellules pigmentées.

La membrane de Bruch, en avant de l'ora, existe seulement à l'état de vestige sous forme de réseau fenêtré. Le stratum de Sattler perd son double revêtement endothélial et n'est plus constitué que par une mince couche de fibrilles élastiques.

Le *muscle ciliaire*, d'aspect grisâtre, est composé de fibres musculaires lisses. Il prend son insertion fixe sur la sclérotique, en dedans du canal de Schlemm, par une lame fibreuse qui se prolonge jusqu'à la périphérie de la cornée ; son tendon laisse en dehors le ligament pectiné de l'iris et le sépare du canal de Schlemm, dont il forme la paroi interne. Chez le fœtus ce tendon se continue avec les plans postérieurs de la cornée, ainsi que le démontrent de nombreuses communications vasculaires.

Le muscle ciliaire, dit muscle de Brücke, offre la forme d'un anneau prismatique rectangulaire dont la base antérieure répond à l'iris et aux espaces de Fontana. Cette face est recouverte en partie par les procès ciliaires. Le sommet du prisme se trouve à l'ora serrata. La face externe la plus étendue répond à la lamina fusca qui la sépare de la sclérotique, tandis que l'interne, recouverte par les procès ciliaires, regarde le centre de l'œil. Épais de $0^{mm},8$ il est long de 3 à 4 millimètres.

Nées du tendon qui s'insère à la face postérieure du canal de Schlemm, les fibres musculaires se dirigent les unes (celles-ci constituent la partie la plus considérable du muscle) d'avant en arrière, les autres obliquement en arrière, vers l'axe du globe, laissant entre elles des espaces fusiformes ; elles constituent par leur anastomose un réseau continu à la surface interne du muscle.

Les fibres les plus internes, situées sous l'attache de l'iris au corps ciliaire et le long de la surface antérieure des procès ciliaires, affectent une direction transversale et circulaire. Elles constituent le muscle annulaire de Müller.

Le muscle ciliaire est composé de lamelles formées par des faisceaux parallèles entre eux de fibres lisses à noyau. Ces lamelles s'anastomosent et interceptent des mailles remplies par du tissu connectif très riche en fibres élastiques. Les lamelles musculaires se perdent dans le stroma choroïdien dont le tissu élastique peut être considéré comme un tendon d'attache. Le stratum de Sattler ne serait même qu'un plan de fibres-cellules, qui continuerait le muscle ciliaire ? (Straube).

La face interne du muscle est revêtue par une couche continue de tissu connectif épais de 0,1 qui pénètre les procès ciliaires.

Dans les yeux myopes, les fibres méridionales du muscle ciliaire proéminent sur les transversales qui, par contre, l'emportent chez les hypermétropes.

Nerfs de la choroïde et du corps ciliaire. — Les nerfs ciliaires, au nombre de vingt filets environ dont dix-sept ou dix-huit émergent du ganglion ophtalmique et deux ou trois directement du trijumeau, traversent la sclérotique dans sa partie postérieure et se dirigent directement en avant à la surface de la choroïde. Dans leur trajet, leurs ramifications intra-oculaires forment trois plexus : le plexus choroïdien, le plexus ciliaire et le plexus iridien, déjà décrit.

Le *plexus choroïdien* placé dans la couche externe de la choroïde — formé des fibres de Remak — se compose d'une série de mailles aux angles desquelles on trouve des cellules ganglionnaires multipolaires. De ce lacis partent des filets qui accompagnent les vaisseaux. Ces filets seraient vaso-moteurs (Jeropheef).

Le *plexus ciliaire*, compris dans l'épaisseur du muscle ciliaire, est formé de fibres à myéline avec des cellules ganglionnaires bipolaires. Il faut le considérer comme un plexus moteur (Yvanoff).

Les contractions du muscle ciliaire sont sous la dépendance des fibres motrices fournies au ganglion ciliaire par l'oculo-moteur. Celles en provenance du sympathique possèdent une action antagoniste contraire ; agissant par action inhibitoire sur les fibres du muscle

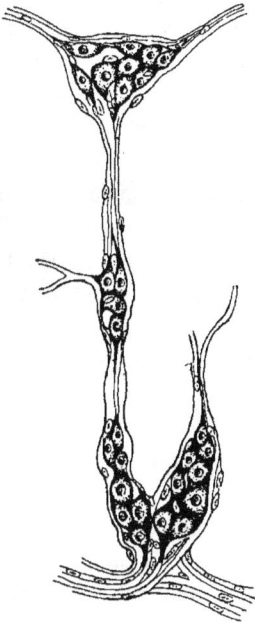

FIG. 43. — *Cellules ganglionnaires du plexus choroïdien* (d'après IWANOFF).

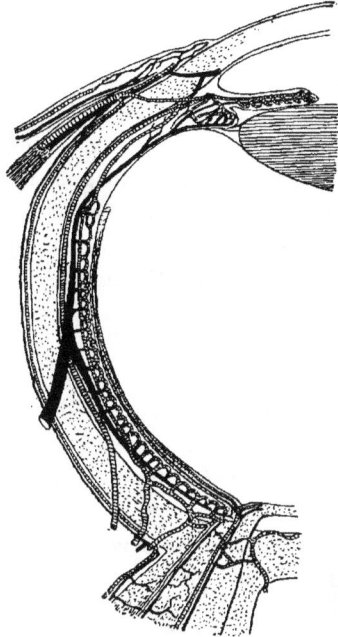

FIG. 44. — *Schéma de Leber pour montrer le mécanisme de la circulation oculaire.* Les artères sont striées ; les veines sont représentées par les lignes en noir.

ciliaire, le sympathique paralyse les contractions musculaires et relâche l'accommodation dans la vision éloigné (Morat et Maurice Doyon).

§ 13. — **Vaisseaux du tractus uvéal**. — Les artères qui fournissent le sang à la choroïde, au corps ciliaire et à l'iris sont les ciliaires postérieures, qui naissent directement de l'ophtalmique, et les ciliaires antérieures, branches des artères musculaires.

Les artères ciliaires postérieures se divisent en ciliaires courtes et ciliaires longues.

Les artères *ciliaires courtes postérieures*, arrivées au pôle postérieur de l'œil, au nombre de deux à quatre rameaux, traversent la sclérotique très obliquement. Elles se décomposent alors en de multiples branches qui, au nombre de dix-huit à vingt, gagnent la couche externe de la choroïde où elles se subdivisent et finalement s'épuisent dans le réseau de la chorio-capillaire. Les ciliaires courtes postérieures donnent également des artérioles aux gaines du nerf optique, à la partie postérieure de la sclérotique et des rameaux anastomotiques aux artères ciliaires longues postérieures et aux ciliaires antérieures (Haller, Zinn); de ces rameaux anastomiques ne naît aucune branche.

Près de l'entrée du nerf optique, les artères ciliaires courtes l'entourent d'un anneau formé par deux rameaux vasculaires. Du bord interne de cet anneau se détachent des vaisseaux qui se perdent dans les septa connectifs intra-fasciculaires du nerf. Du bord externe naissent des vaisseaux à direction opposée à ceux nés de la circonférence interne qui se rendent à la choroïde, établissant ainsi une communication indirecte entre la circulation de la rétine et de la choroïde. C'est à cette disposition vasculaire que l'on donne le nom de *cercle de Zinn*.

Les artères *ciliaires longues postérieures* sont de petits troncs artériels qui perforent la sclérotique dans son hémisphère postérieur et se portent au bord postérieur du muscle ciliaire. Elles effectuent leur trajet sans fournir de branches artérielles à la choroïde.

Arrivé dans le muscle ciliaire, chaque tronc artériel se termine en deux rameaux arciformes qui, en s'anastomosant avec les rameaux fournis par le tronc voisin, prennent part à la formation d'un des cercles artériels qui fournissent le sang aux parties antérieures de l'œil (*grand cercle de l'iris*).

Les artères ciliaires *antérieures* au nombre de cinq à six, logées dans le tissu épiscléral, après avoir traversé les tendons des muscles droits, perforent au niveau du muscle ciliaire la sclérotique et viennent par leurs anastomoses former dans l'épaisseur même du muscle un deuxième cercle artériel, plus externe et postérieur au grand cercle irien, mais moins complet. De nombreux filets le mettent en communication avec le cercle artériel formé par les ciliaires longues postérieures.

De ces deux cercles artériels partent des rameaux récurrents, les uns anastomotiques avec les ciliaires courtes, les autres se rendant dans la partie la plus antérieure du réseau de la chorio-capillaire. Cette partie de la membrane chorio-capillaire se reconnait à ses mailles plus allongées et moins serrées (Leber). Le cercle *artériel du muscle ciliaire* fournit à un réseau capillaire dont les mailles suivent la disposition des fibres musculaires ; et, pour les procès ciliaires, des rameaux qui se résolvent dans leur trame en réseaux arciformes.

Du grand cercle de l'iris, proviennent les artères de l'iris qui donnent origine à son réseau capillaire et forment, à la limite de la zone pupillaire, *le petit cercle de l'iris*.

Le sang veineux est charié en majeure partie par les veines vorticineuses, dont les parties extra-bulbaires concourent à la formation des rameaux des veines ophtalmiques. Le reste est repris par le canal de Schlemm (1), le plexus de Rouget et les veines ciliaires antérieures, dont le trajet est à peu près le même que celui des artères.

Le plexus annulaire sclérotical qui est extérieur au canal de Schlemm, reçoit de fins rameaux des parties antérieures de la sclérotique et douze à quatorze veinules du muscle ciliaire. Les vaisseaux qui en partent perforent la sclérotique dans la région du limbe scléro-cornéen et vont par leurs ramifications dans le tissu épiscléral former le plexus ciliaire de Leber, réseau épiscléral, à mailles polygonales, marginal à la cornée, large de 4 à 7 millimètres. Les veines ciliaires antérieures prennent leur origine dans ce réseau. Elles rampent dans l'épisclère, perforent le corps charnu des muscles droits pour s'aboucher dans les veines musculaires, affluents de l'ophtalmique. Elles reçoivent donc le sang des vaisseaux capillaires de la région ciliaire et du tissu connectif sous-conjonctival et l'entrainent vers la veine ophtalmique. Il n'existe pas de veines ciliaires postérieures correspondantes aux artères ciliaires postérieures.

§ 14. — **Rétine**. — La membrane sensible de l'œil, *la rétine*, est un névro-épithélium étalé à la face interne de la choroïde ; en allant de la sclérotique au centre, elle représente le troisième plan de la coque oculaire.

(1) Véritable canal veineux, d'après Rochon-Duvigneaud.

Elle comprend deux feuillets : un externe, *épithélial*, qui, lorsqu'on cherche à séparer la rétine de la choroïde, reste constamment accolé à cette dernière, et un second feuillet interne ou *nerveux*.

Le premier feuillet ou feuillet externe est une couche épithéliale composée de cellules prismatiques polygonales, imprégnées de pigment. Ces cellules, étalées en une couche unique et unies les unes aux autres par du ciment intercellulaire amorphe, dessinent une mosaïque. Elles présentent une portion externe, non pigmentée (*coiffe*), qui contient des gouttelettes de graisse et un gros noyau ovalaire ou arrondi ; une seconde portion interne en rapport avec la partie la plus externe des cônes et des bâtonnets. Chaque cellule est limitée par une enveloppe cuticulaire (*chapeau*). La seconde portion du corps cellulaire donne naissance, par sa base interne, à des fibrilles ténues, à particules de pigments, qui entourent les bâtonnets entre lesquels elles semblent se prolonger. Dans la partie ciliaire de la rétine, leur pigment est massé près de la surface interne et s'engage plus ou moins avant dans les interstices des cellules de la couche suivante (Nicati).

La lumière solaire fait saillir ces fibrilles et resserre leur union avec les cônes et les bâtonnets. L'obscurité, au contraire, rétracte les fibrilles et alors le pigment émigre des fibrilles vers la profondeur de la cellule. Si on cherche alors à séparer la rétine de la choroïde, l'épithèle reste accolé à cette dernière, tandis que le fait inverse se produit après l'exposition à la lumière de l'œil d'un animal vivant.

La sécrétion du pourpre rétinien n'a lieu que s'il y a adhérence de l'épithélium au feuillet interne ou nerveux. D'après Kühne, le pigment sert à régénérer l'érythropsine.

Arrivé au niveau de l'ora serrata, au bord dentelé de la choroïde, l'épithèle pigmenté se continue, sous le nom de *portion ciliaire de la rétine*, à la surface des procès ciliaires, des sillons qui les séparent et sur l'iris. Sa face interne se recouvre d'un mince épithélium transparent, formé de cellules prismatiques avec faces et crêtes d'empreintes par compression réciproque (Schultze, Nicati), plus hautes que larges. Cet épithélium fait suite au feuillet nerveux.

Le feuillet interne ou *nerveux,* né comme le précédent à la papille du nerf optique, se termine à l'ora serrata. Il est séparé du corps vitré par la membrane hyaloïde. Sur sa face interne, au pôle postérieur de l'œil, sommet de l'axe optique, on distingue une région spéciale qui se différencie du reste de la rétine par une coloration jaunâtre, diffuse.

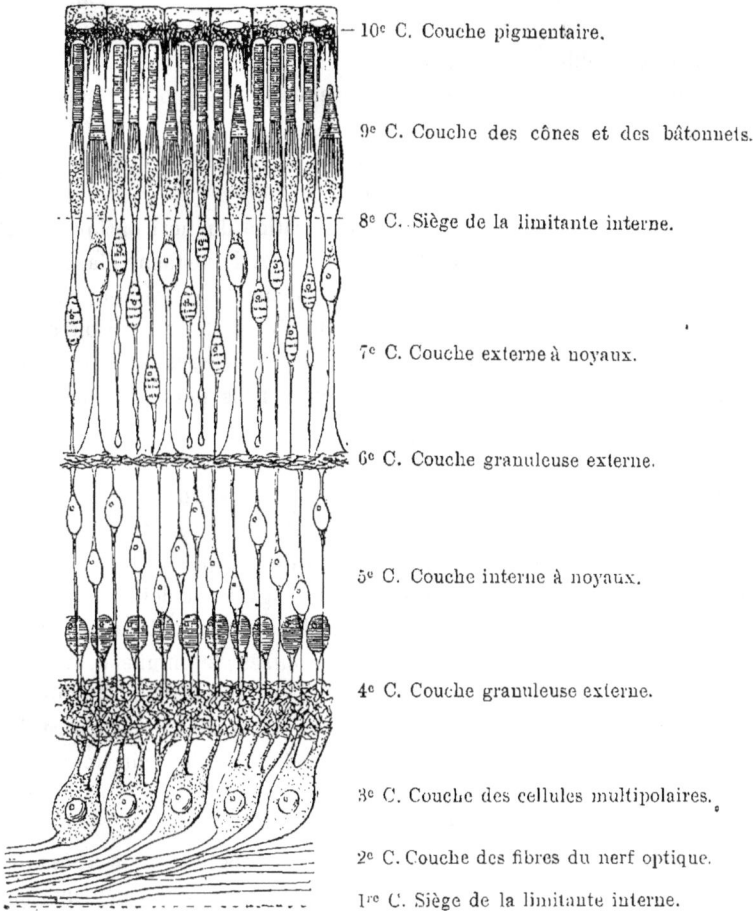

— 10ᵉ C. Couche pigmentaire.

9ᵉ C. Couche des cônes et des bâtonnets.

8ᵉ C. Siège de la limitante interne.

7ᵉ C. Couche externe à noyaux.

6ᵉ C. Couche granuleuse externe.

5ᵉ C. Couche interne à noyaux.

4ᵉ C. Couche granuleuse externe.

3ᵉ C. Couche des cellules multipolaires.

2ᵉ C. Couche des fibres du nerf optique.

1ʳᵉ C. Siège de la limitante interne.

FIG. 45. — *Figure représentant une coupe idéale de la rétine dont les cellules de soutènement ont été enlevées.* Le siège des limitantes interne et externe a été indiqué en pointillé.

Cette région ovalaire, à grand axe dirigé horizontalement, est désignée sous le nom de *macula lutea*. Le centre de la macula légèrement déprimé et aminci, sans coloration, est le point de la rétine le plus sensible aux impressions lumineuses. On le nomme *fovea cen-tralis, fossette centrale.*

Examinée à l'ophtalmoscope, la fovea centralis apparaît comme une tache rouge brun ; son peu d'épaisseur au-dessus des vaisseaux et du pigment choroïdien explique cette coloration.

La macula est située à 4 millimètres environ au dehors de la papille et à 0^{mm},8 plus haut.

Son diamètre est de 2 millimètres environ ; la fovea mesure de 0^{mm},2 à 0^{mm},4.

La *papille* représente le lieu de pénétration du nerf optique dans le globe oculaire. Elle se montre sous l'aspect d'une tache blanc rose, de 1^{mm},5 de diamètre, dont le centre faiblement excavé donne émer-gence aux vaisseaux centraux. Tout autour de cette excavation, court un bourrelet annulaire formé par les fibres nerveuses, à simple con-tour, qui se recourbent de dedans en dehors pour s'étaler dans la rétine.

Au point de vue de sa structure, le feuillet interne de la rétine comprend deux parties : 1° une première, *névro-épithéliale,* externe ou basale, constituée par les *cellules visuelles* dont les extrémités internes s'implantent dans le *plexus basal* alors que leurs extrémités périphériques (*cônes et bâtonnets*) sont dirigées en dehors ; 2° une partie *interne* ou *cérébrale* qui se subdivise en allant dedans et en dehors : 1° en une couche de *fibres nerveuses* ; 2° en une couche de cellules ganglionnaires *multipolaires* ; 3° en une couche dépourvue d'éléments cellulaires et analogue à la substance moléculaire du cerveau, *plexus cérébral ;* 4° en une couche de cellules ganglionnaires *unipolaires* dont les prolongements pénètrent le plexus cérébral ; 5° en une couche de cellules *bipolaires.*

Enfin un système de soutènement, connu sous le nom de *fibres de Muller,* qui fournit des enveloppes protectrices aux éléments si délicats de la rétine.

Les *fibres de Muller* sont des cellules allongées dont les bases ou pieds, élargis en forme de cônes, formés de substance granuleuse et d'un noyau, se soudent les uns aux autres pour constituer la limi-tante interne. Ces cellules, dont le corps traverse sous forme de fibres droites la partie cérébrale et le plexus basal, se terminent entre la couche des cellules visuelles et celle des cônes et bâtonnets, en une cuticule, la limitante externe, après avoir constitué par leurs expansions des loges aux cellules visuelles. Par des renflements de leur protoplasma renfermant des noyaux, elles donnent aussi naissance à des lames et crêtes qui s'étalent entre les cellules uni et bipolaires.

Cônes et bâtonnets. — Les cônes et les bâtonnets sont disposés en une seule rangée au dehors de la limitante externe. Ils sont en continuation avec les cellules visuelles qui occupent la face opposée de la limitante ; ils constituent les prolongements périphériques de ces cellules.

Les bâtonnets sont à peu près cylindriques et tous semblables ; les cônes sont plus épais et plus courts que les bâtonnets. Leur forme rappelle un peu celle d'une bouteille, à base appliquée sur la limitante ; leurs dimensions sont variables chez un même individu.

Les uns et les autres sont composés : 1° d'un segment externe à striation longitudinale et, sous l'influence de certains réactifs, transversale ; on peut même obtenir leur décomposition en disques simulant une pile de monnaie ; 2° d'un segment interne séparé du précédent par une ligne nette au niveau de laquelle la séparation se produit aisément. On distingue au segment interne un corps de forme lenticulaire ou plan connexe, dit *corps intercalaire*, très développé et composé de fils convergents vers le sommet du segment dans l'espèce humaine ; et un second corps globuleux, dit *corps accessoire*, dont les réactions, en présence des réactifs chimiques, sont différentes de celles du précédent. Le corps accessoire manque dans les cônes de la rétine chez l'homme ; chez les animaux, où il existe, il touche la limitante externe.

Les cônes sont plus profondément situés que les bâtonnets ;

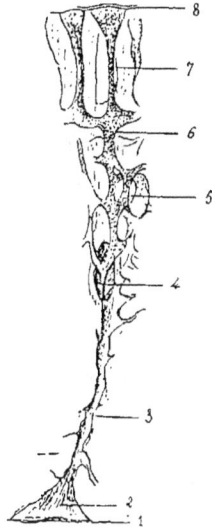

FIG. 46. — *Cellule de soutènement de la rétine* (d'après RANVIER).

1. Cuticule du pied servant à former la limitante interne. — 2. Pied de la cellule. — 3. Portion rétrécie. — 4. Noyau. — 5. Expansions membraneuses. — 6, 7. Portion de la cellule correspondant à la couche des cellules visuelles. — 8. Cuticule formant la limitante externe.

dans certaines espèces animales on remarque, entre le segment externe et le segment interne, des boules colorées, formées en majeure partie de graisse.

Les bâtonnets sont cylindriques et partant offrent à peu près le même diamètre à leurs deux extrémités; les cônes, par contre, ont une base plus large que leur segment périphérique.

La macula est constituée uniquement par des cônes; dans le reste de la rétine le nombre des bâtonnets leur est supérieur.

Sous l'influence de l'obscuration, la rétine des animaux vivants se colore en rouge. Cette coloration disparaît sous l'influence de la lumière. Mais il existe entre ce moment et celui où la membrane reprend sa couleur blanchâtre naturelle, une phase transitoire duran laquelle elle offre une teinte jaunâtre.

Le rouge rétinien, *érythropsine*, se développe dans le segment externe des bâtonnets ; ceux des cônes ne renferment pas de rouge, mais, d'après quelques histologistes, une substance dite *vert visuel* susceptible de virer sous l'influence de la lumière.

La sécrétion de l'érythropsine est nulle dans la macula ; elle cesse également dans les bâtonnets placés à la périphérie de la rétine, vers l'ora serrata. Le rouge et le vert rétiniens, d'après Hering, constituent des substances visuelles en rapport avec la faculté de percevoir les couleurs. Mais Parinaud, après Schultze, observe que les cônes font défaut chez les nocturnes, comme le hérisson, la taupe, la chauve-souris; qu'en revanche les bâtonnets sont plus nombreux dans la rétine de ces animaux. Les oiseaux diurnes possèdent un plus grand nombre de cônes que l'homme; leur vision leur permet de distinguer de fort loin de très petits insectes colorés. Leur vision pour les couleurs est assurément plus perçante que celle de l'homme.

Aussi les cônes possèderaient-ils, d'après lui, le pouvoir d'apprécier les qualités de la lumière (couleur) et aux bâtonnets reviendrait la faculté de différencier les variations de l'intensité lumineuse. La sécrétion du pourpre, assimilable à un phénomène de fluorescence, accroît l'intensité de la sensation lumineuse plus vive après le séjour dans l'obscurité.

Limitante externe. — C'est une couche cuticulaire à double contour ; sa face externe est hérissée de filaments très fins, visibles surtout à un grossissement élevé (*panier de fils de Schultze*), qui entourent la base des cônes et des bâtonnets.

Couche visuelle. — Cette couche comprend une seule rangée de cellules à noyaux et nucléoles volumineux. Ces corps cellulaires accolés à la limitante externe représentent le protoplasma *non transformé* des cônes et des bâtonnets. Ils se continuent à travers la limitante avec ces organes.

On reconnaît les corps cellulaires des cônes de ceux des bâtonnets. Les corps cellulaires des cônes, juxtaposés à la limitante, possèdent un noyau, gros et ovoïde, situé immédiatement au-dessous de la limitante. Du corps de la cellule se détachent deux prolongements : l'un, périphérique, qui se continue avec un cône par delà la limitante; l'autre, extrémité de la cellule visuelle, se prolonge en une fibre droite vers le centre de l'œil. Arrivée dans la zone plexiforme externe de Ramon y Cajal, *plexus basal*, cette fibre présente une dilatation conique, nommée *pied de cône*, d'où partent des fibrilles horizontales qui se terminent librement dans le plexus.

Les cellules à bâtonnets, dont les noyaux ovoïdes moindres que ceux des cellules à cônes forment une couche sur un plan inférieur, sont également munies de deux prolongements. Ceux-ci, excessivement grêles, se portent, l'un à un bâtonnet, l'autre au plexus basal où il se termine par une petite sphère complètement libre et dépourvue de ramuscules (Ramon y Cajal).

Ces fibres, très obliques dans le voisinage de la macula, au niveau de laquelle disparaissent toutes les couches de la rétine, forment une couche distincte au-dessus du plexus basal, *couche de Henle.* La couche de Henle, formée des fibrilles des cellules visuelles, semble décomposer en deux la couche des cellules visuelles : une couche de cellules, l'autre de fibrilles.

Plexus basal. — Il est constitué de fibrilles nerveuses entrelacées dont la direction est à peu près parallèle à la surface rétinienne. D'après Ramon y Cajal, cette *couche plexiforme externe* doit être subdivisée en deux étages. L'étage supérieur est le point de réunion et de contact des sphérules terminales des bâtonnets avec les panaches ou bouquets ascendants de certaines cellules bipolaires (*bipolaires pour bâtonnets*).

L'étage inférieur est le point d'agglomération et de contact des pieds et des fibrilles bacillaires des cônes d'un côté, avec les expansions supérieures aplaties de certaines cellules bipolaires de l'autre (*bipolaires pour cônes*).

Cellules basales bipolaires.— Les cellules bipolaires étagées en plusieurs rangées sont pourvues de prolongements excessivement grêles,

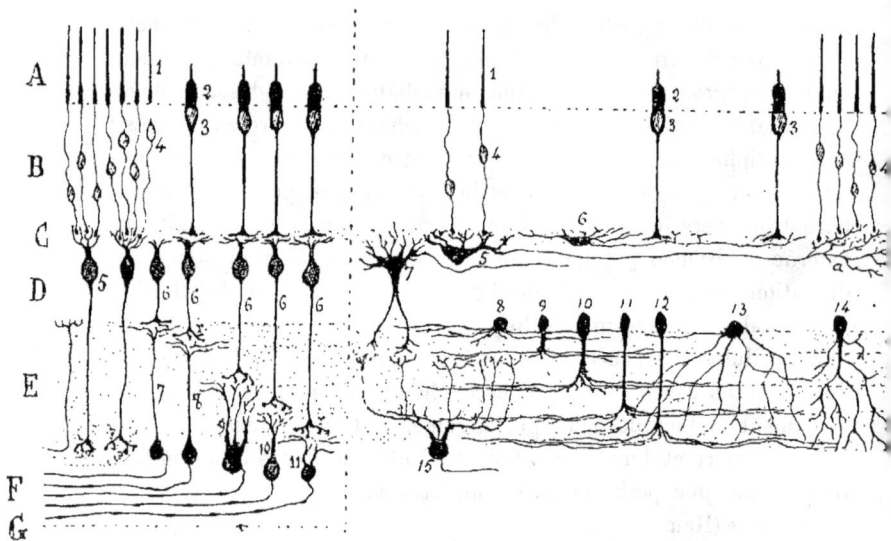

FIG. 47. — *Rapport des éléments nerveux de la rétine* (d'après RAMON Y CAJAL).

La partie droite de la figure représente les éléments nerveux qu'on n'a pas dessinés dans la partie gauche pour ne pas surcharger les schémas.

A, Couche des cônes et des bâtonnets. — 1, 1. Bâtonnet. — 2, 2. Cônes. — *B*, Couche externe à noyaux. —· 3, 3. Cellules de cônes. — 4, 4. Cellule de bâtonnet. — *C*, Couche granuleuse externe. — *D*, Couche interne à noyaux. — 5, 6 (à gauche). Cellule bipolaire. — 5, 6, 7 (à droite). Cellules horizontales. — *a*, Arborisation du cylindre d'une cellule horizontale. — 8, 9, 10, 11, 12 (à droite). Spongioblastes stratifiés. — 15 (à droite). Cellule ganglionnaire bistratifiée. — *F*, Fibres du nerf optique.

dont la direction est perpendiculaire au plan de la rétine. Le prolongement périphérique se dirige, en ligne à peu près droite, vers le plexus basal qu'il pénètre en se divisant en fibrilles qui se disposent horizontalement dans l'étage inférieur. Le prolongement central traverse la couche des cellules unipolaires pour se rendre au plexus cérébral (*plexiforme interne*). Ramon y Cajal distingue des cellules bipolaires destinées aux cônes et des cellules bipolaires destinées aux bâtonnets. Elles sont munies de panaches qui se terminent librement entre les sphérules des bâtonnets qu'elles logent ou les pieds des cônes.

Cellules unipolaires. — Les cellules unipolaires (*spongioblastes*, Ramon y Cajal), plus volumineuses que les cellules de la couche précédente, possèdent un gros noyau et un nucléole bien dessiné; elles s'étalent en plusieurs rangées et émettent un seul prolongement qui se ramifie dans le plexus cérébral. La forme de leur noyau, le volume de leur nucléole et la ramification de leur prolongement dans le plexus cérébral prouvent que ce sont des cellules nerveuses (Ranvier).

Ramon y Cajal décrit encore de grandes et de petites cellules horizontales qui occupent la partie immédiatement sous-jacente au plexus basal; ces cellules sont munies d'un court prolongement protoplasmatique qui se porte à la couche granuleuse externe (plexus et cellules basales). Elles possèdent aussi un prolongement cylindre-axile qui se termine par un bouton sous les pieds des cônes et des bâtonnets.

Plexus cérébral. — Une série de plexus fibrillaires parallèles à la surface et reliés entre eux par des fibrilles, à directions verticales ou obliques, constituent le plexus cérébral. Une substance granuleuse, probablement myélinique, est interposée entre les fibrilles nerveuses émanations des cellules, unipolaires, bipolaires et multipolaires.

Cellules multipolaires. — Ces cellules munies de noyau et nucléoles volumineux, sont d'aspect granuleux, avec un prolongement central non ramifié (*cylindraxe*) et de nombreux prolongements périphériques ramifiés. Les prolongements périphériques participent à la formation du plexus cérébral; ils paraissent se perdre dans son intérieur où ils se terminent en formant des plexus horizontaux étagés.

Les cellules multipolaires et unipolaires sont, il est supposable, des cellules ganglionnaires analogues à celles des ganglions des racines sensitives des nerfs spinaux, et jouent vraisemblablement le rôle de modérateur des impressions visuelles (Ranvier).

Couche des fibres du nerf optique. — Les fibres du nerf optique diminuent d'épaisseur de la papille à la pars ciliaris retinæ. Elles ne sont pas revêtues de myéline et se continuent avec les cylindraxes des cellules multipolaires pour se prolonger, peut-être, dans les expansions périphériques, lesquelles concourent à la formation du plexus cérébral. Il existe aussi des fibres centrifuges signalées par Ramon y Cajal, dont il faut rechercher l'origine dans les centres optiques. Du plexus cérébral se dégagent des fibres (prolongement des cellules bipolaires) qui donnent naissance au plexus basal pour se terminer en communiquant avec les cellules visuelles, on ne sait encore de quelle façon.

Limitante interne. — Elle représente l'assemblage des pieds des cellules de soutènement ou fibres de Muller soudés les uns aux autres par du ciment. Elle se présente sous l'aspect d'un revêtement épithélial pavimenteux. Certaines cellules plus larges répondent à la cellule-fibre principale, tandis que d'autres plus petites répondent aux expansions latérales fort ténues que ces cellules émettent au-dessus de leur noyau.

Cette couche disparaît avec les fibres de Muller à l'ora serrata (Hache).

Vaisseaux sanguins. — On distingue deux réseaux de capillaires superposés et en communication l'un avec l'autre. L'interne occupe la couche des fibres optiques et des cellules multipolaires; l'externe celle des cellules bipolaires. C'est un treillis de mailles arrondies qui émettent des capillaires en anse dont quelques-uns atteignent, sans le pénétrer, le plexus basal. Ces capillaires, desquels naît la veine centrale, proviennent de l'artère centrale qui se divise sur la papille en une branche *supérieure* et *inférieure*, lesquelles fournissent un rameau *nasal* et un rameau *maculaire*.

Les vaisseaux rétiniens, comme ceux des centres nerveux, sont entourés de gaines lymphatiques périvasculaires.

L'artère et la veine centrale, branche de l'artère et de la veine ophtalmique, pénètrent le nerf à 2 centimètres en arrière du globe oculaire, dans le quadrant inférieur et externe, pour aussitôt gagner le centre. Elles sont entourées d'une gaine conjonctive et fournissent de fines branchioles aux faisceaux nerveux centraux. Les vaisseaux de la gaine piale, par des ramuscules qui cheminent dans les travées connectives, donnent aux faisceaux externes.

Près de l'entrée du nerf optique dans la sclérotique, deux ou trois artères ciliaires courtes postérieures forment le cercle artériel de Zinn qui fournit des artères à la choroïde et à l'enveloppe piale, mettant ainsi en communication, comme il a été dit plus haut, le système vasculaire ciliaire et le système vasculaire rétinien.

Les lymphatiques sont représentés par les espaces lacunaires du tissu connectif du nerf optique et les gaines périvasculaires de la rétine.

§ 15. — **Marche de l'impression lumineuse.** — Ramon y Cajal (1), qui a essayé de déterminer le trajet des impressions visuelles à travers la rétine, admet les voies nerveuses suivantes :

« 1° *Impressions reçues par les bâtonnets.* — Les impressions reçues par les bâtonnets se rapportent à la lumière incolore. Elles suivent le prolongement central des cellules du bâtonnet, arrivent aux cellules bipolaires pour bâtonnets et sont transmises par ce prolongement au corps même des cellules ganglionnaires.

Celles-ci transmettent l'impression à leur cylindre-axe qui le transmet à travers le nerf et les bandelettes optiques aux cellules contenues dans les corps genouillés et dans les tubercules quadrijumeaux.

2° *Impressions reçues par les cônes.* — Les impressions reçues par les cônes se rapportent à la lumière colorée. Elles suivent le pied des cônes, les cellules bipolaires pour cônes qui les transmettent à un des cinq étages de la couche granuleuse interne où elles sont recueillies par les panaches protoplasmiques des cellules ganglionnaires.

Enfin le corps de ces cellules les transmet au prolongement cylindre-axile qui les transporte au centre optique à travers le nerf et les bandelettes optiques.

La disposition des voies suivies par les impressions lumineuses nous conduit aux considérations suivantes :

1° Les impressions sont reçues par les prolongements protoplasmiques des cellules et transmises par le cylindre-axe, de telle sorte que le courant est cellulipète dans les premières et cellulifuge dans le second.

2° Tous ces éléments nerveux sont indépendants les uns des autres et l'impression est transmise des uns aux autres par simple contact. Il n'existe pas de réseau, mais seulement des arborisations terminales libres.

3° L'impression communiquée par un cône ou par un bâtonnet

(1) BERDAL. *Histologie normale.*

diffuse en s'avançant vers les couches des fibres nerveuses, c'est-à-dire que les éléments nerveux auxquels elle se communique sont d'autant plus nombreux qu'elle avance vers cette couche. Pour bien faire comprendre cette disposition, prenons un exemple. L'impression d'un cône, au lieu d'être transmise à une seule cellule bipolaire, est communiquée à plusieurs bipolaires. Chacune de ces cellules, au lieu d'exciter une seule cellule ganglionnaire, en excite plusieurs. Enfin, si nous allons plus loin et si nous considérons la transmission de l'impression au niveau du centre optique, nous voyons que chaque fibre nerveuse se termine par une arborisation terminale libre qui se met en rapport avec plusieurs cellules du centre.

Il faut cependant faire une exception en faveur de la fossette centrale de la rétine. On sait que les impressions lumineuses, recueillies par cette portion de la rétine, acquièrent une précision remarquable. Cette perfection fonctionnelle paraît résulter de la disposition anatomique suivante : la conduction ne diffuse pas, elle est plus individuelle, plus précise, car chaque pied de cône se met en relation avec un seul panache de cellule bipolaire, et chacune de ces cellules avec une seule cellulaire ganglionnaire.

5° *Les cellules horizontales* paraissent destinées à associer les cônes et les bâtonnets de deux régions plus ou moins éloignées de la rétine.

5° Enfin, on peut se demander quel est le rôle des *spongioblastes* et des *fibres centrifuges* de la rétine. Ce problème ne saurait être résolu d'une façon définitive, mais on peut supposer que les spongioblastes reçoivent des fibres centrifuges une excitation de nature inconnue, venue du centre optique, et la communiquent aux cellules ganglionnaires. Cette excitation est peut-être nécessaire pour régler le jeu des éléments nerveux de la rétine. »

§ 16. — **Cristallin**. — Le cristallin, situé entre l'iris placé en avant et le corps vitré dans lequel il se creuse une fossette, est un organe lenticulaire, biconvexe, entièrement transparent chez l'enfant, légèrement jaune ambré chez les vieillards.

Sa face antérieure, dont la périphérie est recouverte par l'iris et dont la partie centrale répond à la pupille, est moins convexe que la face postérieure : il résulte de cette disposition que l'équateur est

plus rapproché du pôle antérieur que du postérieur. Sa circonférence
est régulière et donne attache à un ligament suspenseur, la *zonule* ou
zone de Zinn. Chez le fœtus la forme du cristallin est sphérique.

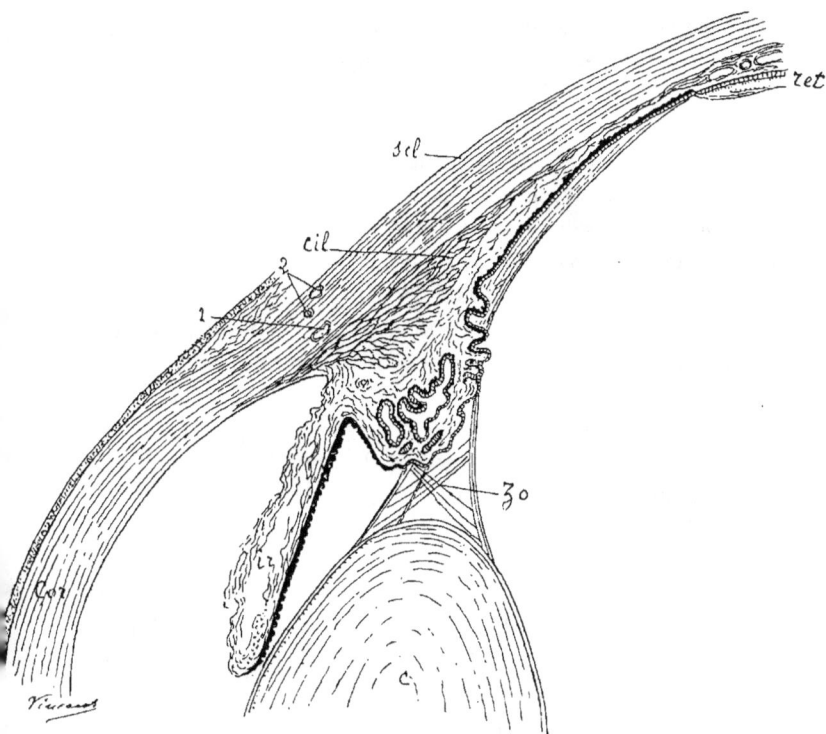

FIG. 48. — *Coupe antéro-postérieure à travers la région ciliaire.*

Cor, Cornée. — *Scl*, Sclérotique. — *ret*, Rétine. — *cil*, Muscle ciliaire. — *c*, Cristallin
avec *zo*, la zonule. — *ir*, Iris. — 1. Canal de Schlemm. — 2. Plexus veineux intra-
scléral.

Le diamètre du cristallin est de 9 à 10 millimètres, son épaisseur
de $4^{mm},5$ à $5^{mm},5$.

Le cristallin, très élastique lorsqu'il est recouvert de sa capsule,
offre au contraire une consistance molle et se laisse facilement écraser
lorsqu'il en est dépourvu.

Sa composition chimique est, pour 100 parties :

Eau	60	parties.
Matières albuminoïdes	35	—
— grasses et cholestérine	2.5	—
— minérales	0.35	—

Comme structure histologique, le cristallin présente à étudier une substance propre et une capsule d'enveloppe.

La capsule ou *cristalloïde*, qui lui constitue une enveloppe complète, est d'une finesse extrême et très élastique ; sa transparence est parfaite. C'est une membrane cuticulaire, différente du tissu élastique, qui semble se rapprocher du sarcolemme. A un fort grossissement elle paraît striée. Elle offre une grande résistance aux réactifs, comme toutes les cuticules vitrées ; sa surface externe est entièrement lisse. Son épaisseur varie de $0^{mm},011$ à $0^{mm},018$.

On distingue une cristalloïde *antérieure* et une *postérieure* ; l'épaisseur de cette dernière représente, au pôle postérieur, moitié de la première.

La face interne de la cristalloïde antérieure est tapissée d'un épithélium pavimenteux à cellules hexagonales, munies d'un noyau sphérique avec un ou deux nucléoles.

Sous la capsule antérieure se trouve, en avant de la couche épithéliale, une très mince nappe de liquide albumineux cimentaire, qui, lorsqu'on pique la cristalloïde, s'échappe en une fine gouttelette et que l'on désigne sous le nom de *liqueur de Morgagni* (Deutschmann).

Postérieurement à l'épithélium existe une nappe cimentaire analogue (*espace embryonnaire*).

Lorsqu'on examine les cellules épithéliales de la cristalloïde antérieure, dans la région équatoriale, on les voit s'allonger, s'incurver et se continuer en une fibre cristallinienne (jeune fibre).

La substance propre du cristallin se divise, au point de vue de l'arrangement et des différences de structures des fibres qui la composent, en une partie *corticale* et une autre *nucléaire* plus dense, moins riche en eau : la consistance du cristallin augmente donc en allant de la périphérie au centre. Au reste, par les progrès de l'âge, le noyau tend à devenir de plus en plus volumineux et l'ensemble du cristallin de plus en plus consistant.

Les fibres du cristallin, absolument transparentes, sont de forme hexagonale ; elles représentent un prisme à six 'pans, aplati dans le sens de l'axe cristallinien. Elles sont donc plus larges qu'épaisses : les fibres périphériques ont une largeur de 0^{mm},010 à 0^{mm},012 et une épaisseur de 0^{mm},04 à 0^{mm},005 ; les fibres centrales 7 à 8 μ sur 2 μ,.5

Leur longueur va en augmentant des fibres centrales, qui mesurent environ la longueur de l'axe cristallinien, aux fibres périphériques, longues d'à peu près 8 millimètres, soit les deux tiers d'un demi-méridien cristallinien.

Les fibres ne possèdent pas une membrane chimiquement différente de leur contenu, très riche en albumine. Cependant leur matière constituante condensée à la périphérie forme une espèce de couche tubuleuse qui, rompue, laisse échapper un contenu mollasse et plus riche

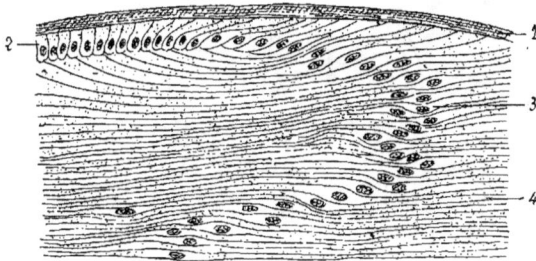

Fig. 49. — *Zone des noyaux du cristallin* (d'après Babuchin).
1. Cristalloïde antérieure. — 2. Épithèle antérieur. — 3. Noyau des fibres du cristallin. — 4. Fibres cristalliniennes.

en eau. Les fibres du cristallin offrent un renflement au niveau de leur noyau qui est situé à peu près vers le milieu de leur longueur. Ce noyau est ovale, grand, avec un ou plusieurs nucléoles.

Les fibres centrales sont dépourvues de noyau, tandis que les périphériques en sont toutes munies. Ces noyaux sont presque tous massés sur le plan équatorial ; on a donné à leur ensemble le nom de *zone des noyaux*. Cette zone s'arrête vers la partie centrale dite noyau du cristallin.

Les fibres cristalliniennes, s'accolant par leur surface large, interceptent entre elles des angles obtus, rentrant, qui reçoivent l'angle aigu, saillant, formé par les deux faces latérales de la fibre voisine en forme de prisme hexagonal.

Les bords latéraux des fibres offrent un aspect finement dentelé. Chez l'homme, ces dentelures ne se pénètrent pas, mais marchant les unes aux autres elles se touchent par leur extrémité. Sous l'influence des réactifs, on obtient plus facilement la dislocation des fibres par leurs faces larges que latéralement; d'où la facilité de décomposer le cristallin en lamelles représentant les lames d'un oignon.

D'autre part, on peut aussi obtenir par l'action des réactifs, comme l'acide nitrique dilué, par exemple, la dislocation de la partie corticale du cristallin en *secteurs*. Ces secteurs, au nombre de six et plus chez l'adulte, sont seulement au nombre de trois chez le fœtus. Leurs

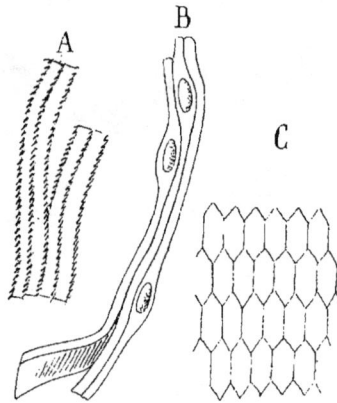

Fig. 50. — *Fibres du cristallin.*

A, Fibres dentelées sans noyau. — *B*, Fibres à noyau. — *C*, Coupe transversale de ces fibres.

limites se coupent toutes en un point central et leur ensemble représente une figure stellaire qui a le nom d'*étoile* du cristallin. L'étoile antérieure dont les angles d'ouverture sont de 120° rappelle l'aspect d'un λ renversé. Celle postérieure affecte une direction inverse de l'antérieure (Y), comme si elle avait tourné de 60° autour de l'axe cristallinien. Ces figures étoilées sont constituées par des lignes de ciment analogue à celui qui unit les fibres entre elles.

Direction des fibres. — Les plus centrales, celles du noyau, vont d'un pôle à l'autre, celles péri-axiales, décrivant des arcs de cercles d'autant plus recourbés qu'elles sont plus périphériques.

Les fibres de la région corticale affectent en outre une direction méridionale : nées d'une branche de l'étoile, l'antérieure par exemple, elles se rendent, en suivant une direction parallèle à la bissectrice de l'angle formé par deux rayons de l'étoile, à la branche correspondante de l'étoile postérieure. Les fibres d'une même couche présentent toutes à peu près la même longueur ; donc, celles qui naissent du pôle antérieur se doivent terminer à l'extrémité équatoriale du rayon stellaire,

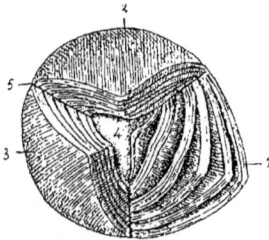

FIG. 51. — *Segmentation du cristallin commençant selon les branches de l'Y de la face postérieure* (d'après ARNOLD).

1. Décomposition en lamelles de la zone corticale de la lentille. — 2 et 3. Les deux autres segments non décomposés en lamelle. — 5. Séparation des deux segments au niveau d'un rayon stellaire. — 4. Noyau lenticulaire.

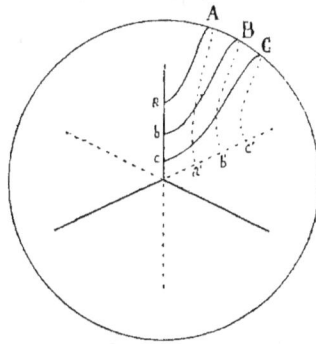

FIG. 52. — *Schéma pour montrer le trajet des fibres du cristallin.*

L'étoile antérieure est marquée en traits pleins ; l'étoile postérieure est marquée en traits pointillés.

a, b, c, Fibres nées de la branche verticale de l'étoile antérieure qui se réfléchissent au niveau de l'équateur, en *A, B, C,* pour aller se fixer à une branche de l'étoile postérieure en *a', b', c'.*

tandis que celles qui partent de ce niveau se terminent au pôle postérieur ; par suite, elles offrent la double courbure d'un S tordu verticalement sur lui-même.

Les fibres présentent à leurs extrémités un renflement mollasse par lequel elles s'accolent au ciment stellaire. Une couche de ce même ciment sépare les fibres de la cristalloïde postérieure ; aussi, à l'exception des fibres périphériques, nées de l'épithèle de la cristalloïde antérieure, aucunes ne prennent directement attache aux cristalloïdes.

Le cristallin ne possède pas de vaisseaux sanguins. Le ciment représente le lieu de circulation du suc nourricier et des échanges nutritifs. Il constitue un système, partout en communication, comprenant une nappe sous les cristalloïdes antérieure et postérieure, une nappe sous-épithéliale, le système stellaire, et celui d'attache entre ses fibres.

§ 17. — **Zone de Zinn et canal de Petit.** — Le ligament suspenseur du cristallin, *zone de Zinn* ou *zonule*, commence au niveau de l'ora serrata, tapisse la face postérieure des procès ciliaires et gagne leur extrémité antérieure. Abandonnant alors sa direction première, il se porte verticalement en bas vers le pourtour du cristallin et va se perdre sur les deux cristalloïdes. La zonule intercepte entre ces deux feuillets et le bord cristallinien, *le canal godronné de Petit*, ainsi nommé par cet anatomiste à cause des bosselures que détermine sur sa face antérieure l'insufflation de sa cavité.

Les feuillets de la zonule ne sont pas des membranes continues, mais un assemblage de fibres élastiques, transparent, unies en fins faisceaux. Ceux-ci, par leur entre-croisement et en se portant d'un feuillet à l'autre, circonscrivent des mailles emplies d'humeur aqueuse dont l'ensemble figure un canal.

§ 18. — **Chambre antérieure. Humeur aqueuse.** — La *chambre antérieure* est l'espace compris entre la face postérieure de la cornée et le cristallin. L'iris divise en deux cet espace et, par chambre antérieure, il faut surtout entendre la partie comprise en avant de l'iris, tandis qu'on réserve la désignation de *postérieure* à la portion comprise en arrière de ce diaphragme. Cette division est purement virtuelle, si l'on veut bien remarquer que l'iris s'applique sur le cristallin et, tout au plus, pourrait-on nommer chambre postérieure l'espace compris entre l'iris et la zonule. Cependant il faut conserver cette division parce que l'humeur aqueuse arrive par la chambre postérieure, c'est-à-dire en arrière de l'iris, qu'elle repousse en avant, lorsque la pupille est obstruée par des exsudats pathologiques.

La chambre antérieure représente la forme d'un ménisque convexe-concave. Son bord est dessiné par la rencontre de l'iris et de la face postérieure de la cornée; il répond aux espaces de Fontana dans la cavité desquels la chambre antérieure se prolonge.

Le diamètre de la chambre antérieure est de 18 millimètres environ. Sa profondeur, du pôle de la face concave de la cornée à la cristalloïde antérieure, est de 2^{mm},5.

§ 19. — **Humeur aqueuse.** — L'humeur aqueuse remplit la cavité de la chambre antérieure. C'est un liquide d'une limpidité parfaite. Son poids spécifique est de 1,0053. Sappey évalue la capacité de la chambre antérieure de 0 gr. 40 à 0, 45.

La composition de l'humeur aqueuse est la suivante :

Eau...............................	98.10
Albumine...........................	traces
Chlorure de sodium..................	1.15
Matières extractives par l'eau..........	0.95
— par l'alcool........	traces.
	(BERZÉLIUS.)

L'humeur aqueuse se renouvelle avec une extrême rapidité, ainsi qu'on peut s'en assurer en pratiquant des ponctions de la chambre antérieure.

Elle est un produit de sécrétion de l'uvée qui tapisse la face postérieure de l'iris et des procès ciliaires. Nicati suppose que l'épithélium cylindrique de la pars ciliaris retinæ élabore cette humeur aux dépens du sérum exsudé de la chorio-capillaire. Le sérum collecté dans un sac membraneux, circonscrit par la lame vitrée de la choroïde en dedans et la lame de Sattler en dehors, vient se modifier sur cet épithélium.

Les voies d'excrétion de l'humeur aqueuse sont les espaces de Fontana et enfin les veines ciliaires antérieures ; on a décrit de fins stomates qui feraient communiquer le canal de Schlemm et les espaces du tissu trabéculaire de l'angle iririen. Leur existence est niée par Rochon-Duvigneaud.

§ 20. — **Corps vitré.** — Le corps vitré occupe les deux tiers postérieurs de la cavité du globe oculaire, c'est-à-dire l'espace situé entre la face interne de la rétine sur laquelle il se moule et la face postérieure du cristallin qui le déprime en s'y creusant une loge, *la fossette patellaire*. Il a donc la forme d'un sphéroïde excavé en avant.

Il présente à étudier : 1° une membrane d'enveloppe, l'hyaloïde ; 2° une substance propre, le vitré.

L'*hyaloïde* revêt toute la surface du vitré. Située au-devant de la limitante interne de la rétine, elle semble faire corps avec l'épithélium qui tapisse la portion ciliaire de la rétine ; elle se réfléchit sur le sommet du corps ciliaire dont elle tapisse les replis, en adhérant fortement au sommet des procès, et lâchement au fond des interstices qui séparent ceux-ci ; cette portion de l'hyaloïde est connue sous le nom de partie adhérente de la zonule.

Après réflexion, elle prend une direction nettement parallèle au plan équatorial du globe et, sans se dédoubler ni entrer en rapport avec la cristalloïde (Hache), se porte en arrière du cristallin.

Le pourtour du cristallin reste distant de la circonférence circonscrite par le sommet des procès ciliaires. Une portion de la hyaloïde, dite partie libre ou flottante de la zonule, occupe cet espace, sous forme de bande circulaire. Cette bande constitue la paroi postérieure (Hache, Nicati) du canal de Petit qui entoure le cristallin ; elle est désignée sous le nom de feuillet postérieur de la zone de Zinn ou zonule.

La hyaloïde est perforée au niveau de la papille ; là, sa paroi se continue avec celle du canal de Cloquet. Ce canal loge, pendant la vie embryonnaire, l'artère hyaloïdienne qui, d'après Kuhnt, naît de l'espace connectif situé sur la papille, au point d'émergence des vaisseaux centraux, et se porte à la face postérieure du cristallin.

L'artère disparaît, et après la naissance, le canal représente un espace, rempli de liquide albumineux, étendu de la papille jusqu'à la fosse patellaire. On le considère comme un espace lymphatique injectable par le système du nerf optique. La face interne de la hyaloïde est tapissée d'une couche de cellules hyaloïdiennes. Entre la face externe de l'hyaloïde et la limitante interne, est compris l'espace lymphatique de Schwalbe injectable par les lymphatiques du nerf optique : cet espace est limité en avant par la zonule et en arrière par le canal de Cloquet, du pourtour duquel il naît.

La hyaloïde, intimement unie par sa face interne au vitré, est une membrane hyaline, très mince.

Elle est formée d'une substance fondamentale vitreuse, dans laquelle sont incluses ou accolées à sa face interne des cellules équidistantes, symétriquement placées, contenant des noyaux ronds et donnant naissance à des expansions granuleuses qui se continuent jusqu'aux cellules voisines et dans le vitréum (Hænsell) ; on observerait aussi dans la substance hyaline des canaux avec des cellules amiboïdes.

La substance fondamentale du corps vitré est absolument transparente, gélatineuse; sa consistance varie avec l'âge; elle est particulièrement plus ferme chez le fœtus, époque où elle est vascularisée. Chez l'adulte, elle renferme de la mucine (Schwalbe); sa composition est :

Eau...	98,64
Albuminate de sodium..........................	0,13
Graisse.......................................	0,0016
Matières extractives..........................	0,32
Chlorure de sodium............................	9,77
Chlorure de potassium.........................	0,06

(LOHMEYER.)

Ce n'est pas une substance liquide, comme le nom d'humeur vitré

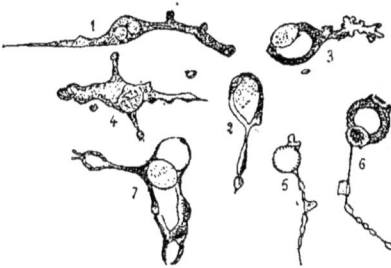

FIG. 53. — *Cellules du corps vitré* (d'après SCHWALBE).

peut le laisser supposer, mais un véritable tissu dont la structure anatomique rappelle celle du tissu muqueux, tout en différant par ce fait qu'on n'y rencontre que de rares cellules arrondies (Ranvier).

D'après Hannover, Yvanoff et d'autres, elle comprend une série de lamelles concentriques qui, nées du canal de Cloquet, se rendent à la face interne de la rétine, du corps ciliaire et de la zonule. Pour Schwalbe, les lamelles commencent en arrière du cristallin et affectent la disposition emboîtée des lames d'un oignon.

Hænsell, se fondant sur le développement embryologique, distingue :

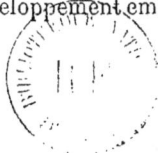

TECHNIQUE OCULAIRE.   7

1° Une partie corticale, provenant d'une prolifération post-fœtale des cellules du vitréum, où il a pu constater les lamelles concentriques d'Yvanoff, de Stilling. Celles-ci seraient formées par les cellules mères de cette portion du vitréum, disposées en couches concentriques et parallèles. 2° Une partie centrale née par la transformation en substance hyaline des parois des capillaires embryonnaires et des cellules de la région avoisinante. Cette partie possède aussi une structure lamelleuse, à disposition radiaire, au pourtour du canal de Cloquet.

§ 21. — **Système lymphatique d'ensemble du globe oculaire**. — Par injection, on démontre la continuité du réseau lymphatique conjonctival avec les tissus cornéen et scléral, qui ne possèdent pas de vaisseaux lymphatiques à paroi propre, mais au sein desquels on rencontre de nombreux éléments figurés de la lymphe. Les autres tissus des membranes et des milieux de l'œil ne sont pas davantage pourvus de capillaires lymphatiques. Mais, étant donné l'analogie qui existe entre le revêtement endothélial du système lymphatique et celui des espaces intra et péribulbaire, la continuité de ces espaces les uns avec les autres, leur développement embryonnaire, on décrit comme appartenant au système lymphatique, tout en ignorant comment y chemine la lymphe :

1° La chambre antérieure et postérieure avec son contenu, l'humeur aqueuse, dont la composition est si voisine de celle de la lymphe.

2° L'espace supra-choroïdien de Schwalbe en communication, au pourtour des veines vorticineuses, avec l'espace sous-ténonien et aussi avec l'espace sous-arachnoïdien, par la gaine lymphatique externe au névrilemme du nerf optique et par l'espace subdural.

3° L'espace lymphatique de Merkel, compris entre la limitante interne et la couche des fibres rétiniennes.

4° Le canal de Cloquet, la fossette patellaire, l'espace compris entre la limitante interne et l'hyaloïde, que l'on peut injecter par le système lacunaire du nerf optique (Schwalbe).

5° L'espace compris entre les deux gaines du nerf optique sans communication avec les précédents, mais avec l'espace sous-arachnoïdien.

6° Les fentes interstitielles ou espaces lacunaires du tissu connectif du nerf optique ; les gaines périvasculaires des vaisseaux de la rétine et de la choroïde.

7° L'espace ténonien, limité par le feuillet antérieur de la capsule et l'épithèle endothélial qui tapisse la face externe du globe. La surface interne de cet espace sacculaire, dont la cavité est sillonnée de trabécules conjonctives recouvertes d'endothélium, est partout revêtue d'endothélium. Il est en communication avec l'espace supra-choroïdien par la gaine des vasa vorticosa, et avec l'espace supra-vaginal du nerf optique, au point où celui-ci pénètre la capsule de Tenon. Il devient parfois le siège d'épanchement pathologique.

CHAPITRE III

Embryogénie.

Étude du développement de l'œil et des appareils accessoires.

§ 22. — **Globe oculaire.** — Au cours de la troisième semaine de la vie intra-utérine, se détachent de la vésicule cérébrale antérieure, sous la forme de deux petites saillies latérales et symétriques, les *vésicules oculaires primitives*. Creusées d'une cavité en communication avec celle de la vésicule cérébrale, ces saillies s'étirent et tendent à s'individualiser, en se pédiculisant en arrière, tandis que leurs extrémités antérieures se renflent en sphère. Nées des parties antérieures,

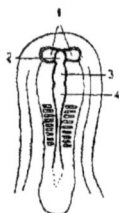

FIG. 54. — *Apparition des vésicules oculaires primitives.*
1. Vésicules optiques primitives. — 2. Vésicule cérébrale antérieure. — 3. Moyenne. — 4. Postérieure.

inférieures et externes de la vésicule cérébrale, elles deviennent sous-jacentes à la face inférieure du cerveau intermédiaire après que celle-ci s'est divisée en cerveau antérieur et intermédiaire. Par leur accroissement progressif, les vésicules oculaires primitives refoulent au-devant d'elles le feuillet embryonnaire moyen, dont elles s'entourent, et tendent vers le feuillet ectodermique.

A cette même période du développement embryonnaire, le feuillet ectodermique, juste en face du pôle antérieur de la vésicule oculaire primitive, se déprime en une *fossette*, dont l'apparition est d'abord précédée d'un *épaississement* de l'ectoderme en ce point. La fossette finalement, s'accentue de plus en plus et se transforme en cupule par convergence de ses bords. Cette cupule finit elle-même par former

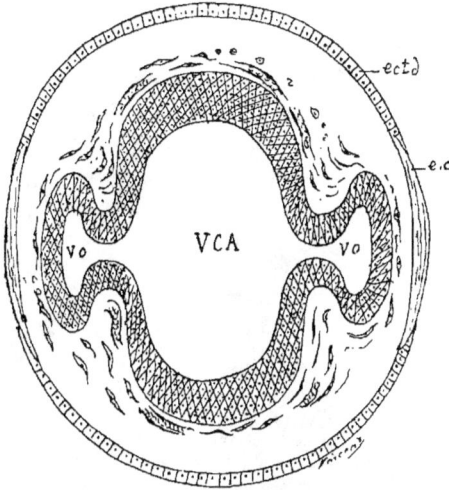

FIG. 55. — *Coupe de la vésicule cérébrale extérieure et des vésicules optiques.*
V.C.A, Vésicule cérébrale antérieure. — *V.O*, Vésicules oculaires primitives. — *ectd*,
Feuillet ectodermique. — *ec*, Son renflement en avant de la vésicule oculaire.

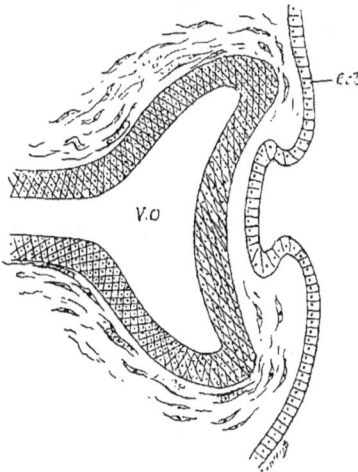

FIG. 56. — *Coupe antéro-postérieure de la vésicule oculaire.*
V.O, Vésicule oculaire. — *ect*, Ectoderme avec sa dépression cristallinienne.

une vésicule close et se séparer du feuillet qui lui a donné naissance. Elle se détache et devient libre de la quatrième à la cinquième semaine : c'est là le *cristallin primitif.*

En même temps que s'accentuait le développement de la *vésicule cristallinienne*, la vésicule oculaire primitive, d'abord sphérique, s'invaginait en cupule à double paroi, par refoulement en arrière de son hémisphère antérieur dont la surface interne venait s'appliquer contre a surface correspondante de l'hémisphère postérieur : la vésicule primitive prendra désormais le nom de *vésicule oculaire secondaire.*

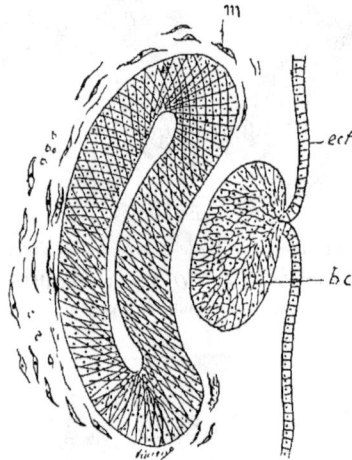

FIG. 57. — *La même coupe à une période plus avancée.*
m, Feuillet moyen. — *ect*, Ectoderme. — *bc*, Cristallin.

A ce moment donc, l'œil embryonnaire se trouve constitué par les éléments suivants : en arrière, la vésicule oculaire secondaire et son pédicule ; dans la cavité de la vésicule, un feuillet mésodermique, refoulé par le cristallin ; plus en avant, la vésicule ectodermique cristallinienne ; une enveloppe mésodermique étalée au pourtour de la cupule et de son pédicule ; finalement, le feuillet ectodermique.

Les tissus définitifs de l'œil se développeront ensuite de la façon suivante :

De la vésicule oculaire secondaire et son pédicule, proviendront la rétine et le nerf optique ; de l'enveloppe mésodermique, la sclé-

rotique, la cornée, la choroïde et l'iris, et, par dédoublement du feuillet
mésodermique, la chambre antérieure; de la vésicule ectodermique,
le cristallin; de la mince lame mésodermique refoulée dans la cupule
de la vésicule secondaire par le néo-cristallin, naîtra la partie la plus
antérieure du corps vitré. Quant au reste du corps vitré, il se formera
aux dépens de la partie du mésoderme extérieure à la vésicule, dont
une anse capillaire s'invaginera dans la cavité de la cupule, en arrière
du cristallin, par une fente antéro-postérieure et inféro-interne. Cette

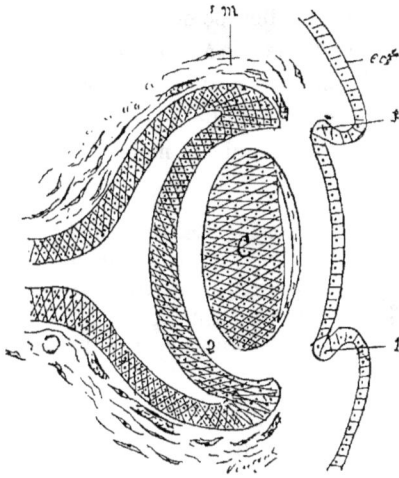

FIG. 58. — *Vésicule oculaire secondaire.*

ect, Ectoderme d'où dérivera l'épithélium conjonctivo-cornéen avec 1,1, repli des
culs-de-sac. — *C*, Cristallin. — 2. Vésicule optique secondaire. — *m*, Feuillet
mésodermique.

fente se nomme *fente choroïdienne* ou *d'Ammon;* elle se prolonge
en arrière jusque sur le pédicule de la vésicule et se ferme du sixième
au septième mois de la vie embryonnaire.

Nerf optique. — Le pédicule de la vésicule, d'abord cylindrique
et creux, s'aplatit de haut en bas et se transforme ensuite en gouttière *(portion pédiculaire de la fente choroïdienne)*, puis finalement
en un cylindre plein, qui sera le nerf optique, au milieu duquel reste
incluse l'artère centrale née de l'anse capillaire mésodermique de la
fente choroïdienne.

Rétine. — Le feuillet externe de la vésicule oculaire secondaire se transformera en épithélium pigmenté ; déjà, à la fin du premier mois, il existe du pigment dans les cellules de cette couche. Le feuillet interne sera l'origine des couches de la rétine, qui apparaîtront de dehors en dedans, des cônes à la limitante interne. La rétine offre, à sa surface interne, de nombreux plis jusqu'à la fin de la vie embryonnaire ; la tache jaune se développe seulement après la naissance.

Cristallin. — La vésicule cristallinienne, entourée de toute part de mésoderme, remplit à peu près la cavité de la cupule au moment où elle se détache du feuillet ectodermique. D'abord creuse, la vésicule cristallinienne ne tarde pas à se remplir par accroissement des cellules de sa paroi postérieure qui, en s'étirant, forment les fibres cristalliniennes, tandis que le feuillet antérieur constituera la couche épithéliale antérieure. Au cinquième mois, s'accuse la formation de

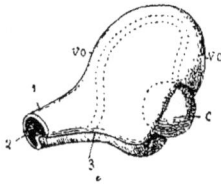

FIG. 59. — *Vésicule oculaire et fente optique* (d'après DEBIERRE).

V.O, Vésicule oculaire secondaire. — *C,* Cristallin. — 1. Pédicule de la vésicule. — 2. Cavité du pédicule d'où dérivera le nerf optique. — 3. Fente choroïdienne.

l'étoile intra-cristallinienne à trois branches. Au deuxième mois, se montrent les cristalloïdes qui sont ou de formation cuticulaire ou d'origine mésoblastique.

Lorsque la vésicule ectodermique est reçue dans la cupule rétinienne, elle est environnée d'un revêtement mésodermique : le feuillet mésodermique antérieur forme la *membrane pupillaire,* qui persiste jusqu'au sixième mois, et la *membrane capsulo-pupillaire* qui s'étend du bord périphérique du cristallin au bord pupillaire ; les vaisseaux de ces deux membranes transitoires communiquent avec le cercle artériel qui entoure la petite circonférence de l'iris. Le feuillet postérieur mésodermique, destiné comme l'antérieur à assurer la nutrition du cristallin, reçoit par le milieu de sa face postérieure une artère que lui envoie, à travers le vitré, l'artère centrale du nerf optique. De l'artère *hyaloïde* naissent à angle aigu des rameaux qui forment un réseau capsulo-pupillaire dont les branches s'anastomosent avec les vaisseaux de la choroïde et de l'iris, sans envoyer de filets au feuillet antérieur moins vascularisé.

La sclérotique et la cornée dérivent de l'enveloppe mésoblastique externe à la vésicule oculaire ; le tissu de la sclérotique se différencie dans le deuxième mois ; dans le troisième, il se modifie antérieurement en un point où au quatrième mois la cornée se laissera reconnaître par sa courbure et sa texture transparente. A la naissance, le pigment de la lamina fusca n'existe pas encore.

La choroïde se différencie dans le feuillet mésoblastique extérieur

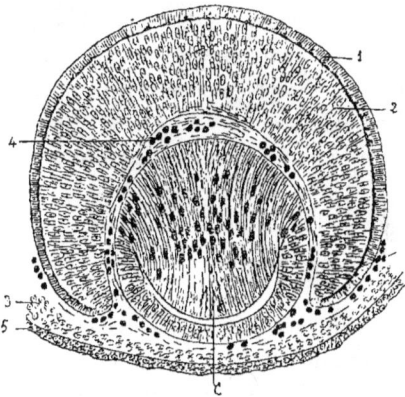

FIG. 60. — *Coupe de la vésicule oculaire secondaire et du cristallin.*

1. Feuillet externe de la vésicule oculaire secondaire origine de l'épithélium pigmenté. — 2. Feuillet interne ou nerveux. — 3. Feuillet antérieur du mésoderme. origine de la membrane pupillaire. — 4. Feuillet mésodermique postérieur semé de capillaires sanguins. — *C,* Cristallin. — 5. Ectoderme.

à la cupule rétinienne, par l'apparition d'une fente qui, en avant, deviendra la chambre antérieure, et en arrière, l'espace supra-choroïdien. Les éléments de la choroïde, d'abord transparents, se chargeront de bonne heure d'éléments pigmentaires. L'iris et le corps ciliaire apparaissent vers la fin du deuxième mois. L'iris naît en effet de la choroïde sous la forme d'un anneau étroit, tapissé par l'uvée, cet anneau augmente progressivement jusqu'à recouvrir la majeure partie de la face antérieure du cristallin. Il s'accole au sac mésodermique cristallinien, lequel disparaît par suite des progrès du développement ; la membrane pupillaire en reste le dernier vestige.

Le corps vitré dérive du tissu connectif embryonnaire compris dans la cupule rétinienne. Ce dernier reconnaît deux origines : sa portion antérieure, non vascularisée et située en avant de la lame postérieure du sac capsulo-pupillaire, provient du mince feuillet mésodermique postérieur au cristallin ; sa portion postérieure dérive du mésoderme du pourtour de l'anse capillaire, qui s'est invaginée à travers la fente choroïdienne. Lorsque cette dernière est refermée, du tissu connectif embryonnaire antérieur se forme la zone de Zinn ; tandis que le tissu connectif embryonnaire postérieur, très vascularisé, constitué par des cellules disposées en réseau et un liquide intercellulaire, donne naissance à la membrane hyaloïde, à la cuticule du canal de Cloquet et au corps vitré, par transformation de son réseau cellulaire en système de lamelles de substance hyaline, probablement sous l'influence chimique du sang fœtal (Hænsell). L'anse capillaire devient l'artère hyaloïde, dont il ne reste à la naissance que le canal de Cloquet.

Le revêtement épithélial commun à la conjonctive et à la cornée provient du feuillet ectodermique.

§ 23. — **Développement des parties accessoires**. — *Orbite*. — Dans les trois premières semaines de la vie intra-utérine, lors de la formation des arcs branchiaux, se détache du sommet de l'angle que forme le premier arc avec le repli céphalique, le bourgeon *maxillaire supérieur*. Il se porte de dehors en dedans et de bas en haut, à la rencontre du bourgeon *nasal externe*, formé de la portion médiane et antérieure du capuchon céphalique. L'espace ainsi intercepté est la fente branchiale *fronto-maxillaire*, qui donne passage à la vésicule oculaire et à son pédicule, entourés de parties mésordermiques qui ont commencé à s'hypertrophier autour des fossettes optiques, dès l'apparition de celles-ci sur l'ectoderme.

L'orbite se formera des parois de la fente fronto-maxillaire et ses points d'ossification se montrent dans l'ordre suivant :

1° Pour le sphénoïde antérieur : deux points, situés en dehors du trou optique, pour ses petites ailes, vers le deuxième mois ; deux points, pour son corps, vers le troisième mois. Ces quatre points se soudent ensemble vers la fin du sixième mois ;

2° L'os planum présente un point d'ossification vers le cinquième mois ;

3° On remarque pour le frontal, dans le deuxième mois, un point d'ossification sur l'arcade orbitaire avec deux points complémentaires qui apparaissent une quinzaine de jours après : un pour l'apophyse orbitaire externe et un pour la région voisine de la poulie du grand oblique ;

4° Vers le troisième mois, point osseux de l'os unguis ;

5° Au début du troisième, le point *osseux orbitaire* du maxillaire, dont la branche montante se forme par développement de ses points palatin et nasal ;

6° Dans le deuxième mois, un point pour l'os malaire.

Les paupières apparaissent dans le cours du deuxième mois, vers la portion équatoriale du globe, sous la forme d'un repli circulaire du mésoderme. Ce repli s'accroît surtout par les portions médianes de ses demi-circonférences inférieure et supérieure, qui avancent l'une vers l'autre jusqu'à se toucher et se souder au commencement du quatrième mois. Cette occlusion temporaire de la fente palpébrale persiste jusque vers la fin de la vie intra-utérine et disparaît au moment où les cils et les glandes de Meibomius achèvent leur développement. Les culs-de-sac de la conjonctive sont déjà bien visibles vers la fin du troisième mois. Dans le quatrième, apparaissent les premiers rudiments des glandes de Meibomius et des glandes lacrymales, sous la forme de bourgeons pleins émis par l'épithélium du bord ciliaire et de la muqueuse du cul-de-sac supérieur.

Le canal lacrymo-nasal se montre tout d'abord sous la forme d'une gouttière comprise entre le bourgeon nasal externe et le bourgeon maxillaire supérieur, faisant communiquer la fente branchiale fronto-maxillaire avec la fosse nasale. Le bourgeon maxillaire, par son développement progressif, en venant se souder au bourgeon nasal interne convertira, dans le deuxième mois, la gouttière en canal.

Dans le troisième mois, les conduits lacrymaux deviennent visibles et se tapissent au cours du quatrième de leur revêtement épithélial. A cette même époque, on peut déjà distinguer les premiers vestiges des muscles de l'œil.

DEUXIÈME PARTIE

Aperçu de la physiologie générale et spéciale de l'œil.

CHAPITRE PREMIER

Nutrition de l'œil. Tension intra-oculaire.

§ 24. — **Nutrition de l'œil.** — La nutrition des éléments organiques de l'œil se fait, comme dans le reste de l'économie, par l'intermédiaire du plasma qui les baigne. L'active et riche circulation intra-oculaire apporte au plasma ses principes nutritifs et le vivifie constamment.

Le réseau périkératique assure la nutrition de la cornée ; les vaisseaux propres de la rétine fournissent à la couche interne de la membrane nerveuse ; la chorio-capillaire, à ses couches externes. Ce dernier point a été controversé ; il est cependant quelques considérations d'ordre anatomique qui plaident en faveur de sa réalité. C'est ainsi que le réseau capillaire est plus dense, plus serré au niveau de la macula, région de la rétine dépourvue de vaisseaux propres et siège de la plus grande sensibilité rétinienne ; de plus, la chorio-capillaire se termine au point même où la texture de la rétine se modifie (*ora serrata*). Enfin, dans certaines espèces animales, la rétine ne possède pas de vaisseaux propres.

La nutrition du cristallin et de la hyaloïde, comme celle du corps vitré, est sous la dépendance de la choroïde. L'éclosion de lésions, qui compromettent la transparence et la vitalité des milieux oculaires (cataracte, flocons du vitré), lorsque la membrane vasculaire devient malade, rend manifeste son influence nutritive sur ces organes. Cependant Panas, à la suite de ses recherches sur la cataracte naphtalinique, rattache à la rétine la nutrition de la hyaloïde et du cristallin; il admet l'existence d'un courant qui porterait, à travers le corps vitré, les sucs nutritifs de la rétine à la hyaloïde.

On a avancé que les échanges dont le cristallin est le siège s'opèrent avec lenteur et peu d'intensité. Les expériences de Pflüger ont cependant fait voir que l'épithélium cristallinien se colore rapide· ment sous l'influence de la fluorescine.

Il est admissible que la circulation des liquides se fait dans l'intérieur de la capsule cristallinienne à travers les espaces cimentaires qui séparent les unes des autres les fibres des couches corticales antérieure et postérieure, espaces qui deviennent visibles dans certaines conditions pathologiques. On suppose même que la lymphe, après avoir traversé le cristallin, se déverse dans la chambre antérieure, à travers la cristalloïde antérieure. Cette opinion est corroborée par la remarque de Deutschmann qui a observé que l'humeur aqueuse des yeux cataractés est plus riche en albumine.

L'humeur aqueuse est un liquide limpide, pauvre en éléments nutritifs, qui ne préside pas, comme on l'a dit, à la nutrition des milieux oculaires. Sécrété par les procès ciliaires, elle arrive dans la chambre antérieure en arrière de l'iris, ainsi que l'établissent les injections intra-veineuses de fluorescine. Celle-ci, en effet, colore d'abord l'humeur aqueuse située derrière le plan irien; puis, petit à petit, la coloration gagne la chambre antérieure. La sécrétion de l'humeur aqueuse s'opère avec rapidité, ainsi que l'on peut le déduire du peu de temps, quelques minutes à peine, que met à se reformer ce liquide après ponction de la chambre antérieure. Les ponctions répétées de la chambre antérieure exagèrent les phénomènes sécrétoires. La reproduction si facile de l'humeur aqueuse s'explique par l'afflux sanguin que favorise l'abaissement de la tension intra-oculaire, consécutive à la déplétion de l'œil.

Le renouvellement de l'humeur aqueuse est constant, ainsi que le prouve la rapidité de résorption des éléments, abandonnés dans la chambre antérieure, comme les débris de cristallin, les hématies, etc.

Les liquides intra-oculaires quittent l'œil par trois voies : 1° la région trabéculaire de l'angle irien qui laisse transsuder les liquides que reprennent les veines ciliaires antérieures et sclérales; 2° la gaine séreuse des veines vorticineuses qui met en communication l'espace supra-choroïdien et l'espace sous-ténonien ; 3° la gaine du nerf optique. Cette voie n'est, peut-être bien, qu'accidentellement utilisée, car, comme l'observe Panas, la tension intra-crânienne étant supérieure à la tension intra-oculaire, l'existence d'un courant de l'œil à la cavité crânienne est fort problématique.

Durant la vie, l'épithèle cornéen s'oppose à toute filtration à travers cette membrane. Les phénomènes de transsudation sont des phénomènes cadavériques.

La nutrition du globe est soumise à l'influence des nerfs sympathiques (*vaso-constricteurs*) et trijumeau (*vaso-dilatateur*). La section du cordon cervical du sympathique amène dans l'œil correspondant l'hyperhémie paralytique de la conjonctive, l'élévation de la température locale et l'exagération de la pression artérielle. Son excitation détermine l'anémie des tissus par constriction vasculaire, le retrait de l'œil dans l'orbite, le rétrécissement du calibre des artères rétiniennes accompagné de dilatations veineuses.

La section de la racine trophique (M. Duval) du trijumeau cause un léger exorbitisme, diminue ou tarit la sécrétion lacrymale. Ce défaut de sécrétion des larmes favorise le dessèchement de la cornée, qui perd son aspect pâle, se fane et se trouble. L'anesthésie concomitante supprime le clignotement ; en sorte que la cornée, soumise à de nombreuses causes d'irritation et d'infection, s'infiltre, s'épaissit, se ramollit et se perfore rapidement, donnant issue au pus qui se collecte parfois dans la chambre antérieure ; la conjonctive d'abord injectée devient ensuite chémotique ; finalement, l'œil s'atrophie entièrement.

L'excitation du trijumeau, après qu'il a traversé le ganglion de Gasser où il reçoit une anastomose du sympathique, occasionne le resserrement de la pupille (Samuel) ; la congestion intense de la conjonctive bulbaire des deux yeux qui devient rapidement le siège de sécrétion abondante et même pyoïde. Sa sensibilité comme celle des paupières s'exalte ; la sécrétion lacrymale s'exagère ; la cornée s'opacifie et s'ulcère ; du pus peut se collecter dans la chambre antérieure. Ces phénomènes destructifs, contrairement à ce qui se passe lors de la section du trijumeau, surviennent même lorsque l'œil est resté soustrait aux traumas et aux agents d'infection. Ils établissent le pouvoir trophique du ganglion gassérien. Tandis qu'après la section du trijumeau, le tonus oculaire s'exagère d'emblée considérablement pour diminuer dans les jours suivants, les changements de tension sont inappréciables consécutivement à l'irritation de ce nerf (Panas).

§ 25. — **Tension intra-oculaire**. — On peut assimiler le globe oculaire à une coque, peu élastique, remplie de liquide, dont chaque élément de la surface interne supporte une égale pression. Cette pression est sous la dépendance des variations qui peuvent survenir dans les dimensions de l'enveloppe (cornée, sclérotique) ou dans son contenu.

En dehors d'états pathologiques, la coque oculaire est à peu près inextensible ; tandis que la masse des humeurs y contenues, humeur aqueuse, corps vitré, sang et lymphe, varie continuellement. Ainsi la dilatation de la pupille, en restreignant les ouvertures de la zone trabéculaire au-devant desquelles l'iris vient s'amasser ; les phénomènes d'accommodation, en entravant la circulation veineuse par le fait des contractions du muscle ciliaire, augmentent la tension intra-oculaire ; la pression de l'orbiculaire et des muscles extrinsèques sur le globe produisent les mêmes effets.

Mais la perméabilité des voies d'excrétion compense ces élévations de tension et assure l'équilibre normal.

Aussi les oscillations qu'elle présente sont-elles si minimes, qu'on considère la tension normale de l'œil comme *constante*. Estimée à l'aide d'un manomètre spécial, armé d'une canule qui le met en contact avec l'intérieur de l'œil, elle équivaut au poids d'une colonne de mercure de 25 millimètres de hauteur.

Le système cristallinien et zonulaire partage l'œil en deux loges dans lesquelles la tension peut être différente. Cependant l'élasticité de la zonule, en lui permettant de légers déplacements, tend à égaliser la pression sur les deux faces de la membranule et du cristallin.

Lorsque la différence de tension devient considérable, comme par exemple après paracentèse de la chambre antérieure, les humeurs du vitré transsudent abondamment dans la chambre antérieure. Ce phénomène est utilisable en thérapeutique et employé à activer les échanges dans le corps vitré pathologique par soustractions répétées de l'humeur aqueuse. Mais si l'inégalité de pression, produite artificiellement, dans les deux loges du globe est parfois avantageuse, dans d'autres cas elle est fort préjudiciable. Au moment de l'ouverture de la chambre antérieure, par exemple, au cours de certaines opérations, la tension de la loge postérieure n'étant plus contre-balancée par celle de la chambre antérieure, projette la zonule en avant et, lorsque son élasticité est altérée (*glaucome, sclérose*), en détermine facilement la rupture.

C'est par la transsudation des liquides du corps vitré que Deutschmann explique la reproduction de l'humeur aqueuse sur le cadavre, lorsqu'elle est évacuée par ponction.

§ 26. — **Tonométrie.** — Des causes pathologiques augmentent (*hypertonie*) ou diminuent (*hypotonie*) la tension intra-oculaire en modifiant la circulation ou la vitalité des tissus oculaires. Les progrès de l'âge altèrent l'élasticité de la sclérotique, aussi les yeux des vieillards sont-ils plus durs au toucher que ceux des jeunes gens. Les médicaments mydriatiques sont réputés élever la tension intra-oculaire ; les myotiques la diminuent.

On a proposé de nombreux *tonomètres* pour mesurer exactement les variations de tension intra-oculaire. Ils sont généralement basés sur le principe suivant : à l'application d'une force connue, doit correspondre sur la sclérotique une dépression de profondeur proportionelle à la résistance du contenu oculaire. Les uns sont des applications des leviers ; les autres, de la résistance des ressorts enroulés en boudin. Tous sont d'un maniement difficile ; quelques-uns nécessitent l'immobilité absolue de l'organe. Aussi ne sont-ils pas entrés dans la pratique courante et, faute de mieux, nous bornons-nous à chercher à nous rendre compte de la tension intra-oculaire à l'aide du *toucher digital*.

On procède, comme à la recherche de la fluctuation, en appliquant légèrement le doigt indicateur de chaque main sur la paupière supérieure et en imprimant au globe avec l'index droit de légères pressions que les milieux transmettent, suivant les lois de l'hydrostatique, à la face palmaire de l'index gauche, resté immobile. La sensation de l'effort capable de déprimer suffisamment la sclérotique pour que l'autre doigt perçoive le mouvement de la masse liquide, donne la mesure de la tension intra-oculaire. On comprend sans peine que l'exercice et la comparaison de nombreux examens sont indispensables pour développer l'éducation du toucher, seule susceptible de donner quelque valeur à ce mode d'examen. Il offre, du reste, d'autant plus de garanties que l'un des yeux étant resté normal peut être pris pour point de comparaison.

Avec de l'habitude, on arrive à juger rapidement du plus ou moins de souplesse des enveloppes oculaires et de dépressibilité des milieux. Bowman a proposé de différencier, de la tension normale, trois degrés d'hypertonie et d'hypotonie. Lorsque la pression est supérieure à la normale, on note $Tn = + 1 + 2 + 3$, si elle lui est inférieure ; $Tn = - 1 - 2 - 3$.

La technique du toucher oculaire comporte quelques précautions, sous peine de s'exposer à de notables erreurs. La pression s'exercera sur le globe à l'aide de l'extrémité palmaire des index, tandis que les autres doigts de la main prendront point d'appui sur le rebord orbitaire ; seuls les muscles digitaux doivent se contracter et jamais ceux de l'avant-bras. Le patient dirigera le regard en bas, de façon à ce que la surface scléroticale soit accessible à l'explorateur. La cornée, plus courbe, résiste autrement et l'effort nécessaire à la déprimer laisse croire à une élévation de tension qui n'existe pas. De même, les paupières seront closes, ce qui permettra de disposer commodément les doigts au-dessus du rebord supérieur du cartilage tarse et d'éviter sa rigidité trompeuse. Il faut recommander le calme au patient et le prier d'éviter toutes contractions de l'orbiculaire ou des autres muscles oculaires qui pourraient entraîner une augmentation de tension.

A l'exemple de Coccius, on pratique quelquefois le toucher en appliquant directement les doigts sur la conjonctive de l'œil, dirigé en haut, tandis que la paupière inférieure est abaissée. Ce mode d'examen, plus désagréable pour le patient, ne donne pas de renseignements plus précis que le précédent.

CHAPITRE II

Sensibilité générale de l'œil. Motilité de l'iris. Signes pupillaires. Pupillométrie.

§ 27. — **Sensibilité générale de l'œil**. — Le cristallin et le corps vitré, privés de tout système d'innervation, sont absolument insensibles tant aux excitations tactiles, qu'à la douleur et à la chaleur. La rétine et la sclérotique possèdent également une sensibilité très obtuse.

Par contre, l'iris est très sensible à la douleur, ainsi que le prouve la pratique de l'iridectomie ; la choroïde l'est fort peu. La compression des nerfs ciliaires, qui rampent à sa surface, suffit à expliquer les douleurs que déterminent les affections douloureuses intra-oculaires, panophtalmies, glaucomes, etc.

L'existence des nombreux plexus nerveux intra-cornéens donne à la cornée une excessive sensibilité tactile. L'indépendance relative de son innervation de celle de la conjonctive, explique pourquoi la sensibilité de ces deux membranes ne se comporte pas toujours de la même façon. Claude Bernard a fait voir, par exemple, que dans l'empoisonnement par la strychnine, la cornée devient anesthésique alors que la sensibilité conjonctivale est conservée.

Dans l'anesthésie chloroformique la sensibilité cornéenne est la dernière à s'éteindre.

La sensibilité de la cornée à la douleur est infiniment moindre que la sensibilité au toucher, ainsi que le prouvent les sections chirurgicales.

La cocaïne abolit la sensibilité de l'œil, par action directe sur les éléments nerveux périphériques ; elle anémie la conjonctive et l'iris dont elle détermine la dilatation par contraction de ses vaisseaux. Elle diminue le tonus oculaire ; il en est de même de la tonicité de l'orbiculaire, aussi son emploi est-il accompagné d'atténuation du clignotement ; il produit encore de l'élargissement de l'ouverture palpébrale, peut-être par excitation du grand sympathique.

Photophobie. — La sensibilité de la cornée et de l'iris s'exagère dans les états morbides. Les vives douleurs circumorbitaires, qui surviennent alors, s'irradient dans la direction des filets du trijumeau.

La *photophobie* (aversion pour la lumière), est due à l'excitation des nerfs sensitifs. Par action réflexe, surviennent la contraction spasmodique de l'orbiculaire et l'occlusion des paupières. Plus violente dans les lésions cornéennes superficielles qui mettent à nu les plexus intra-épithéliaux, la photophobie manque dans des affections plus graves au cours desquelles la cornée est anesthésiée.

§ 28. — **Motilité de l'iris**. — L'œil est le siège de mouvements intrinsèques dus aux contractions de l'iris et du muscle ciliaire. L'iris constitue un véritable diaphragme, à ouverture variable, destiné à proportionner l'accès de la lumière dans l'œil, à éviter l'éblouissement en même temps qu'à assurer, dans une petite mesure, la netteté des images que reçoit la rétine. Les mouvements de dilatation et de resserrement pupillaires, absolument indépendants de la volonté, sont des réflexes provoqués par l'excitation de la sensibilité rétinienne (*réflexe lumineux*), par les phénomènes d'adaptation visuelle (*réflexe photo-moteur*), ou des excitations de la sensibilité générale ou psychique. L'iris se contracte à la grande lumière ; si l'excitation est excessive, l'ouverture pupillaire devient punctiforme. Sous l'influence de la diminution de l'éclairage il se dilate ; il en est de même lorsque le regard se porte d'un objet rapproché sur un objet éloigné. Les excitations de la sensibilité générale et les émotions, telle la peur, font dilater la pupille ; le sommeil naturel et la narcose artificielle en supprimant toutes excitations de la sensibilité produisent le rétrécissement de la pupille.

Des excitations purement mécaniques, comme l'évacuation de l'humeur aqueuse, la congestion par afflux sanguin des vaisseaux iridiens, déterminent aussi le rétrécissement de la pupille.

Une impression lumineuse monoculaire provoque dans les deux yeux les mêmes phénomènes pupillaires. Cette réaction *consensuelle* est simultanée et identique en intensité et en durée. Elle implique un système de fibres commissurales entre les centres moteurs intra-encéphaliques des noyaux droits et gauches de la troisième paire nerveuse.

Les causes excitatrices des mouvements pupillaires sont si nombreuses, que les limites de l'ouverture irienne oscillent constamment; ces mouvements relativement lents, le deviennent encore plus chez les vieillards. Mais malgré les contractions et les dilatations répétées de l'iris, l'ouverture pupillaire, la même pour les deux yeux, affecte une dimension moyenne (*équilibre pupillaire*), variable cependant chez chaque individu, avec l'âge et l'état de la réfraction. Les myopes ont généralement les pupilles plus largement ouvertes que les emmétropes. Elles sont étroites chez les nouveau-nés, s'élargissent chez l'enfant pour diminuer chez l'adulte et se rétrécir encore chez le vieillard. Les mouvements de dilatation et de resserrement pupillaires sont sous la dépendance des contractions du sphincter irien; *la dilatation* de la pupille se produit, après suspension d'action du sphincter, sous l'influence soit de fibres musculaires lisses, *muscle dilatateur de Henle*, admises récemment encore par Picqué, soit de *fibres élastiques* à action antagoniste de celle du sphincter (F. Franck, Chauveau).

Les nerfs moteurs, qui fournissent aux fibres lisses des muscles irien et ciliaire, proviennent de la troisième paire, nerf moteur oculaire commun, par l'intermédiaire du ganglion optique; et aussi du grand sympathique, par la voie anastomotique qui unit le ganglion cervical supérieur au ganglion de Gasser. F. Franck, qui fait de ce ganglion le véritable centre des mouvements iriens placés sous la dépendance du sympathique, considère les fibres *irido-dilatatrices* comme indépendantes des fibres *vaso-motrices* que le système sympathique envoie également à l'œil.

Vœlkers et Hœnsen ont admis deux centres intracéphaliques (noyaux d'origine de la troisième paire) exclusivement réservés, l'un au *mouvement irien*, l'autre aux *contractions du muscle ciliaire*. Les paralysies isolées de l'iris et du muscle ciliaire corroborent leurs déductions expérimentales. Jessop a avancé que les nerfs ciliaires courts étaient la voie de l'influx nerveux destiné au sphincter irien et au muscle ciliaire; les ciliaires longs, au muscle dilatateur.

L'excitation de la troisième paire détermine le resserrement de la pupille par contraction du sphincter, alors que la section de ce nerf ou sa paralysie est suivie de dilatation. Le sympathique a une action antagoniste, il est le nerf dilatateur, attendu que son excitation dilate et que sa section rétrécit l'orifice pupillaire.

Chauveau considère l'oculo-moteur, par son action sphinctérienne, comme le seul agent des contractions pupillaires ; Franck suppose une action inhibitoire du sympathique sur le sphincter. Ce pouvoir suspensif amènerait la décontraction du sphincter et la dilatation irienne par action mécanique propre au tissu élastique. Picqué a cherché à démontrer que la dilatation par excitation du sympathique a lieu comme si l'existence du muscle de Henle était réelle. Il considère comme active (*musculaire*) la puissance irido-dilatatrice.

La théorie de Chauveau, suffisante pour l'explication du réflexe lumineux, n'interprète pas le mécanisme des mouvements pupillaires de l'accommodation et de la convergence ; pas plus que ceux consécutifs aux irritations douloureuses de l'œil ou d'autres organes.

§ 29. — **Signes diagnostiques pupillaires**. — La réaction pupillaire, consécutive aux excitations lumineuses, constitue un moyen très précieux d'appréciation *objective* de la sensibilité sensorielle de la rétine. La conservation des contractions pupillaires suppose l'intégrité de l'arc réflexe formé par le nerf optique, le centre photo-lumineux et la troisième paire. L'abolition de la réaction photo-motrice implique une interruption sur le trajet de l'arc, qui met obstacle à la transmission de l'excitation ou compromet l'action en retour.

L'ouverture pupillaire peut se présenter alors en dilatation paralytique appelée *mydriase*, ou en constriction, par contracture, désignée sous le nom de *myosis*.

Le premier de ces états produit, comme signe subjectif, de l'éblouissement par afflux trop considérable de lumière ; le myosis cause de l'obscurcissement. Il importe de différencier la mydriase et le myosis par lésion de la troisième paire, des mêmes troubles symptomatiques de lésion du sympathique ; et ne pas perdre de vue que ces états pupillaires sont ou *spasmodiques* ou *paralytiques*.

Lorsqu'on examine la motilité pupillaire pour en déduire si la rétine est ou non sensible à l'excitation lumineuse, il faut se bien assurer qu'il n'existe pas de mydriase préalable par paralysie, hypertonie, inflammation ou synéchies, excitations sensitives ou psychiques ; on doit également penser à la possibilité du myosis.

La réaction pupillaire monoculaire peut exister en dehors de toute sensibilité lumineuse, lorsque la lésion siège au delà du filet que l'arc réflexe envoie au centre photo-moteur (lésions des circonvolutions). La réaction consensuelle simultanée de l'autre œil, lorsqu'il est sain, permet d'éclairer le diagnostic : pour utiliser fructueusement cette réaction, il faut abriter soigneusement l'œil réputé sain des excitations lumineuses dirigées sur l'œil supposé impropre à réagir.

A l'état normal, les deux pupilles sont toujours également dilatées toute *inégalité* dans les dimensions de l'une à l'autre est un signe pathologique, exception faite de la possibilité d'une anomalie congénitale fort rare. On observe surtout l'inégalité pupillaire, appelée *anisocorie*, dans les affections encéphaliques, c'est un signe constant de la paralysie générale.

On a vu précédemment que les mouvements pupillaire sont connexes des excitations lumineuses ainsi que des mouvements d'accommodation et de convergence. Les lésions pathologiques, susceptibles d'intéresser les divers centres qui commandent à ces différents actes physiologiques, peuvent abolir certain d'entre eux et laisser persister les autres. C'est ainsi que l'on peut voir la pupille, insensible à la lumière, réagir à l'accommodation et à la convergence. Ce symptôme — signe d'*Argyl Robertson* — s'observe dans les lésions cérébro-médullaires, tel le tabes.

Des agents médicamenteux et toxiques, appliqués directement sur l'œil ou ingérés, produisent la mydriase ou le myosis pupillaire par paralysie ou contracture du sphincter. Parmi les premiers, se rangent l'atropine et son dérivé l'homatropine ; parmi les derniers, la pilocarpine et l'ésérine.

§ 30. — **Pupillométrie**. — L'ouverture pupillaire étant soumise à de si nombreuses variations physiologiques et pathologiques, on a cherché à apprécier exactement ses dimensions. L'extrême mobilité de l'œil, les modifications rapides de la pupille sous l'influence de l'éclairage, de l'accommodation, l'influence de l'illusion parallactique produite par les déplacements de l'œil de l'observateur, rendent fort difficile sa mensuration exacte. Ce n'est guère qu'au moyen de l'ophtalmomètre que l'on peut atteindre ce résultat.

Des nombreux *pupillomètres* proposés, la plupart sont des instruments d'une exactitude si peu rigoureuse, qu'un des moyens encore les plus employés, est l'échelle de Follin. Elle se compose d'une série de cercles noirs imprimés sur fond blanc, dont les diamètres vont progressivement de 1 à 12 millimètres. En les approchant de l'œil, on cherche à apprécier par comparaisons les dimensions de l'ouverture pupillaire, mais en tenant compte de ce fait, que le diamètre apparent de la pupille (*c'est-à-dire vue à travers le dioptre de la cornée et de l'humeur aqueuse*) est à son diamètre réel dans le rapport de $\frac{11}{10}$.

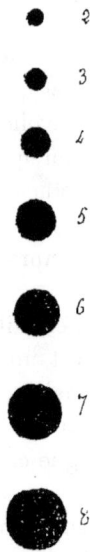

FIG. 61.
Échelle de Follin.

CHAPITRE III

Optique physique.

Comme les autres organes sensoriels, l'œil est destiné à nous mettre en rapport avec le monde extérieur ; il est le siège du sens de la vue. Il nous permet de juger des propriétés lumineuses, de la couleur, de la forme des objets et, par comparaisons avec d'autres sensations perçues, de la distance qui les sépare de nous, de la position qu'ils occupent dans l'espace.

Les éléments anatomiques étudiés dans la première partie de cet ouvrage, peuvent se diviser en : a) un système de membranes protectrices et vasculaires qui forment la charpente de l'œil, en dessinent l'aspect et président à sa nutrition ; b) une membrane sensorielle, dérivée du feuillet ectodermique, la rétine ; constituée par un névro-épithélium en rapport avec une partie cérébrale (terminaison de l'optique), c'est un véritable écran impressionnable placé en arrière c) d'un appareil dioptrique destiné à réunir sur la rétine, comme sur l'écran d'une chambre noire, les rayons lumineux qui frappent l'œil.

La vision est due à l'excitation par la *lumière*, qui est une forme du mouvement vibratoire (ondulations de l'éther, milieu hypothétique, impondérable à nos organes, mais où les lois de l'élasticité sont les mêmes que dans les corps pondérables) de ce névro-épithélium. A son niveau, commencent les modifications intimes du mouvement qui, finalement, détermineront l'ébranlement des cellules nerveuses des circonvolutions occipitales (cunéus, lobule fusiforme, lobe lingual, pôle occipital). Avant d'aborder l'étude des phénomènes physiologiques — *sensations visuelles* — que détermine l'ébranlement de la rétine, il est indispensable de connaître les lois physiques qui régissent les phénomènes de la mise au contact de la lumière avec la membrane sensorielle. Dans ce but, après avoir rappelé la définition physique de la lumière, nous donnerons un exposé succinct de la dioptrique géométrique.

§ 31. — **Lumière**. — Des corps qui nous environnent, certains visibles par eux-mêmes sont appelés *lumineux*, d'autres reçoivent de ceux-ci une certaine quantité d'éclairement, ils sont *éclairés*.

Un second groupe renferme les corps qui *absorbent* (coloration, phosphorescence, fluorescence), *diffusent* (dispersion) ou *réfléchissent* la lumière, mais ne se laissent pas traverser par elle : ils sont dits *opaques*. Un dernier groupe enfin de corps, peu ou pas lumineux par eux-mêmes, se laissent traverser par la lumière, en imprimant dans certains cas des changements à sa direction ; ils constituent ce que l'on désigne sous le nom de corps *transparents* ou *diaphanes* et *translucides*. Parmi les corps diaphanes, se rangent les tissus constitutifs transparents du dioptre oculaire.

Toute source lumineuse est le siège d'ébranlements ondulatoires de l'éther, à propagation sphérique, et les droites qui aboutissent à un point lumineux sont des *rayons* de la sphère. La lumière, dont la vitesse est de 300,000 kilom. par seconde dans l'air, se propage suivant ces rayons, c'est-à-dire en ligne droite, avec une intensité inversement proportionnelle (1) au carré de la distance de la source lumineuse. Bien que pratiquement on ne puisse obtenir que des *faisceaux lumineux* dont le plus petit contient une infinité de rayons (diffraction), pour plus de facilité on considère, dans les problèmes d'optique, le rayon comme un ensemble mécanique isolé.

Les vibrations de l'éther sont transversales, c'est-à-dire perpendiculaires à la direction des rayons. C'est grâce aux phénomènes d'interférence qu'on a pu calculer le mode de propagation, la longueur et le nombre d'oscillations des ondes lumineuses.

Lumière colorée. — Les lumières diversement colorées présentent des différences de durée d'oscillations, c'est-à-dire des différences dans le temps qu'une particule d'éther lumineuse met à parcourir sa trajectoire.

Les corps lumineux qui nous environnent émettent de la lumière

(1) Cette diminution de l'intensité lumineuse tient au mode de propagation sphérique : la surface éclairée s'élargissant avec l'éloignement de la source, chaque élément superficiel reçoit nécessairement une quantité moindre d'éclairement.

blanche : celle-ci est dite *mélangée* ou *composée*, parce qu'elle contient des lumières colorées, ce qu'on démontre en interposant sur son trajet des corps transparents doués, comme les prismes, de la propriété de décomposer, à cause de leurs différences de vitesses de propagation, la lumière blanche en ses composantes colorées qui sont des lumières *simples*.

Lumière simple. — La lumière est simple, *monochromatique*, lorsque chaque particule d'éther oscille sur une même trajectoire dans le même temps, avec la même vitesse ; on entend par durée d'oscillation, le temps que la particule lumineuse met à parcourir sa trajectoire. A la durée, ou bien au nombre des vibrations correspond une sensation particulière : celle de la *couleur*.

Dans l'exposé des phénomènes de réfraction, on considère, pour plus de facilité, les rayons comme monochromatiques.

§ 32. — **Homocentricité**. — Un faisceau lumineux est homocentrique lorsque tous les rayons qui le constituent ont des directions passant en un même point appelé *centre d'homocentricité* ou *sommet du faisceau*. Dans l'exposé élémentaire de la dioptrique qui va suivre, nous supposerons que le faisceau réfracté reste toujours homocentrique. Le faisceau est dit *parallèle* lorsque son sommet est reculé à l'infini. Il est *divergent* ou *convergent* selon que le centre d'homocentricité se trouve avant ou après la surface réfringente, comparativement au sens de propagation de la lumière.

§ 33. — **Dioptrique**. — Lorsqu'un rayon lumineux frappe la surface d'un corps transparent, une partie est *réfléchie* suivant des lois définies (catoptrique), tandis qu'une autre partie de la lumière *traverse* le corps en modifiant sa direction pour, comme l'observe Guebhard, par une règle de suprême économie de la nature, suivre le chemin de plus prompte arrivée. Le *changement de direction* des rayons lumineux s'effectue sous certaines conditions dont l'invariabilité a conduit aux lois suivantes, connues sous le nom de lois de Descartes :

Lois de la réfraction. — 1° Le rayon réfracté, c'est-à-dire celui qui traverse le corps transparent (*réfringent*), est contenu dans un même plan normal, à la surface de séparation, que le rayon lumineux incident à la surface.

2° Pour deux milieux donnés, il existe un rapport (décomposition de force vibratoire) constant entre le sinus des angles d'incidence et de réfraction. Ce rapport, appelé *indice de réfraction*, est égal au rapport de la vitesse de propagation de la lumière, dans le premier milieu, à la vitesse de propagation dans le deuxième milieu. Si on le désigne par k on a : $k = \dfrac{v_1}{v_2}$.

Lorsqu'il s'agit d'angles de fort petite ouverture, on peut remplacer les sinus par les angles eux-mêmes et on a alors $\dfrac{i}{r} = \dfrac{v_1}{v_2}$; i et r désignent l'angle d'incidence et l'angle de réfraction, en d'autres termes, les angles que font le rayon réfracté et le rayon incident avec la normale au point considéré.

§ 34. — **Réversibilité.** — Si un rayon lumineux passe obliquement de l'air dans l'eau, il est dévié et prend une direction qui correspond à la

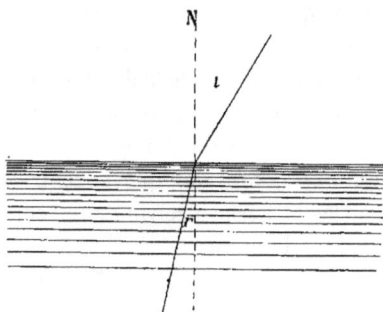

FIG. 62.

valeur de l'indice de réfraction de ces milieux. Mais également, si un rayon lumineux passe de l'eau dans l'air, il obéira absolument aux mêmes lois que le premier et il se réfractera suivant une direction déterminée par la valeur de l'indice de réfraction de l'eau à l'air, c'est ce que l'on désigne sous le nom de réversibilité. Cette propriété permet de prendre l'objet pour l'image et l'image pour l'objet; aussi dans les problèmes d'optique si l'on convient que la lumière se propage dans le second cas en sens inverse de la direction qu'elle avait dans le premier, la même figure peut servir sans modification. L'indice de réversibilité est naturellement l'inverse de l'indice direct, c'est-à-dire

$$\frac{v_2}{v_1} = \frac{1}{k}.$$

Indice absolu. — On désigne par *indice de réfraction absolu* d'une substance, ou, pour abréger, indice de réfraction, le rapport des sinus de l'angle d'incidence et de l'angle de réfraction au passage de la lumière du vide dans cette substance.

Voici les indices de réfraction de quelques substances :

Air...	1.000.294
Eau..	1.336
Cornée..	1.336.5
Cristallin, couche corticale	1.393
moyenne...................	1.419
noyau.....................	1.431
Humeur vitrée................................	1.33
Humeur aqueuse............................	1.337
Verre (crown glass)........	1.52
(flint glass)	1.57
Cristal de roche............................	1.562

§ 35. — Réfraction à travers un corps transparent homogène limité par des surfaces planes et parallèles. — Lorsqu'un rayon lumineux tombe *normalement* à la surface du corps réfringent, l'expérience démontre qu'il traverse le milieu dioptrique *sans déviation*

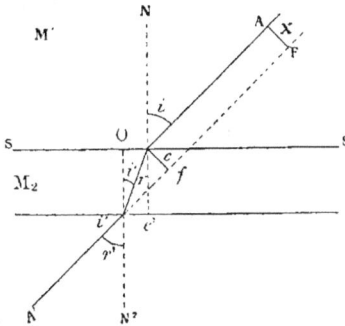

FIG. 63.

et sans autre modification que celles dues au *pouvoir d'absorption* du milieu.

Si, au contraire, les rayons présentent une *obliquité* donnée, les rayons incidents sont *réfractés* et quittent le milieu parallèlement à leur direction primitive. Ils sont alors déplacés latéralement d'une quantité proportionnelle au sinus de l'angle d'incidence des rayons, à l'indice de réfraction et l'épaisseur du milieu dioptrique.

C'est sur cette propriété des lames transparentes épaisses qu'est basé *l'ophtalmomètre* de Helmholtz.

Soit M_1 le premier milieu et M_2 le second; supposons v_1 plus grand que v_2, c'est-à-dire le premier milieu moins réfringent que le second.

Lorsque le rayon c A rencontrera la surface SS, il se rapprochera de la normale N_1 suivant le rapport connu $\dfrac{sin\ i}{sin\ r} = k$ puisque v_1 est plus grand que v_2. Arrivé au point c', il subira une nouvelle réfraction c' A', s'éloignant de la normale N_2 autant que cc' s'en était rapproché. Les angles $N_1\ c$ A et $N_2\ c'$A' sont égaux à cause du principe du retour inverse; et, comme N_1 et N_2 sont parallèles comme perpendiculaires au plan SS, il en découle que les côtés cA et c''A sont parallèles entre eux.

Désignons maintenant par i, l'angle d'incidence, par r celui de réfraction et par e l'épaisseur de la lame; puis abaissons la perpendiculaire A F que nous appellerons x.

Il nous vient :

$$x = cc' \times \sin cc'f \qquad (1)$$

Car les lignes A F et cf sont égales comme parallèles comprises entre parallèles et que dans le triangle rectangle $cc'f$, cf, un des côtés de l'angle droit est égal au produit de l'hypothénus cc' par le sinus de l'angle opposé $cc'f$.

Dans le triangle $oc'c$ nous avons par semblable raison et en remarquant que les angles r et i' sont égaux comme alternes internes et que $c'o = e$

$$cc' = \frac{e}{cos r}$$

De plus, l'angle $cc'f$ égale l'angle $oc'f$ moins l'angle $oc'c$ ou bien $cc'f = i - r$, car $oc'f = i$ comme ayant leurs côtés parallèles chacun à chacun.

En remplaçant maintenant dans l'égalité (1) cc' et $cc'f$ par ces deux nouvelles valeurs, nous arrivons à la nouvelle expression.

$$x = \frac{e}{\cos r} \times (\sin\, i - r)$$

que nous pouvons écrire

$$x = e\, \frac{\sin(i-r)}{\cos r} \qquad (2)$$

L'angle i est caractérisé par l'obliquité du rayon qui nous est connue.

La valeur de $\sin r$ se tire de la formule $\dfrac{\sin i}{\sin r} = k$, $\sin r = \dfrac{\sin i}{k}$

qui permet de calculer $\cos r$.

Faisons dans la formule (2) le remplacement, et la valeur de x apparaît alors en fonction de l'épaisseur, de la grandeur de l'angle d'incidence et de l'indice de réfraction; lorsque toutes ces quantités sont connues il devient possible d'estimer quel est pour un œil placé derrière la lame transparente, disposée obliquement, le déplacement latéral d'un point lumineux situé en avant.

§ 36. — **Angle limité. Réflexion totale.** — La plus grande valeur que l'angle d'incidence puisse avoir est évidemment 90 degrés. C'est le cas du rayon lumineux rasant la surface réfringente, la valeur qui en résulte pour l'angle de réfraction est appelée angle limite.

Dans ce cas particulier, la formule $\dfrac{\sin i}{\sin r} = k$ devient $\dfrac{1}{\sin r} = k$

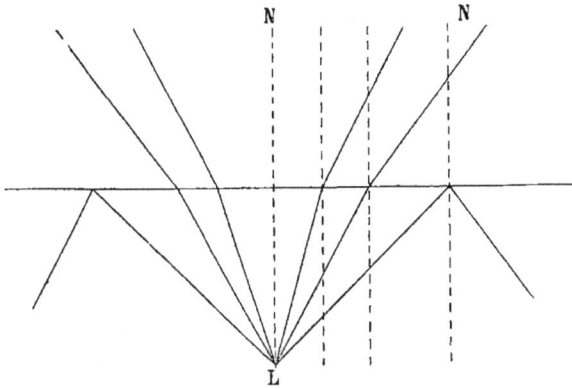

FIG. 64.

puisque le sinus de l'angle de 90° est égal à 1; on en déduit $sin\ r =$ $\frac{1}{k}$, expression de la plus grande valeur que puisse avoir l'angle formé avec la normale par le rayon réfracté.

La connaissance de l'*angle limite* donne l'explication du phéno-mène désigné sous le nom de *réflexion totale*. Que l'on suppose, par exemple, une point lumineux sous une nappe d'eau, les rayons inci-dents compris entre la normale et l'angle limite de l'eau à l'air seront réfractés; mais au delà de l'angle limite, les rayons incidents seront seulement réfléchis suivant les lois de la réflexion. Or, on conçoit fort bien une source lumineuse placée dans un milieu de telle sorte qu'il soit impossible aux rayons qu'elle émet d'atteindre la surface d'émer-gence autrement que sous un angle plus grand que l'angle limite; les rayons sont tous réfléchis, et aucun n'est réfracté; ce phénomène a été appelé *réflexion totale*.

§ 37. — **Réfraction à travers un milieu transparent limité par deux surfaces planes non parallèles. Prismes.** — On entend en optique sous le nom de prismes un milieu transparent limité par deux surfaces planes inclinées l'une sur l'autre. On appelle angle *réfringent*, l'angle dièdre compris entre les deux surfaces; *base*, la face opposée à l'arête de cet angle dite *arête réfringente*.

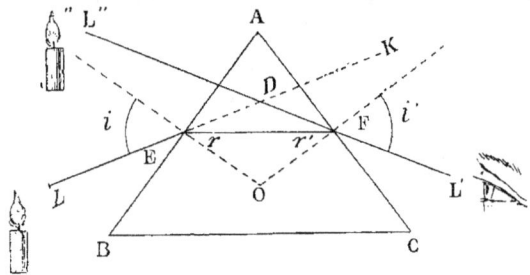

FIG. 65.

Quand un rayon lumineux est réfracté à travers un semblable sys-tème, il prend une nouvelle direction. A sa sortie du prisme il est dévié vers la base et si un œil observateur est placé du côté de la face oppo-sée au rayon incident, le point lumineux lui semble élevé vers le sommet du prisme

Soit un prisme ABC plus réfringent que le milieu environnant et L un point lumineux.

Le rayon LE incident à la surface AB se réfracte suivant EF en faisant avec la normale N O un angle dans le rapport $\dfrac{v_1}{v_2} = k$.

Le rayon EF, arrivé en F, subit une nouvelle réfraction $\dfrac{v_2}{v_1} = \dfrac{1}{k}$ et prend la direction FL'; il est donc dévié vers la base et l'œil placé en L' verra le point L en L''.

Prolongeons les rayons L et L' jusqu'à leur rencontre en D; l'angle KDF (δ) est connu sous le nom d'angle de déviation.

Dans le quadrilatère AEOF, l'angle EOF et l'angle en A sont supplémentaires; dans le triangle EOF, nous avons aussi $r + r'$ supplémentaires de EOF, donc:
$$r + r' = A.$$
Et comme le triangle DEF nous donne pour δ qui lui est extérieur,
$$\delta = DEF + DFE \text{ ou } (i - r) + (i' - r')$$
nous tirons en additionnant :
$$\delta = (i + i') - (r + r') \text{ et } \delta = i + i' - A.$$

Formule qui nous montre que la déviation δ dépend des trois variables A, k et i. Elle nous permet, lorsque nous connaissons trois de ces variables, de calculer le quatrième. Si A est connu, nous tirons la valeur de i de $\frac{\sin i}{\sin r} = k$; et celle de i' de $\frac{\sin r}{\sin i} = \frac{1}{k}$, ce qui nous donne la valeur de l'angle de déviation.

Si A et i sont connus, on déduit r de la formule $\frac{\sin r}{\sin i} = \frac{1}{k}$ et r' de A $= r + r'$.

Minimum de déviation. — L'expérience démontre qu'en faisant varier l'obliquité du rayon incident, il arrive un moment où les angles i et i' sont égaux; le rayon dévié atteint alors une situation *minimum*, car si, partant de cette position, on fait tourner le prisme dans un sens ou l'autre, la déviation devient toujours plus grande. L'expérience montre en outre qu'au moment où la déviation minimum est atteinte, la partie intérieure du rayon réfracté est également inclinée sur les deux faces du prisme et alors l'angle $r = r'$.

Le calcul apprend que dans ce cas remarquable, la déviation minimum est uniquement fonction de l'angle réfringent et de l'indice de réfraction de la substance taillée en prisme.

Indices de réfraction. — On peut mesurer (*méthode de Descartes*) l'indice de réfraction de certaines substances en les taillant en prismes très aigus, qu'on fait traverser par un faisceau de rayons parallèles et en recherchant le minimum de déviation (réfractomètres).

Conditions d'émergence. Prisme à réflexion totale. — Les conditions d'émergence variant avec l'incidence du faisceau et l'angle du prisme, on conçoit, d'une façon générale, que l'émergence ne puisse avoir lieu si l'angle intérieur d'incidence, qui croît avec l'angle réfringent, devient supérieur à l'angle limite. C'est le cas du *prisme à réflexion totale.*

On désigne sous ce nom un prisme rectangulaire et isocèle, tel que les rayons lumineux, qui frappent normalement une des faces de

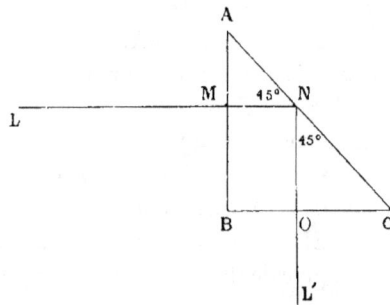

FIG. 66.

son angle droit, sont réfléchis perpendiculairement à l'autre face de cet angle.

Soit, par exemple (fig. 66), un prisme ABC, en verre et placé dans l'air.

Le rayon LM, normal à AB, traverse le prisme sans déviation ; mais en N, il rencontre la surface AC, hypothénuse, sous un angle plus grand que l'angle limite du verre à l'air, y subit la réflexion totale et se dirige vers O, normalement à BC qu'il traverse sans déviation, dans la direction OL'. Toute la lumière de L se trouve donc réfléchie vers L'.

Les propriétés de ce prisme sont utilisées dans certains instruments d'ophtalmologie ; entre autres, dans l'ophtalmoscope d'Ulrich, l'ophtalmoscope binoculaire de Giraud-Teulon, le métroscope de Snellen.

Lumière simple, spectre solaire. — Jusqu'à présent, nous avons supposé le rayon lumineux incident formé de lumière simple; il nous reste à voir comment se comportent les faisceaux de lumière composée.

La lumière blanche ou mélangée, que nous envoient les corps qui nous environnent, est constituée de lumières dont les durées d'oscillations sont différentes. Partant, leur réfrangibilité l'est aussi et quand un faisceau de semblable lumière rencontre un prisme, chaque lumière colorée se réfracte selon son indice particulier. Si l'on reçoit, en effet, un rayon de lumière solaire, *lumière blanche*, sur un prisme en verre, placé l'arête en haut, et que l'on dispose un écran de façon convenable pour recueillir le faisceau réfracté, on obtient une image allongée, colorée, d'une infinité de teintes, passant par dégradations insensibles d'une couleur à une autre. Les types principaux de couleurs sont, par ordre de déviation croissante (de plus grande réfrangibilité), *rouge, orangé, jaune, vert, bleu, indigo, violet*. Leur ensemble constitue ce que Newton a désigné sous le nom de *spectre solaire*. Chacune des couleurs du spectre est simple; en les reprenant isolément et en les faisant passer à travers d'autres prismes, on n'obtient pas de nouveau spectre, mais de simples changements de direction (réfraction).

Prismes d'essai. — Les prismes rendent de nombreux services en ophtalmologie, soit pour conduire au diagnostic, soit comme agents palliatifs des déviations légères produites par paralysies des muscles moteurs de l'œil. Les prismes triangulaires droits sont à peu près exclusivement les seuls utilisés en ophtalmologie. Les boîtes de verres d'essai renferment, en général, la série des numéros 2°, 3°, 4°, 5°, 6°, 7°, 8°, 9°, 10°, 11°, 12°, 15°.

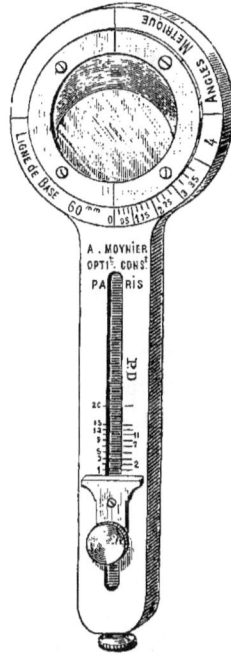

FIG. 67. — *Double prisme gradué en prisme-dioptries.*

Le double prisme de Wolkman sert à produire une série prismatique. Pour le construire on superpose deux prismes de 15°, mobiles l'un sur l'autre. Lorsque leurs sommets sont dirigés en sens opposés, leurs pouvoirs se neutralisent; par contre, leur action réfringente s'ajoute dans la direction contraire.

Le numérotage des prismes est basé sur la valeur de leur angle principal (angle réfringent).

Pour les prismes faibles, les seuls employés en médecine, lorsque les angles d'incidence et d'émergence sont égaux, ce qui est le cas dans la position du minimum de déviation, le trajet du rayon dans le prisme est perpendiculaire à la bissectrice de l'angle principal (fig. 68), puisque l'expérience démontre que dans ce cas la partie réfractée du rayon est également inclinée sur les deux faces du prisme. Alors l'angle de déviation est moitié de l'angle principal, pour un indice particulier du verre employé. Le prisme 8°, par exemple, donnera une déviation de 4°.

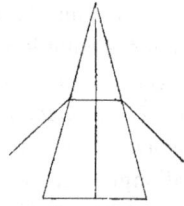

FIG. 68.

E. Jackson a proposé de substituer un nouveau mode de numération à celui basé sur la valeur de l'angle principal ; il lui semble préférable que le numéro du prisme désigne la valeur de l'angle de déviation, c'est-à-dire sa valeur optique même.

De son côté, Prentice prend pour unité le prisme qui, sur un plan vertical distant de 1 mètre, produit une déviation tangentielle de 1 centimètre. Il l'appelle *prisme dioptre* (P D). Sans avoir à faire entrer en ligne de compte ni l'ouverture des angles principaux, ni l'indice de réfraction, les prismes qui produisent cette même déviation à 0.50, 0,33, 0,25 centimètres, plus réfringents que l'unité du double, du triple, du quadruple, constituent les numéros 2, 3, 4, etc. de la série. Ici, comme dans le système de numération des lentilles sphériques, la valeur augmente en raison inverse de la distance focale.

Avec cette série, il est toujours facile d'obtenir en degrés l'angle de déviation qui correspond à un numéro de prisme dioptre : le quotient de la division par 100 de ce numéro égale la valeur tangentielle de l'angle cherché. Prentice a fait construire une *échelle prismométrique* qui permet d'apprécier immédiatement, en dioptries prismatiques, le pouvoir de tous les prismes.

§ 38. — **Prismes biréfringents.** — Certains corps cristallisés, tels le quartz ou cristal de roche, jouissent de la remarquable propriété de donner, pour un seul rayon lumineux incident, deux rayons

réfractés. Les objets vus à travers ces corps, appelés *biréfringents*
par opposition aux corps transparents monoréfringents, paraissent
doubles dans certaines conditions, mais non pas dans toutes.

Les cristaux biréfringents possèdent, en effet, une ou deux directions (cristaux à un ou deux axes) suivant lesquelles un faisceau lumineux peut les traverser sans subir de bifurcation à son point d'émergence; les objets vus suivant cette direction donnent une seule image.
Cette direction est l'*axe optique* du cristal.

Dans les cristaux *uni-axes* (fig. 69), lorsque les conditions sont telles
que le rayon incident donne naissance à deux rayons réfractés, l'un

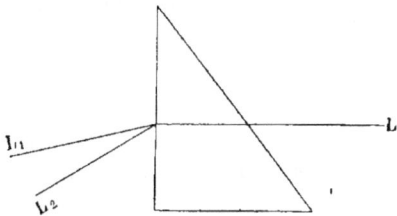

FIG. 69. — *Prisme biréfringent en quartz.*
L, Rayon incident. — L_1, Rayon ordinaire. —
L_2, Rayon extraordinaire.

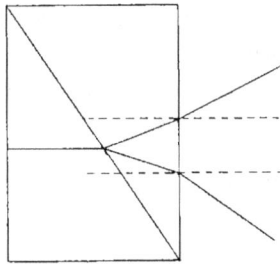

FIG. 70. — *Prisme de Wollaston :*
les deux rayons émergents s'éloi-
gnent également de la normale.

d'eux prend le nom de rayon *ordinaire*, car il se réfracte en suivant simplement les lois de Descartes; l'autre s'appelle le rayon *extraordi-*
naire, parce que le rapport entre les sinus des angles d'incidence et de
réfraction n'est pas toujours constant et que le plan qui contient le
rayon réfracté et la normale, ne coïncide pas toujours avec le plan du
rayon incident et de la normale. Les images *ordinaires* et *extraordi-*
naires correspondent au premier et au second de ces rayons. L'indice
de réfraction de ces deux rayons est différent et, suivant que celui du
rayon ordinaire est plus grand ou plus petit que celui de l'extraordinaire, les cristaux sont *négatifs* ou *positifs* : le quartz appartient à
cette dernière catégorie.

L'angle que forment entre eux les deux rayons varie avec la nature
du cristal, son épaisseur et la direction du rayon incident par rapport à son axe optique :

1° Quel que soit le plan d'incidence, le rayon ordinaire dans les cristaux uni-axes suit toujours les lois de la réfraction simple.

2° Quant au rayon extraordinaire, si le rayon incident est contenu dans un plan perpendiculaire à l'axe optique — *section normale* — il obéit également à ces lois, mais avec un indice différent de celui du rayon ordinaire.

3° Toutes les fois que le rayon incident se trouve dans un plan qui contient l'axe et la normale à la face d'entrée — *section principale* — les deux rayons restent dans le plan d'incidence. Mais le rapport des sinus des angles et d'incidence de réfraction n'est pas constant.

Le prisme de Wollaston (fig. 70) se compose de deux prismes rectangulaires de quartz, accolés l'un à l'autre, par leur face hypothénuse, au moyen d'une couche de térébenthine; leur ensemble forme un parallélipipède. Ils sont taillés de façon à ce que, dans l'un, l'axe optique du prisme soit parallèle à sa face extérieure et par conséquent perpendiculaire à l'arête; tandis que dans l'autre, les arêtes sont parallèles à l'axe.

Grâce à cette disposition, à leur émergence du biprisme de Wollaston, les deux rayons sont déviés l'un d'un côté, l'autre de l'autre, d'une quantité égale et leur écart est le double de la déviation de chacun. En variant l'angle principal des prismes, on augmente ou on diminue à volonté le dédoublement.

Dans l'ophtalmomètre de Javal et Schiotz, le *dédoublement de l'image cornéenne* est donné par un prisme de Wollaston.

§ 39. — **Réfraction à travers un milieu réfringent limité par une surface courbe.** — L'appareil optique qui collecte sur la rétine de l'œil les rayons lumineux est composé d'une série de milieux réfringents, limités par des surfaces sphériques. L'étude de la réfraction à travers semblable système offre un grand intérêt pour l'ophtalmologiste, aussi donnerons-nous ici un aperçu général des conditions qui régissent la marche de la lumière dans les milieux transparents limités par des surfaces courbes.

Soit (fig. 71) une calotte sphérique (AB), qui sépare un premier milieu (M_1) d'un second milieu (M_2) plus réfringent, et un point lumineux L placé en avant de cette calotte. Le point lumineux envoie un faisceau de lumière sur la calotte sphérique; il faut rechercher de quelle façon se comporte le rayon réfracté dans le second milieu.

Rappelons d'abord quelques définitions : dans la figure, le point C est le centre de la sphère, à laquelle appartient la calotte, on le désigne sous le nom de *centre de figure*. La *base* de la calotte est représentée par le plan dont la trace géométrique est le petit cercle AB.

Le rayon de la sphère CP, perpendiculaire à la base, se nomme *axe principal* et le point P, où il coupe la calotte, est le *pôle*.

On appelle *axes secondaires* les rayons de la sphère passant à la fois par le centre et un point quelconque de la calotte sphérique.

L'angle intercepté par les lignes CB et CP mesure l'*amplitude* de la calotte sphérique.

Pour la facilité de l'exposition, on peut envisager la surface sphé-

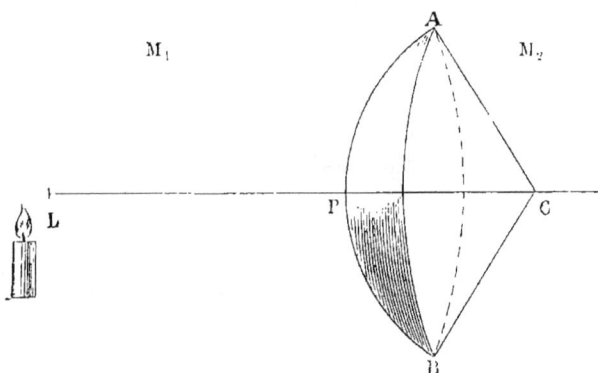

FIG. 71.

rique comme composée de surfaces planes infiniment petites, toutes normales aux rayons de la sphère, et assimiler la réfraction des rayons lumineux à travers ces surfaces à celle des rayons lumineux traversant des milieux limités par des plans, cas précédemment étudié.

Parmi les rayons émanés du point lumineux L (fig. 72), il en est un LP qui tombe perpendiculairement sur la surface limite du second milieu ; il traverse le système sans subir aucune déviation. Mais les rayons obliques à la surface, comme Ll, forment avec la normale (CI) au point d'incidence (I) un angle d'incidence (i) variable avec leur degré d'obliquité. Ces rayons sont réfractés suivant les lois de Descartes et la nouvelle direction qu'ils prennent (lL') est régie par le rapport $\dfrac{\sin i}{\sin r} = k$.

L'examen de la figure (72) permet de remarquer que tous les rayons traversant la calotte sphérique suivant un petit cercle donné (tel celui passant par le point I) doivent se réunir en une image (L') sur l'axe. De même tous ceux passant par un autre petit cercle, excentrique au précédent, viendront faire leur image (en L") plus près de la calotte. Il en sera de même pour tous les rayons passant par un même petit cercle, de telle sorte que, suivant que le petit cercle envisagé sera plus près ou plus éloigné de l'axe, les images du point lumineux (L) seront plus ou moins rapprochées du pôle de la calotte sphérique. Aussi le faisceau lumineux *homocentrique*, avant de rencontrer la surface, ne donnera pas, après réfraction, un seul point comme image du point lumineux, mais une série d'images, situées sur l'axe, qui figureront une ligne dite *ligne focale* (*aberration de sphéricité*).

En considérant encore la figure (72), on remarquera que la ligne focale correspondant aux rayons les plus près de l'axe est de si petite longueur que, sans grande erreur, on peut l'assimiler à un point unique. Ce point, vers lequel concourent tous les rayons réfractés, se nomme *foyer*.

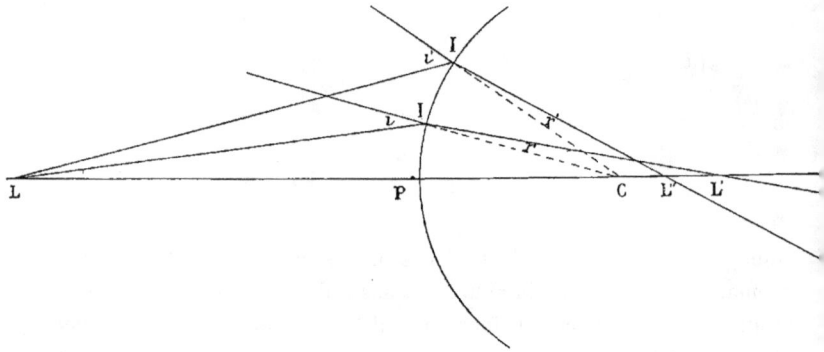

Fig. 72.

Pour simplifier l'exposé des phénomènes dioptriques, on considère seulement des calottes sphériques de très petite amplitude (de 6° à 8° au plus) et on les suppose confondues avec le plan tangent à leur sommet ; on peut ainsi supposer l'homocentricité toujours conservée.

§ 40. — **Dioptre.** — Monoyer a désigné sous le nom de *dioptre* l'ensemble de deux milieux réfringents séparés par une portion de surface sphérique et illimités d'autre part.

Une succession de dioptres diversement réfringents, dont les centres de figures et les pôles se trouvent tous sur une même ligne, s'appelle *système centré*. L'appareil optique de l'œil peut être, sauf certaines restrictions qui seront faites plus tard, assimilé à un système centré.

Étude de la réfraction dans un dioptre ; image d'un point. — On a vu tout à l'heure qu'un rayon lumineux (LI), oblique à la surface de la calotte sphérique, prend après réfraction une autre direction LI'. Ce fait peut être démontré expérimentalement et le calcul permet de *caractériser* cette nouvelle direction, c'est-à-dire de définir la situation qu'occupe cette ligne dans l'espace.

Soit DD' la coupe méridienne d'une calotte sphérique de petite amplitude ; *xy* est l'axe principal du système et C le centre de figure de la surface sphérique ; l'indice de réfraction du second milieu par rapport au premier est $\dfrac{v_1}{v_2} = k.$

Avec Gariel (1), nous supposerons constamment que la lumière se propage de la gauche à la droite de la figure. De la sorte, nous établirons toutes les formules en affectant du signe (+) les dis-

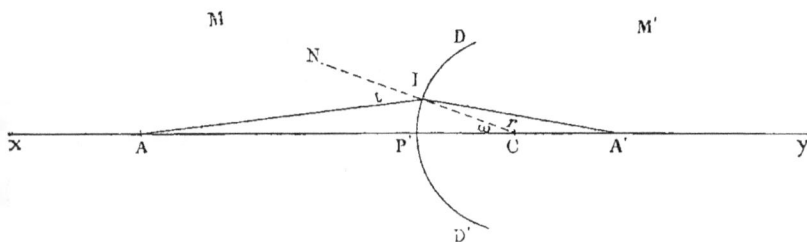

FIG. 73.

tances prises sur l'axe à partir d'un point donné, du côté d'où vient la lumière ; du signe (—) celle du côté où la lumière se rend. Seront également comptées positivement, les lignes placées au-dessus de l'axe et négativement celles au-dessous. Ce qui nous permettra, en présence du signe d'un résultat, de pouvoir localiser la valeur trouvée d'un côté ou de l'autre du point de repère choisi.

Considérons maintenant un rayon lumineux AI qui, parti du point lumineux A, rencontre la surface en I. Le rayon réfracté passera évidemment par le point I ; pour caractériser ce rayon, il faut déterminer le point A' où il coupe l'axe.

(1) GARIEL. *Étude d'optique géométrique.*

La normale au point d'incidence est représentée par le rayon de la sphère (CI); ce rayon forme avec l'axe un angle ICP (ω) qui détermine la position de la normale dans l'ensemble du système. Nous appelons i et r les angles d'incidence et de réfraction et nous supposons l'indice du premier milieu moindre que celui du second $v_1 > v_2$.

La trigonométrie apprend que les côtés d'un triangle sont entre eux comme les sinus des angles qui leur sont opposés; dans le triangle ICA on a $\dfrac{\text{CI}}{\text{CA}} = \dfrac{\sin \text{IAC}}{\sin \text{AIC}}$.

Mais l'angle IAC est égal à l'angle AIN moins l'angle ICA, c'est-à-dire $i - \omega$, parce que AIN, étant extérieur au triangle ICA, est égal à la somme des angles qui ne lui sont pas adjacents ICA et IAC.

D'autre part, $\sin i$ et $\sin$ AIC sont deux valeurs égales comme sinus d'angles supplémentaires, on peut donc écrire :

$$\frac{\text{CI}}{\text{CA}} = \frac{\sin (i\text{-}\omega)}{\sin i}.$$

Dans le triangle CIA' pour la même raison, on a :

$$\frac{\text{CI}}{\text{CA}'} = \frac{\sin (\omega\text{-}r)}{\sin r}$$

Comme il est convenu qu'il s'agit de rayons très voisins de l'axe et par conséquent d'angles très petits, on peut remplacer les sinus par leurs angles $\left(\dfrac{\sin i}{\sin r} = \dfrac{i}{r} \right)$ et comme le rayon CI égale le rayon CP, on peut écrire :

$$\frac{\text{CP}}{\text{CA}} = \frac{i\text{-}\omega}{i} \text{ et } \frac{\text{CP}}{\text{CA}'} = \frac{\omega\text{-}r}{r}$$

ou bien en effectuant la division indiquée dans le second membre de l'égalité :

$$\frac{\text{CP}}{\text{CA}} = 1 - \frac{\omega}{i} \text{ et } \frac{\text{CP}}{\text{CA}'} = \frac{\omega}{r} - 1$$

et en intervertissant la position des termes :

$$1 - \frac{\text{CP}}{\text{CA}} = \frac{\omega}{i} \text{ et } 1 + \frac{\text{PC}}{\text{CA}'} = \frac{\omega}{r}$$

on peut enfin transformer ces égalités de la façon suivante :

$$\frac{\text{CA} - \text{CP}}{\text{CA}} = \frac{\omega}{i} \text{ et } \frac{\text{CA}' - \text{PC}}{\text{CA}'} = \frac{\omega}{r}$$

Si on les divise membre à membre, il vient

$$\frac{(CA - CP)\ CA'}{(PC + CA')\ CA} = \frac{r}{i} = \frac{v_2}{v_1}$$

La figure donne :

$$CA = AP + PC$$
$$CA' = A'P - PC$$

En remplaçant dans la formule précédente CP et AC' on a

$$\frac{AP\ (PA' - PC)}{PA'\ (AP + PC)} = \frac{v_2}{v_1}$$

ou bien $v_2 \dfrac{(AP + PC)}{AP} = v_1 \dfrac{(PA' - PC}{PA'}$

ou bien $v_2 \left(1 + \dfrac{PC}{AP}\right) = v_1 \left(1 - \dfrac{PC}{PA'}\right)$

et $v^2 + \dfrac{PC\,v_2}{PA} = v_1 - \dfrac{PC\,v_1}{PA'}$

Changeant les termes de place dans l'égalité précédente, il vient :

$$\frac{PC\,v_2}{AP} + \frac{PC\,v_1}{PA'} = v_1 - v_2$$

Puis divisant par PC :

$$\frac{v_1}{PA'} + \frac{v_2}{PA} = \frac{v_1 - v_2}{PC}$$

Désignons AP par — α, A'P par + α' et CP par γ

$$\frac{v_1}{\alpha'} - \frac{v_2}{\alpha} = \frac{v_1 - v_2}{\gamma} \qquad (1)$$

Mais $\dfrac{v_1}{v_2} = k$; en remplaçant v_1 et v_2 par leur valeur en fonction de k on a

$$\frac{k}{\alpha'} - \frac{1}{\alpha} = \frac{k - 1}{\gamma} \qquad (1\ bis)$$

Cette formule nous donne la situation de A' en fonction de l'indice de réfraction du milieu, de la distance de l'objet à la surface du dioptre et du rayon de courbure de celui-ci. Le point A' est l'*image* de A et tous les rayons émanés de ce point lumineux se réunissent en ce *foyer* (dioptres de petite amplitude), on peut aisément construire tous ces rayons.

Foyers conjugués. — Étant donné le principe de la réversibilité de la lumière, A et A' peuvent toujours être considérés, quel que soit le sens dans lequel on suppose marcher la lumière, comme image l'un de l'autre; on les nomme *points conjugués*, c'est-à-dire que si le point lumineux était en A' dans le dioptre, son image se ferait en A dans le premier milieu. Les distances PA et PA' sont les *distances focales conjuguées.*

L'équation (1) dite *équation au foyer conjugué* est générale et réciproque, puisque si A était en A' elle servirait à caractériser A.

Le dioptre considéré opposait une surface convexe à la direction de la lumière, mais cette surface peut être également concave. Il est aussi possible que le premier milieu soit, contrairement au cas choisi précédemment, plus réfringent que le second, c'est-à-dire $v_1 > v_2$, les mêmes considérations restent applicables ; mais suivant que x sera positif ou négatif, c'est-à-dire suivant qu'il sera, ou non, placé du même côté de la surface que le point lumineux, les images seront *virtuelles* ou *réelles.*

Deuxième foyer principal. — Dans le cas où le point lumineux s'éloigne du dioptre, son image conjuguée, dont la position est dépendante de l'éloignement du point lumineux au dioptre, se déplace également. Lorsque le point lumineux est à l'infini, les rayons

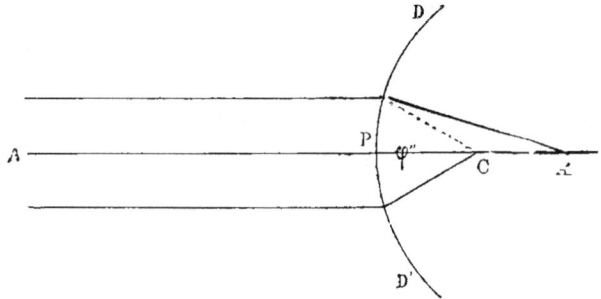

Fig. 74.

qu'il envoie sont alors parallèles ; la position de A' se trouve alors en faisant dans la formule (1) $\alpha = \infty$

$$\frac{k}{\alpha'} - \frac{1}{\infty} = \frac{k-1}{\gamma}$$

ou bien

$$\frac{v_1}{\alpha'} - \frac{v_2}{\infty} = \frac{v_1 - v_2}{\gamma}$$

Mais $\frac{v_2}{\infty}$ est une valeur nulle, donc $\frac{v_1}{\alpha'} = \frac{v_1 - v_2}{\gamma}$;

en désignant par φ'' la distance qui sépare à ce moment A' de P, il vient

$$\varphi'' = \frac{v_1}{v_1 - v_2}\, \gamma = \frac{k}{k - 1}\, \gamma \qquad (2)$$

Le point A' est le lieu où se réunissent tous les rayons parallèles qui pénètrent le dioptre, c'est le *deuxième foyer principal*. La formule (2) indique que sa situation, c'est-à-dire la *deuxième distance focale*, est uniquement dépendante de la valeur des indices de réfraction et du rayon de courbure de la surface du dioptre.

Suivant que φ'' est positif ou négatif, on reconnaît si le faisceau est convergent ou divergent.

Premier foyer principal. — De même que lorsque P A croît indéfiniment φ'', c'est-à-dire la distance du deuxième foyer principal au pôle est la limite du rayon réfracté, on conçoit que lorsque A' s'éloigne à l'infini, il existe une limite pour P A, qu'on désigne par φ'.

La formule (1) donne :

$$- \frac{v_2}{\varphi'} = \frac{v_1 - v_2}{\gamma}$$

ou

$$\varphi' = \frac{- v_2}{v_1 - v_2}\, \gamma = - \frac{1}{k - 1}\, \gamma.$$

Cette formule indique que φ' est située toujours d'un autre côté de

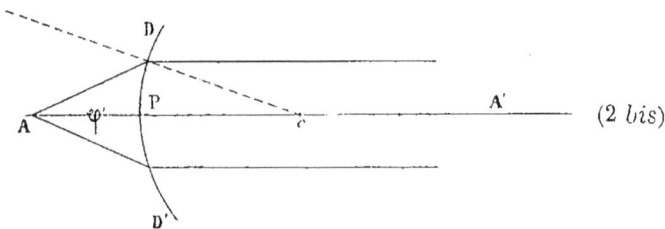

$$(2\ bis)$$

FIG. 75.

la surface du dioptre que φ''; c'est le lieu de réunion des rayons parallèles à l'axe avant leur sortie du dioptre.

La distance φ' est la *première distance focale ;* elle est également, comme la deuxième distance focale, uniquement dépendante des indices de réfraction des milieux dans lesquels se meut la lumière et du rayon de courbure de la surface du dioptre (1).

(1) Les deux longueurs φ' et φ'' sont des constantes qui caractérisent au point de vue de la marche de la lumière le système réfringent défini simplement par son indice de réfraction et le rayon. Car un même effet optique peut être obtenu en faisant varier l'indice et le rayon de courbure. (Parent.)

Mais, chose digne d'observation, c'est que la première et la seconde distance focale sont liées entre elles par un rapport remarquable : si nous divisons en effet les valeurs de φ' et φ'' données par les formules 2 et 2 *bis* nous obtenons $\dfrac{\varphi'}{\varphi''} = \dfrac{v_2}{v_1} = -\dfrac{1}{h}$, ce qui veut dire que le rapport de la première à la deuxième distance focale est égal à l'inverse de l'indice de réfraction. Étant connu φ'' il est donc immédiatement loisible d'avoir φ'. En effet :

$$\varphi' = \frac{\varphi'' \, v_2}{v_1} \tag{3}$$

Du rapport $\dfrac{\varphi'}{\varphi''} = \dfrac{v_2}{v_1}$ il résulte également que dans les dioptres les deux distances focales sont toujours *inégales*, puisqu'elles sont entre elles comme les indices de réfraction des milieux supposés inégaux. C'est pour cette raison qu'on appelle *inéquifocal* ce système réfringent.

Expression des longueurs focales par rapport au centre du dioptre. — La figure 76 montre que la première distance focale comptée du centre est égale à $(\varphi' + \gamma)$ et la seconde à $(\varphi'' - \gamma)$. Mais la longueur $- (\varphi' + \gamma) = G'$ égale justement la seconde distance focale. Nous avons donc

$$G' = \frac{v_1 \, \gamma}{v_1 - v_2} = \varphi'' \tag{4}$$

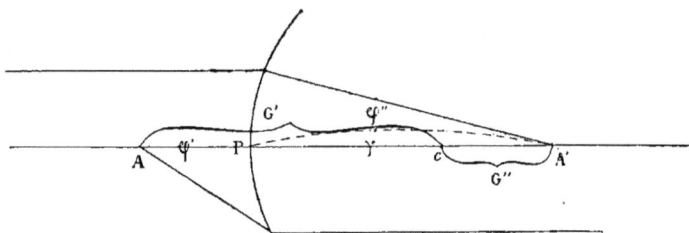

Fig. 76.

De même $(\varphi'' - \gamma) = G''$ égale la première distance focale

$$G'' = \frac{v_2 \, \gamma}{v_1 - v_2} = - \varphi' \tag{4 bis}$$

ce qui indique que les foyers sont de part et d'autre du centre puis que G' et G'' sont de signes contraires.

D'autre part $-(\varphi' + \gamma) = \varphi''$ indique que le premier foyer est à

une distance du centre égale à la distance de l'autre foyer à la surface
du dioptre, mais en sens opposé. On a également $G'' = \varphi'$. Enfin la
figure 76 fait encore voir que $\varphi'' - \varphi' = \gamma$, c'est-à-dire que la différence entre la première et la deuxième distance focale est égale au
rayon du dioptre.

Dioptre convergent et divergent. — On appelle dioptres *conver-*
gents ceux qui transforment les faisceaux parallèles en faisceaux convergents tendant vers un point de réunion (*foyer*); ceux qui les font
diverger, c'est-à-dire qui dispersent la lumière, sont *divergents*.

L'œil *aphaque* (1) est un dioptre convergent ; ses distances focales
s'obtiennent en remplaçant dans les formules de φ' et φ'' k et γ par l'indice
de réfraction de l'humeur aqueuse et le rayon de courbure de la cornée.

Plans focaux. — Les *axes secondaires* jouissent, au point de vue
optique, des mêmes propriétés que l'axe principal ; tous les rayons

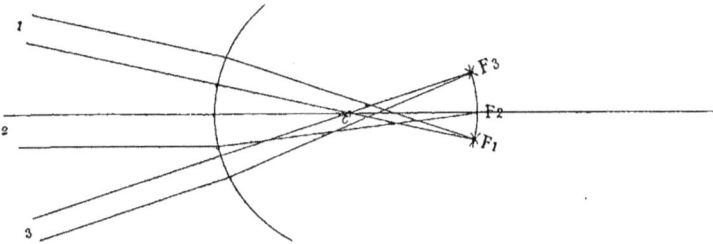

FIG. 77.

parallèles à un axe secondaire possèdent sur cet axe deux *foyers prin-*
cipaux. Dans le cas, où nous nous sommes placés, de calotte sphérique
de très petite amplitude, il est facile de se rendre compte, en envisa-
geant seulement les axes secondaires voisins de l'axe principal, que
les foyers principaux *secondaires* dessinent autour des foyers principaux une surface de concavité opposée à celle de la calotte limite
du dioptre. Comme cette surface est très petite, on peut, avec une
approximation suffisamment exacte, l'assimiler au plan tangent à son
sommet, c'est-à-dire au plan passant par le foyer principal et perpendiculaire à l'axe principal, le plan tangent substitué à la courbe prend
nom de *plan focal*. Il est le lieu des foyers principaux des axes
secondaires.

Point et plan principal. Point nodal. — Le rayon incident et le

(1) On appelle aphaque l'œil privé de son cristallin.

rayon réfracté coupent la surface du dioptre en un même point. On peut considérer comme objet l'extrémité du rayon incident en coïncidence avec la surface et comme son image l'extrémité correspondante du rayon réfracté. Pour cette position particulière, l'objet et l'image sont de même dimension et dirigés dans le même sens. Cette proposition, vraie pour un seul rayon, l'est aussi pour tous les rayons qui du point lumineux vont à la surface. Cette propriété particulière a fait donner à la surface du dioptre, assimilée à un plan, le nom de *plan principal*. Le *point principal* est situé au point où l'axe principal perce la calotte sphérique. C'est de ce point que sont comptées les distances focales.

Le centre de courbure du dioptre, qui représente le lieu de réunion de tous les rayons qui traversent le diopre sans déviation, se nomme *point nodal* (*nœud de réfraction*), ainsi nommé parce qu'il forme le

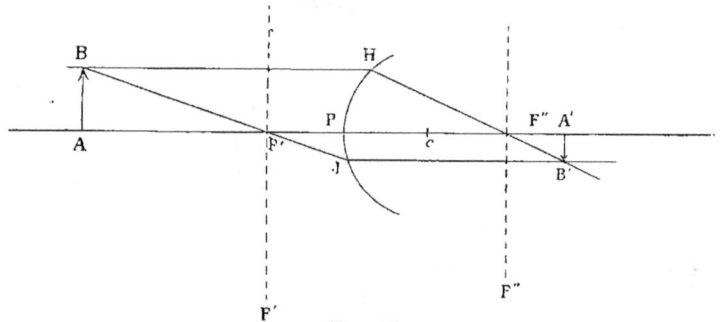

Fig. 78.

sommet commun de tous les triangles, deux à deux semblables, qui peuvent être formés entre les différents points de l'objet et ceux qui leur correspondent dans l'image (Giraud-Teulon). Il est en outre caractérisé par ce fait que les rayons réfracté et incidents correspondants passant par ce point sont *également inclinés* sur l'axe.

§ 41. — **Image d'une droite**. — 1° *Grandeur de l'image en fonction des points focaux*. — La connaissance des plans focaux simplifie considérablement nombre de questions dioptriques ; elle permet entre autres de trouver le rayon réfracté correspondant à un point donné sans avoir aucun angle à évaluer.

Dans la figure 78 soit B le point dont nous voulons déterminer l'image. Le rayon BH, mené parallèlement à l'axe principal, passe après réfraction au deuxième foyer principal en F''. Le rayon lumineux BJ traversant le premier foyer F', doit après réfraction prendre la direction JB' parallèle à l'axe principal. Le poit B', où se rencontrent les deux rayons réfractés, est l'image de B.

Le même raisonnement peut s'appliquer à tous les points de la petite droite AB, et ainsi s'obtient son image A'B'.

Dans la figure 78, étant donnée la supposition de faible amplitude de la surface, on peut assimiler les arcs PH et PJ à leurs tangentes.

La considération des triangles BAF' et PF'J semblables comme ayant leurs angles égaux chacun à chacun, fournit :

$$\frac{PJ}{AB} = \frac{F'P}{AF'}$$

De même les triangles F"A'B' et F"PH qui ont aussi leurs angles en F" égaux comme opposés au sommet et ceux en A, A' comme droits, fournissent la relation

$$\frac{A'B'}{PH} = \frac{F"A'}{PF"}$$

Mais AB = PH et A'B' = PJ, puisque nous considérons les arcs comme remplacés par des droites, il vient donc

$$\frac{A'B'}{AB} = \frac{F'P}{AF'} \text{ et } \frac{A'B'}{AB} = \frac{F"A'}{PF"}$$

d'où

$$\frac{A'B'}{AB} = \frac{F'P}{AF'} = \frac{F"A'}{PF"}$$

En désignant AF' par λ ; A'F" par λ" ; par O la droite AB et I celle A'B' ; enfin en affectant du signe + ou — les lignes suivant qu'elles seront au-dessus ou au-dessous de l'axe principal, on obtient la formule :

$$\frac{I}{O} = -\frac{\varphi'}{\lambda} = -\frac{\lambda'}{\varphi"} \qquad (5)$$

qui permet de déterminer la grandeur de l'image par rapport à l'objet. Ce rapport est connu sous le nom de *grandissement* du dioptre. En considérant la formule, on voit que le grandissement est donné en seule fonction des dimensions de l'objet et de son éloignement au premier plan focal; en effet

$$I = -\frac{\varphi' O}{\lambda} \qquad (6)$$

Mais on peut encore établir ce grandissement en tenant uniquement

compte des dimensions de l'objet et de sa distance au dioptre (α).
Les équations précédentes deviennent

$$\frac{A'B'}{AB} = \frac{F'P}{AP - PF'} = \frac{PA' - PF''}{PF''}$$

d'où

$$\frac{I}{O} = \frac{\varphi'}{\varphi' - \alpha} = \frac{\varphi'' - \alpha'}{\varphi''} \qquad (7)$$

La formule 5 donne $-\frac{\varphi'}{\lambda} = -\frac{\lambda'}{\varphi''}$ d'où

$$\lambda\lambda' = \varphi'\varphi'' \qquad (8)$$

relation, importante par ses applications, qui précise la position
des points conjugués par rapport aux foyers et permet de calcul λ'
lorsque λ est connu :

$$\lambda' = \frac{\varphi\varphi''}{\lambda}$$

De la formule (7) on tire : $\dfrac{\varphi'}{\varphi' - \alpha} = \dfrac{\varphi'' - \alpha'}{\varphi''}$, d'où

$$\frac{\varphi'}{\alpha} + \frac{\varphi''}{\alpha'} = 1 \qquad (9)$$

qui donne α' lorsque α est connu, c'est-à-dire la distance du point considéré au plan principal.

2° *Grandeur de l'image en fonction du point nodal.* — Dans les
triangles semblables (fig. 79) ABC et CB'A' nous avons :

$$\frac{AB}{A'B'} = \frac{CB}{CB'}$$

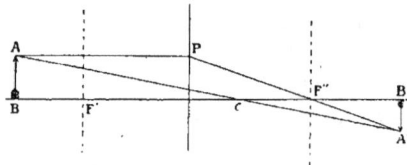

FIG. 79.

En remplaçant :

$$\frac{O}{I} = \frac{\lambda + G'}{\lambda' + G''} \text{ d'où } I = \frac{\lambda' + G''}{\lambda + G'} \times O \qquad (10)$$

§ 42. — **Puissance du dioptre.** — *Dioptrie.*

La formule (5) $\dfrac{1}{O} = -\dfrac{\lambda'}{\varphi''}$ peut s'écrire $I = -\dfrac{1}{\varphi''} O\lambda'$.

L'expression $\dfrac{1}{\varphi''}$ représente l'inverse de la deuxième distance focale;
en la désignant par π'', la formule devient

$$I = -\pi'' O \lambda'$$

et π'' prend pour valeur au signe près

$$\pi'' = \dfrac{I}{O\lambda'}$$

La valeur $\pi'' \left(\dfrac{1}{\varphi''}\right)$ s'appelle *puissance* du dioptre; elle exprime sa force réfringente.

Si dans la formule de π'' on fait $O = 1$, elle devient

$$\pi'' = \dfrac{I}{\lambda'}$$

c'est-à-dire que la puissance du dioptre trouve son expression dans le rapport de la grandeur de l'image à son éloignement du deuxième foyer principal.

Monoyer a nommé *dioptrie* la puissance d'un système dont la distance focale est de un mètre.

L'expression $\dfrac{1}{\varphi''}$ (π'') exprimera la puissance en dioptries d'un système, si φ'' représente des mètres ou des fractions de mètre; en d'autres termes, on déduit la puissance réfringente d'un système en l'exprimant par l'inverse de sa distance focale comptée en mètres (1).

APPLICATIONS. — *Calcul des longueurs focales de la cornée.* — Le rayon de la cornée est de $7^{mm},7$; l'indice de réfraction par rapport à l'air 1,33; les formules (2 *bis*) et (2) nous donnent

$$\varphi' = \dfrac{1}{k-1}\gamma = \dfrac{1 \times 7.7}{1.33 - 1} = 23.1$$

$$\varphi'' = \dfrac{k}{k'-1}\gamma = \dfrac{133 \times 7.7}{1.33 - 1} = 30.8$$

(1) L'œil, dioptre INÉQUIFOCAL, a DEUX puissances dioptriques, en rapport avec les DEUX SENS d'où la lumière peut théoriquement lui venir; ces deux puissances dioptriques ont respectivement pour expression : $\dfrac{1}{\varphi'}$ et $\dfrac{1}{\varphi''}$ (Parent).

Calcul des longueurs focales des surfaces antérieures et postérieures du cristallin. — L'indice moyen de réfraction du cristallin est 1,41 ; lorsque la lumière va de l'humeur aqueuse dont l'indice est 1,33 au cristallin, nous avons $\frac{v_1}{v_2} = \frac{1.33}{1.41}$. Inversement, du cristallin à l'humeur aqueuse ou vitré dont les indices sont les mêmes $\frac{v_2}{v_1} = \frac{1.41}{1.33}$.

Le rayon de courbure de la première surface est de 10 millimètres, nous aurons donc :

$$\varphi'_1 = \frac{1.33 \times 10}{1.41 - 1.33} = 166.25$$

$$\varphi''_1 = \frac{1.41 \times 10}{1.41 - 1.33} = 176.25$$

Le rayon de courbure de la seconde surface est de 6 millimètres, il vient :

$$\varphi'_2 = \frac{1.41 \times 6}{1.33 - 1.41} = 105.5$$

$$\varphi''_2 = \frac{1.33.\ 6}{1.33 - 1.41} = 87.25$$

§ 43. — **Systèmes centrés**. — On entend par *système centré* une succession de milieux diversement réfringents, séparés par des surfaces sphériques ayant toutes leur centre optique et leur pôle sur une même ligne droite. Cette ligne est perpendiculaire au plan qui limite les surfaces sphériques, c'est-à-dire à *leur base* et s'appelle *axe du système.*

Lorsqu'un faisceau lumineux frappe un système centré, c'est-à-dire qu'après avoir traversé une première surface et un premier milieu, il en rencontre un deuxième, troisième ou quatrième, etc., séparés par autant de surfaces, on se figure sans peine que sa marche doit être assujettie à des conditions différentes de celles étudiées pour le dioptre.

Évidemment, en suivant les rayons lumineux à travers ces différents milieux et en établissant pour chacune des surfaces, au moyen de la formule $\frac{i}{r} = \frac{v_1}{v_n}$, la direction du rayon réfracté, qui devient le rayon incident pour le milieu suivant en allant, de proche en proche, on arrive enfin à la construction de l'image définitive. Mais cette marche est longue et d'autant plus compliquée que les surfaces considérées sont plus nombreuses ; les points de repère sont en outre difficiles à préciser; aussi la construction d'une image rétinienne, correspondante à un objet donné, est-elle, en suivant cette voie, un travail toujours laborieux et compliqué, au cours duquel une erreur, minime pour l'une des surfaces, se multiplie par leur nombre et fausse prodigieusement le résultat.

Heureusement Gauss a trouvé, au moyen de la géométrie analytique, que les systèmes centrés possèdent certains *points et plans cardinaux*, jouissant de propriétés dont la connaissance abrège considérablement les calculs de la marche des rayons lumineux qui les pénètrent. Il suffit en effet de deux ou trois parallèles, menées par ces points, pour résoudre les questions les plus compliquées.

Listing a complété ces résultats pour l'œil, qui s'écarte assez peu (page 170) d'un système centré défini. Enfin, Gavarret, Gariel, Guebhard ont simplifié l'exposé des découvertes de Gauss et de Listing et les ont vulgarisées en établissant, au moyen de la géométrie plane, la démonstration de l'existence et des propriétés fondamentales des éléments cardinaux des systèmes optiques.

§ 44. — **Éléments cardinaux.** — Dans l'étude du dioptre, nous avons reconnu que la surface constitue un *lieu remarquable* en ce que la vitesse du mouvement lumineux subit à sa rencontre une modification. Aussi avons-nous compté toutes les longueurs focales du point principal ou sommet de cette calotte, repère d'autant plus indiqué que la déviation du rayon réfracté a lieu aussitôt le contact du rayon incident avec la surface.

De plus, nous avons vu aussi que les rayons qui, dans le premier milieu, se dirigent vers le centre ou point nodal du dioptre ne subissent aucune déviation, en un mot, qu'avant leur arrivée au point nodal et après avoir franchi ce point, leur inclinaison sur l'axe principal reste la même.

Gauss a supposé, par analogie, l'existence dans tout système réfringent composé, de plans capables de jouer, par rapport aux autres éléments du système, le même rôle qu'une surface unique. Et, de fait, il a découvert qu'il existe toujours deux *plans conjugués* l'un de l'autre, tels que l'objet et l'image y sont de même sens et de même dimension. Il les a désignés sous le nom de *plans principaux*. Ces plans jouissent des mêmes propriétés que la surface unique du dioptre et, comme elle, doivent servir d'origine aux longueurs focales.

Listing a également démontré l'existence de *deux points nodaux*, dont l'ensemble joue le même rôle que le centre ou point nodal unique du dioptre.

En résumé, dans tout système optique centré, quel que soit le nombre de surfaces composantes, il existe une couple de plans qui remplacent, au point de vue optique, la surface unique du dioptre et une fcouple de points qui, se substituant à l'ensemble des centres des surfaces composantes, représentent le centre du dioptre.

Pour interpréter clairement la définition des éléments cardinaux, que l'on veuille bien supposer qu'un dioptre (fig. 80) se dédouble en deux calottes sphériques entièrement identiques, s'éloignant l'une de l'autre de façon absolument parallèle. Chaque point dédoublé sera emporté parallèlement à l'axe, et c'est ainsi que IPC deviendront

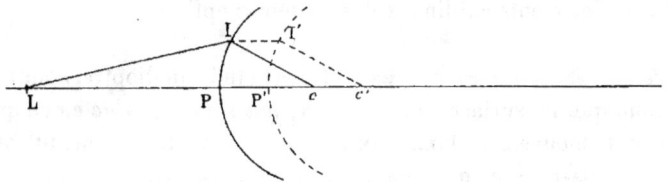

FIG. 80.

I'P'C'. Ces deux surfaces représentent les plans principaux d'un système optique. La première surface et les premiers points IPC jouent les rôles de *point d'incidence*, *principal* et *du centre* par rapport au premier milieu; les seconds, par rapport au milieu extrême. A remarquer que l'écart des points CC' est exactement le même que celui PP' puisque le déplacement a été le même pour tous.

Les considérations de Gauss comportent deux restrictions, l'une relative à l'amplitude des surfaces considérées qui doit être faible, l'autre au peu d'obliquité des rayons lumineux sur l'axe principal, ce qui est le cas de l'œil, au moins pour la vision directe.

Définition des éléments cardinaux. — Il existe cinq couples de points et trois couples de plans cardinaux : les points *principaux*, *nodaux, focaux, antiprincipaux, antinodaux* ; les plans *principaux, focaux* et *antiprincipaux.*

Le second *point principal* est l'image conjuguée du premier : tout rayon lumineux qui, dans le premier milieu, passe par le premier point principal, passera par le second point principal après sa dernière réfraction.

Les *plans principaux* sont deux plans menés perpendiculairement à l'axe par les points principaux. Ils sont également conjugués l'un de l'autre et jouissent de cette propriété que tout rayon incident quelconque et le rayon émergent correspondant coupent ces deux plans à la même distance et du même côté de l'axe.

Les plans *antiprincipaux* sont deux plans conjugués, tels que les rayons incident et réfracté les pénètrent à la même distance, mais de part et d'autre de l'axe.

Les *points nodaux* sont deux points conjugués, situés sur l'axe, tels que tout rayon incident, passant par le premier, abandonne le système en passant par le second point nodal et en suivant une direction parallèle à celle du faisceau incident ; puisque, analogues que sont ces points au centre du dioptre, les rayons incident et émergent doivent faire un même angle avec l'axe principal, tout comme s'ils traversaient un point unique.

On nomme *droite de direction* les deux rayons qui passent par les deux points nodaux, parce que la direction du faisceau émergent passant par ces points est donnée par ces droites.

Tout rayon incident qui passe par le premier point *antinodal* émerge en passant par le *second*, en faisant avec l'axe un même angle, mais d'ouverture contraire.

Le *premier foyer principal* est, comme pour le dioptre simple, le lieu de réunion des rayons émergents qui sont parallèles à l'axe à l'intérieur du système. Ce foyer (F') est situé en avant de la première surface réfringente. Le *deuxième foyer principal* (F'') réunit les rayons parallèles avant de pénétrer le système centré. Les *plans focaux*, comme pour le dioptre, sont le lieu géométrique des foyers principaux des axes secondaires. Leurs traces dans la figure 82 sont les deux perpendiculaires à l'axe au point F' F''. La distance des foyers principaux aux plans principaux correspondants se nomme *distance focale*.

Ces plans et points cardinaux sont liés les uns aux autres par d'importantes relations qui permettent, comme on va le voir, de déterminer l'emplacement des uns, celui de certains d'entre eux étant donné.

Dans tout système centré, les éléments cardinaux se divisent en deux groupes par rapport aux premier et deuxième foyer. C'est ainsi que le point nodal et le point principal correspondant sont toujours situés d'un même côté du foyer principal qui correspond à leur groupement.

La distance des deux points nodaux entre eux est la même que celle des deux points principaux et l'écart entre un point principal et le point nodal correspondant est égal à la différence des deux longueurs focales ; conséquence nécessaire de l'assimilation faite d'un système centré au dédoublement d'une calotte de dioptre (1).

Les deux foyers principaux sont situés de part et d'autre des plans principaux. Le rapport des distances focales, comptées des points principaux, est le même que celui de l'indice de réfraction du premier au dernier milieu.

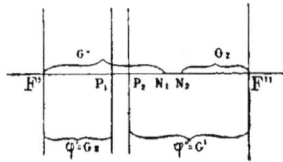

FIG. 81.

La distance du premier foyer au premier point nodal égale celle du second foyer au deuxième plan principal. La distance du deuxième point nodal au deuxième foyer égale la distance du premier foyer au premier point principal.

Enfin le rapport de la première distance focale à la seconde dans les systèmes optiques composés, *quel que soit le nombre de surfaces et indépendamment des milieux intermédiaires*, est le même que celui de la vitesse de propagation de la lumière dans le dernier et le premier milieu.

$$\frac{F' \, P_1}{F'' \, P_2} = \frac{v_n}{v_1} = \frac{1}{k} \tag{1}$$

(1) Qu'on se rappelle que nous avons observé que la différence des deux distances focales du dioptre est égale à la grandeur du rayon.

Cette formule exprime que les distances focales sont inégales aussi longtemps que l'indice du premier et celui du dernier milieu sont différents (système inéquifocal) et que la première distance focale est d'autant plus courte que la différence de réfringence des milieux est plus considérable.

La connaissance des foyers et des plans principaux, de même que celle des points nodaux et des foyers, constituent, ainsi qu'on le verra, des données suffisantes à elles seules pour résoudre l'image d'un objet sans faire intervenir les autres éléments s'ils sont manquants.

§ 45. — **Marche de la lumière dans les systèmes centrés. Cas de deux dioptres.** — Soit P'_1 et P_2 les surfaces des deux dioptres, les centres en sont C_1 C_2 et les foyers respectifs f_1 f''_1 et f'_2 f''_2. Cherchons à déterminer l'emplacement définitif des foyers du système.

Pour cela menons le rayon R I_1, parallèle à l'axe, on sait qu'il sera

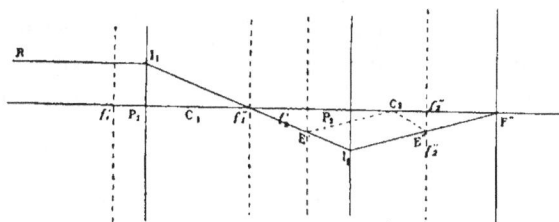

Fig. 82.

réfracté par le premier dioptre vers son deuxième foyer principal f''_1. Prolongé après f''_1 il rencontre la deuxième surface en I^2. Pour déterminer la position qu'il prendra, il suffit d'observer qu'il coupe en E' le premier plan focal f'_2 du deuxième dioptre. Menons la ligne C^2 E'' parallèle à I_1 I_2 ; elle représente un axe secondaire de ce deuxième dioptre, parallèle à I I, et comme les plans focaux sont le lieu des foyers principaux secondaires, le point E'' ou la ligne I_2 E'' parallèle à E' C_2 coupera le plan focal, f''_2 appartiendra également au rayon réfracté. Menée jusqu'au point F'', où elle coupe l'axe du système, la ligne I_2 E'' donne la situation du *deuxième foyer principal* du système. C'est-à-dire qu'elle précise le lieu où se réuniront, après leurs deux réfractions successives, les rayons qui étaient parallèles avant de frapper la première surface du système.

Un raisonnement analogue conduit à la connaissance de F', *premier foyer principal* du système.

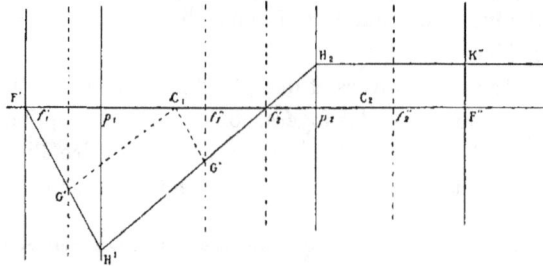

FIG. 83.

Comme on le voit, la construction mène, par l'utilisation des propriétés énoncées des plans focaux du dioptre, à la connaissance de la position des foyers principaux F' et F" du système résultant de la combinaison de deux dioptres. Mais il existe entre ces points et les données des dioptres composant des relations simples qui permettent d'arriver par le calcul plus vite encore à la connaissance des positions dans le système résultant de F' et F". La considération de la figure (83) fait voir en effet que F" et f'_1 sont deux points conjugués l'un de l'autre par rapport au premier foyer principal du second dioptre ; or la formule (8)

$$\lambda\lambda' = \varphi' \, \varphi''$$

dans laquelle nous connaissons λ, distance de f'_2 à f'_1 qui est une des données, que nous désignerons une fois pour toute par ε ($f''_1 \, f'_2 = \varepsilon = \lambda$),

nous donne : $\qquad f'_2 \, F''$ ou $\lambda' = \dfrac{\varphi' \, \varphi''}{\varepsilon} = \dfrac{p_2 \, f'_2 \times p_2 \, f''_2}{f'_1 \, f'_2}$ $\qquad\qquad$ (1)

L'application de cette formule précise donc la position de F" par rapport au deuxième foyer principal du second dioptre.

On obtient de la même façon la position de F" par rapport au plan principal du second dioptre composant. Pour cela, qu'on veuille bien remarquer (fig. 83) que

$$p_2 \, F'' = p_2 f'_2 + f'_2 \, F''$$

Remplaçons dans cette égalité $f''_2 \, F''$ par la valeur trouvée précédemment, il vient :

$$p_2 \, F'' = p_2 \, f''_2 + \dfrac{p_2 \, f'_2 \times p_2 \, f''_2}{f'_1 \, f'_2}$$

En effectuant le calcul, on obtient :

$$p_2\,\mathrm{F}'' = \frac{p_2\,f''_2\,(f''_1\,f'_2 + p_2\,f'_2)}{f''_1\,f'_2} = \frac{p_2\,f''_1 \times p_2\,f'_2}{f''_1\,f'_2} \qquad (2)$$

si on a soin d'observer sur la figure que :

$$f''_1\,f'_2 + p_2\,f'_2 = p_2\,f''_1$$

En d'autres termes, dans un système composé, la distance de F'' au deuxième plan principal du deuxième dioptre est égale au produit de la deuxième distance focale du second dioptre par l'éloignement du deuxième foyer du premier dioptre au plan principal du second dioptre divisé par l'écart entre le second et le premier foyer des 1ᵉʳ et 2ᵉ dioptres.

Les mêmes raisonnements conduisent à

$$p_1\,\mathrm{F}'' = \frac{p_1\,f'_2 + p_1\,f'_1}{f''_1\,f'_2} \qquad (2\ bis)$$

Plans principaux du système résultant. Distances focales. — En prolongeant le rayon $\mathrm{I}_2\mathrm{F}''$ jusqu'au point K'' où il coupe $\mathrm{H}_2\mathrm{K}''$ prolongement du rayon incident, et de même $\mathrm{H}_1\,\mathrm{F}'$ jusqu'à R où il coupe le rayon incident, on obtient ainsi deux points R K'' conjugués

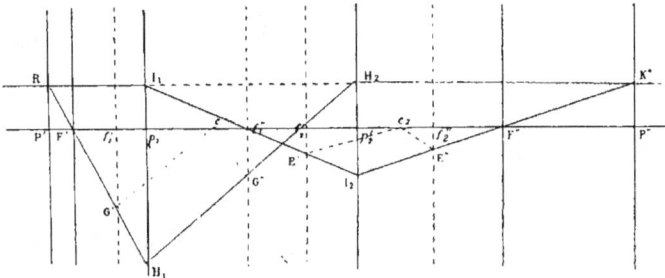

FIG. 84. — Le rayon incident en noir, le rayon émergent en rouge.

l'un de l'autre et à égale distance de l'axe, puisqu'ils sont situés sur une même parallèle à l'axe.

Ils sont conjugués, car on peut considérer que de R partent deux rayons RI_1 parallèle à l'axe, et RH_1, passant par le premier foyer (F'), qui forcément après réfraction devront prendre les directions $\mathrm{I}_1\mathrm{I}_2\mathrm{K}''$ et $\mathrm{H}_1\mathrm{H}_2\mathrm{K}''$ pour se couper en K''.

Menons les deux perpendiculaires R P' et K''P''.

Les triangles K''P''F'' et F'' p_2 I$_2$ donnent $\dfrac{F''P''}{F''\,p_2}=\dfrac{K''P''}{p_2\,I_2}$, de même

les triangles I$_1$ p'_1 f''_1 et f'_1 p_2 I$_2$ donnent $\dfrac{p_1\,f'_1}{p_2\,f'_1}=\dfrac{I_1\,p_1}{p_2\,I_2}$

Mais I$_1$ p_1 = K''P'' comme deux parallèles comprises entre deux deux parallèles ; on peut donc écrire : $\dfrac{F''P''}{F''\,p_2}=\dfrac{p_1\,f'_1}{p_2\,f'_1}$; en remplaçant p_2 F'' par sa valeur (2) on obtient, après suppression des facteurs communs, pour formule définitive donnant la *deuxième distance focale du système*, c'est-à-dire l'éloignement de F'' à P'' deuxième plan principal :

$$F''\,P'' = \frac{p_2 f'_2 \times p_1 f''_1}{f''_1 f'_2} = F''\,P'' = \frac{\varphi''_1 \times \varphi''_2}{\varepsilon} \qquad (3)$$

C'est-à-dire que la seconde distance focale du système résultant égale le quotient du produit des deuxièmes distances focales des deux dioptres composant par l'écart des 2e et 1er foyers des 1er et 2e dioptres. On trouvera ultérieurement de fréquentes applications de cette formule. — On détermine de la même façon la *première distance focale* du système composé.

$$F'\,P' = \frac{p_1\,f'_1 \times p_2 f_2}{f'_2\,f''_1} \qquad (3\ bis)$$

Rapport des distances focales du système. — La considération de chaque dioptre donne, d'après la formule (4, p. 142) $\dfrac{\varphi'}{\varphi''}=\dfrac{v_2}{v_1}$

$$\frac{p_1\,f'_1}{p_1\,f''_1}=\frac{v_2}{v_1} \text{ et } \frac{p_2\,f'_2}{p_2\,f''_2}=\frac{v_3}{v_2}$$

Multipliant membre à membre, il vient :

$$\frac{p_1\,f'_1 \times p_2\,f'_2}{p_1\,f''_1 \times p_2\,f''_2}=\frac{v_3}{v_1}$$

Mais le rapport de F'P' à F''P'' tiré de leurs valeurs (formules 3 et 3 *bis*) égale justement le premier membre de l'égalité, donc

$$\frac{F'\,P'}{F''\,P''}=\frac{v_3}{v_1}$$

proposition déjà énoncée (1, p. 152).

Position réciproque des plans principaux résultant avec leurs composants homonymes. — La position des plans P' et P'' par rapport à p_1' et p_2' est donnée par la formule :

$$\mathrm{P'}\,p_1 = \mathrm{P'F'} + \mathrm{F'}p'_1 = \frac{p_1\,f'_1 \times p_1\,p_2}{f''_1\,f'_2}$$

$$\mathrm{P''}\,p_2 = p_2\,\mathrm{F''} \times \mathrm{F''P''} = \frac{p_2\,f''_2 \times p_2\,p_1}{f''_1\,f'_2}$$

Points nodaux. — La situation des plans principaux dans le système résultant étant donnée par les relations précédentes, celle des points nodaux l'est du même coup, puisque nous savons que l'écart qui les sépare est le même que celui qui sépare les plans principaux et que, d'autre part, la distance qui sépare un point nodal du point principal correspondant égale la différence des deux longueurs focales principales.

§ 46. — **Formules générales**. — Appelons $\varphi'_1\ \varphi''_1$ les distances focales du premier dioptre, $\varphi'_2\ \varphi''_2$ celles du second ; ε la longueur $f''_1\,f'_2$ nous aurons :

1° Pour préciser la position des foyers du système résultant par rapport aux faces des dioptres composants

$$p_2\,\mathrm{F''} = \frac{p_2\,f'_1 \times p_2\,f'_2}{f''_1\,f'_2} = \frac{\varphi''_2\,(\varepsilon - \varphi'_2)}{\varepsilon} = \mathfrak{F}' \qquad (\mathrm{I})$$

$$p_1\,\mathrm{F'} = \frac{p_1\,f'_2 \times p_1\,f_1}{f''_1\,f'_2} = \frac{\varphi'_1\,(\varepsilon + \varphi''_1)}{\varepsilon} = \mathfrak{F}'' \qquad (\mathrm{I}\ bis)$$

2° Pour les plans principaux

$$p_1\,\mathrm{P'} = \frac{p_1\,f'_1 \times p_1\,p_2}{f''_1\,f'_2} = \frac{\varphi'_1\,(\varepsilon + \varphi''_1 - \varphi'_2)}{\varepsilon} = \Psi' \qquad (\mathrm{II})$$

$$p_2\,\mathrm{P''} = \frac{p_2\,f'_2 \times p_2\,p_1}{f''_1\,f'_2} = \frac{\varphi''_2\,(\varepsilon + \varphi''_1 - \varphi''_2)}{\varepsilon} = \Psi'' \qquad (\mathrm{II}\ bis)$$

3° Distances focales

$$\mathrm{F''P''} = \frac{p_2\,f''_2 \times p_1\,f_1}{f''_1\,f'_2} = \frac{\varphi''_1\,\varphi''_2}{\varepsilon} = \Phi'' \qquad (\mathrm{III})$$

$$\mathrm{F'P'} = \frac{p_1\,f'_1 \times p_1\,f_1}{f''_1\,f_2} = \frac{\varphi'\,\varphi_2}{\varepsilon} = \Phi' \qquad (\mathrm{III}\ bis)$$

§ 47. — **Foyers conjugués**. — La connaissance des plans focaux et principaux résultants permet de trouver aisément l'image d'un point lumineux.

Dans le système centré représenté par la figure 85, supposons un point lumineux A situé sur l'axe en avant du premier plan principal

P', l'image se fera nécessairement sur l'axe. Pour en préciser le lieu, il faut chercher le point où un autre rayon émané de A coupera l'axe.

Soit A E' un rayon qui rencontre le premier plan focal en E'. Par F', menons parallèlement F' H'; la direction du rayon F' H' sera nécessairement parallèle à l'axe dans le second milieu. Le point E'' où ce rayon coupe le deuxième plan focal est le foyer secondaire correspondant à la direction incidente donnée. Si maintenant nous tirons

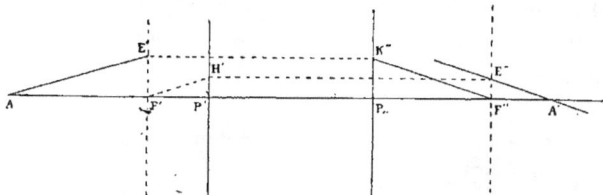

FIG. 85.

E' K'' parallèle à l'axe, après réfraction ce rayon passera en F''. Cette direction est celle du faisceau parallèle émergent. En menant par E'' une parallèle à K'' F'' on obtient la direction du rayon E'' A' correspondant à A E; le point A' est l'image de A.

La comparaison des deux triangles rectangles AF'E' et F'P'H' dont les angles A et F' sont égaux comme correspondants et celle des triangles A'F''E'' et F''P''K'' dont les angles A' et F'' sont égaux, donne :

$$\frac{AF'}{F'P'} = \frac{E'F'}{H'P'} \text{ et } \frac{P''F''}{A'F''} = \frac{K''P''}{E'F''}$$

Mais la figure montre que E'F' = K'' P'' et H'P' = E'' F''.
On peut donc écrire :

$$\frac{AF'}{F'P'} = \frac{P''F''}{A'F''}$$

En désignant comme nous l'avons fait pour le dioptre par λ λ' les distances de l'objet et de son image aux foyers principaux F'F'', c'est-à-dire AF' et AF'' et par φ' et φ'' les distances qui séparent les foyers des plans principaux correspondants, cette dernière égalité devient :

$$\lambda\lambda' = \varphi' \varphi''$$

Cette formule, identique à celle du dioptre, en diffère par cela seulement que les distances ne sont plus comptées à partir d'un seul point principal, mais à partir de chacun d'eux. Elle définit donc, comme pour le dioptre, la position des foyers conjugués et précise la position de l'objet et de son image par rapport aux plans principaux. Elle démontre que, dans tout système centré, les positions d'un point lumineux pris sur l'axe principal et de son image se déplacent dans le même sens et que la situation du point conjugué peut facilement être déterminée, la distance de l'objet au premier foyer principal étant connue.

Les points nodaux connus, en même temps que les plans focaux, peuvent également amener à trouver très aisément la position de deux points conjugués quelconques. On va s'en rendre compte par l'étude de la formation de l'image d'une droite dans un système centré.

§ 48. — Image d'une droite dans un système centré composé de deux dioptres.

— Nous utiliserons dans une première construction les plans principaux et focaux connus à la fois et dans une seconde les plans focaux et les points nodaux.

1° Pour trouver l'image A'B' d'un objet AB, menons BI_1 parallèlement à l'axe, le rayon réfracté prendra la direction du second foyer principal I'_2F''. Menons encore BF'; ce rayon se réfracte dans le second

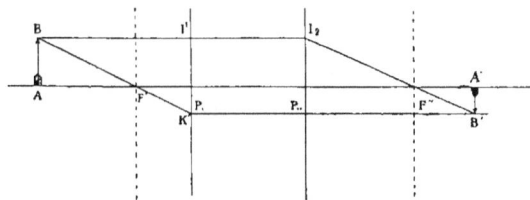

FIG. 86.

milieu suivant K'B', c'est-à-dire parallèlement à l'axe ; le point B' es l'image de B, et la perpendiculaire A'B' celle de AB.

Si l'on remarque que les deux triangles A'F"B' et $P_1F'K'$, sont égaux, en comparant les deux triangles semblables AF'B et $P_1F'K'$, il vient

$$\frac{A'B'}{AB} = \frac{F'P_1}{F'A}$$

relation qui montre que l'image A'B' varie avec les dimensions de l'objet et la distance de celui-ci au foyer antérieur.

Mais $AF' = AP_4 - F'P_4$ on a donc aussi

$$\frac{AB'}{AB} = \frac{F'P_4}{AP_4 - F'P_4}$$

En comparant les triangles A'F"B' et $I_2F"P_2$, on obtiendrait également

$$\frac{A'B'}{AB} = \frac{A'P'' - P''F''}{P''F''}$$

Remplaçons ces termes par O, I, λ et φ, et nous aurons

$$\frac{I}{O} = -\frac{\varphi'}{\lambda} = -\frac{\lambda'}{\varphi''}, \text{ d'où } I = \frac{\varphi'O}{\lambda}$$

formule identique à celle (5) trouvée pour le dioptre.

2° *Deuxième construction* (fig. 87). — Joignons B au point nodal par BN'; l'image de B doit se trouver sur la ligne de direction N"B' qui représente la continuation de BN'. Pour préciser le point B' de l'image il suffit de trouver un autre lieu de B'. A cette fin, menons BI_4 parallèlement à l'axe; après réfraction, cette ligne passera par le deuxième foyer principal, lieu des rayons parallèles à l'axe. Le

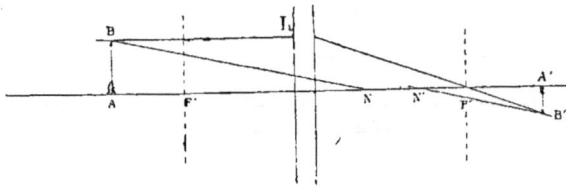

point B' qui doit se trouver sur chacune des deux lignes ne peut être qu'à leur intersection.

L'image est la perpendiculaire A'B'; sa grandeur se déduit de la comparaison des triangles ABN' et A'N"B' d'où l'on tire $\dfrac{AB}{A'B'} = \dfrac{N'A}{N"A}$.

En remplaçant N'A et N"A par G' et G" :

$$\frac{I}{O} = \frac{G''}{G'} \text{ et } I = \frac{G''}{G'} O$$

Ce qui montre clairement que l'objet restant constant, la grandeur de l'image dépend de son éloignement au second point nodal ; condition importante sur laquelle nous aurons à revenir en étudiant les anomalies de la réfraction oculaire.

§ 49. — **Lentilles.** — Parmi les systèmes centrés les plus intéressants, il faut ranger les lentilles, tant au point de vue de l'étude de la marche des rayons lumineux dans l'œil que des conditions susceptibles d'influencer cette marche et par conséquent la grandeur des images.

Les *lentilles* sont des blocs de matière réfringente séparés du milieu environnant par des surfaces sphériques.

Chaque face de la lentille peut être à la fois convexe ou concave, d'où le nom de lentilles sphériques *biconvexes* ou *biconcaves*.

Une des faces étant convexe, l'autre est concave, alors la lentille est appelée *ménisque*. Selon que la courbure d'une face est d'un rayon différent de celui de l'autre face, ou qu'elles sont de mêmes rayons toutes les deux, les surfaces limites des lentilles se coupent ou non, aussi obtient-on différentes variétés de lentilles et de ménisques dont les effets optiques sont des plus variés.

Une des faces de la lentille peut être remplacée par une surface plane ; la lentille est dite alors *plan-sphérique* concave ou convexe, suivant que sa surface courbe est elle-même concave ou convexe.

Parmi ces diverses espèces de lentilles, une doit nous arrêter tout particulièrement : c'est la lentille biconvexe dont le *cristallin* est une variété.

Si l'on considère les lentilles bisphériques comme deux lentilles plan-sphérique accolées par leur face plane, on est ainsi ramené au cas d'un système centré composé de deux dioptres. Cette assimilation implique que chaque lentille possède les mêmes éléments cardinaux que ceux dont nous avons déjà étudié les propriétés. De fait, la construction géométrique démontre par déduction directe leur existence et caractérise leur situation réciproque.

Par conséquent, nous nous bornerons à l'application des formules générales, obtenues pour un système composé de deux dioptres, lesquelles nous suffiront à déterminer les relations qui lient les éléments cardinaux de la lentille biconvexe résultant de la réunion des deux lentilles plan-convexes composantes (§ 46).

Mais la figure 89 fait voir que

$$e = p_1 f'_1 - p_2 f_2$$

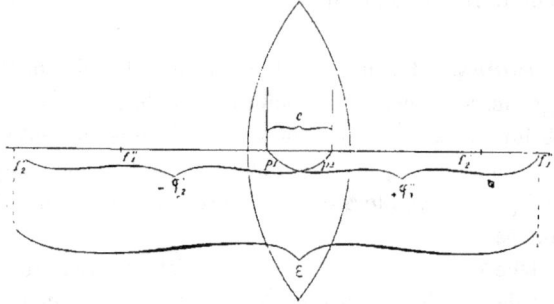

FIG. 88.

et en tenant compte du signe des longueurs focales des lentilles composantes, on a :

$$e = \varepsilon + \varphi''_1 - \varphi'_2$$

d'où
$$\varepsilon = e - \varphi''_1 + \varphi'_2$$

En remplaçant par le second terme de cette égalité, dans les formules générales, ε qui représente l'écart entre le deuxième foyer du premier dioptre et le premier foyer du second dioptre, nous avons ainsi l'avantage d'introduire dans ces formules, d'une façon plus claire, la distance qui sépare les plans principaux des deux dioptres composants, c'est-à-dire l'épaisseur de la lentille.

En portant cette valeur dans les formules établies pour un système, composées de deux dioptres, elles deviennent

$$\mathfrak{F}' = F' p_1 = \frac{(e + \varphi'_2)\,\varphi'_1}{e - \varphi''_1 + \varphi'_2} \quad \mathfrak{F}'' = F'' p_2 = \frac{(e - \varphi''_1)\,\varphi''_2}{e - \varphi''_1 + \varphi'_2} \quad (1 \text{ et } 1\ bis)$$

ces deux premières valeurs nous donnent la position des foyers principaux de la lentille par rapport aux faces ;

$$\Psi' = P' p_1 = \frac{e\,\varphi'_1}{e - \varphi''_1 + \varphi'_2} \quad \Psi'' P'' p_2 = \frac{e\,\varphi''_2}{e - \varphi''_1 + \varphi'_2} \quad (2 \text{ et } 2\ bis)$$

qui indiquent la situation des points principaux par rapport aux faces ;

$$\Phi' = \frac{\varphi'_1 \varphi'_2}{e - \varphi''_1 + \varphi'_2} \quad \Phi'' = \frac{\varphi''_1 \varphi''_2}{e - \varphi''_1 + \varphi'_2} \quad (3 \text{ et } 3\ bis)$$

pour les distances focales du système résultant.

On se rappelle que dans tout système centré, les distances focales sont entre elles comme l'inverse des vitesses de propagation de la lumière dans le premier et le dernier milieu :

$$\frac{\Phi'}{\Phi''} = \frac{v_3}{v_1}$$

Lorsque le premier et le dernier milieu sont de même indice, ce qui se présente pour les lentilles placées dans l'air et aussi pour le cristallin (l'indice de réfraction de l'humeur aqueuse égale celui du corps vitré), $v_3 = v_1$, il vient :

$$\frac{\Phi'}{\Phi''} = \frac{v_3}{v_1} = 1 \text{ d'où } \Phi' = \Phi''$$

Ce qui signifie que les deux distances focales de la lentille, placée dans l'air, sont égales ; toutefois il faut observer que chacune d'elles se compte des points principaux. La position de ceux-ci dépend des longueurs focales des dioptres composant φ'_1 et φ''_2 comme le montrent les formules 2 et 2 *bis*. Or, ces longueurs focales sont elles-mêmes sous la dépendance des rayons de courbure des surfaces réfringentes, puisqu'on a pour le premier dioptre (§ 40).

$$\varphi_1'' = -\frac{r_2\,\gamma}{v_1 - v_2}$$

et pour le second

$$\varphi_2' = \frac{v_2\,\gamma}{v_2 - v_3}$$

On a donc, puisque $v_1 = v_3$, en divisant 2 par 2 *bis*

$$\frac{P'\,p_1}{P''\,p_2} = \frac{\gamma}{\gamma'}$$

Dans le cas particulier où les deux faces de la lentille ont le même rayon $\gamma = \gamma'$ les plans principaux sont également distants de chaque face.

Quant aux deux points nodaux de la lentille, ils coïncident toujours dans ce cas avec les points principaux, puisque la distance d'un point nodal au plan principal correspondant égale justement la différence des longueurs focales.

APPLICATIONS. — *Distances focales du cristallin.* — Elles sont égales l'une à l'autre, il suffit d'en connaître une ; l'épaisseur $e = 4$ millimètres:

$$\Phi = \frac{\varphi'_1\,\varphi'_2}{e - \varphi''_1 + \varphi'_2} = \frac{166.25 \times 87.25}{4 - 176.25 + 105.5} = 55^{mm}.$$

Détermination de la position des points principaux par rapport à chaque face du cristallin :

$$P'p_1 = \frac{e\,\varphi'_1}{e - \varphi''_1 + \varphi'_2} = \frac{4 \times 166.25}{4 - 176.25 + 105.5} = 2^{mm}.4$$

$$P''p_2 \frac{e\,\varphi''_2}{e - \varphi''_1 + \varphi'_2} = \frac{4 \times 87.25}{4 - 176.25 + 105.5} = 1.23$$

Ce qui signifie que le foyer antérieur du cristallin est situé à $52^{mm},6$ en avant de la première surface et le second à $53,77$ en arrière de la deuxième surface.

§ 50. — Système optique formé par la réunion d'un dioptre et d'une lentille.

— La marche de la lumière dans cette combinaison et les relations qui lient entre eux ses éléments cardinaux nous intéresse particulièrement au point de vue spécial où nous nous sommes posé dans cette étude. L'œil, en effet, est un système composé d'un dioptre représenté par la surface cornéenne et d'un système centré, le cristallin, qui est une lentille biconvexe.

Les figures 89 et 90 représentent la marche du rayon incident RI et émergent correspondant R'I''$_2$, obtenus en appliquant les propriétés des éléments cardinaux que nous avons reconnus à chacun des composants du système.

Voyons maintenant quelles positions occupent les éléments cardinaux du système résultant : en un mot, cherchons à déterminer ses distances focales, ses points principaux, etc., par rapport aux données qui nous sont fournies.

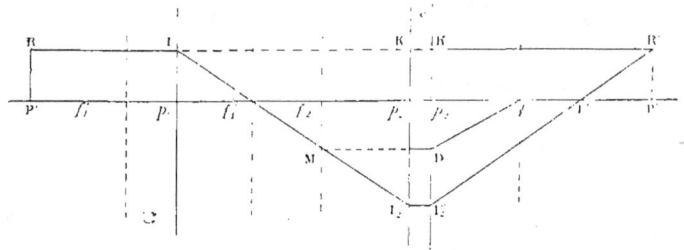

FIG. 89.

Distances focales. — Les foyers principaux du dioptre p_1 (première surface réfringente) sont $f_1'\,f_1''$; celles du système centré $f'_2\,f''_2$. Appelons φ'_1 φ''_1 les distances focales du premier, φ'_2 φ''_2 celles du second.

Les triangles rectangles R' F" P" et $f_2" p"_2$ D sont semblables et donnent

$$\frac{P" \, F"}{p"_2 f"_2} = \frac{R' \, P"}{p"_2 \, D}$$

De même dans les triangles I $f"_1$ p_1 et $f_2' f_1"$ M, on a :

$$\frac{I \, p_1}{M \, f_2} = \frac{p' \, f'_1}{f'_1 \, f'_2}$$

Mais I p_1 et R' P" d'une part et $p"_2$ D et M f'_2 d'autre part sont des lignes égales, comme parallèles comprises entre parallèles.

$$\text{Donc} \quad \frac{P" \, F"}{p"_2 f'_2} = \frac{p' \, f'_1}{f'_1 \, f_2}$$

En remplaçant par les valeurs correspondantes à chaque terme, en appelant P" F" $= \Phi"$ et d la distance de la surface du dioptre à p_2, premier plan principal du second système, ce qui donne pour $f"_1 f_2 = \varepsilon = d - \varphi'_2 + \varphi"_1$, la formule générale III (§ 46) prend la forme

$$\Phi" = \frac{\varphi"_2 \, \varphi"_1}{d - \varphi'_2 + \varphi"_1} \qquad (1)$$

La considération en sens inverse de la figure 85 donne également pour la première distance focale du système résultant

$$\Phi' = \frac{\varphi'_1 \, \varphi'_2}{d - \varphi'_2 + \varphi"_1} \qquad (1 \; bis)$$

Points principaux. — Mais pour compter les distances focales, il faut connaître la situation qu'occupent dans le système résultant

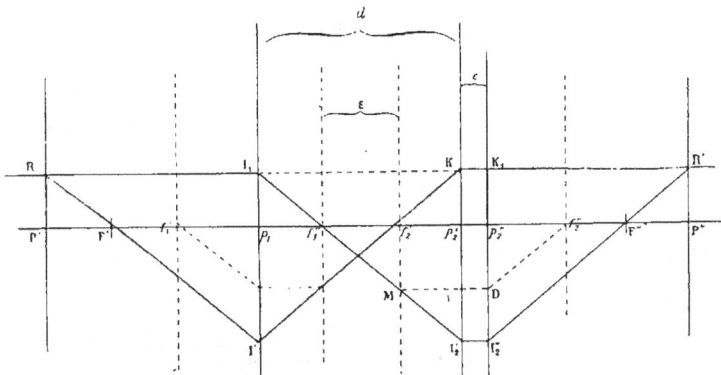

Fɪɢ. 90. — Le rayon incident en noir. — Le rayon émergent en rouge.

les points principaux. Ceux-ci s'obtiennent, en fonction des plans principaux des systèmes composants, de la façon suivante :

Les triangles semblables R' K_1 I''_2 et D p_2'' f''_2 ; I'_2 K I_1 et M f'_1 f_2 donnent

$$\frac{R'\,K_1}{p''_2\,f'_2} = \frac{K_1 I''_2}{p''_2\,D} \text{ et } \frac{K\,I'_2}{M\,f'_2} = \frac{I_1\,K}{f'_1\,f_2}$$

Mais $K'I''_2 = KI'_2$ et $p''_2 D = Mf'_2$, donc :

$$\frac{R'\,K'}{\varphi''_2} = \frac{I_1\,K}{d - \varphi''_1 + \varphi'_2}$$

et comme $R'K_1 = p_2 P'' = \Psi''$ et $I_1 K = d$, on a :

$$\Psi'' = \frac{d\,\varphi''_2}{d - \varphi''_1 + \varphi'_2} \tag{2}$$

et

$$\Psi' = \frac{d\,\varphi'_1}{d - \varphi''_1 + \varphi'_2} \tag{2 bis}$$

Distance mutuelle des plans principaux. — Elle est donnée par la distance de ces deux plans l'un à l'autre ; dans la figure 90 elle est mesurée par la ligne RR'

$$RR' = \Psi' + (d + e) + \Psi''$$

Remarque. — On voit que les diverses formules obtenues sont de tous points semblables à celles du système centré composé de deux dioptres. Ceci n'a pas à nous surprendre car on peut obtenir un même effet optique, avec des systèmes de constitution fort différents, aussi longtemps que les rapports des distances focales sont entre eux comme les indices de réfraction du premier et dernier milieu. Cette remarque légitime l'assimilation du système centré oculaire à un dioptre unique — *l'œil schématique,* — assimilation que l'on a coutume de faire dans les démonstrations de la dioptrique oculaire et dont nous parlerons dans le prochain chapitre.

APPLICATIONS. — *Calcul de la position des deux points principaux de l'œil.* — La profondeur de la chambre antérieure est de 3^{mm},6 et par conséquent la distance (d) de la cornée au premier point principal du cristallin 3^{mm},6 + 2^{mm},4 = 6 millimètres = d.

$$\Psi'' = \frac{d\,\varphi'_1}{d - \varphi'_1 + \varphi''_2} = \frac{6 \times 23.1}{6 - 30,8 + 55} = 1^{mm},7$$

Ce qui signifie que le premier point principal de l'œil est situé à 1,7 en arrière de la surface de la cornée.

Pour le second :

$$\Psi'' = \frac{d \, \varphi''_2}{d - \varphi''_1 + \varphi'_2} = \frac{6 \times 55}{6 - 30.8 + 55} = 4^{mm},13$$

Le deuxième point principal se trouve à $4^{mm},13$ en avant du deuxième point principal du cristallin ; et, comme celui-ci se trouve à $1^{mm},23$ de la cristalloïde postérieure, il s'ensuit que c'est à $5^{mm},36$ en avant de cette membrane qu'est situé le deuxième point principal de l'œil. La distance de la cristalloïde postérieure à la cornée est de $3.6 + 4^{mm} = 7.6$, par conséquent le second point principal de l'œil est distant de $7.6 - 5.36 = 2.24$ du sommet de cette membrane.

Enfin, la distance des deux points principaux entre eux est de $2.24 - 1.7 = 0.54$.

Calcul des distances focales de l'œil. — Les formules 1 et 1 *bis* nous donnent

$$\Phi' = \frac{\varphi'_1 \, \varphi'_2}{d - \varphi''_1 + \varphi'_2} = \frac{23.1 \times 55}{6 - 55 + 30,8} = 15^{mm},7$$

$$\Phi'' \frac{\varphi''_1 \, \varphi''_2}{d - \varphi''_1 + \varphi'_2} = \frac{30.8 \times 55}{6 - 55 + 30.8} = 21.2$$

La distance réciproque des points nodaux aux points principaux égale la différence des longueurs focales. Nous aurons donc

$$P_1N_1 = 21.2 - 15.7 = 5.5$$

Ce qui place les points nodaux : le premier à $1.7 + 5.5 = 7.26$ en arrière de la cornée ; le deuxième à $7.2 + 0.54 = 7.74$, c'est-à-dire le premier à 4 dixièmes de millimètre en avant de la cristalloïde postérieure et le second à 14 centièmes de millimètre en arrière de cette membrane.

CHAPITRE IV

Optique physiologique.

§ 51. — **Réfraction oculaire**. — L'œil s'écarte assez peu d'un système centré défini pour pouvoir lui être entièrement assimilé dans les calculs de la dioptrique oculaire.

Le système oculaire est composé de deux milieux inégalement réfringents, limités par trois surfaces sensiblement sphériques, si on ne les considère que dans leur partie correspondante à l'aire pupillaire moyenne.

Les courbures des surfaces sphériques ont été étudiées sur le cadavre et mieux encore sur le vivant, grâce au merveilleux instrument d'Helmholtz, l'*ophtalmomètre*; les indices de réfraction se déterminent au moyen des différents *réfractomètres* qui existent.

La première surface réfringente est convexe, c'est la cornée qui sépare l'air, dont l'indice de réfraction est 1, de l'humeur aqueuse, milieu plus réfringent.

L'indice de la cornée diffère peu ou pas de celui de l'humeur aqueuse qui est 1,33, aussi l'ensemble de la cornée et de l'humeur aqueuse est-il considéré comme un premier dioptre dont la surface est la face externe de la cornée. Cette assimilation est d'autant plus rationnelle, qu'au centre de la cornée, partie essentiellement utilisée par la vision, la face postérieure de la membrane est parallèle à la surface antérieure et que par conséquent, au point de vue optique, elle représente un *système afocal*, ménisque concave.

C'est au niveau de la cornée que le faisceau incident subit la plus considérable des déviations qu'il ait à éprouver à travers le système de l'œil. Cette déviation remarquable est due à la courbure de la surface du dioptre et aussi à la différence considérable entre la vitesse de propagation de la lumière dans l'air et sa vitesse dans les milieux du dioptre. Cette différence est bien plus notable que celle qui existe entre le milieu du dioptre — humeur aqueuse — et la substance cristallinienne.

Le rayon de courbure de la cornée varie beaucoup d'un individu à l'autre. Helmholtz lui attribue comme valeur moyenne $7^{mm},82$. Parent, dont nous adopterons les chiffres qu'il a attribués, comme valeur moyenne, aux différents éléments du dioptre oculaire, donne $7^{mm},7$.

La surface antérieure du cristallin convexe, comme la cornée, dans le sens de propagation de la lumière, sépare l'humeur aqueuse des couches cristalliniennes dont l'indice varie avec chacune d'elles. Cet indice va en croissant de la périphérie au centre; et, dans cet accroissement réside la raison du peu d'aberration de sphéricité de l'œil. La moyenne d'indice de réfraction totale du cristallin est de 1,41 ; le rayon de courbure de la face antérieure de la lentille est de 10 millimètres, celui de la face postérieure 6^{mm}; l'épaisseur de la lentille, à l'état de repos et placée dans sa situation normale dans l'œil vivant, est de $e = 4$ millimètres.

La troisième surface, concave — face postérieure du cristallin — sépare la lentille d'un milieu moins réfringent, le corps vitré dont l'indice de réfraction, le même que celui de l'humeur aqueuse, est de 1,33.

Les distances qui séparent le sommet de la cornée, point principal du premier dioptre, des surfaces antérieure et postérieure du cristallin sont de $3^{mm},6$ et de 7,6. Du sommet de la cornée au premier et second point principal, nous avons trouvé 1,7 et 2,24.

Nous connaissons maintenant les divers indices de réfraction des milieux oculaires ; les rayons de courbure des surfaces, l'épaisseur du cristallin, la distance qui sépare le premier dioptre du système centré que représente le cristallin. L'application des formules auxquelles conduit la théorie de Gauss, permet de déterminer la position des points cardinaux de l'œil.

Bien entendu les valeurs obtenues sont variables avec les individus comme celles que nous venons d'énumérer ; aussi, les valeurs auxquelles nous sommes déjà arrivé dans les applications numériques des chapitres précédents ne sont-elles que des moyennes. Nous les réunissons ici :

Le premier point focal est situé en avant de la
cornée................................... 14^{mm}
Le deuxième point focal est situé en arrière de la
cornée.................. .... 23^{mm},44
Premier point principal.................... 1 »,71
Deuxième »   »   .... 2 »,24
Écart..................................... 0 »,54
Premier point nodal...................... 7 »,26
Deuxième »   »   .... 7 »,74

Les distances focales, comptées des points principaux, sont, la première de 15^{mm},7 ; la deuxième de 21^{mm},2.

L'œil schématique représenté par la fig. 91 est dessiné sur ces
données.

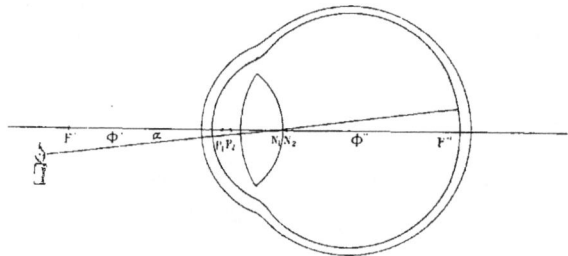

FIG. 91. — Œil schématique grossi d'un tiers environ.

Comme on le voit, les deux points principaux sont fort rapprochés
l'un de l'autre. Or, comme l'observe Parent, « au point de vue dioptrique l'œil complet est une résultante dont la cornée et le cristallin
sont les composantes, et par suite, dans la fusion qui se fait des deux
composantes, les points principaux des composantes se déplacent l'un
vers l'autre avec une vitesse inversement proportionnelle à la puissance des dioptres auxquels ils appartiennent ; et comme la composante cornéenne est deux fois environ plus puissante que la composante cristallinienne, il est clair que dans cette marche l'un vers
l'autre des points principaux de chaque composante, celui de la cornée
doit parcourir environ deux fois moins de chemin que celui du cristallin ». Le moment de la rencontre est situé à 1^{mm},7 derrière la
cornée. On peut donc sans grande erreur supposer un point principal
unique et un point nodal unique.

La longueur des distances focales ainsi obtenues par Parent sont :

La première............................ 14^{mm}.8
La deuxième........................... 23 » ,7

La distance du point nodal au point principal égale à la différence 23,7 — 4,8 = 8,91.

L'axe du système est représenté par une ligne qui passe à peu près au centre de la cornée d'une part et d'autre part au milieu de la distance qui sépare la macula de la papille. Sa longueur est de 23,44.

Angle α. — L'œil n'est pas en réalité un appareil aussi régulièrement centré que l'assimilation faite précédemment le comporte. Le plus souvent, les axes des différentes surfaces de révolution qui limitent ses milieux ne coïncident pas avec l'axe optique.

C'est ainsi que l'axe propre de la cornée peut faire avec ce dernier un angle plus ou moins ouvert, que l'on désigne sous le nom d'angle α et dont la connaissance a une certaine importance en ophtalmostatométrie. Cet angle est compté *positivement* ou *négativement* selon que l'extrémité antérieure de l'axe cornéen (sommet de la cornée) est externe (temporal), ou interne (nasal), supérieur (frontal) ou inférieur (malaire) à l'extrémité de l'axe optique (fig. 91).

Nous connaissons maintenant les constantes optiques de l'œil, il nous sera facile dans la suite, par l'application des formules indiquées à propos de l'étude de la formation des images dans les systèmes centrés, de déterminer la position des points conjugués d'objets lumineux donnés et la grandeur des images qu'ils forment dans le dioptre oculaire. Ces déterminations sont des plus fécondes en applications pratiques, comme on le verra par l'étude de la sensibilité rétinienne.

Les dimensions des images rétiniennes se tirent de la formule (6, § 54)

$$I = \frac{\varphi' \, O}{\lambda}$$

ou bien en appelant D l'éloignement de l'objet au point nodal unique (centre optique), G'' la distance de ce point nodal à la rétine, il vient

$$\frac{I}{O} = \frac{G''}{D} \quad \text{et} \quad I = G'' \frac{O}{D}$$

formule qui contient trois variables O, G'', D.

Le rapport $\dfrac{O}{D}$ se nomme diamètre apparent de l'objet. Si G'' et O sont constants, on voit que l'image rétinienne varie uniquement en raison *inverse* de la distance ; de plus, on peut écrire $\dfrac{I}{G''} = \dfrac{O}{D}$. d'où encore ceci que la grandeur de l'image rétinienne est *proportionnelle au diamètre apparent.*

§ 52. — **Œil réduit**. — Listing, qui a complété les découvertes de Gauss, s'est servi pour ses calculs d'un œil schématique plus simple que celui dont il a été question dans le paragraphe précédent. Frappé de ce fait que les points principaux et nodaux sont fort rapprochés l'un de l'autre, il les a réunis en un seul, ce qui ramène le système centré oculaire au cas d'un système à surface unique, c'est-à-dire du dioptre. Pour avoir des distances focales dont les valeurs restent dans le même rapport, il a augmenté proportionnellement la courbure de la cornée et placé le point principal, unique désormais, entre les deux points principaux du système précédent.

Donders a proposé des chiffres encore plus ronds que ceux de Listing : ils simplifient encore les calculs. Il a attribué à la cornée un rayon de 5 millimètres et comme indice de réfraction du dioptre $\dfrac{113}{77} = 1.33$.

La première distance focale $\varphi' = 15$ millimètres (1).
La deuxième »   » $\varphi'' = 20$ millimètres.

Leur rapport est $\dfrac{\varphi'}{\varphi''} = \dfrac{15}{20} = \dfrac{3}{4}$

d'où $\varphi = 3\,\gamma$ et $\varphi'' = 4\,\gamma$

La distance du point nodal au deuxième foyer principal est égale à la première distance focale (page 142) ; dans l'œil de Donders elle est donc de 15 millimètres.

§ 53. — **Œil artificiel.** — C'est en prenant pour base les constantes de l'œil réduit de Donders qu'on a construit différents yeux *artificiels* qui servent à la démonstration expérimentale des problèmes de dioptrique oculaire et à la vérification des déductions tirées du calcul ou des constructions de l'optique géométrique.

Celui de Parent, représenté dans la fig. 92, est construit sur les dimensions proposées par Donders, mais grandies au triple, disposi-

---

(1) Rappelons ici que le rayon de courbure de l'œil réduit (dioptre) est égal à la différence des longueurs focales $\varphi'' - \varphi' = \gamma$.

tion qui facilite le maniement de l'appareil et rend les démonstrations plus suggestives.

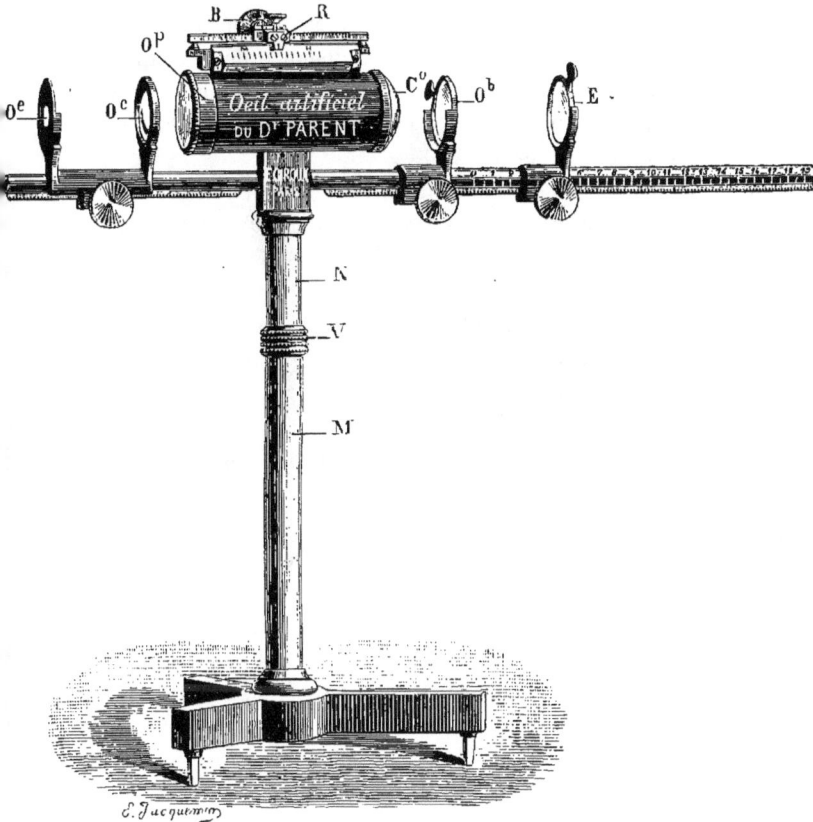

FIG. 92. — *Œil artificiel du Dr Parent.*

§ 54. — **Lentilles minces, verres de lunettes**. — Les formules de la lentille biconvexe épaisse (§ 49) se simplifient considérablement, lorsque l'épaisseur de la lentille peut être regardée comme nulle. Bien qu'en réalité cette condition ne soit jamais réalisée, on a coutume de négliger l'épaisseur, du reste fort minime, des verres de lunettes dans les calculs de la dioptrique physiologique.

Alors les deux points principaux, ainsi que les points nodaux, se confondent en un seul point, appelé *centre optique* de la lentille mince ; c'est le point où l'axe optique coupe la lentille.

Le centre optique existe aussi dans les lentilles épaisses, comme du reste dans tous les systèmes centrés, il est intermédiaire aux points nodaux, mais non pas toujours à égale distance de chacun d'eux. Il n'en a pas été fait mention au cours de cette étude, car en réalité sa connaissance offre peu d'intérêt pour la solution des problèmes que nous avons à nous poser.

Si donc, l'épaisseur de la lentille convexe devient nulle, la valeur *e* qui la représente disparaît des formules (3 et 3 *bis*, § 49) celles-ci deviennent

$$\Phi = \frac{\varphi'_1 \, \varphi''_2}{\varphi''_1 + \varphi''_2} \tag{1}$$

et comme la lentille est plongée dans un même milieu, l'air par exemple, les deux distances focales sont égales ; elles se comptent toutes les deux à partir du centre optique.

La connaissance de la deuxième distance focale suffit alors à faire connaître l'effet optique de la lentille, lequel reste le même, que la lumière pénètre le système par une face ou par l'autre. Il n'en est jamais ainsi pour le dioptre, dont il est indispensable de posséder les deux distances focales pour en déduire les effets réfringents. Cette remarque montre combien il est *illégitime*, même pour les démonstrations élémentaires, d'assimiler aux phénomènes de réfraction de la lumière à travers les lentilles ceux dont l'œil est le siège.

Le *foyer principal* des lentilles *biconvexes* est situé du côté opposé au faisceau lumineux incident. Les rayons tendent à se réunir en ce

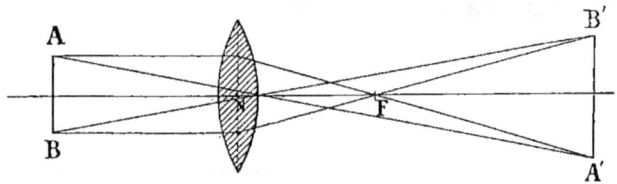

FIG. 93.

point, *image réelle* de l'objet lumineux d'où émane le faisceau parallèle. Cette action des lentilles convexes les range parmi les systèmes centrés *convergents* ou *directs*. Combinées à l'œil, elles augmentent le pouvoir réfringent de son système optique.

Lorsqu'on remplace dans la formule (1) les longueurs focales des deux ménisques composant par leurs valeurs en fonction de l'indice de réfraction de la substance, qui forme la lentille, et des rayons de courbure de ses faces, la distance focale principale prend l'expression :

$$\Phi = \frac{\gamma_1\, \gamma_2}{(k-1)\,(\gamma_1 + \gamma_2)} \tag{2}$$

et, pour le cas où le rayon de courbure des deux faces est le même ($\gamma_1 = \gamma_2$), on a

$$\Phi = \frac{\gamma}{2\,(k-1)} \tag{3}$$

Cette expression donne la valeur de la distance focale des verres utilisés, en ophtalmologie, dans les bésicles. Lorsque l'indice de réfraction de ces verres est exactement de 1,50, on a par la formule (3) $\Phi = \gamma$, c'est-à-dire que les rayons de courbure des deux faces sont égaux à la longueur focale de la lentille. Généralement ces verres sont en flint-glass, crown-glass ou en cristal de roche (quartz), dont les indices respectifs sont en moyenne de 1,50, 1,53, 1,56. Dans tous les cas, l'égalité (3) permet, selon les données, de calculer leurs longueurs focales, le rayon de courbure des faces ou l'indice de réfraction du verre qui les compose.

L'expérience montre qu'il est possible d'obtenir le même effet optique avec une lentille plan sphérique, un ménisque convergent ou une lentille biconvexe, sous la condition de proportionner convenablement la courbure des faces.

La formule (2) dans le cas d'une lentille plan convexe devient

$$\Phi = \frac{\gamma}{(k-1)} \tag{2 bis}$$

dans le cas du ménisque convergent

$$\Phi = \frac{\gamma_1\, \gamma_2}{(k-1)\, \gamma_1 - \gamma_2} \tag{2 ter}$$

Dans l'établissement de la formule (2 ter) il ne faut pas perdre de vue que γ_2 est affecté du signe (—) d'après la convention faite une fois pour toutes.

Lentilles biconcaves ou négatives. — La formule (1), *au signe près*, est générale, c'est-à-dire qu'elle s'applique également aux lentilles biconcaves. Dans ces lentilles, la distance focale principale est négative, car le foyer est *virtuel* et situé du même côté de la lentille que l'objet lumineux. Au lieu de réunir en un point unique les rayons parallèles qui la traversent, la lentille biconcave les rend *divergents*; elle jouit d'un pouvoir *dispersif*. La divergence imprimée aux rayons

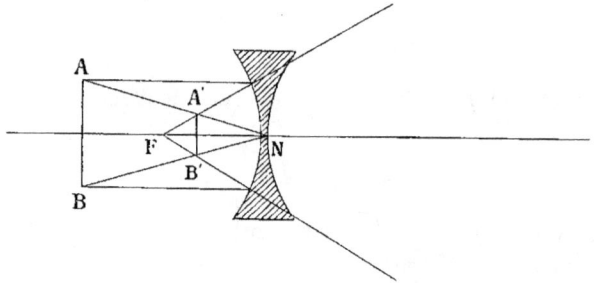

Fig. 94.

lumineux semble les faire provenir d'un point placé à petite distance de la lentille; ce point est, par analogie, appelé *foyer*. Les lentilles de cette catégorie appartiennent au système *divergent* ou *inverse*; appliquées au-devant de l'œil ou d'une lentille positive, elles en diminuent le pouvoir réfringent.

Images dans les lentilles. Foyers conjugués. Constructions. — Les propriétés des éléments cardinaux conduisent aux mêmes procédés de détermination de l'image d'un objet lumineux donné, formée par une lentille. Le fait de n'avoir pas à tenir compte de l'épaisseur du système facilite encore les constructions, puisqu'alors tout axe secondaire représente, réunies en une seule ligne, les deux directrices des systèmes centrés.

Pour avoir l'image A'B' de AB (fig. 95), menons par le point B

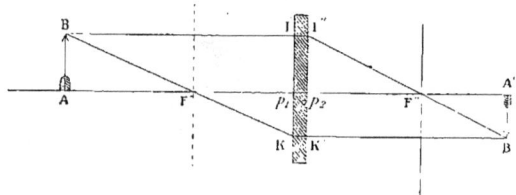

Fig. 95.

d'abord un rayon parallèle à l'axe, puis un second passant par le premier foyer principal de la lentille. Après réfraction, le premier passe par le deuxième foyer principal (F'') de la lentille et le second devient parallèle à l'axe. Le point B' est l'image de B et la perpendiculaire A'B' celle de AB.

Si l'on remarque que p_1K égale A'B' comme parallèles comprises entre parallèles, dans les triangles semblables AF'B et p_1F'K on a

$$\frac{A\,F'}{A\,B} = \frac{F'\,p_1}{p_1\,K} \text{ ou } \frac{A\,F'}{A\,B} = \frac{A'\,F''}{A'\,B'}$$

relation qui montre que A'B' varie de grandeur avec les dimensions de l'objet et la distance de celui-ci au foyer de la lentille.

En appelant AF', AF'', AB et A'B' λ, λ' O et I, de la dernière égalité, on tire

$$\frac{I}{O} = \frac{\lambda}{\lambda'}$$

En désignant également F'p_1 et p_2 F'' par φ on a également

$$\frac{I}{O} = \frac{\varphi}{\lambda} = -\frac{\lambda'}{\varphi} \qquad (4)$$

Si l'on désire uniquement connaître la distance de l'image A'B' au foyer de la lentille, les deux derniers membres de l'égalité fournissent

$$\lambda\lambda' = \varphi_2 \text{ et } \lambda' = \frac{\varphi_2}{\lambda}$$

expressions connues, en optique, sous le nom de formule de Newton ou d'*équation aux foyers conjugués*. Enfin, si l'on veut préciser la distance de l'image à la lentille par rapport à celle de l'objet à celle-ci, que l'on appelle α' la première, α la seconde, et on a alors, en observant que $\lambda = \alpha + \varphi$ et $\lambda' = \alpha' - \varphi$

$$\frac{\varphi}{\alpha + \varphi} = -\frac{\alpha' - \varphi}{\varphi}$$

ou bien :
$$\frac{1}{\alpha} \pm \frac{1}{\alpha'} = \frac{1}{\varphi}, \qquad (5)$$

expression dont nous aurons occasion de trouver l'application dans l'étude de l'ophtalmoscopie et ailleurs.

Dans les figures (93 et 94) l'objet est situé au delà du foyer principal des lentilles. Lorsqu'il se rapproche de la lentille, son image s'éloigne d'autant (*lois des foyers conjugués*) ; au moment où il arrive en coïncidence avec le foyer principal, l'image se forme à l'infini, ce qui est dire que les rayons émergents sont parallèles. Lorsqu'il dépasse ce point, l'image, de positive, devient virtuelle pour la lentille convergente.

§ 55. — **Numérotage** (1) **des verres de lunettes; série des boîtes d'essai des oculistes.** — On vient de voir que l'effet optique d'une lentille est déterminé par le *signe ±* dont sa *distance focale principale* est affectée. Lorsque celle-ci est positive, la lentille collecte la lumière ; elle rend convergents les rayons parallèles qui la traversent, atténue la divergence ou exagère la convergence des autres. Si elle est négative, après réfraction les rayons parallèles divergent, la divergence de ceux qui le sont avant est exagérée, et la convergence des autres est diminuée.

Comme pour le dioptre, le pouvoir optique des lentilles s'exprime par l'inverse de leurs distances focales $\pi = \pm \dfrac{1}{\varphi}$. Le pouvoir réfringent est donc d'autant plus considérable que la distance focale est plus courte. On évalue ce pouvoir en dioptries.

La *dioptrie* (D) est la puissance d'un système réfringent d'un mètre de distance focale. Le choix de cette unité donne l'expression en mètres ou fractions de mètre de la distance focale (§ 42) des lentilles.

La série des verres de lunettes convexes et concaves des boîtes d'essai des oculistes représente les multiples de la dioptrie. Pour mesurer les anomalies de réfraction moindre de 1 dioptre, on commence la série par des verres dont le numéro présente des subdivisions de l'unité. On la complète même, jusqu'à 4 ou 5 dioptries, par un certain nombre de verres intercalaires, très utiles dans l'estimation des amétropies peu élevées. Ainsi on a d'abord les numéros 1.25, 1.50, 1.75 ; puis 2.50, 3.50, 4.50.

Le pouvoir réfringent (π) et les distances focales des lentilles sériées de la sorte sont reproduits dans le tableau ci-contre.

Le numéro de chaque verre du tableau indique son *pouvoir réfringent* et, par conséquent, sa *distance focale* qui en est l'inverse :

$$N^{o}D = \frac{1^{m}}{\Phi} \text{ d'où } \Phi = \frac{1}{N^{o}\,D}$$

(1) Il ne sera fait aucune mention de l'ancien numérotage des verres de lunettes, basé sur leur valeur focale. Il est étrange que dans notre pays, berceau du système décimal, les opticiens continuent à compter cette valeur en pouces.
La numération par dioptries est généralement adoptée en Europe depuis le Congrès de 1867; il est même original de faire remarquer qu'en Angleterre elle est couramment employée.

Nº DU VERRE	PUISSANCE $\pi = \dfrac{1}{\varphi}$	SA LONGUEUR FOCALE
0.25 dioptries.	$\dfrac{1^m}{4^m}$	4 mètres.
0.50 —	$\dfrac{1^m}{2^m}$	2 —
0.75 —	$\dfrac{1^m}{1.33}$	1^{m}33
1 —	$\pi = \dfrac{1^m}{1^m} =$	1 mètre.
2 —	$\dfrac{1^m}{0.50}$	0,50 cent.
3 —	$\dfrac{1^m}{0.33}$	0,33 —
4 —	$\dfrac{1^m}{0.25}$	0,25 —
5 —	$\dfrac{1^m}{0.20}$	0,20 —
6 —	$\dfrac{1^m}{0.166}$	0,166 millim.
7 —	$\dfrac{1^m}{0.143}$	0,143 —
8 —	$\dfrac{1^m}{0.125}$	0,125 —
9 —	$\dfrac{1^m}{0.111}$	0,111 —
10 —	$\dfrac{1^m}{1.100}$	0,100 —
11 —	$\dfrac{1^m}{0.091}$	0,091 —
12 —	$\dfrac{1^m}{83}$	0,083 —
13 —	$\dfrac{1^m}{0.077}$	0,077 —
14 ---	$\dfrac{1^m}{0.071}$	0,071 —
15 —	$\dfrac{1^m}{0.067}$	0,067 —
16 —	$\dfrac{1^m}{0.062}$	0,062 —
18 —	$\dfrac{1^m}{0.055}$	0,055 —
20 —	$\dfrac{1^m}{0.050}$	0,050 —

§ 56. — Combinaison de lentilles minces. — L'expression de la force réfringente des lentilles convergentes ou divergentes étant la même en valeur numérique, mais de signes contraires, il en résulte que leur pouvoir optique doit se neutraliser réciproquement. C'est, en effet, ce qui se produit lorsque deux lentilles, de même longueur focale mais de signes contraires, sont exactement appliquées l'une contre l'autre. Cette propriété permet de déterminer approximativement le pouvoir d'un verre de lunette donné, en cherchant dans la boîte d'essai le numéro qui le neutralise entièrement.

De même que les puissances optiques de deux lentilles de noms contraires se neutralisent ou s'atténuent par le fait de leur action

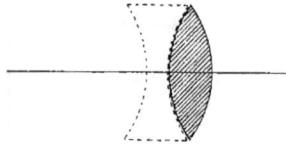

Fig. 96.

combinée, de même leurs puissances s'ajoutent les unes aux autres si elles sont de même nom et leurs effets optiques s'accroît d'autant.

Mais aussitôt que les deux verres ne sont pas exactement appliqués l'un contre l'autre, les conditions changent. L'ensemble des verres constitue alors un système centré auquel sont applicables, pour en caractériser les éléments cardinaux, les formules générales données précédemment (§ 46).

Mais ces formules se modifient parce que chacune d'elles étant plongée dans l'air, leurs deux distances focales deviennent égales — $\varphi'_1 = \varphi''_1$ et — $\varphi'_2 = \varphi''_2$. Nous désignerons donc simplement par φ_1 et φ_2 les deux longueurs focales de la première et de la deuxième lentille ; la distance des deux lentilles, supposées infiniment minces, par d, signe qui nous a déjà servi à désigner l'écart entre les dioptres composant un système centré quelconque. La distance focale principale est

$$\Phi = \frac{\varphi_1\ \varphi_2}{d - \varphi_1 - \varphi_2}$$

Expression générale qui s'applique à toute combinaison de lentilles de mêmes puissances ou de puissances inverses. Dans ce dernier
cas, l'effet optique est parfois fort différent suivant le sens d'où vient la
lumière, il importe donc de tenir rigoureusement compte des signes.

Les combinaisons de lentilles convexes ou concaves sont utilisées
dans la construction des lunettes optiques. Elles l'ont été également
dans celles de divers *optomètres*, instruments destinés à mesurer les
anomalies de réfraction de l'œil.

Dans l'optomètre de Graefe, le système optique est représenté
par l'association d'un oculaire concave et d'un objectif convexe.

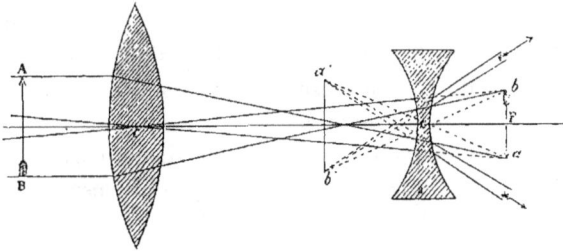

FIG. 97.

Cet instrument agit à la façon d'une lunette de Galilée (jumelle de
théâtre).

La lentille convexe tend à réunir vers son foyer les rayons parallèles. Mais le faisceau réfracté convergent est repris par la lentille
concave, placée entre la lentille convexe et son foyer ; aussi les rayons
émergents du système ne tendent-ils plus vers ce point et leur direction varie avec l'écartement de l'objectif et de l'oculaire. La discus-
sion fait voir que, lorsque les deux lentilles s'éloignent l'une de l'autre,
les rayons *parallèles*, avant de frapper le verre convexe, sont à leur
émergence de la lentille concave d'abord *divergents*. Mais cette divergence diminue jusqu'à devenir nulle en un point où les deux lentilles
se *neutralisent*. Le faisceau émergent est alors *parallèle* comme
l'incident, et le système est dit *afocal*. Cette condition est réalisée
lorsque les deux foyers principaux des lentilles combinées coïncident.
A partir de ce point, les rayons émergents deviennent *convergents*
jusqu'au moment où l'éloignement des deux verres est trop grand
pour qu'il y ait lieu à combinaison.

Nous avons insisté sur les modifications que l'écartement de l'objectif et de l'oculaire fait subir à l'action optique de la lunette de théâtre, parce qu'il n'est pas rare d'avoir à prescrire le changement de position des verres d'une jumelle. C'est ainsi que, pour adapter à la vision binoculaire une personne dont les yeux sont de réfraction différente (anisométrope), il faut, par le rapprochement de l'objectif et de l'oculaire, rendre *plus divergents* les rayons lumineux qui se rendent à l'œil de *réfraction la plus élevée*.

§ 57. — **Association de l'œil et d'une lentille sphérique.** — La détermination des éléments cardinaux du système optique formé par *l'association de l'œil et d'un verre de lunette* est des plus importantes. Ce n'est, en effet, que par la connaissance de la position des points principaux ou nodaux du système résultant qu'il est possible d'apprécier la grandeur des images formées par lui.

Or, en étudiant l'ophtalmoscopie et les méthodes d'exploration de la sensibilité rétinienne, on verra qu'il est indispensable de savoir calculer la grandeur des images rétiniennes, des yeux dont on a corrigé les *anomalies de réfraction* par un verre approprié.

Les relations qui lient les uns aux autres les éléments cardinaux du système composé d'un dioptre et d'une lentille sont *générales*. Des constructions et des considérations analogues à celles dont nous avons déjà fait usage, permettent de montrer qu'elles s'appliquent sans modification à tout système centré composé d'un nombre quelconque $(n + 1)$ de surfaces. Il est donc loisible de les appliquer au système combiné de l'œil réduit et d'une lentille (φ) pour obtenir la position des éléments cardinaux du système résultant.

Les formules (§ 50) précisent donc la position des points cardinaux du système résultant par rapport à ceux homologues de l'œil et de la lentille. La détermination nécessite comme données, en plus des distances focales de l'œil, la connaissance de celles de la lentille et de la distance (d), qui sépare celle-ci de l'œil.

En supposant cette distance (d) variable on voit par l'inspection des formules que la position des points cardinaux du système résultant, est sous la dépendance de celle du verre de lunettes par rapport à l'œil.

Dans le cas particulier où le verre coïncide avec le foyer antérieur de l'œil ($d = \varphi'$) les valeurs de Ψ' et Ψ'' prennent les expressions remarquables suivantes $\Psi' = d$ et $\Psi'' = \dfrac{d\ \varphi''}{\varphi}$, ou $\dfrac{\varphi'\ \varphi''}{\varphi}$, puisque $d, = \varphi'$, qui signifient que le premier point principal coïncide avec la cornée et que le second est avancé en avant de la cornée de la quantité $\dfrac{d\ \varphi''}{\varphi}$; le deuxième point nodal, le deuxième foyer principal se trouvent donc avancés d'autant, alors que le premier point nodal et le premier foyer n'ont pas bougé ; le premier foyer du système résultant, reste toujours à la distance φ' de l'œil. (Giraud-Teulon.)

Mais on sait que la distance du second point nodal à la rétine, égale la longueur focale antérieure. Par conséquent, la distance du deuxième point nodal à la rétine reste la même, *dans l'œil ainsi corrigé*, que dans l'œil emmétrope, et les images fournies par le système résultant, sont *égales à celles données par l'œil, dont le système réfringent est normal.*

Il est facile de vérifier ces déductions à l'aide de l'œil artificiel. De même en disposant une lentille au-devant de son propre œil, on s'aperçoit bien vite que le pouvoir réfringent de la lentille croît avec son éloignement lorsqu'elle est convergente, avec son rapprochement au contraire, lorsqu'elle est divergente.

§ 58. — Position de la rétine par rapport au deuxième foyer principal de l'œil. Emmétropie. Amétropies.

— Après avoir étudié les modifications que le système réfringent de l'œil imprime à la direction des rayons lumineux qui le traversent et les conditions physiques de la formation des images des objets du monde extérieur, il faut se remémorer que le but de l'appareil optique est de *collecter sur la rétine* les vibrations lumineuses. Pour que ces excitants éveillent dans le cerveau des *perceptions visuelles nettes*, il est nécessaire que la rétine soit placée de manière à recevoir des objets regardés, une *image d'une netteté* absolue. Lorsque cette condition est satisfaite, on dit alors que l'œil est *adapté* pour la distance où se trouve l'objet. Mais nous savons que l'image conjuguée d'un objet lumineux quelconque s'éloigne du deuxième foyer principal du système réfringent qui la forme, au fur et à mesure que l'objet se rapproche du foyer antérieur. La rétine étant dans l'impossibilité de suivre ce mouvement, il est certain que l'œil serait uniquement adapté pour une même distance, si l'organe visuel ne possédait pas la merveilleuse propriété de varier à volonté son adaptation. Les modifications physiques du système réfringent de l'œil, nécessaires à ces changements d'adaptation, constituent la *réfraction dynamique*, par opposition à la *réfraction statique* qui est celle de l'œil à l'état de repos.

Réfraction. — Mais encore en ce dernier état, l'adaptation de l'œil est loin d'être toujours la même. Lorsque l'objet est suffisamment éloigné pour qu'il soit permis de considérer comme parallèle le faisceau lumineux qui en émane, la netteté de la vision exige que la rétine soit placée au foyer principal du système optique. Donders a nommé *emmétrope* l'œil qui satisfait à cette condition. Il est construit de façon à ce que la *longueur de son axe antéro-postérieur*, par rapport à la puissance de son système réfringent, assure la *coïncidence de la rétine et du plan focal postérieur*.

L'œil emmétrope est, au point de vue physique, l'œil type. Cela ne veut pas dire qu'il soit toujours *normal*, une lésion de son appareil nerveux ou de telle autre de ses parties le peut rendre impropre à la vision, bien que les rayons parallèles continuent à former une image nette sur sa rétine.

On entend par *punctum remotum* le point le plus éloigné pour lequel l'œil à *l'état de repos* est adapté. Ce point et son image sur la rétine constituent deux foyers conjugués l'un de l'autre. Le punctum remotum de l'emmétrope est à l'infini, puisque nous savons que le deuxième foyer principal est conjugué de l'infini (page 140).

Ainsi l'œil emmétrope réunit sur sa rétine, en une image nette, les rayons lumineux parallèles à son axe principal. Il est facile de déduire que, par *réversibilité* (§ 34), les rayons lumineux qui sortent de cet œil en provenance d'un même point de la rétine sont nécessairement parallèles.

Tout œil dont la rétine ne coïncide pas avec le deuxième foyer principal de l'appareil dioptrique est *amétrope*. Si la rétine se trouve en arrière du foyer principal, l'amétropie se nomme *myopie*; si elle lui est antérieure, on a affaire à *l'hypermétropie*. Le *degré* de *l'amétropie* dépend de la *grandeur de l'écart entre la rétine et le deuxième foyer principal*.

Comme pour l'emmétropie, l'amétropie est tout entière sous la dépendance du rapport de la force réfringente du dioptre oculaire et de la longueur de son axe. Aussi, sommes-nous amenés à établir

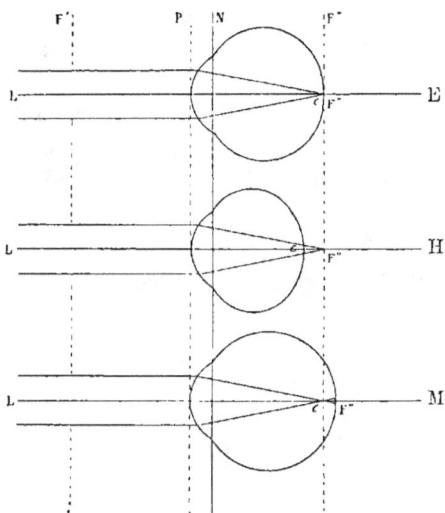

Fig. 98. — *E*, Œil emmétrope.— *H*, Œil hypermétrope. — *M*, Œil myope.

qu'au point de vue optique, il faut distinguer diverses variétés d'amétropies : amétropie *axile*, amétropie de *courbure* et par *indice de réfraction.*

Dans la première variété, le *système réfringent de l'œil restant de même puissance* que chez un emmétrope, l'axe est trop long (myopie) ou trop court (hypermétropie) ; la rétine en est par suite déplacée d'autant. Dans les deux autres variétés, *la longueur de l'axe restant constante,* le système convergent oculaire augmente ou s'affaiblit par changements des *rayons de courbure de ses surfaces* ou des *indices de réfraction des milieux composants.* Il est impossible à toutes ces espèces d'yeux amétropes de collecter en une image nette sur leur rétine les rayons parallèles. Cette impuissance caractérise l'amétropie.

Les abréviations, qui servent à distinguer les uns des autres ces différents états de réfraction, sont pour la myopie axile, la myopie de courbure et celle par indice de réfraction, M^a, M^c, M^i; — pour l'hypermétropie, H^a, H^c, H^i.

Le degré de l'anomalie amétropique s'apprécie par l'estimation de la différence optique qui sépare les yeux ainsi conformés de l'œil emmétrope ou mieux par la recherche des lentilles sphériques concaves ou convexes qui, combinées avec eux, sont capables de les rendre, au point de vue physique, assimilables à l'œil emmétrope. Lorsque cette condition est réalisée, les éléments cardinaux du système résultant (œil et verre) sont liés entre eux par les mêmes relations que celles existant entre ceux de l'œil emmétrope.

Les auteurs ont pris divers points de repère comme origine de leur mensuration amétropique; c'est ainsi que les uns comptent des points principaux, les autres des points nodaux ou des points focaux. Ces derniers points constituent, comme l'a observé Giraud-Teulon, un repère merveilleusement avantageux, attendu que, lorsque les verres correcteurs sont placés au foyer antérieur de l'œil, la grandeur de l'image rétinienne fournie par le système combiné est la même que celle de l'œil emmétrope (page 185). Les éléments cardinaux antérieurs du système combiné conservent, en effet, la même situation ; seuls les éléments postérieurs sont déplacés, comme on le verra tout à l'heure, d'une quantité équivalente à celle qui sépare la rétine amétrope du foyer postérieur de l'œil.

§ 59. — **Images de diffusion. Grandeur des cercles de diffusion.** — On vient de voir que pour qu'une image soit nette, il est nécessaire que l'image conjuguée du point lumineux coïncide exactement avec le plan rétinien. Dans toute autre condition, l'image rétinienne d'un point n'est plus un point, mais une surface circulaire nommée cercle de diffusion.

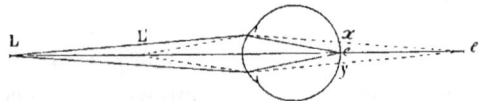

FIG. 99. — L'œil adapté pour le point L ne l'est pas pour L'.

On peut se rendre aisément compte de ce fait en observant la figure (99) dans laquelle on voit que l'image du point lumineux L

reste un point lorsque la rétine coïncide avec le sommet du cône lumineux incident, ou au contraire devient un cercle lorsqu'elle se trouve en avant ou en arrière de son sommet.

La grandeur de ces cercles (fig. 100) s'apprécie aisément si l'on

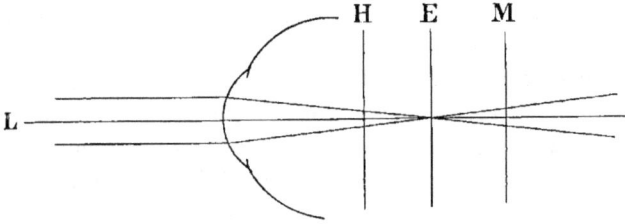

FIG. 100.

veut bien observer qu'ils constituent autant de sections parallèles à la base du cône lumineux incident. Les dimensions de cette base limitée

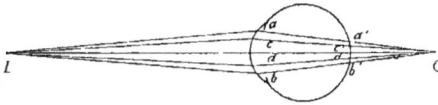

FIG. 101. — La grandeur des cercles de diffusion diminue avec l'ouverture pupillaire.

par le bord pupillaire varient pour une même position avec l'ouverture de la pupille (fig. 101). Lorsque celle-ci cesse d'être arrondie, les images de diffusion ne sont plus des cercles, mais des surfaces dont la forme reste en rapport avec celle de l'ouverture anormale de la pupille.

Une ligne pouvant être assimilée à un ensemble de points juxtaposés, son image de diffusion est représentée par une série de petits cercles dont les surfaces empiètent les unes sur les autres, comme dans la figure (102) où a' représente l'image diffuse de a.

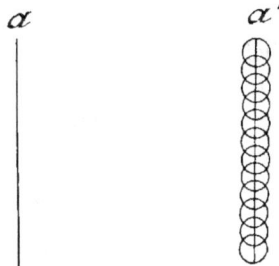

FIG. 102.

MYOPIE. — La *myopie* est une variété d'amétropie, dans laquelle la rétine est placée *en arrière* du deuxième foyer principal du système réfringent de l'œil.

Lorsqu'un faisceaux lumineux à rayons parallèles pénètre un œil de ce type, il se collecte à son foyer principal et la rétine située au delà recueille une image diffuse (fig. 98). Celle-ci est formée par les rayons lumineux qui se décroisent après avoir franchi le deuxième foyer : elle est d'autant plus étendue, toutes choses égales d'ailleurs, que la rétine est plus reculée (fig. 100 M).

Pour que l'œil myope puisse voir nettement un point lumineux, celui-ci doit se rapprocher de l'œil ; alors de par la loi des foyers conjugués, il arrivera un moment où son image se formera exactement sur la rétine. Le point où cette condition est remplie constitue le punctum remotum de l'œil myope. De là découle que l'œil myope est, à *l'état de repos*, adapté pour les rayons divergents venant d'un point situé à une *distance finie* de l'œil. Plus la rétine est éloignée du foyer principal, plus l'œil est myope et son punctum remotum rapproché de lui.

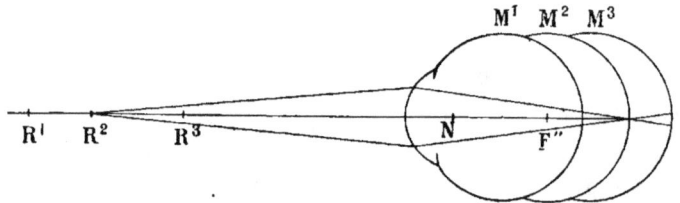

FIG. 103.

On détermine le degré de la myopie en recherchant la position du punctum remotum et en mesurant son éloignement de l'œil. Or, comme au fur et à mesure que le punctum remotum devient plus voisin de l'œil (fig. 103), le degré de la myopie augmente, ce degré est inversement proportionnel à la distance de ce point à l'œil. En désignant par R cette distance, le degré de myopie s'exprime par $\frac{1}{R}$. Cette expression est identique à celle du pouvoir réfringent que nous avons rencontré jusqu'ici. En estimant en mètres, la distance du remotum à l'œil, $\frac{1}{R}$ exprime en *dioptries* le degré de myopie.

La rétine de l'œil myope ne recevra donc pas d'images nettes des objets situés à l'infini, comme il est de règle pour l'emmétrope. Cela tient évidemment à ce que son système réfringent est trop puissant pour la longueur de son axe. Cet excès de réfringence sur l'œil emmétrope, fait en quelque sorte de l'œil myope, au point de vue optique, un système analogue à celui composé d'un œil emmétrope et d'une lentille convexe dont la distance focale serait de $\frac{1}{R}$ et l'adapterait pour cette distance.

Cette assimilation nous met à même de mesurer le degré de myopie par un autre procédé que celui du punctum remotum et en même temps de *corriger* cette amétropie, c'est-à-dire de repousser le foyer principal sur la rétine, en un mot d'adapter l'œil myope pour l'infini, de le rendre *optiquement* emmétrope.

Cette correction se fait en diminuant le pouvoir réfringent de son

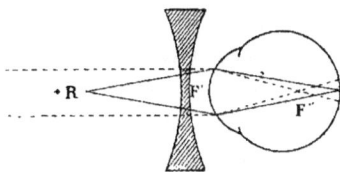

FIG. 104.

système optique, au moyen de lentilles concaves. Celles-ci, comme on l'a vu, ont le pouvoir de neutraliser l'effet des verres convexes. Le verre correcteur de la myopie est donc la lentille capable d'annihiler le verre convexe que nous avons tout à l'heure supposé combiné à l'œil emmétrope pour en faire un œil myope. La distance focale de ce verre concave, appliqué directement sur l'œil, est évidemment de même valeur que celle de la lentille convexe supposée surajoutée. Dans la pratique, ce n'est pas directement sur l'œil que le verre est placé, mais un peu en avant de la cornée, à 15 millimètres environ de son sommet, c'est-à-dire au foyer antérieur de l'œil emmétrope; dans cette condition, la grandeur de l'image rétinienne, formée par le système combiné, est la même que dans un œil emmétrope. Ainsi donc l'effet optique de la lentille correctrice de la myopie est de reporter sur la rétine le foyer du faisceau parallèle incident. Mais les lentilles concaves impriment aux rayons qui les traversent une divergence, proportionnelle à leur puissance dioptrique, qui fait qu'après réfraction, le sommet du cône lumineux semble situé au foyer de cette lentille et non plus à l'infini. D'autre part, seuls font leur foyer sur la rétine les rayons lumineux qui proviennent du punctum remotum de l'œil myope; si donc ceux qui traversent la lentille correctrice tendent vers ce point, c'est assurément que la lentille leur a imprimé la même divergence que s'ils provenaient du punctum remotum. Ce point et le foyer de la lentille coïncident par conséquent, et, la distance focale du verre correcteur nous apprend, indépendamment de toute mensuration directe, la position du punctum remotum au-devant de l'œil myope.

HYPERMÉTROPIE.— *L'hypermétropie* est une amétropie caractérisée par la position de la rétine au-devant du deuxième foyer principal du système réfringent de l'œil.

Dans la figure 100, la rétine de l'œil hypermétrope correspond au plan H. Comme on le voit, le faisceau parallèle en provenance du point L après réfraction y dessine un cercle de diffusion parce que, l'axe optique de l'œil étant trop court pour la puissance du système réfringent, les rayons parallèles qui tendent vers le foyer principal (en F") ne peuvent se réunir, en un point, sur la rétine située en deçà. Les rayons divergents provenant d'un point moins éloigné que L n'ont pas plus de chance d'y faire une image nette. Pour assurer la netteté de celle-ci, il faut ramener sur la rétine le foyer postérieur, en d'autres termes, diminuer la deuxième distance focale de l'œil. Ceci s'obtient par l'accroissement de puissance du système réfringent à l'aide d'une lentille convexe que l'on combine à l'œil. Celle-ci, disposée sur le trajet du faisceau parallèle, le rend convergent et, si elle est convenablement choisie, elle imprime aux rayons la convergence voulue, pour que l'image du point lumineux situé à l'infini tombe exactement sur la rétine. La lentille correctrice de l'œil hypermétrope le rend donc *optiquement* entièrement assimilable à l'œil emmétrope. La puissance dioptrique de ce verre indique encore de combien diffère l'œil hypermétrope de l'œil emmétrope ; elle mesure le degré de l'amétropie.

Dans le paragraphe précédent, nous avons considéré l'œil myope

comme un œil emmétrope combiné à une leutille convexe ; il nous est de
même possible d'assimiler l'œil hypermétrope à un système optique

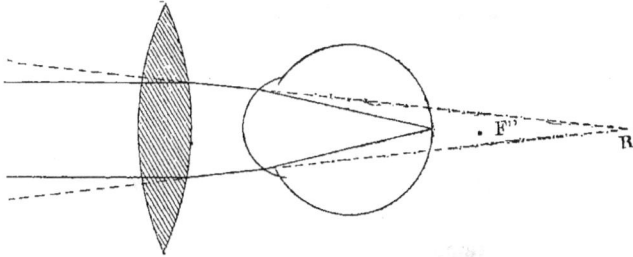

composé d'un œil emmétrope et d'une lentille concave. Le verre convexe correcteur représente évidemment la lentille neutralisante du
verre concave que, pour l'intelligence du sujet, nous supposons surajoutée à l'œil emmétrope. Cette assimilation comporte, pour que le
numéro de la lentille indique exactement le degré d'amétropie, que le
verre coïncide avec le sommet de la cornée, sa longueur focale devant
être absolument la même que celle de la lentille concave supposée
surajoutée. Il n'en est jamais ainsi. Or, comme l'indique la formule
(page 181) qui précise la position des éléments cardinaux du système
résultant, la puissance optique du système combiné varie avec l'éloignement (d) de la lentille à l'œil. L'expérience et le calcul montrent
que cette puissance est d'autant plus faible que la lentille est plus
éloignée ; il faut donc tenir compte de son éloignement à l'œil, à
moins qu'elle ne soit placée au foyer antérieur de ce dernier, auquel
cas la grandeur de l'image fournie par le système combiné (œil et
lentille) devient absolument semblable à celle de l'emmétrope.

   Nous avons dit plus haut que la lentille correctrice imprime au
faisceau incident parallèle une convergence telle qu'après l'avoir tra-
versée le foyer principal est reporté sur la rétine. Mais tous les rayons
parallèles réfractés par une lentille tendant vers son foyer principal,
la *direction* des rayons réfractés par la lentille, les seuls qui puissent se
réunir en un point net sur la rétine de l'œil hypermétrope, est donc
absolument la même que celle des rayons qui se portent au foyer
principal de cette lentille. Le foyer de celle-ci représente par analogie
le punctum remotum de l'œil hypermétrope. Ce punctum remotum

est situé en arrière de l'œil, il est évidemment *virtuel*, aussi est-il d'usage de compter *négativement* sa distance au foyer antérieur de l'œil, tandis que pour l'œil myope cette distance est comptée *positivement*. En résumé, le punctum remotum de l'œil myope est distant de l'œil myope d'une *longueur finie*, celui de l'emmétrope est à *l'infini* et celui de l'hypermétrope au delà de *l'infini* puisqu'il est négatif.

Il existe dans la nature des rayons parallèles et divergents ; il n'en existe pas qui soient naturellement convergents ; donc, pour s'adapter l'œil hypermétrope a *toujours* besoin de rayons rendus ARTIFICIELLEMENT convergents, alors que l'emmétrope et le myope s'adaptent naturellement, le premier pour les objets éloignés, le second pour ceux placés à des distances finies.

§ 60. — **Écart entre la rétine et le foyer principal du système optique de l'œil amétrope.** — On a vu que l'écart de la rétine de l'œil amétrope au foyer principal est plus ou moins considérable selon que le degré d'amétropie est plus ou moins élevé, et que le punctum remotum et son image rétinienne constituent deux points conjugués l'un de l'autre.

En appelant λ la distance du punctum remotum au foyer principal antérieur, λ' celle de la rétine au deuxième foyer principal, de la relation connue (p. 158) on tire $\lambda' = \dfrac{\varphi' \, \varphi''}{\lambda}$; et comme la longueur focale (φ) de la lentille correctrice coïncide avec la distance du remotum à l'œil, il vient pour tous les cas d'amétropie : $\lambda' = \dfrac{\varphi' \, \varphi''}{\varphi}$

Dans l'œil corrigé par une lentille placée au foyer antérieur, la première distance focale est égale à celle de l'œil emmétrope, les premiers points principaux et nodaux ne changent pas, mais le second foyer est ramené sur la rétine. C'est donc de la quantité $\dfrac{\varphi' \, \varphi''}{\varphi}$ que ce deuxième foyer est déplacé, avancé (myopie) ou reculé (hypermétropie), en même temps, du reste, que les deuxièmes points principaux et nodaux. Si, avec Giraud-Teulon, on effectue le calcul de la valeur $\dfrac{\varphi' \, \varphi''}{\varphi}$ pour les divers numéros de la série de verres d'essai, 1, 2, 3, 4, 5, etc. dioptries, on trouve qu'à chaque numéro de la série correspond, pour l'œil réduit, un écart de la rétine au deuxième foyer, d'environ 3 dixièmes de millimètre, multiplié par le nombre de dioptries considéré.

Exemple : Amétropie de 10 dioptries

$$\lambda' = \frac{15 \times 20}{100} = \frac{300}{100} = 3 \text{ millimètres.}$$

Variétés d'amétropies. — Nous avons mentionné l'existence d'amétropies axiles, de courbures et d'indice de réfraction. C'est assurément la première variété qui est de beaucoup la plus commune. Les courbures et les indices de réfraction de la cornée et du cristallin restant identiques à ce qu'elles sont dans l'œil emmétrope, la distance de la rétine à la cornée *diminue* ou *croît* et ainsi se trouvent établies l'*hypermétropie* ou la *myopie.* L'hypermétropie axile est presque de règle chez les enfants, pendant la période du développement de l'œil ; plus tard elle fait place à l'emmétropie et même à la myopie, l'axe de l'œil continuant à s'allonger.

Les autres variétés d'amétropies, quoique beaucoup plus rares, se rencontrent aussi. L'axe de l'œil restant le même que chez l'emmétrope, elles tiennent soit à la diminution de courbure des surfaces réfringentes ou à la diminution de leur indice de réfraction (hypermétropie), soit à leur augmentation (myopie). Un exemple d'amétropie de courbure très fréquent est l'hypermétropie des personnes privées du cristallin, tandis que la myopie de courbure s'observe comme conséquence des affections qui augmentent la courbure de la cornée (buphtalmie, staphylôme). L'âge et les maladies déterminent dans l'œil des altérations qui tantôt diminuent, tantôt accroissent les indices de réfraction des milieux (hypermétropie des vieillards, myopie prémonitoire de la cataracte).

§ 61. — **Forme de la cornée. Astigmatisme.** — Dans l'étude que nous venons de faire de la marche du faisceau incident à travers le système optique de l'œil, nous avons toujours supposé *sphériques* les surfaces réfringentes.

En réalité, il n'en est pas ainsi et les mensurations ophtalmométriques démontrent qu'elles sont de forme *ellipsoïdale.* C'est vers la forme de l'ellipsoïde de révolution, dit *ellipsoïde à deux axes,* surface engendrée par la rotation du sommet d'une ellipse autour de son grand axe, que tendent les surfaces oculaires.

Ces surfaces possèdent sur celles qui sont sphériques l'avantage de diminuer l'aberration de sphéricité, par la dégradation insensible de leur courbure, dégradation qui facilite la réunion en un point unique des rayons excentriques et de ceux plus voisins de l'axe. Cette propriété rend plus étendue la *portion utilisable* de la calotte.

L'axe de rotation prend le nom d'*axe optique*. Quant au petit axe, perpendiculaire à celui-ci, il sous-tend chacun des méridiens de la

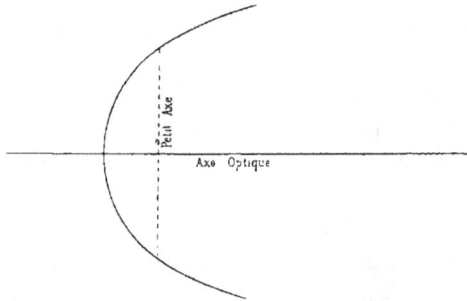

FIG. 106.

surface et est nécessairement égal dans tous, quand l'œil est idéalement construit.

C'est bien rarement que cette dernière condition est réalisée ; le plus souvent la courbure est plus accusée dans un des méridiens que dans les autres et la surface offre alors la forme d'un *ellipsoïde à trois axes inégaux*, qui sont l'axe optique avec les axes des méridiens verticaux et horizontaux *différents* l'un de l'autre. Cette inégalité de courbure des méridiens oculaires existe dans tous les yeux ou à peu près. Habituellement le méridien vertical est plus courbe que l'horizontal. Toutefois, cette différence est assez peu prononcée et, en général, ne dépasse pas les limites d'une simple imperfection physiologique compatible avec une bonne vision.

Mais, il arrive que la différence de courbure et partant de réfringence des méridiens de l'œil s'accuse tellement qu'elle constitue une anomalie de réfraction, qui altère considérablement la vision. Elle prend nom astigmatisme (de α privatif et στίγμα point) parce que l'image rétinienne d'un point n'est jamais un point, mais une petite surface ou tout au moins une ligne.

Les deux méridiens de *plus forte* et de *moindre* réfringence sont généralement perpendiculaires l'un à l'autre : on les nomme, par rapport aux autres, dont la courbure décroît progressivement du plus fort au plus faible, *méridiens principaux*.

Le faisceau lumineux incident à une surface astigmate n'est pas alors également réfracté dans toutes ses parties. La portion ou tranche qui traverse le méridien le plus courbe subit une réfraction plus considérable que la partie qui traverse le méridien le moins courbe. De là, il arrive que les foyers lumineux correspondant à ces deux méridiens ne coïncident pas; l'un se trouve nécessairement situé en arrière de l'autre. Le résultat obligé en est, qu'à quelque distance de la surface que l'on dispose un écran, il est toujours impossible d'obtenir un point comme image d'un point lumineux ; selon la position de l'écran, on a une image de diffusion *linéaire*, *elliptique*, ou *circulaire*, mais à aucun moment un point.

Afin de bien fixer les idées, supposons le méridien vertical le plus

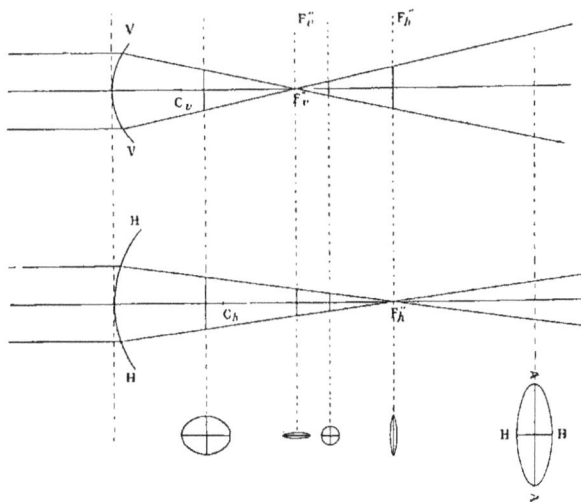

FIG. 107.

courbé, mais adapté, et établissons la réfraction d'un faisceau lumineux dans ce méridien et dans le méridien horizontal moins réfringent (fig. 107). Nous supposerons le point lumineux situé à l'infini. Les rayons lumineux qui traversent le premier méridien se réunissent à son foyer F''_v ; tandis que ceux réfractés par le méridien horizontal tendent vers F''_h placé derrière F''_v. Il en résulte nécessairement que les rayons qui ont traversé le méridien vertical figurent en F''_v un point ; ceux correspondant au méridien horizontal y donnent une petite ligne de diffusion. Mais, chacun des méridiens de la surface décroît progressivement et les rayons lumineux qui les traversent se réfractent différemment les uns des autres. Par conséquent si, sur le trajet des rayons réfractés, on dispose verticalement un écran, en réunissant les uns aux autres les points où ces rayons percent l'écran, on obtient une figure elliptique, dont la hauteur maxima est figurée en F''_v par la dimension qu'aurait en ce lieu l'image du même objet lumineux, formée par un système non astigmate. La largeur de la figure représente le grand axe de l'ellipse et correspond à la plus grande étendue de la ligne focale, formée par les rayons qui se rendent en F''_h.

Lorsque l'écran est en F''_h, l'ellipse est dirigée verticalement. Remar-

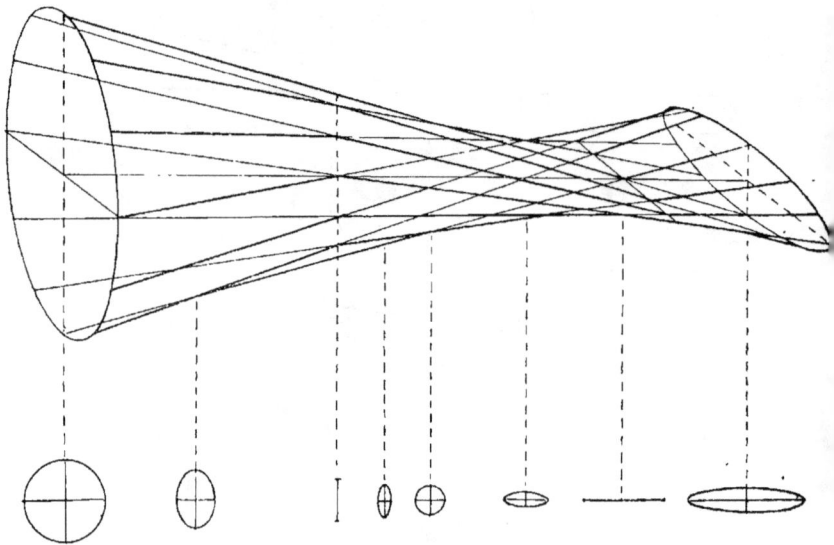

FIG. 108. — *Courbe de Sturm.*

quons encore qu'en s'éloignant du foyer F''_v la hauteur de l'ellipse s'accroît et sa largeur diminue ; de telle sorte que, lorsque l'écran est à égale distance des deux foyers, l'image, au lieu d'être une ellipse, devient un cercle. A partir de ce point, sa hauteur devient plus grande que sa largeur ; elle redevient elliptique à grand axe vertical.

L'ensemble de ces rayons, diversement inclinés sur l'axe, décrit dans l'espace une courbe, connue sous le nom de surface de Sturm (fig. 108).

M. Poulain a présenté à la Soctété d'ophtalmologie de Paris un modèle en stéréotomie de la surface de Sturm. Knapp avait déjà proposé pareille représentation.

Les figures circulaires, elliptiques et linéaires, placées au-dessous des lignes pointillées, qui dans la gravure représentent les positions où l'écran est rencontré par les rayons lumineux, donnent idée de l'image d'un point formée par la surface astigmate. On obtient ces figures géométriques en traçant une courbe autour de la croix que figurent les lignes focales des deux méridiens principaux.

Les notions précédentes vont faire comprendre quel aspect peut prendre l'aspect d'une ligne réfractée par un système astigmate. Supposons-la disposée horizontalement. Chacun des points qui la composent donnera au foyer du méridien vertical une série de petites lignes qui empiètent en longueur les unes sur les autres, mais de largeur bien proportionnée à celle de l'objet, puisque F''_v représente exactement le foyer du méridien vertical. Seulement l'image est diffusément allongée à ses deux extrémités de la grandeur que font les deux moitiés horizontales des images diffuses de ses deux points extrêmes. Cette différence est d'autant plus accusée que celle de la réfraction des deux méridiens principaux est plus considérable. En arrière de F''_v l'allongement de la ligne s'atténuera, mais par contre son épaisseur s'accroîtra par l'image de diffusion verticale que donnent de chacun de ses points les rayons qui après s'être réunis en F''_v se décroisent avant d'atteindre l'écran.

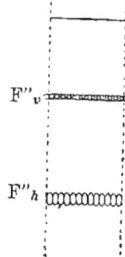

FIG. 109.

En F''_h l'image de la ligne a la longueur voulue, mais son épaisseur s'est accrue de toute la hauteur des images de diffusion de chacun de ses points. Ses limites ne sont absolument plus linéaires, mais sinueuses, les sommets de chacune des petites ellipses de diffusion, formées par les points qui la composent, restant isolés les uns des autres.

Les choses se passeront inversement pour une ligne verticale.

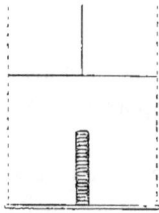

FIG. 110.

Pour nous rendre compte de la vision de l'œil astigmate, il suffit de supposer la rétine placée au foyer principal (F''$_v$) du méridien vertical, par conséquent emmétrope. Le méridien horizontal de plus faible réfringence est hypermétrope.

L'image d'un point lumineux sera sur la rétine une petite ellipse couchée horizontalement, dont l'épaisseur maxima sera celle qu'aurait l'image du point donné ; — celle d'une ligne horizontale sera également une ligne, diffusément allongée à ses extrémités qui se termineront en ellipses ; — celle d'une ligne verticale sera une ligne de même longueur que l'objet, mais élargie et à bord sinueux, diffuse horizontalement.

Que la rétine se trouve au contraire au foyer principal du méridien horizontal et on aura une petite ellipse à grand axe vertical comme image d'un point lumineux, etc.

Si la rétine est intermédiaire aux deux foyers, l'image du point est elliptique horizontalement, elliptique ou circulaire verticalement ; selon que la rétine s'éloigne du foyer F''$_v$ vers F''$_h$, la longueur de la ligne s'atténuera tandis que sa diffusion en largeur s'accroîtra, mais en aucun cas, ni point, ni ligne ne seront vus nettement. Mais, REMARQUE ESSENTIELLE, le point lumineux figure toujours une image allongée perpendiculairement au méridien le mieux adapté à la distance de ce point.

Les diverses positions que peut occuper la rétine par rapport aux foyers des deux méridiens principaux, ont fait diviser l'astigmatisme en *simple*, *composé* et *mixte*. Dans le premier cas, l'un des méridiens est emmétrope, l'autre amétrope, d'où la distinction d'astigmatisme *simple hypermétropique* ou *myopique*. L'astigmatisme est composé lorsque les deux méridiens sont *amétropes de même nom* et nécessairement de réfringence inégale ; suivant le cas on a affaire à l'astigmatisme *composé myopique* ou *hypermétropique*. Enfin il est mixte quand les deux méridiens sont *amétropes de nom contraire* : l'un hypermétrope ou myope, pour l'autre myope ou hypermétrope.

Astigmatisme régulier et irrégulier.— Dans les différentes formes d'astigmatisme que nous venons d'énumérer, l'anomalie de réfraction consiste essentiellement dans l'inégalité de réfringence des deux méridiens principaux, laquelle s'atténue dans les méridiens intermédiaires, insensiblement du plus fort au plus faible. Mais il arrive que la courbure de la surface oculaire peut être infiniment plus imparfaite et que la réfringence ne reste pas identique dans les divers segments d'un même méridien. Il en résulte des images tellement diffuses qu'il devient à peu près impossible, dans la généralité des cas, d'en concevoir la forme. L'image rétinienne d'un point lumineux deviendra soit une surface confuse, mal limitée, *étoilée*, soit même des surfaces *multiples* (polyopie). Cette variété d'astigmatisme prend le nom d'astigmatisme *irrégulier*, par opposition à la première connue sous le nom d'astigmatisme *régulier*.

Siège de l'astigmatisme. — L'astigmatisme régulier a le plus souvent pour siège la cornée. Plus généralement de degré peu élevé, la différence des deux méridiens peut dépasser deux dioptries et plus ; chez un de mes élèves je l'ai vue de cinq dioptries.

Le cristallin est aussi parfois astigmate. Fréquemment alors l'anomalie est de sens inverse à celle de la cornée et la compense en partie. Cet astigmatisme compensateur est *statique* ou purement *dynamique*, comme l'a écrit Donders et comme l'ont prouvé par leurs recherches ceux qui se sont efforcés de déceler l'astigmatisme *latent* de l'astigmatisme *total*, par comparaison entre les résultats fournis par les méthodes *objectives* et les procédés *subjectifs*, avant et après atropinisation de l'œil. L'existence de contractions partielles indispensables pour expliquer *l'astigmatisme cristallinien dynamique* a été démontrée par les expériences de Hænsen et Wolker, qui ont obtenu par excitation ou section des nerfs ciliaires, des changements de courbure limités aux méridiens du cristallin correspondant aux nerfs excités.

L'astigmatisme régulier est *spontané* et alors presque toujours *congénital*, ou tout au moins, apparaît dans les premiers temps de la vie ; ou bien, il est *acquis*, comme, par exemple, l'astigmatisme cornéen que l'on observe après l'extraction de la cataracte.

L'astigmatisme irrégulier trouve origine dans les *altérations* de courbure, d'indice de réfraction, de transparence, dont les divers milieux et surfaces oculaires peuvent être atteints. C'est ainsi que les facettes consécutives aux ulcères de la cornée, les taies, les déformations coniques de la membrane transparente, les opacifications partielles du cristallin, les cataractes commençantes, en sont les causes habituelles. Agissent de même les différences de réfringence, dues au changement d'indice de réfraction par altération régressive, que présentent les divers secteurs du cristallin chez les gens âgés; l'existence de ces altérations de réfraction se décèle par des stries radiées d'apparence opaque; qui semblent isoler les unes des autres les diverses portions de la lentille chez les vieillards, dont le cristallin est encore absolument translucide.

Au reste, il existe *physiologiquement* dans les yeux les mieux construits un léger astigmatisme irrégulier, dont le siège est dans le cristallin, et dont la cause, la plus proche, est la légère inégalité de réfringence que présentent normalement les divers secteurs cristalliniens. C'est à cet astigmatisme irrégulier que nous devons de voir *étoilées*, les étoiles célestes qui sont, pour la longue distance à laquelle nous nous trouvons d'elles, de véritables points mathématiques. On se rend compte de la réalité de ce fait en les regardant à travers un petit trou sténopéique, percé dans une carte de visite à l'aide d'une épingle; vus de la sorte, les prolongements stellaires font totalement défaut.

Recherche, mesure et correction de l'astigmatisme. — La recherche de l'astigmatisme se fait *objectivement* ou *subjectivement*. Les procédés objectifs trouveront place après l'exposé de *l'ophtalmométrie* et de *l'ophtalmoscopie*. Nous exposerons seulement ici les procédés subjectifs les plus généralement utilisés.

La rétine de l'œil astigmate, avons-nous remarqué, reçoit, d'une ligne droite perpendiculaire à la direction du méridien principal adapté, une image fortement diffuse. La diffusion de l'image change dans les positions obliques intermédiaires et s'atténue progressivement jusqu'à ce que l'objet devienne parallèle au méridien adapté. Alors la ligne paraît *nette* et légèrement *allongée* seulement. Cette remarque fait aisément reconnaître les yeux astigmates de ceux qui ne le sont pas. Que l'on dispose, en effet, une petite croix latine à bras égaux, à distance du sujet astigmate, il accusera voir nettement

ou diffusément l'une ou l'autre des branches. Celle qui lui paraît nettement tracée donne la direction du méridien adapté, orienté dans le
même sens, puisqu'ils sont parallèles entre eux et contenus dans un
même plan.

Comme les méridiens principaux n'affectent pas toujours une direction verticale ou horizontale, mais qu'ils peuvent occuper toute situation intermédiaire, il est plus avantageux de présenter, à l'instar de
Green, aux personnes soupçonnées d'astigmatisme, une figure radiaire,
à rayons nettement tracés et également distants les uns des autres.

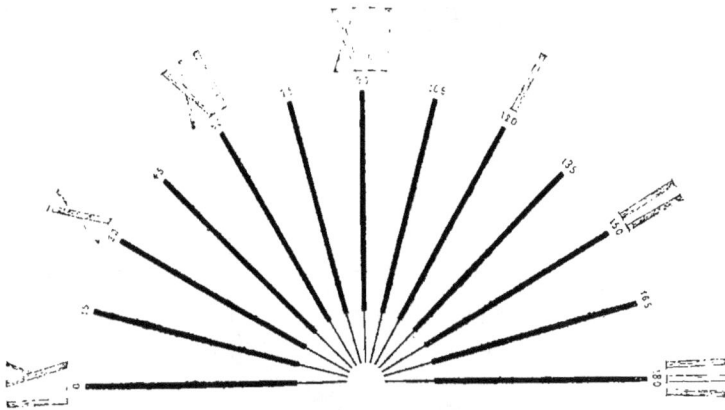

FIG. 111.

Chacun des rayons représente la *trace de la projection*, sur le plan
de la figure, des méridiens de l'œil de 15° en 15°. Les chiffres placés
à leur extrémité indiquent l'inclinaison de ces méridiens sur le vertical. La présence de ces chiffres facilite du même coup les réponses
des patients, auxquels on demande de désigner par les chiffres romains
qui les surmontent les rayons qui paraissent nets.

On comprend aisément qu'une figure en demi-cercle doit être
suffisante pour l'examen, les méridiens astigmates gardant même
direction dans l'hémicycle supérieur et inférieur. Le demi-cercle
inférieur rappelle la division des lunettes d'essai, sur lequel se lit
l'orientation du cylindre et le degré de son inclinaison sur la verticale, du côté nasal ou temporal.

Pour arriver à ramener le foyer le plus amétrope sur celui du méridien qui l'est le moins, on emploie des verres susceptibles de ne pas changer la réfraction du méridien adapté, mais de corriger uniquement celle du méridien non adapté. Ces verres (fig. 112) représentent des sections faites dans une masse cylindrique de verre parallèlement à son axe, d'où leur nom de verres *cylindriques*. Ils réfractent les rayons incidents compris dans le plan perpendiculaire à l'axe, tandis qu'ils n'ont aucune action sur ceux contenus dans des plans parallèles à l'axe. Leur foyer principal n'est donc jamais un point, mais une ligne focale de même direction que l'axe du cylindre. Leur puissance s'exprime en dioptries comme pour les verres sphériques. Leur action optique étant nulle sur les rayons contenus dans le plan parallèle à leur axe, on fait coïncider la direction de ce plan avec celle du méridien vu nettement par l'œil, pour ne pas altérer sa réfraction. Les rayons passant par les plans perpendiculaires sont réfractés ; ils ramènent sur la rétine les foyers principaux correspondant aux méridiens amétropes et la vision devient nette. En somme, on dispose l'axe des verres cylindriques perpendiculairement à la direction de la ligne de la figure radiaire dont la vision paraît nette à l'astigmate.

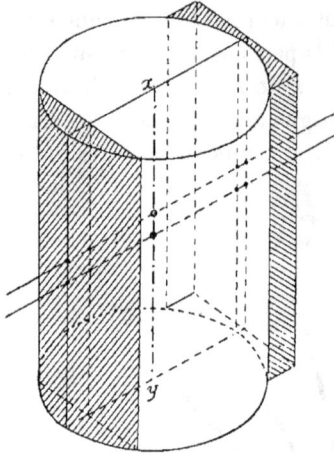

FIG. 112.

Pour faciliter l'*orientation* des verres cylindriques, chacun d'eux porte un petit trait gravé sur le verre, indiquant la direction de leur axe. La série des boîtes d'essai varie du numéro 0,25 dioptries à 6 dioptries.

Dans le cas d'astigmatisme composé ou mixte, l'aspect d'aucune ligne n'est absolument net, aussi faut-il préalablement ramener sur la rétine un des foyers des méridiens principaux. On arrive à ce résultat à l'aide d'un verre sphérique, concave ou convexe, convenablement choisi, qui rend emmétrope l'un des deux méridiens. Ceci fait, on cherche le verre cylindrique correcteur de l'autre méridien. La combinaison *sphéro-cylindrique* résultant représente la correction de l'astigmatisme composé ou mixte.

Notation. — La *notation* de l'astigmatisme comporte l'indication de la position du méridien amétrope ou, ce qui revient au même, celle de l'axe du verre cylindrique. Les uns comptent l'inclinaison des méridiens à partir du méridien horizontal, d'autres à partir du vertical. Il est commode de prendre comme repère l'extrémité inférieure de ce méridien et de compter l'inclinaison des méridiens obliques de 0° à 90° du côté du nez et de la tempe. Car on a ainsi l'avantage de lire immédiatement sur la monture de la lunette d'essai à quelle division correspond l'axe du cylindre correcteur. On note dans les observations l'inclinaison de l'axe par un petit schéma analogue à celui représenté (fig. 113).

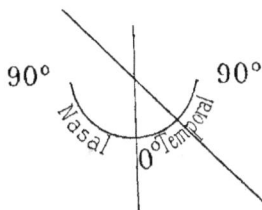

FIG. 113.

Correction de l'astigmatisme irrégulier. — La correction de l'astigmatisme irrégulier est bien rarement obtenue à l'aide d'un verre cylindrique ou d'une combinaison sphéro-cylindrique. Le plus souvent, l'unique ressource est d'utiliser les images fournies par le méridien ou les parties de méridien de réfraction la plus voisine de la normale. A cette fin, on use de *trous* ou de *fentes* dites *sténopéiques*. Ces ouvertures de dimensions très restreintes sont pratiquées dans une plaque légère de métal, qu'on applique au-devant de l'œil dans le but de supprimer les images diffuses formées par les méridiens astigmates. La position à donner à la fente s'obtient par tâtonnement. Ces moyens rendent plus nettes les images rétiniennes, mais par contre diminuent considérablement leur intensité lumineuse.

Contre l'astigmatisme irrégulier dû au kératocone, on a prescrit comme palliatif des verres *hyperboliques* et *coniques*, mais cela sans résultat bien heureux. Cherchant à substituer à la surface cornéenne irrégulière une surface uniforme, Fick puis Sulzer ont préconisé l'emploi de *verre de contact*, qu'on applique directement sur la cornée, en interposant entre la cornée et le verre une mince couche de liquide de même indice de réfraction que la cornée et l'humeur aqueuse.

§ 62. — **Réfraction dynamique.** — ACCOMMODATION. — *L'accommodation* est la faculté que possède le système optique de l'œil de pouvoir se modifier de façon à ce que la vision reste distincte à différentes distances. L'adaptation de l'œil, sous l'influence de la volonté, pour la vision rapprochée et éloignée est un phénomène d'observation journalière. Toutefois, lorsque l'œil s'est accommodé pour une distance il ne perçoit pas simultanément d'une façon distincte les objets intermédiaires à celui sur lequel l'attention s'est fixée. Que l'on dispose verticalement, par exemple, au-devant de l'œil, à petite distance en arrière l'un de l'autre, les index de chaque main et l'on verra distinctement tantôt l'un, tantôt l'autre, mais jamais les deux à la fois.

Dans les considérations sur la réfraction statique, l'œil a été supposé constamment adapté pour la seule distance de son punctum remotum, situé à l'infini si l'œil est emmétrope, à une distance finie en avant ou en arrière de l'œil au cas d'amétropie. Alors l'image se fait toujours sur la rétine.

Mais le punctum remotum, duquel émanent les rayons lumineux, et son image sur la rétine, constituent par rapport au système optique de l'œil, deux points conjugués l'un de l'autre. Si le premier se rapproche de l'œil, l'image s'éloigne proportionnellement. La rétine est immobile, elle ne peut suivre l'image ; comme la vision reste nette, il est donc nécessaire d'admettre que, par un accroissement de puissance du système réfringent oculaire, les rayons en provenance de la nouvelle position du point lumineux sont plus fortement réfractés pour continuer à être collectés sur la rétine. S'il n'en était pas ainsi, au lieu de l'image nette du point, la rétine recevrait un cercle de diffusion.

Les expériences de Langenbeck-Cramer et leurs études sur les différences de dimensions des *images de réflexion* des surfaces de l'œil à l'état de repos et d'accommodation, les mensurations ophtalmométriques de Knapp ont démontré que l'accroissement du pouvoir réfringent, indispensable à la vision rapprochée, est dû à la seule *augmentation de réfringence* du cristallin.

Ces images de réflexion, formées par la cornée et les faces du cristallin, signalées la première fois par Purkinje et utilisées par Sanson pour diagnostiquer la cataracte, sont au nombre de trois, deux *droites*, la troisième *renversée*. Des deux premières l'une plus petite,

rès nette, la plus lumineuse de toutes appartient à la cornée ; l'autre
plus étendue moins nette et moins éclairée, par suite de l'absorption

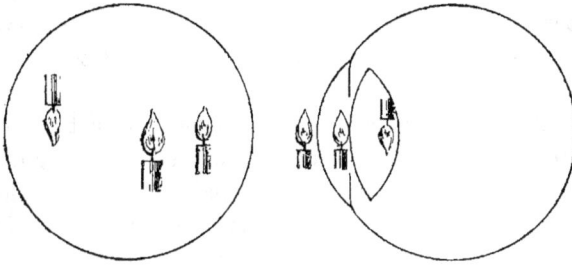

FIG. 114. — *Images de Purkinje.*

umineuse dans la chambre antérieure et le tissu cornéen, est celle de
a face antérieure convexe du cristallin ; la dernière produite par
réflexion de la lumière sur la cristalloïde postérieure, qui agit à la
açon d'un miroir concave, est la plus petite des trois et paraît plus
éclairée que celle de la face antérieure.

Lorsqu'on désire observer ces images, les meilleures conditions
expérimentales sont de disposer la source lumineuse de façon à ce
qu'elle fasse un angle de 30 degrés avec la ligne visuelle du sujet et
de se placer sous le même angle en sens opposé. L'observation gagne
en précision si au lieu d'une simple flamme on dispose au-devant de
celle-ci un écran dans lequel on pratique des ouvertures régulières qui
donnent aux images réfléchies l'aspect de figures géométriques dont
il est plus facile de suivre les changements.

Une fois ces dispositions expérimentales prises, si l'œil, adapté
d'abord pour son remotum, passe à la vision d'un objet rapproché,
l'image de la cornée ne subit aucune modification ; celle de la surface
antérieure du cristallin se rapetisse et avance dans la chambre antérieure. L'image postérieure subit une diminution, mais beaucoup
moindre, elle se déplace aussi légèrement en arrière mais d'une
quantité fort peu sensible. Le rapetissement des images indique
l'augmentation de courbure des faces du cristallin, puisqu'on sait
que les images de réflexion diminuent avec le rayon des miroirs qui
les engendrent (catoptrique, p. 218).

En devenant plus convexe, le cristallin devient par là même plus réfringent. Du reste, en même temps, il augmente d'épaisseur dans le sens antéro-postérieur, ainsi que l'indiquent la diminution de l'écart qui le sépare de la cornée, le léger recul de la face postérieure et l'aplatissement du bord équatorial, observé par Coccius chez les opérés d'iridectomie très périphérique.

Hænsen et Wolker ont contrôlé expérimentalement ces données d'observations. En enfonçant au-devant du cristallin des aiguilles dans l'œil d'un animal dont ils excitaient par galvanisation les nerfs ciliaires, ils ont vu l'extrémité de l'aiguille restée hors du globe oculaire s'incliner en arrière durant l'excitation, repoussée qu'en était la pointe par l'augmentation de courbure de la lentille.

Il est peu surprenant que ces phénomènes aient essentiellement leur siège dans la partie antérieure du cristallin, si l'on songe que celle-ci baigne dans l'humeur aqueuse, laquelle se déplace plus facilement que ne pourrait le faire le corps vitré.

Helmholtz a élucidé le mécanisme de l'accommodation et prouvé que les changements de forme du cristallin sont sous la dépendance du muscle ciliaire, lequel en se contractant relâche la zone de Zinn et permet ainsi l'augmentation de courbure du cristallin sous la seule influence de son élasticité naturelle. L'insertion fixe du muscle ciliaire est représentée par ses attaches au limbe cornéen ; aussi, lorsqu'il se contracte, attire-t-il en avant la choroïde et la rétine, ainsi que le prouve l'observation ophtalmoscopique des vaisseaux et le *phosphène circulaire d'accommodation*. La zonule est relâchée dans ce mouvement de progression ; la traction qu'elle exerce

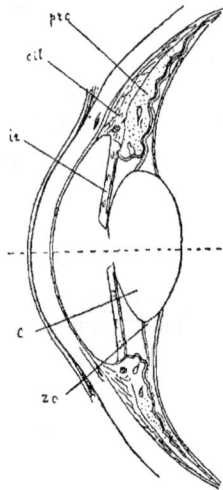

FIG. 115. — *Schéma pour montrer le changement de forme du cristallin.*

C, Cristallin. — *zo,* Zone de Zinn. — *ir,* Iris. — *cil,* Muscle ciliaire. — *prc,* Procès. La portion située au-dessus de la ligne pointillée est seule supposée en accommodation.

sur la cristalloïde antérieure diminue et la décompression des fibres cristalliniennes laisse libre jeu à leur élasticité. Alors le cristallin se bombe et devient fort convexe, comme il arrive lorsqu'il est extrait expérimentalement du sac que lui forme la cristalloïde et ainsi qu'on l'observe sur le vivant dans les luxations de cet organe.

En même temps, les procès ciliaires avancent vers le pôle antérieur de l'œil, et, sous l'influence de la compression qu'exercent sur les veines les contractions musculaires, deviennent turgescents. La pupille se contracte, l'iris est porté en avant dans sa partie centrale, repoussée par le cristallin, tandis qu'il se déprime d'avant en arrière à la périphérie. Le rôle de ce *diaphragme* est du reste totalement indépendant du phénomène d'accommodation qui persiste dans l'*aniridie*, chez les iridectomisés, mais disparaît totalement dans l'œil aphaque, à iris intact. L'observation, du reste, démontre en plus que ses contractions ne sont pas tout à fait synchrones à l'adaptation du cristallin; elles se produisent un peu après celle-là.

Le passage de l'œil de l'état de repos à celui d'accommodation demande un espace de temps court, mais appréciable (fraction de seconde) ; le relâchement du muscle ciliaire se fait plus vite. Il est suivi d'un sentiment de détente qui contraste avec celui de tension que détermine la vision rapprochée.

Amplitude d'accommodation. — L'*amplitude* d'accommodation est l'effort maximal que peut fournir l'appareil accommodateur, pour assurer la vision distincte à la plus petite distance possible, lorsque l'objet se rapproche de l'œil. Ce point le plus rapproché, où la vision reste encore nette, prend par opposition le nom de *punctum proximum*.

La distance, qui sépare le punctum proximum du punctum remotum, partie de l'espace dans lequel la vision reste nette pour tous les points intermédiaires, est désignée sous le nom de *champ* ou *parcours* de l'accommodation.

La distance du punctum remotum à l'œil correspond au minimum de réfringence dynamique de ce dernier, c'est l'état de repos de l'œil; celle du proximum représente l'état de l'œil à son maximum de réfringence ; la différence entre ces deux longueurs est, par définition, l'amplitude d'accommodation. En désignant la première distance par R, par P la seconde, on exprime la valeur de l'amplitude A par l'égalité suivante :

$$A = P - R$$

Mais, si l'on observe avec Donders, que la puissance de réfringence de l'œil accommodé et sa puissance au repos répondent justement à l'inverse des distances focales P et R, l'expression de l'amplitude d'accommodation peut aussi se traduire en dioptrie :

$$\frac{1}{A} = \frac{1}{P} - \frac{1}{R}$$

et faisant $\frac{1}{A} = a$, $\frac{1}{P} = p$, $\frac{1}{r} = r$

On a :

$$a = p - r.$$

Cette assimilation est d'autant plus autorisée, qu'en résumé l'ac-

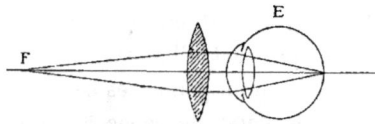

FIG. 116.

commodation produit le même effet qu'une lentille convexe qu'on ajouterait au cristallin pour renforcer sa réfringence et lui permettre de faire converger sur la rétine les rayons lumineux divergents.

Détermination de l'amplitude d'accommodation. — Pratiquement on détermine l'amplitude d'accommodation en recherchant la position du punctum proximum, ou mieux, en mesurant sa distance à l'œil. L'inverse de cette longueur focale exprime en dioptries le plus grand effort réfringent que puisse faire le système accommodateur.

On trouve le point le plus rapproché, auquel la vision distincte reste encore possible, en approchant progressivement de l'œil à examiner, des morceaux de lecture composés de petits caractères d'imprimerie dont la grandeur doit autant que possible correspondre à l'acuité visuelle du sujet. Le point où la lecture en devient impossible est la position du punctum proximum.

On se sert également de points lumineux que l'on obtient en perçant dans un écran opaque, derrière lequel est située une source lumineuse, une série de petits orifices ronds fort rapprochés les uns des autres, ayant la dimension de trous faits dans une carte avec une pointe d'épingle. Lorsqu'on approche cette ligne de points lumineux aussi longtemps de l'œil qu'il peut accom-moder, chaque orifice paraît un point lumineux, arrondi, nettement limité. Qu'au contraire on atteigne à la limite d'accommodation et aussitôt chaque point prend un aspect diffus. Les cer-cles de diffusion, que l'ensemble des points forme alors sur la rétine, empiè-tent les uns sur les autres et donnent la sensation d'une traînée lumineuse mal imitée.

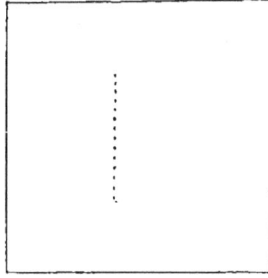

FIG. 117.

Il existe encore un autre procédé d'appréciation de l'amplitude d'accommodation et de détermination du punctum proximum. Il consiste à placer des verres concaves au-devant de l'œil à examiner et à rechercher le numéro le plus élevé, qui laisse encore possible la vision d'objets éloignés. Cette lentille concave neutralise l'effet de l'effort accommodateur, précédemment assimilé à celui d'un verre convexe surajouté au cristallin. Les rayons lumineux, qui traversent le verre concave et se réunissent sur la rétine, ont évidemment la même divergence que s'ils provenaient du foyer

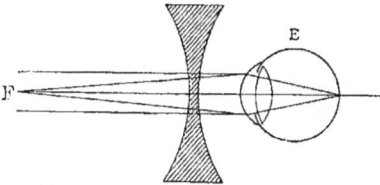

FIG. 118.

de la lentille (p. 176). Ce dernier coïncide donc avec le punctum proximum, duquel émanent les rayons qui se rendent à la rétine de l'œil accommodé, et la longueur focale du verre indique l'éloignement de ce point à l'œil.

Influence des amétropies sur l'accommodation. — La position du punctum proximum à l'œil n'est pas la même chez les emmétropes et les amétropes ; si l'on désire exactement déterminer l'amplitude de l'accommodation, il est indispensable de tenir compte de l'influence de l'amétropie sur son expression.

Les emmétropes sont statiquement adaptés pour les rayons parallèles ; leur punctum proximum est situé à l'infini. Alors $\frac{1}{R}$ ou r égale $\frac{1}{\infty}$, c'est-à-dire zéro. La formule de l'amplitude d'accommodation devient pour eux :

$$a = p \tag{1}$$

Ce qui veut dire que l'effort maximum d'accommodation, dont leur œil est capable, équivaut à une augmentation de réfringence du cristallin égale à la longueur focale P, c'est-à-dire à la distance de leur punctum proximum. Il suffit donc de mesurer celle-ci, de prendre l'inverse (p) et on a aussitôt en dioptries l'amplitude d'accommodation de l'emmétrope.

Le punctum remotum du myope est situé à une distance finie au-devant de l'œil. Les amétropes de cette catégorie, en produisant un effort accommodateur égal à celui de l'emmétrope, rapprochent leur punctum proximum de leur œil, déjà naturellement accommodé, pour les rayons divergents. L'expression de leur amplitude d'accommodation ne peut être la même que celle des emmétropes.

Il faut retrancher de leur réfraction dynamique (p) la valeur de leur réfraction statique (r) et on a alors :

$$a = p - r \tag{2}$$

Au cas où l'on aurait cherché à mesurer l'amplitude d'accommodation d'un myope à l'aide du verre concave le plus fort avec lequel il pouvait voir au loin, celui-ci représenterait la somme des réfractions statique et dynamique. Il faudrait donc retrancher de la valeur trouvée le nombre de dioptries corrigeant la myopie, pour avoir l'amplitude d'accommodation.

Le punctum proximum de l'œil hypermétrope, pour un effort accommodateur égal à celui de l'emmétrope, reste plus éloigné de son œil. Une première partie de la dépense d'accommodation tend d'abord à le rendre emmétrope, la seconde partie à lui permettre d'augmenter suffisamment sa réfringence pour voir à la distance de son punctum proximum. Son amplitude représente donc ces deux efforts :

$$a = p + r \tag{3}$$

Exemples numériques : Un emmétrope voit nettement jusqu'à 10 centimètres en avant de son œil, quelle est son amplitude d'accommodation ?

$$a = p : a = \frac{1^m}{0.10^{\text{cent.}}} = 10 \text{ D}, \text{ c'est-à-dire 10 dioptries ;}$$

Un myope de 4 dioptries, dont le punctum remotum est par conséquent situé à 0,25 centimètres, voit encore distinctement à 5 centimètres. Son p égal $\frac{1^m}{0^m,25} = 20$ D ; dans ce cas la formule donne :

$$a = 20 \text{ D} - 4 \text{ D} = 16 \text{ dioptries.}$$

Le punctum proximum d'un hypermétrope de 15 dioptries est à 20 centimètres. On a, $p = \frac{1^m}{0,20} = 5$ dioptries et par conséquent :

$$a = 15 \text{ D} + 5 \text{ D} = 20 \text{ D.}$$

Influence de la réfraction dynamique, sur l'expression de la réfraction statique. — On vient de voir que l'accommodation augmente constamment le pouvoir optique de l'œil. Dans certain cas cette augmentation dynamique de réfringence fausse l'expression de la réfraction statique et fait paraître l'œil plus réfringent qu'il ne l'est réellement. L'hypermétropie peut être confondue avec l'emmétropie et même la myopie ; l'emmétropie peut faire croire à de la myopie ; la myopie semble de degré plus élevé qu'elle n'est.

L'agent actif de l'accommodation étant un muscle, l'acte accommodateur dû à une contraction est essentiellement transitoire ; et, généralement il suffit de relâcher le muscle ciliaire, en dirigeant le regard au loin, pour faire cesser toute influence dynamique. Mais il arrive parfois, surtout chez les jeunes sujets, que le muscle ciliaire se trouvant, par l'application continue de la vision à courte distance, incité à se contracter d'une façon soutenue, se contracture.

Alors le relâchement de l'accommodation dans la vision éloignée reste incomplet ou nul et la réfraction statique de l'œil en paraît élevée d'autant.

On différencie ce qui est le propre des réfractions statique ou dynamique ; et, l'on désigne sous le nom d'amétropie *totale* ou *réelle* les anomalies de réfraction de cause purement statique ; d'amétropie *manifeste*, l'anomalie statique augmentée d'une quantité dynamique ; tandis que l'amétropie *latente* représente ce qui revient au système

cristallinien dans cette augmentation de réfraction oculaire. Cette
portion latente tantôt masque ou diminue — hypermétropie — l'anomalie statique ; tantôt elle l'exagère — myopie. Dans le premier
cas, l'hypermétropie totale égale la somme de l'hypermétropie manifeste et latente $H^t = H^m + H^l$; dans le second, la myopie totale égale
la différence $M^t = M^m — M^l$.

Influence de l'âge sur la réfraction dynamique. — L'amétropie
n'est pas la seule cause qui ait de l'influence sur la position du punctum
proximum, comme on va le voir.

Le pouvoir d'accommodation *diminue* avec l'âge, aussi l'éloigne-

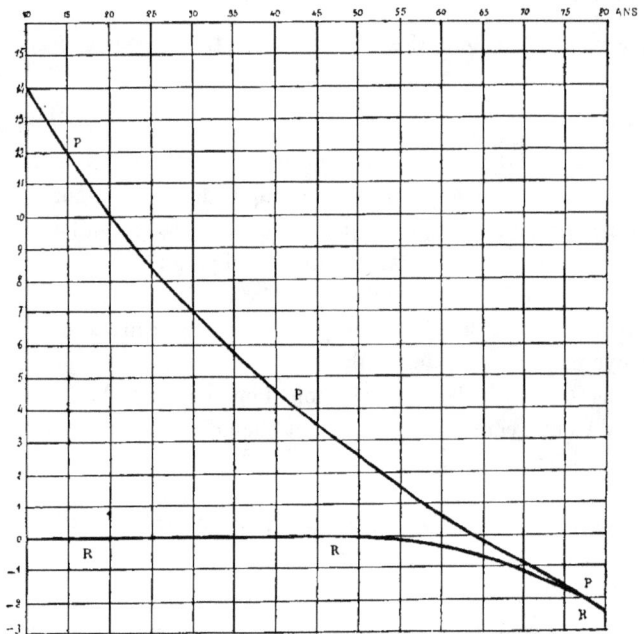

FIG. 119.

ment du punctum proximun à l'œil va-t-il toujours croissant. Cette
diminution de la force d'accommodation a ceci de remarquable qu'elle
débute dès l'enfance. Donders, en effet, a établi que l'amplitude d'accommodation décroît depuis l'âge de 10 ans et, peut-être même, avant
cette époque de la vie, au-dessous 'de laquelle les déterminations
nécessaires deviennent presque impossibles.

La cause de la diminution d'amplitude d'accommodation réside dans la perte progressive d'élasticité du cristallin. Celle-ci est due au développement continu du *noyau scléreux* qui se forme au centre de la lentille par condensation graduelle de ses fibres. Et, bien que tout laisse supposer que le muscle ciliaire puisse se contracter dans la jeunesse et l'âge adulte, époque de la vie où l'organisme a atteint son complet développement, aussi activement que dans l'enfance, le relâchement de la zonule ne produit plus le même accroissement de réfringence parce que le cristallin change alors plus difficilement de forme.

Dans le schéma de Donders (fig. 119) la ligne *rr* indique la position du punctum remotum aux différents âges de la vie d'un emmétrope ; la courbe *pp* celle du punctum proximum aux mêmes époques. Le nombre de carrés compris verticalement dans l'intervalle des deux lignes indique en dioptries l'amplitude d'accommodation correspondant à un âge donné.

Presbyopie. — Du fait de l'éloignement progressif du punctum proximum, il arrive un moment où la vision rapprochée des objets de petites dimensions n'est plus possible.

Cet état est nommé *presbyopie* (πρεσβύς, vieux ; ὤψ, œil) parce que certains vieillards pour distinguer les caractères d'imprimerie ou les détails de petits objets, sont obligés de les éloigner de plus en plus d'eux. Ce terme consacré par l'usage et conservé par Donders, bien que répondant en somme à une vérité physiologique, n'est pas absolument exact. Le pouvoir accommodateur, ainsi que le prouve l'observation, est de même valeur chez l'emmétrope que chez les amétropes, dont l'anomalie de réfraction statique est neutralisée par des verres correcteurs. Il est également soumis chez eux à la même marche décroissante sous l'influence de l'âge. Mais, comme on l'a vu, la réfraction statique détermine des variations importantes dans la position du punctum proximum. Il en résulte qu'à âge égal et par conséquent à pouvoir accommodateur égal aussi, la vision rapprochée reste encore possible à certains myopes, alors qu'elle ne l'est plus pour l'emmétrope et surtout l'hypermétrope. C'est ainsi qu'il arrive chaque jour de rencontrer des personnes encore jeunes, obligées de suppléer à l'insuffisance de leur accommodation par des lunettes appropriées ; tandis que d'autres beaucoup plus âgés voient fort bien de près sans verre.

Pour éviter un néologisme, on a conservé l'expression de presbyopie, mais sous la réserve d'entendre simplement par là, *le déficit de réfringence* entre *l'amplitude* d'accommodation que possède encore un œil donné et *celle* qui lui est nécessaire pour ramener à la distance habituelle de la vision rapprochée son punctum proximum.

Toutefois il est préférable, comme on le verra ultérieurement, de définir la presbyopie en disant qu'elle correspond au *supplément* d'augmentation de réfringence réclamée pour adapter l'œil de façon à lui permettre de soutenir d'une manière *prolongée le travail de près*, le système accommodateur étant devenu insuffisant.

Détermination de la presbyopie. — La détermination de la presbyopie consiste à rechercher la *position du punctum proximum* et à constater de combien ce point est *distant* de la position qu'il devrait avoir pour que la vision rapprochée soit possible.

La différence entre les deux longueurs focales, comptée en dioptres, donne la mesure de la presbyopie. C'est dire que l'expression de la presbyopie est fournie par le *numéro* de la lentille convexe qui, ajoutée à l'amplitude d'accommodation existant, supplée à l'insuffisance accommodatrice.

Donders a fixé à 22 centimètres la limite à laquelle la vision rapprochée doit rester possible. Aussitôt que l'accommodation devient insuffisante pour adapter l'œil à cette distance, il y a presbyopie. La longueur focale de 22 centimètres correspond à environ 5 dioptries d'accommodation chez un emmétrope.

Tableau indiquant l'amplitude d'accommodation, la distance du punctum proximum, la presbyopie et les modifications de la réfraction statique (d'après les chiffres de Donders).

Œil emmétrope.

AGE	ACCOMMODATION	PROXIMUM	PRESBYOPIE	PUNCTUM REMOTUM
10 ans	14 dioptries.	7 Cent.		
15 »	12 »	8 »		
20 »	10 »	10 »		
25 »	8.5 »	11 » 7		
30 »	7 »	14 »		
35 »	5.5 »	81 »		
40 »	4.5 »	22 »	0 dioptrie.	
45 »	3.5 »	28 » 6	1 »	
50 »	2.5 »	40 » 5	2 »	
55 »	1.75 »	57 »	2.75 »	
60 »	1 »	1ᵐ— »	3.50 »	0.50 dioptrie.
65 »	0.75 »	1ᵐ33 »	3.75 »	0.75 »
70 »	0.25 »	4ᵐ— »	4.25 »	1.25 »
75 »	0 »	D.	4.50 »	1.75 »

Par le tableau ci-dessus on voit que, nulle à 40 ans, la presbyopie va progressivement augmentant. A 60 ans, par exemple, âge auquel l'emmétrope ne possède plus qu'une seule dioptrie d'amplitude d'accommodation, elle est de 4,5 D — 1 D = 3,5 D. Ce qui veut dire qu'il faut alors donner un verre convexe de 3,5 dioptries pour adapter l'œil à 22 centimètres.

S'il s'agit d'un *hypermétrope*, il faudra ajouter à ce verre le numéro correcteur de sa réfraction statique. La réfraction statique du *myope* peut naturellement l'adapter à la distance voulue ou bien être supérieure ou inférieure à 4,5 D. Dans le premier cas on ramène par un verre concave sa réfraction statique à ce chiffre ; dans le second, par un verre convexe, qu'on joint à la somme de ses réfractions statique et dynamique pour faire 4,5 dioptries. Ainsi un myope de 2 dioptries, âgé de 60 ans, ne possédant par conséquent plus que 1 dioptrie d'amplitude d'accommodation, aura besoin d'un verre convexe de 1,5 D.

Adaptation à la vision rapprochée. — La distance de 22 centimètres adoptée par Donders est incompatible avec certains travaux qui, tout en exigeant une application constante des yeux, réclament un éloignement plus considérable. Même pour la lecture et l'écriture, l'éloignement à 33 centimètres est généralement plus habituel.

Les variétés d'application de la vision nécessitent du reste de ne pas s'arrêter à une *longueur uniforme d'adaptation*. Il est infiniment préférable de suppléer à l'insuffisance d'accommodation pour chaque individu en s'éclairant de ses habitudes et de la nature de ses occupations. Mais il est essentiel que son adaptation soit capable d'assurer *sans fatigue* la vision rapprochée. A cet égard, il est bon que la correction de l'insuffisance de réfraction dynamique soit quelque peu supérieure au déficit réellement constaté. En procédant ainsi, l'accommodation à la distance choisie ne nécessite pas alors les contractions du muscle ciliaire, voulues pour utiliser entièrement la portion de réfraction dynamique *restant encore disponible*, ce qui évite la fatigue de l'organe.

Asthénopie accommodative. — Lorsque la dépense d'accommodation, nécessitée par l'adaptation de l'œil à la vision rapprochée, devient considérable et continue, il ne tarde pas à survenir un sentiment fort pénible de fatigue, qui oblige à suspendre à intervalles parfois fort courts l'application des yeux. C'est un sentiment de tension intra-oculaire auquel succède assez souvent des irradiations douloureuses du côté du front, lesquelles même, chez quelques personnes prédisposées, s'accompagnent volontiers d'hémicrânie migraineuse. La caractéristique de ces sensations douloureuses est d'augmenter sous l'influence de l'application des yeux et de s'atténuer au contraire avec le repos. L'ensemble de ces troubles est connu sous la désignation d'*asthénopie accommodative* (vue faible). L'asthénopie peut se montrer de fort bonne heure chez les hypermétropes, de degrés élevés, qui neutralisent leur défaut de réfraction statique par un effort d'accommodation. On la rencontre aussi chez les emmétropes d'un certain âge qui, par coquetterie ou tout autre motif, se refusent à l'emploi de verres correcteurs. Enfin, pour les mêmes raisons, on l'observe quelquefois aussi dans les myopies faibles.

Influence de l'âge sur la réfraction statique. — Ce n'est pas seulement la réfraction dynamique que les progrès de l'âge modifient, mais bien aussi, quoique moins sensiblement, la réfraction statique.

Donders a mis en évidence que la position du *punctum remotum* reste *constante* jusque vers l'âge de 55 ans. Mais à partir de cette époque de la vie, la force réfringente de l'œil diminue : le myope voit sa myopie s'atténuer, l'emmétrope devient légèrement hypermétrope et l'hypermétropie s'accroît.

Cet amoindrissement de force réfringente est dû à la diminution d'indice de réfraction des tissus consécutivement aux *modifications vitales*. Le cristallin est surtout le siège de cette transformation, par suite de l'extension périphérique de son noyau. Il prend alors une couleur jaunâtre, ambrée qui, à un examen superficiel, peut en imposer pour la cataracte alors qu'en réalité, le cristallin est absolument transparent.

Dans le schéma (fig. 119), la ligne *rr*, droite jusqu'à 55 ans, s'incurve légèrement après ; le nombre des carrés, compris verticalement entre cette nouvelle position de la ligne et sa direction première, indique la diminution de réfringence statique correspondant à un âge donné.

CHAPITRE V

Catoptrique. Ophtalmoscopie. Ophtalmoskiascopie.
Ophtalmométrie. Kératoscopie.

§ 63. — **Lois de la réflexion spéculaire**. — Les lois de la *réflexion* et de la *formation des images*, sur les surfaces réfléchissantes planes et courbes, seront sommairement rappelées ici pour servir à l'intelligence de la théorie de l'ophtalmomètre et de l'éclairage ophtalmoscopique :

1° Le rayon *incident* et le rayon *réfléchi* sont contenus dans un même *plan perpendiculaire* à la surface réfléchissante.

2° *L'angle de réflexion* et *l'angle d'incidence* sont égaux.

§ 64. — **Miroirs**. — Les miroirs sont des surfaces parfaitement polies, susceptibles de réfléchir la lumière et de reproduire les images des objets dont ils reçoivent des rayons lumineux. Leur forme est *plane* ou *courbe*. Dans ce dernier cas ils sont *sphériques*, *paraboliques* ou *coniques*, et on les dit *concaves* ou *convexes* selon que leur surface réfléchissante est elle-même *concave* ou *convexe*.

MIROIRS PLANS. — 1° Lorsqu'un faisceau lumineux *parallèle* frappe

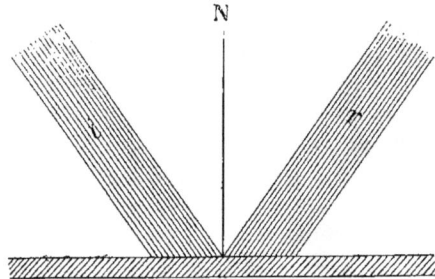

FIG. 120.

obliquement un miroir plan, les rayons du faisceau réfléchi sont également parallèles entre eux (fig. 120).

2° Les rayons réfléchis correspondant à un faisceau incident *diver-gent*, restent divergents après réflexion (fig. 121). C'est le cas de l'éclai-

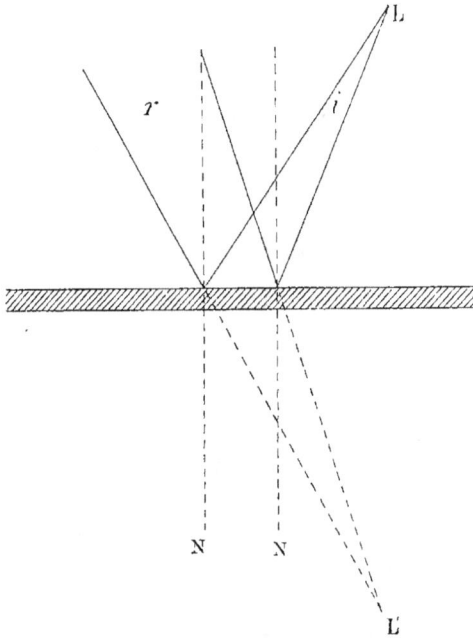

Fig. 121.

rage *ophtalmoscopique* avec un miroir plan. L'œil de l'observateur, qui projette suivant leur dernière direction les rayons réfléchis, a l'illusion qu'ils proviennent d'un point *virtuellement* situé en arrière du miroir à même distance que le point lumineux dont ils émanent.

3° Les faisceaux convergents donnent un faisceau de réflexion également convergent, à sommet antérieur au miroir ; la distance du sommet est la même que celle du point d'entre-croisement *virtuel* des rayons incidents en arrière du miroir.

Ici les rayons incidents sont rendus convergents par un artifice, une lentille placée sur leur trajet. Ce dispositif a été adopté par Coccius pour son miroir ophtalmoscopique.

Images dans les miroirs plans. — Les objets lumineux peuvent être considérés comme un ensemble de points juxtaposés. Les rayons lumineux, qu'ils envoient au miroir, se réfléchissent de la même façon que ceux en provenance d'un point isolé. La formation de leurs images est donc soumise aux conditions étudiées pour un point lumineux. Les images des objets qui envoient au miroir des faisceaux *paral-*

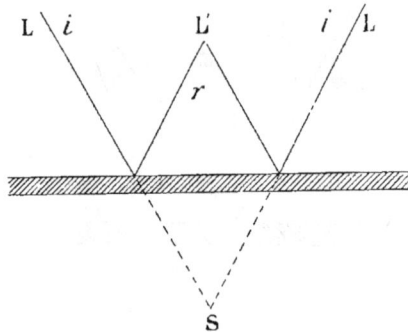

FIG. 122.

lèles sont à *l'infini;* celles des objets dont les rayons se rendent en *divergent* au miroir sont *virtuelles ;* celles d'objets dont les rayons sont rendus *convergents* avant leur arrivée au miroir sont *réelles.* Toutes sont de même grandeur que l'objet.

MIROIRS SPHÉRIQUES. — L'étude géométrique de la réflexion sur ces miroirs comporte quelques restrictions : les calottes sphériques considérées doivent être de petite amplitude (8° au maximum); les rayons considérés *parallèles* à l'axe principal ou *fort peu inclinés* sur cet axe. La surface réfléchissante est assimilée à un ensemble de petites *surfaces planes* de dimensions fort exiguës, accolées les unes aux autres.

Le rayon de la sphère, qui passe par chaque surface, représente la *normale* pour chacun de ces éléments. Le *centre de courbure* (C) est le centre de la sphère à laquelle le miroir est emprunté. *L'axe principal* est la ligne menée par le centre de courbure et le *sommet* du miroir, pôle de la sphère. Toute autre ligne passant par le centre et un autre point de la surface réfléchissante est un *axe secondaire ;* au point de vue optique, ces axes jouissent des mêmes propriétés que l'axe principal.

Miroirs concaves. — Dans les miroirs concaves, tous les rayons lumineux composant un faisceau *parallèle* à l'axe, se réunissent après réflexion en un point unique, appelé *foyer principal* (F), situé sur l'axe principal. Ce point est à égale distance du centre et du pôle.

Soit (fig. 123) le rayon LD parallèle à l'axe principal ; il se réfléchit en faisant avec la normale CD l'angle ω égal à *i*. Dans le triangle CFD l'angle en C et ω sont tous les deux égaux à l'angle *i*, le pre-

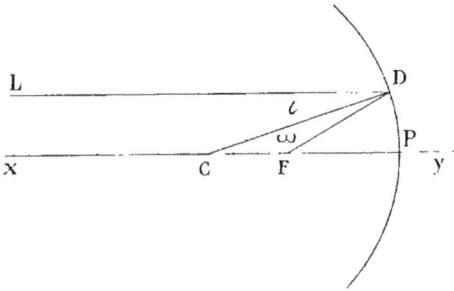

mier comme alterne interne, le second comme angle de réflexion ; ils sont donc égaux entre eux et les côtés CF et FD qui leur sont opposés le sont aussi. Mais l'arc PD est supposé fort petit ; on peut donc par approximation faire FD = FP et comme CF = PD = FP. En désignant par *r* le rayon CP, par *f* la distance FP, on a

$$f = \frac{r}{2} \qquad (1)$$

Foyers conjugués. — Si on considère un faisceau dont le sommet au lieu d'être à l'infini, se trouve sur l'axe principal à une distance finie, la construction géométrique du rayon réfléchi amène à la connaissance du *foyer conjugué* L' de ce point lumineux L.

La considération de la figure (124) montre que la position de L' est placée sous la dépendance de celle de L. Dans l'obligation où se trouve l'angle de réflexion ω de rester égal à l'angle d'incidence *i*, si L se rapproche de la normale, L' doit s'en éloigner. Lorsque L atteint la position C, L et L' coïncident, il n'y a plus d'angle de réflexion. Après C, L' est plus éloigné du miroir que L : et au moment de sa coïncidence avec F, L' est à l'infini, les rayons réfléchis prenant alors la direction parallèle. Ensuite, L étant intermédiaire à F et P,

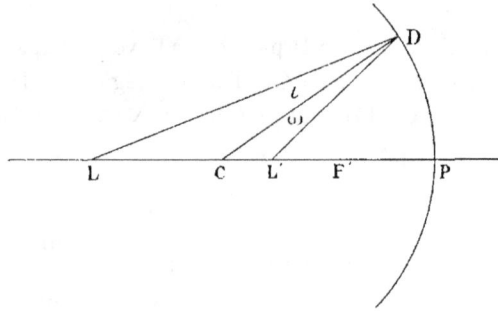

Fig. 124.

les rayons lumineux divergent et semblent provenir d'un *foyer virtuel* postérieur au miroir.

Si, comme dans l'étude géométrique de la dioptrique, on convient de compter comme *positives les abcisses* (distance au point P) des points L, L', F, C selon que ces points occupent le même côté du miroir que le point lumineux et *négatives* lorsqu'elles sont situées de l'autre côté, — cas de l'image virtuelle, — on arrive à une formule fort simple pour exprimer le rapport des positions d'un point lumineux et de celle de son foyer conjugué.

Désignons la distance (L P) du point lumineux au pôle par p, par p' celle du foyer conjugué (L' P), par r le rayon (CD).

Dans le triangle LDL', la normale CD bissectrice de l'angle LDL' divise proportionnellement à ses côtés la base LL' ; on a donc :

$$\frac{CL'}{CL} = \frac{p'}{p}$$

Mais $CL' = r - p'$ et $CL = p - r$. On peut donc écrire :

$$\frac{p'}{p} = \frac{r - p'}{p - r}$$

et $p'(p - r) = p(r - p')$. En transposant et réduisant, il vient $rp + rp' = 2pp'$. Si l'on divise cette égalité par le produit rpp', après suppression des facteurs communs on obtient :

$$\frac{1}{p} + \frac{1}{p'} = \frac{r}{2}$$

Mais $f = \dfrac{r}{2}$ d'où $\dfrac{2}{r} = \dfrac{1}{f}$, en remplaçant, l'équation précédente devient la formule :

$$\frac{1}{p} \div \frac{1}{p'} = \frac{1}{f} \qquad (2)$$

Cette formule qui donne pour p', $p' = \dfrac{p\,f}{p-f}$ permet de préciser dans l'espace, la *distance* de l'image au miroir lorsque l'on connaît *celle* du point lumineux au miroir et *le rayon* de courbure de celui-ci.

Grandeur des images. — La connaissance des propriétés des axes secondaires permet la construction de l'image d'un objet donné ; sa grandeur et sa position est donnée par la considération de la figure (125)

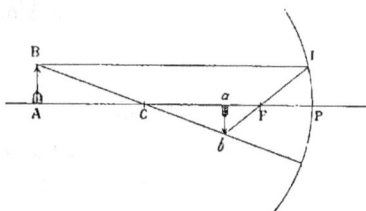

Fig. 125.

Dans les triangles CBA et C a b on a : $\dfrac{O}{I} = \dfrac{C\,A}{C\,a}$

Mais A et a sont deux points conjugués, la formule (2) détermine leur position, donc

$$\frac{O}{I} = \frac{p'}{p} \text{ et } I = \frac{p\,O}{p'}$$

Miroirs convexes. Images. — Les mêmes constructions et considérations conduisent à une formule identique, mais de signe contraire, pour les miroirs convexes :

$$\frac{1}{p} - \frac{1}{p'} = - \frac{1}{f} \qquad (3)$$

Le foyer principal est, en effet, dans ces miroirs situé en arrière de la surface réfléchissante ; f est donc négatif. L'image est *virtuelle et droite* alors qu'elle est *réelle et renversée* dans les miroirs concaves. Sa grandeur varie, comme l'indique la formule, avec la grandeur de l'objet, sa distance au miroir et le rayon de courbure de celui-ci.

Dans le cas particulier, où le faisceau incident à un miroir convexe

est rendu *artificiellement convergent* (condition déjà signalée dans
l'étude des miroirs plans), le faisceau lumineux réfléchi est également
convergent; son sommet réel se trouve en avant du miroir. Zehender
a utilisé cette propriété pour son ophtalmoscope.

Dans la formule des miroirs convexes, lorsque l'objet est suffisamment petit et assez éloigné pour que l'on puisse considérer les rayons
incidents comme parallèles, il vient pour $p = \infty$

$$-p' = -f = -\frac{r}{2} \tag{4}$$

Ce qui signifie que l'image est située au *foyer principal* et que pour
un *même* objet et une *même* distance, la *grandeur* de l'objet variera
seulement avec le *rayon* de courbure. C'est le cas de l'image cornéenne
que l'on observe dans l'examen ophtalmométrique et dans la kératoscopie.

*Aberration de sphéricité. Caustique par réflexion. Miroirs
aplanétiques.* — Dans les considérations précédentes, l'ouverture du
miroir est considérée comme fort petite et on peut alors sans grande
erreur assimiler à un point son foyer principal. Mais pour peu que
l'amplitude soit plus grande, cette assimilation n'est plus possible, car
la construction exacte montre que les rayons, réfléchis par les bords du
miroir (fig. 126), font leur foyer d'autant *plus près* du pôle du miroir
qu'ils sont *plus éloignés* de l'axe, alors que les rayons *centraux* tendent vers des points *plus distants* du sommet du miroir. On désigne
par *aberration principale* la *ligne focale* que constitue l'ensemble

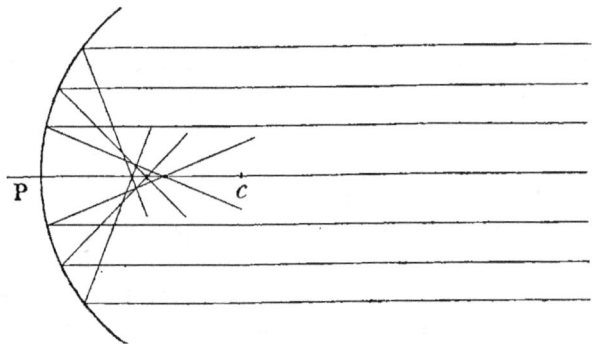

FIG. 126.

de ces différents foyers. Du fait de l'aberration, les rayons réfléchis
se coupent successivement les uns les autres, en dehors de l'axe prin-

cipal ; il en résulte dans le voisinage de l'axe principal une surface brillante appelée *caustique par réflexion*.

Pour ces raisons, les images fournies par les miroirs sphériques manquent de netteté, et réciproquement lorsqu'on veut utiliser les miroirs concaves pour l'éclairage, en disposant une lumière à leur foyer principal, les rayons réfléchis ne sont pas parallèles, mais bien plus ou moins divergents ; cette divergence affaiblit rapidement leur pouvoir éclairant à distance. Si en effet on considère un faisceau lumineux divergent, il représente dans l'espace un cône dont le sommet est au foyer du miroir et la base sur la surface éclairée. Or tandis que le

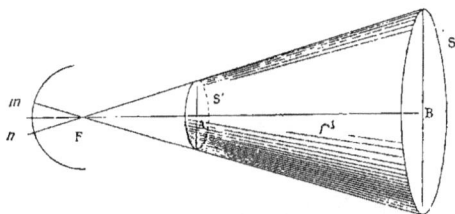

FIG. 127.

sommet représente réunie en un même point la somme entière de l'intensité lumineuse, celle-ci se trouve répartie sur toute la surface éclairée qui représente la base du cône. Chaque unité élémentaire de la base est donc moins éclairée que le sommet.

Toute section S', comme le montre la figure 127, sera d'autant plus éclairée qu'elle sera plus proche du sommet, c'est-à-dire que sa surface sera moins grande ; la géométrie élémentaire apprend, en effet, que les sections parallèles, à la base d'un cône, sont entre elles dans le rapport du carré de leur distance au sommet. On a donc $\dfrac{S}{S'} = \dfrac{FB^2}{FA^2}$.

La figure montre encore que dans le cône convergent Fmn, toute la lumière réfléchie par la surface mn se concentre vers le foyer F, qui est plus éclairé que tout autre point considéré dans le cône. L'intensité de l'éclairage des surfaces parallèles à la base augmente donc, dans ce cas, de la base au sommet du cône. On verra que ces différentes propriétés ont été utilisées dans la construction des *miroirs ophtalmoscopiques*.

Si au lieu d'un faisceau conique on considère un faisceau parallèle, toutes les sections principales, c'est-à-dire perpendiculaires à l'axe, sont de même surface ; elles sont toutes également éclairées. Cette proposition, vraie dans *le vide*, ne l'est pas au même degré lorsque la lumière est transmise *dans l'air*. Cependant comme l'intensité des faisceaux lumineux parallèles s'affaiblit infiniment moins vite que celle des faisceaux divergents, on a cherché à obtenir des miroirs susceptibles de réfléchir parallèlement les rayons des sources lumineuses placées à leur foyer principal. Ces miroirs, appelés *aplanétiques*, représentent une surface engendrée par la révolution d'une parabole autour de son axe. On sait, en effet, que la parabole jouit de cette propriété remarquable que tout rayon mené de son foyer à un point quelconque de la courbe et une droite, parallèle à l'axe, passant par ce

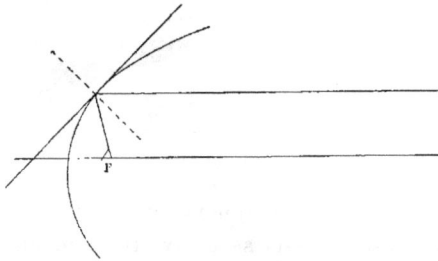

Fig. 128.

même point font avec la *tangente* deux angles égaux. Par conséquent les angles que ces lignes font avec la *normale à la tangente* au point considéré sont aussi égaux, comme angles complémentaires d'angles égaux.

Les miroirs aplanétiques servent en ophtalmologie à l'éclairage des tableaux d'acuité visuelle.

§ 65. — **Miroirs ophtalmoscopiques**. — Les *miroirs ophtalmoscopiques* les *plus usités* sont de forme plane ou concave. Mais ce ne sont pas les seuls utilisés : la combinaison d'un miroir convexe et d'une lentille convergente, susceptible de donner un faisceau réfléchi convergent ; de même que les miroirs dits *hétéro-centriques* — lentilles et prismes étamés sur une face — ont été également conseillés.

Les miroirs ophtalmoscopiques sont en *verre* ou en *métal*. Le miroir de l'ophtalmoscope de Helmholtz se compose de quatre lames de verre à faces planes et parallèles. Grâce à leur inclinaison spéciale (56°), la surface réfléchissante *polarise* partiellement, *par réflexion*, la lumière incidente, ce qui rend moins éclairante et par suite moins gênante pour l'observateur la lumière réfléchie par la cornée ; tandis, au contraire, que la lumière qui revient du fond de l'œil observé est beaucoup plus éclairante, *dépolarisée* qu'elle est par *réflexion diffuse* sur la rétine.

Les *miroirs métalliques* sont percés à leur centre d'un petit orifice qui proportionne à l'œil examinateur les rayons lumineux émis par le fond de l'œil de l'examiné. Le peu d'épaisseur de la marge de cet orifice, qui doit être taillée en un mince biseau, supprime les reflets lumineux fort gênants pour l'examinateur, ce qui constitue un véritable avantage.

Mais la facilité avec laquelle se ternit leur surface, diminue rapidement leur pouvoir éclairant ; aussi sont-ils généralement remplacés aujourd'hui par des miroirs en verre étamé. La surface réfléchissante de ces derniers est peu altérable et bien éclairante. Leur bas prix de revient est une compensation à leur plus grande fragilité. Leur milieu, pour permettre l'observation, est ou simplement privé de sa couche d'étain ou perforé. La réflexion de la lumière sur la paroi de l'orifice donne lieu à des reflets qui constituent une gêne entoptique pour l'observateur ; l'absorption de la lumière dans ceux non percés diminue un peu l'intensité de la lumière qui les traverse, mais cet inconvénient est infiniment moindre que le précédent. Ils sont de beaucoup préférables aux premiers.

Différence du pouvoir éclairant des différentes formes de miroirs ophtalmoscopiques. — Dans l'examen ophtalmoscopique à *l'image droite*, la distance de la source éclairante (bec de gaz, lampe) au miroir est environ de 20 à 25 centimètres ; le faisceau lumineux incident au miroir est donc *divergent*. Le faisceau réfléchi par le miroir plan est également *divergent*. Par conséquent, la surface pupillaire, qui mesure à l'œil l'accès de la lumière, sera d'autant mieux éclairée que le miroir sera plus près d'elle.

Si l'on fait usage d'un miroir concave de rayon assez grand pour que la source lumineuse puisse être placée entre le foyer principal et le centre du miroir, le faisceau réfléchi sera convergent. La surface pupillaire sera d'autant plus éclairée que la section conique représentée par l'ouverture pupillaire sera plus rapprochée du sommet du cône. Ce moment est atteint lorsque la circonférence pupillaire est exactement tangente à la surface du cône et dans ce cas toute la surface du miroir apparaît lumineuse à l'observé. Cette condition, très facile à réaliser ne correspond pas à la pratique habituelle, car l'examen ophtalmoscopique devient vite intolérable à l'observé quand toute la

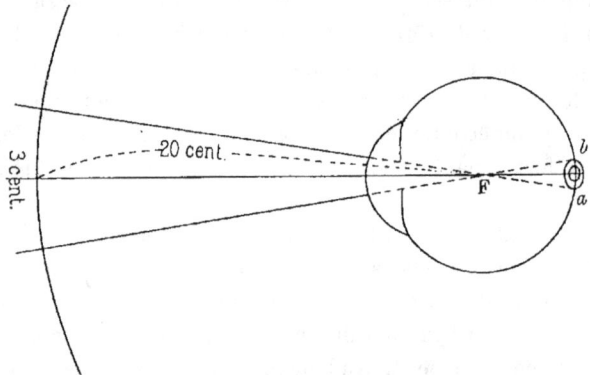

FIG. 129.

surface du miroir lui apparaît lumineuse. Le champ d'éclairage a b est alors plus grand que le champ d'examen.

Le schéma 129 montre cette disposition ; il fait voir également à quelle grande distance de l'œil le miroir doit se trouver et que la portion utilisable du miroir est absolument proportionnelle à l'ouverture pupillaire.

Le sommet du faisceau convergent réfléchi par un miroir de 20 centimètres de distance focale et un éloignement de 25 centimètres de la source éclairante déterminé par la formule (2, page 223) $p' = \dfrac{p-f}{p\,f}$ se trouve à

$$p' = \frac{0.25 \times 0.20}{0.25 - 20} = 1 \text{ mètre.}$$

L'examen de la figure montre également que lorsque le miroir se rapproche de l'œil, la surface réfléchissante utilisée pour éclairer la pupille sera d'autant plus petite, que le miroir sera plus près du sujet à examiner. La somme de lumière envoyée sur la pupille sera très affaiblie, puisqu'elle représentera une quantité moindre de lumière reçue. Il est donc possible avec un miroir concave placé très près de la cornée d'éclairer très faiblement l'œil.

Dans le cas où la source lumineuse coïncide avec le foyer principal du miroir concave, le faisceau réfléchi est à peu près parallèle.

Parent a disposé sur son ophtalmoscope (p. 253) un disque, rotatif et pivotant, muni de trois miroirs, l'un plan, les deux autres concaves, respectivement de 20 centimètres et 8 centimètres de distances focales. Pour la distance de 20 centimètres de la lumière, le miroir plan donne un *faisceau divergent;* celui de 20 centimètres un faisceau sensiblement *parallèle,* et celui de 8 centimètres un *faisceau convergent.* Le miroir concave à court foyer est incliné de 25 à 45° sur son axe, de façon à pouvoir tenir les verres correcteurs placés, en arrière de l'ophtalmoscope, bien normalement à l'axe du faisceau émergent de l'œil observé, afin d'éviter l'*astigmatisme d'incidence.* Les miroirs concave, à long foyer, et plan sont accolés dos à dos. Cette disposition est mauvaise, parce qu'elle rend excessifs les reflets sur la paroi de l'orifice lorsque les miroirs sont perforés ; s'ils ne le sont pas, des poussières s'insinuent entre eux et diminuent l'intensité de la lumière qui les traverse. On peut tourner la difficulté en perçant le miroir concave, en taillant en biseaux les bords de son orifice et en désétamant le miroir plan à son centre.

L'étendue de la surface réfléchissante doit être *proportionnelle* à la partie *utilisable* du miroir. Pour le miroir de 20 centimètres de distance focale, trois centimètres de diamètre sont complètement suffisants ainsi qu'on peut le voir dans la fig. 129 faite au tiers de la grandeur réelle.

Le diamètre (1) de l'orifice central est de 3 ou 4 millimètres. Lorsque ce diamètre devient supérieur, l'image ophtalmoscopique perd en netteté, parce que les cercles de diffusion augmentent dans l'œil *observateur.* Les miroirs *peu éclairants* ont l'avantage de ne pas éblouir

---

(1) Il y a lieu de distinguer selon que le miroir est destiné à l'image droite ou renversée. Pour l'image renversée jamais l'orifice ne doit être inférieur à l'orifice pupillaire de l'observateur; autrement il arrête inutilement les rayons provenant de l'image et diminue aussi son éclairement. Pour l'image droite, il doit être toujours plus grand, notablement même, que la pupille de l'observateur, car il est impossible que l'axe du trou de la pupille de l'observateur et celui du miroir coïncident exactement.

D'un autre côté, il y a inconvénient à ce que l'orifice du miroir pour l'image droite soit aussi grand que la pupille de l'observé. Dans la pratique on se contente d'un à peu près (Parent).

l'œil et d'éviter le rétrécissement de la pupille, qui diminue le champ d'observation. On les préfèrera pour examiner les yeux très sensibles à la lumière ; d'autre part, ils permettent de mieux apprécier la couleur propre des objets du fond de l'œil. Le miroir d'Helmholtz satisfait le mieux à ces conditions.

§ 66. — **Moyen d'éclairer l'œil. Ophtalmoscope.** — L'ouverture pupillaire d'un œil sain, quelle que soit la quantité de lumière qui la pénètre, apparaît entièrement *obscure*. Cet aspect est bien fait pour surprendre, si l'on songe à la transparence parfaite des milieux réfringents de l'œil, isolés de leur enveloppe. Helmholtz a donné l'explication de ce fait paradoxal en apparence seulement, et démontré que l'obscurité pupillaire tient à la *direction particulière* qu'impriment les milieux dioptriques aux rayons lumineux qui émergent de l'œil. C'est qu'en effet, ils obéissent à la loi de dioptrique connue sous le nom de loi des foyers conjugués, qui veut que la lumière qui traverse des milieux réfringents, suive au retour, mais en sens inverse, le même chemin qu'à l'aller (réversibilité).

Une source lumineuse L, émet des rayons dans toutes les directions ; un cône L a b dont la base est sur la cornée, pénètre dans l'œil

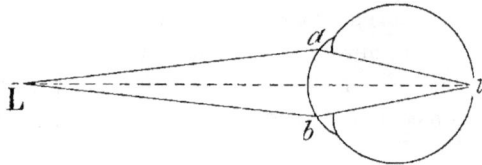

FIG. 130.

et vient faire sur la rétine une image *l* du point L. Une partie de la lumière qui tombe en *l* est absorbée par le pigment rétinien, tandis qu'une autre portion est réfléchie *diffusément* et ressort de l'œil. supposé adapté pour la distance du point L, en suivant d'abord la direction *l a b* puis *a b* L en direction inverse de celle du cône d'incidence.

L'examen de la figure 130 montre que si l'observateur pouvait, sans intercepter l'accès de la lumière à l'œil, se placer dans le cône de retour *a b* L, il recevrait les rayons émis par le fond de l'œil et, après adaptation, pourrait en voir les détails.

Pour tourner cette impossibilité, l'illustre physiologiste eut en 1851 l'ingénieuse idée que voici : il place, non plus au-devant de l'œil le foyer lumineux, mais bien latéralement au sujet examiné, dont la face reste abritée par un écran disposé verticalement entre la lampe et lui. Il tient ensuite en face de l'œil à examiner un miroir M, translucide, sur lequel il reçoit un faisceau lumineux L A B. Ce faisceau est

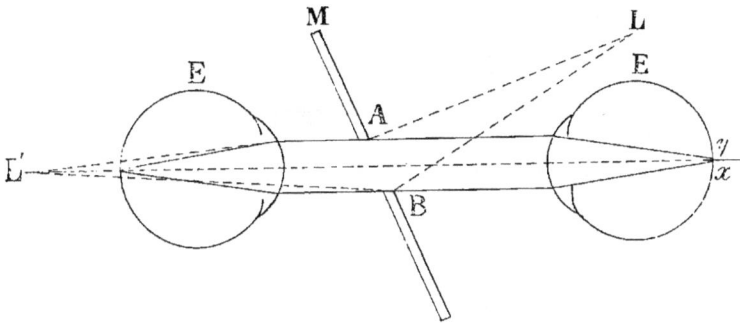

FIG. 131.

réfléchi vers l'œil, traverse la pupille et va éclaircir la surface $x\ y$ de la rétine. La portion de lumière réfléchie diffusément par la surface $x\ y$ se réfracte à travers le cristallin, la cornée et à sa sortie de l'œil, tend vers le point L', en suivant à *peu près* la même direction que si elle était partie de L'.

Une partie des rayons du faisceau de retour est réfléchie par le miroir vers la source lumineuse L, tandis que d'autres traversent le miroir et vont impressionner l'œil de l'observateur placé en arrière. Celui-ci perçoit alors la lueur réfléchie par la surface $x\ y$.

En dehors de ces conditions expérimentales, il en est d'accidentelles où l'œil peut encore émettre des reflets lumineux et paraître éclairé. Le phénomène tient alors à des dispositions toutes particulières d'éclairage ou au défaut d'adaptation de l'œil pour la source lumineuse. Ainsi lorsqu'un faisceau lumineux intense frappe la sclérotique, les milieux dioptriques s'éclairent par transparence et la pupille devient le siège d'une lueur rougeâtre. Cette lueur rougeâtre si facilement visible chez les personnes à choroïde peu pigmentée tient à l'énorme champ d'éclairage de la rétine. Cette large surface réfléchissante émet de la lumière diffuse dans toutes les directions, et il suffit à l'observateur de se trouver dans le cône de lumière diffuse pour percevoir la lueur oculaire de la zone éclairée par les rayons qui ont traversé la sclérotique. L'absence de pigment chez les albinos, la faible épaisseur de la sclérotique chez les enfants, facilitent la production de ce phénomène.

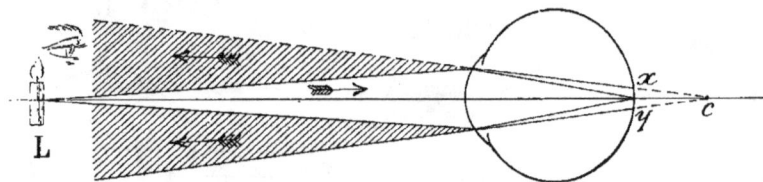

FIG. 132.

Lorsque l'œil n'est pas adapté à la source lumineuse, parce qu'il est hypermétrope par exemple, la rétine reçoit une image d'autant plus diffuse, que le défaut d'adaptation est plus accusé. Les rayons lumineux (fig. 132) réfléchis par la surface diffusément éclairée, sortent alors du dioptre oculaire non plus en tendant vers la source lumineuse, mais suivant des directions plus ou moins divergentes. Voilà pourquoi la nuit, les yeux des chats et d'autres animaux très hypermétropes s'éclairent lorsqu'ils se trouvent dans la direction d'une lumière. C'est aussi l'excessive hypermétropie que détermine par raccourcissement de l'axe antéro-postérieur le développement des tumeurs oculaires, qui rend possible de voir sans le secours de l'ophtalmoscope ces néoplasies. Dans ces conditions, le phénomène de la lueur oculaire se manifeste facilement, d'où le nom d'*œil de chat amaurotique* donné par les anciens auteurs aux yeux atteints de gliome rétinien.

Il ne suffit pas seulement d'éclairer l'œil, il faut encore pouvoir, quel que soit l'état de sa réfraction, reconnaître tous les détails de la structure de sa surface interne, apprécier toutes les modifications que les états pathologiques peuvent y imprimer. On arrive à ce résultat par les méthodes d'examen à l'*image droite* et à l'*image renversée*.

§ 67. — **Examen à l'image droite**. — Pour distinguer les détails du fond d'un œil, il est nécessaire que l'observateur réunisse sur sa propre rétine en *une image nette* les rayons lumineux qui émanent de la rétine de l'œil observé.

Il importe donc de connaître quelles sont les conditions qui assurent la netteté de cette image, c'est-à-dire la vision distincte. Ces conditions sont faciles à préciser puisque la direction du faisceau lumineux émergent de l'œil observé se déduit, par la loi des foyers conjugués, de celle du faisceau incident aussi bien pour les yeux amétropes que pour les emmétropes. Lorsque la direction du faisceau émergent est connue, il est possible de juger comment doit se trouver ou se placer, au point de vue optique, l'examinateur pour obtenir sur sa rétine une image nette. En d'autres termes, la formation et la netteté de l'image rétinienne de l'observateur dépend entièrement de l'état de sa réfraction et de celle du sujet examiné.

Ainsi, l'œil emmétrope est adapté par les rayons parallèles, c'est-à-dire que le faisceau provenant d'un point lumineux situé à l'infini fait une image nette de ce point sur sa rétine. Les rayons émergents, en provenance d'un même point de la rétine, doivent suivre le même chemin qu'à l'aller. A leur sortie de l'œil ils seront parallèles, réfléchis qu'ils sont par la surface rétinienne placée au foyer principal postérieur (foyer conjugué de l'infini) de l'œil emmétrope.

Mais ce faisceau émergent de l'œil examiné emmétrope, composé qu'il est de rayons parallèles, formera aisément une image distincte sur la rétine de l'observateur, s'il est emmétrope ; puisque, par définition, tout faisceau lumineux à rayons parallèles, doit se réunir en un point net sur la rétine de l'œil emmétrope.

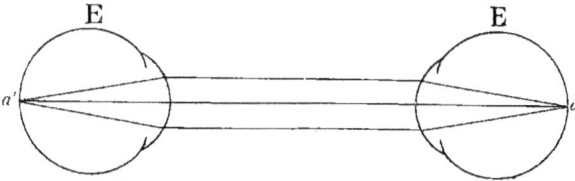

FIG. 133. — L'observateur et le sujet examiné sont tous les deux emmétropes ; un faisceau lumineux se réunit en *a* sur la rétine examinée et en ressort en suivant la même direction pour faire en *a'* l'image de *a*.

L'examinateur peut être amétrope, mais après correction de son vice de réfraction par un verre de lunette approprié, son œil, assimilable désormais à celui de l'emmétrope, est capable de réunir sur sa rétine, en une image nette, les rayons parallèles.

Lorsque l'œil examiné est hypermétrope les rayons parallèles font sur sa rétine une image diffuse. Pour que cette image soit nette, il est nécessaire de leur imprimer une certaine convergence, en plaçant sur leur trajet, au foyer antérieur de l'œil, le verre correcteur de l'hypermétropie. Le degré de convergence que doit avoir le faisceau incident est déterminé par la position du punctum remotum de l'œil hypermétrope (page 191).

Le faisceau émergent, réfléchi par la rétine de l'hypermétrope, doit, pour satisfaire à la loi des foyers conjugués, affecter la même direction que le faisceau incident. Il sera donc divergent de la même quantité que le faisceau incident devait être convergent pour former une image nette sur la rétine de l'œil hypermétrope.

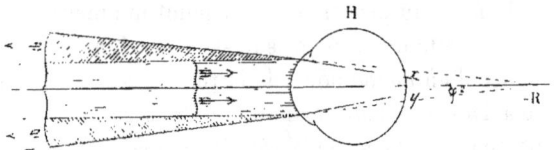

FIG. 134. — Œil hypermétrope, marche des faisceaux incident et émergent.

À sa sortie de l'œil, ce faisceau ne peut pas être centralisé sur sa rétine par l'examinateur emmétrope. Seul un œil myope, adapté pour la divergence de ce faisceau, pourrait voir le fond de l'œil hypermétrope.

L'examinateur emmétrope devra donc se rendre myope, ce qu'il fera en plaçant un verre convexe au-devant de son œil. Ou bien, il peut par un verre sphérique convexe placé sur le trajet des rayons émergents, leur imprimer un changement de direction et même les rendre parallèles. Si le verre, qui remplit cette condition, est placé au foyer antérieur de l'œil, il représente la correction de l'hypermétropie du sujet, lequel, au point de vue optique, peut être considéré désormais comme emmétrope c'est-à-dire adapté pour les rayons parallèles.

Pour voir la rétine d'un hypermétrope, il est donc nécessaire que l'observateur emmétrope place en avant de son propre œil, un verre convexe, convenable pour l'adapter aux rayons divergents émis par le fond de l'œil de cet hypermétrope. Le foyer positif du verre correcteur doit nécessairement coïncider avec le remotum négatif de l'hypermétrope (fig. 135).

Mais il revient au même de disposer au-devant de l'œil observé, le verre correcteur qui, en rendant cet œil emmétrope, imprime une direction parallèle aux rayons émergents.

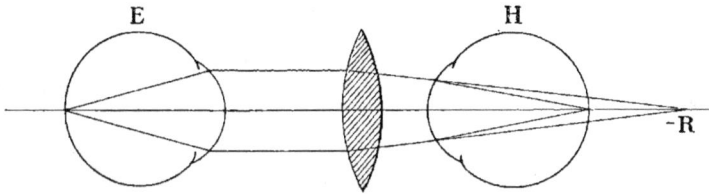

FIG. 135. — Examinateur emmétrope E, examiné hypermétrope H.
Le faisceau divergent à sa sortie de l'œil hypermétrope est rendu parallèle par le verre correcteur de l'amétropie placé au foyer antérieur et va se collecter en une image nette sur la rétine de l'œil examinateur.

Si l'œil examiné est myope, les rayons parallèles ne font pas plus que dans le cas précédent une image nette sur sa rétine. Celle-ci est même d'autant plus diffuse que le degré d'amétropie est plus élevé.

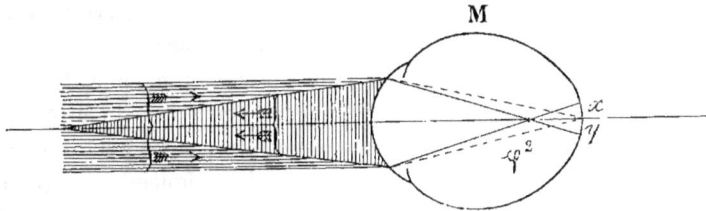

FIG. 136. — Œil myope, faisceau incident et émergent.

Les rayons lumineux qui vont à l'œil myope doivent, pour se réunir sur sa rétine, présenter, avant de pénétrer ses milieux optiques, une divergence donnée par la position de son punctum remotum. Le faisceau émergent est donc convergent.

L'examinateur emmétrope ne peut réunir ce faisceau sur sa rétine, adapté qu'il est pour les rayons parallèles. Seul un œil hypermétrope, dont le remotum négatif coïnciderait avec le remotum positif du myope, pourrait atteindre ce résultat. Il faut donc que, comme dans

le cas précédent, l'examinateur rende parallèles les rayons émerge
de l'œil myope en plaçant au-devant de cet œil le verre correcteur
son amétropie; ou, que lui-même se rende hypermétrope, en di
nuant la force réfringente de son système optique au moyen d'un ve
concave disposé au-devant de son propre œil.

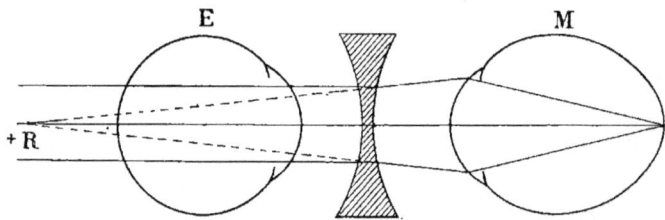

FIG. 137. — Observateur emmétrope E, observé myope M ; le faisceau émergent d
est convergent, mais le verre placé au foyer principal antérieur, rend l'
M emmétrope et les rayons parallèles. Ceux-ci vont faire sur la rétine de l'
métrope, l'image du fond de l'œil myope. La distance focale négative du ve
a une longueur focale égale à la distance positive du remotum à l'œil.

En résumé, l'ophtalmoscopie à l'image droite repose sur le princi
suivant : avec une source lumineuse et un miroir on envoie des rayo
dans l'œil observé. Il se forme sur la rétine de ce dernier une image pl
ou moins diffuse de la source lumineuse, car l'œil observé n'est po
ainsi dire jamais adapté pour la source lumineuse. Il n'y a d'exce
tion que pour le myope dont le punctum remotum coïncide exac
ment avec l'image de la source lumineuse donnée par le miroir. C
osé, la portion éclairée de la rétine doit être considérée comme u
véritable source lumineuse dont les milieux dioptriques donnent l'ima
conjuguée au punctum remotum, par conséquent à *l'infini* pour l'e
métrope; *en avant* de l'œil myope ou *en arrière* de l'œil hype
métrope. La détermination et l'emplacement du remotum constit
une méthode *d'optométrie* objective (détermination de la réfracti
à l'image droite).

§ 68. — **Examen à l'image renversée.** — Lorsqu'on projette avec
miroir ophtalmoscopique un faisceau lumineux dans un œil emmétrop
dépourvu d'accommodation, les rayons émergents en provenance de
rétine, sont parallèles à leur sortie de l'œil. Si l'observateur dispo
une lentille convexe sur leur parcours, celle-ci leur imprime un cha

gement de direction et les réunit à son foyer principal où ils forment une image des points rétiniens dont ils proviennent.

Cette image est *réelle*, mais *renversée* par l'action optique de la

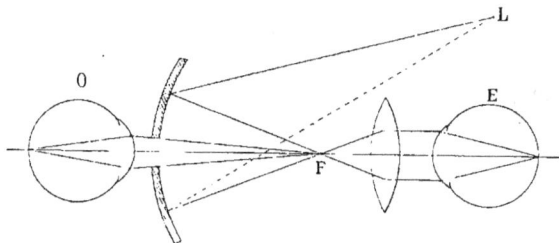

FIG. 138.

lentille. On peut la recevoir sur un écran placé au foyer principal du verre. C'est en ce point que l'observateur doit la rechercher. Les élèves, au début de leurs explorations ophtalmoscopiques, perçoivent *difficilement* cette image, parce qu'ils la veulent voir *en arrière* de la loupe, au fond de l'œil. Il faut se rappeler qu'elle est située au contraire *entre* la loupe et l'observateur. La grandeur de cette image diffère avec la lentille employée ; elle est plus étendue avec des lentilles faibles ; rapetissée, avec des verres à court foyer. Généralement on utilise les lentilles nᵒˢ 15 et 20 dioptries pour l'obtenir ; avec le nᵒ 15, l'image se trouve à environ 67 millimètres en avant de la lentille et à 50 millimètres seulement du numéro 20 dioptries.

Hypermétropie. — Les rayons qui émergent de l'œil hypermétrope

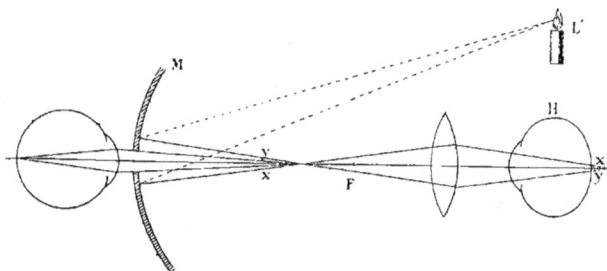

FIG. 139.

sont *divergents* (fig. 139). La lentille convexe ne peut plus les réunir à son foyer principal, mais au delà de ce point. L'observateur désireux de voir l'image formée par les rayons, doit donc chercher à adapter sa vision pour un point plus éloigné de la loupe qu'au cas d'emmétropie.

Myopie. — Ici, le faisceau émergent *converge* vers le punctum remotum de l'œil (fig. 140). En ce point il existe naturellement une image *renversée* du fond de l'œil éclairé par l'ophtalmoscope. Cette image *réelle*, facilement perceptible dans les degrés élevés de myopie, est diffi

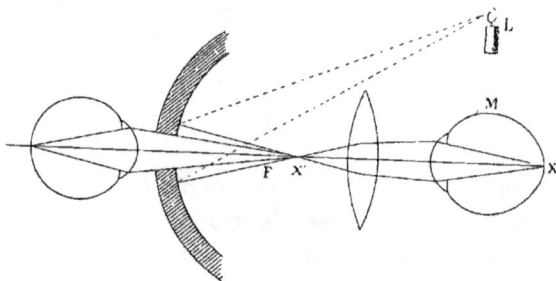

FIG. 140.

cile à observer dans l'œil faiblement myope, parce que l'*éloignement nécessaire à la percevoir* s'oppose la plupart du temps à la possibilité d'éclairer convenablement l'œil. Aussi emploie-t-on pour examiner les yeux myopes, une lentille convergente ; à puissance dioptrique égale, l'image est plus rapprochée de la loupe que chez l'emmétrope, puisque le faisceau lumineux est déjà convergent avant de pénétrer la lentille.

§ 69. — **Intensité de l'éclairage intra-oculaire.** — L'éclairage du fond de l'œil dépend de l'*intensité* de la source lumineuse et de la *quantité* de lumière qui pénètre l'œil.

La quantité de lumière qui pénètre l'œil est *proportionnelle* à l'ouverture pupillaire. Si la lumière est très vive, elle détermine un rétrécissement pupillaire excessif et la quantité qui pénètre dans l'œil est fort petite. Pour une dilatation pupillaire uniforme et supposée moyenne, l'intensité de l'éclairage du fond de l'œil varie avec la direction des rayons lumineux et avec la réfraction de l'œil.

Si le faisceau est *parallèle*, la direction des rayons réfractés est représentée dans l'œil emmétrope par un cône, tangent à l'ouverture pupillaire, dont la base est à la cornée et le sommet à la rétine. Le sommet rétinien représente la somme entière de la lumière qui a pénétré à travers la pupille : l'intensité lumineuse de la MINUSCULE (1) surface ainsi éclairée dépend donc seulement de la seule intensité de la source lumineuse. Si l'œil est hypermétrope, le sommet du cône réfracté tend vers le foyer principal de l'œil situé en arrière de la rétine ; celle-ci au lieu d'être éclairée par ce sommet lui-même, l'est

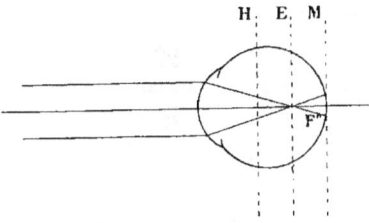

par une section conique d'autant plus large que l'amétropie est plus forte, mais dont l'intensité lumineuse est d'autant moindre. Mêmes conditions pour l'œil myope, qui recevra une image diffuse d'autant plus large et moins vivement éclairée que le degré de myopie sera plus élevé (page 228).

Dans le cas d'un faisceau *incident divergent,* la surface rétinienne de l'œil emmétrope non adapté sera d'autant plus large et moins éclairée que le faisceau sera plus divergent; ces conditions s'*exagèreront* encore dans l'œil hypermétrope ; quant à l'œil myope, elles varieront selon que la source lumineuse sera située au *punctum remotum,* au *delà* de ce point ou *entre* l'œil et lui. Dans le premier cas, le sommet du cône lumineux intra-oculaire est sur la rétine, il représente l'intensité éclairante *maxima* et le champ d'éclairage *minimum;* dans les deux derniers, le champ d'éclairage de la surface rétinienne est d'autant *plus large* et *moins éclairé* que la source est *plus éloignée* du punctum remotum.

Il faut encore tenir compte, dans le cas du faisceau incident

(1) C'est un point insuffisamment indiqué en général. Une image nette de la source lumineuse qui mesurait 2 millimètres sur la rétine, serait due à une source lumineuse énorme, car dans l'œil emmétrope, l'image nette est 60 fois plus petite que l'objet, et même 66 fois plus petite avec l'œil schématique réduit de Donders. (Parent.)

divergent, toutes choses égales par ailleurs, que la *surface pupillaire* est d'autant *moins éclairée* que la source lumineuse est plus loin d'elle (carré de la distance, page 225).

Dans le cas d'un faisceau *convergent*, la rétine sera d'autant plus vivement éclairée, mais sur une surface plus petite, que la convergence du faisceau sera plus en rapport avec la réfraction de l'œil. Dans un œil hypermétrope, si la rétine est placée de façon à coïncider avec le sommet du faisceau, le point éclairé représentera *toute* *l'intensité* lumineuse du faisceau. Si le plan rétinien occupe une position antérieure ou postérieure à ce point, sa surface éclairée sera d'autant *plus large*, que le sommet du cône en sera *plus distant*.

La portion de rétine est *moins éclairée* et *plus large* encore dans l'œil emmétrope ; ces conditions *s'exagèreront* encore dans la myopie.

Comme dans le cas précédent, la distance du miroir à l'œil a une grande influence sur l'éclairage de la pupille et par suite des milieux oculaires. On a vu que la surface pupillaire est éclairée avec une intensité d'autant plus considérable qu'elle représente une section de cône plus voisin du sommet du faisceau réfléchi, et que la portion de miroir concave utilisée est plus large (page 228).

§ 70. — **Grossissement des images ophtalmoscopiques**. — Lorsqu'on examine le fond d'un œil à l'aide de l'ophtalmoscope, on a immédiatement l'impression que les divers objets, qui le composent, paraissent beaucoup plus grands que la connaissance de leurs dimensions anatomiques ne le laisse supposer ; qu'il est même possible de percevoir certains détails de structure, fins vaisseaux, amas pigmentaires, que l'inspection macroscopique, faite à l'œil nu, est incapable à révéler. Pour qu'il en soit ainsi, il est nécessaire que les milieux dioptriques de l'œil examiné agissent à la façon d'instruments *grossissants*. Il devient intéressant de connaître l'étendue de cette *puissance amplifiante*, si l'on désire se faire une idée de la grandeur réelle des objets du fond de l'œil vivant et préciser la localisation des parties observées.

La pratique fait voir que la grandeur apparente des images ophtalmoscopiques n'est pas la même pour un œil examiné à l'image droite et renversée ; il faudra donc rechercher quelle est la différence de *grossissement* des deux procédés.

En optique, le grossissement d'un instrument est le rapport de l'image rétinienne de l'objet, vu à travers l'appareil, à celle du même

objet vu directement. Comme le rapport entre deux images rétiniennes
(page 172) est le même que celui des diamètres apparents des deux
objets, les auteurs donnent encore cette autre définition : le grossissement est égal au rapport du diamèt e apparent de l'*image*, fournie par
l'instrument, et le *diamètre apparent* de l'objet, *regardé* directement,
l'objet et son image étant supposés placés à la même distance.

Grossissement à l'image droite. — Le grossissement ophtalmoscopique à l'image droite est entièrement assimilable au grossissement
que donne la loupe ou microscope simple ; il est donc bon d'en
rappeler ici la théorie.

Soit une lentille convergente (L), dont FF' sont les foyers principaux
et f la distance focale. Un objet A B placé entre le foyer principal F

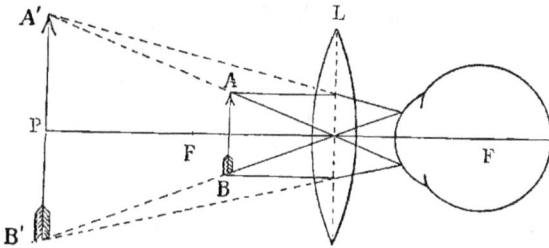

Fig. 142.

et la lentille, à une distance p de celle-ci, donne en P l'image virtuelle A' B'.

L'œil placé de façon à recevoir les rayons divergents, qui
émergent de la lentille, perçoit l'image A' B' qui lui semble être l'objet
lui-même. Cette disposition permet de rapprocher très près de l'œil
l'objet à examiner et de substituer au diamètre apparent fort petit de
l'objet le diamètre apparent beaucoup plus grand de l'image virtuelle.

Mais le diamètre apparent d'un objet augmente lorsque cet objet
se rapproche de l'œil, et atteint sa valeur maxima lorsque l'objet coïncide avec le point de la vision du travail rapproché.

Le diamètre apparent de l'image virtuelle donnée par la loupe
devient donc maximum, lorsque la distance de cette image à l'œil de
l'observateur est de 30 centimètres. Cette condition réalise le plus
haut degré d'utilité de la loupe, ainsi qu'on peut l'établir par une dis-
cussion.

Ceci posé, la figure 142 donne

d'après la définition du grossissement $G = \dfrac{A'B'}{AB}$ ou bien encore, par la

comparaison des triangles CAB et C'A'B' dans lesquels on a $\dfrac{A'B'}{AB} = \dfrac{-p'}{p}$

$$G = \frac{-p'}{p} \qquad (1)$$

Pour satisfaire à la condition de plus grande puissance de la loupe, c'est-à-dire de la plus grande image rétinienne possible, pour un même instrument et un même œil, on a vu qu'il importe que la distance de l'image virtuelle à l'œil examinateur soit celle de la vision distincte de celui-ci ; il faut donc introduire cette donnée dans la formule précédente.

Pour cela on désigne par ∂ la distance supposée constante de l'œil à la loupe ; par D la distance minima, compatible avec la vision distincte de l'image virtuelle A'B' à l'œil, et on tire : $-p' = -(D - \partial)$. En transportant cette valeur dans l'égalité (1) on obtient :

$$G = \frac{-(D - \partial)}{p} \qquad (2)$$

d'autre part par la formule connue $\dfrac{1}{p'} + \dfrac{1}{p} = \dfrac{1}{f}$ donnant la valeur de p en fonction de f, l'expression (2) devient

$$G = 1 + \frac{-(D - \partial)}{f} \qquad (3)$$

et montre que pour un même œil, placé à distance invariable de la loupe, le grossissement sera d'autant plus *considérable* que la longueur focale de la loupe sera plus *petite*.

Grossissement par l'œil. — Dans l'examen à l'image droite, le *système optique* représente la lentille convergente ; un détail du fond de l'œil observé, la papille par exemple, l'*objet* vu à travers le système optique. En supposant constantes les dimensions de l'objet, il suffit de déterminer le rapport, pour une même distance, du diamètre apparent de la papille à celui de l'image virtuelle qu'en reçoit l'observateur, pour connaître le pouvoir amplifiant des milieux oculaires.

En vue de la simplification du problème, nous supposerons emmétrope l'observateur et nous chercherons successivement sous quelle grandeur apparente il voit la papille de l'œil examiné suivant que ce dernier est emmétrope, hypermétrope ou myope.

Cas de l'œil emmétrope. — L'*assimilation* faite de l'œil à la loupe permet, par l'application de la formule (2), de trouver immédiatement le grossissement, attendu que les données sont suffisantes. En effet D est la distance de la vision distincte de l'examinateur ; δ la distance qui sépare son œil de celui examiné et *p* la distance *g"* du deuxième point nodal à la rétine.

Cas de l'amétrope. — Giraud-Teulon a montré que les images rétiniennes de l'emmétrope et de l'amétrope sont de même grandeur sous la *condition* que le verre correcteur *coïncide* avec le plan focal antérieur de l'amétrope. Auquel cas la distance du deuxième point nodal à la rétine est aussi identique à celle de l'emmétrope.

Si donc on examinait à l'image droite en donnant cette position au verre correcteur, le grossissement de l'image ophtalmoscopique serait le même que pour l'emmétrope, il n'y aurait pas lieu de s'y arrêter.

Mais en pratique (fig. 143), l'ophtalmoscope est appliqué au-devant

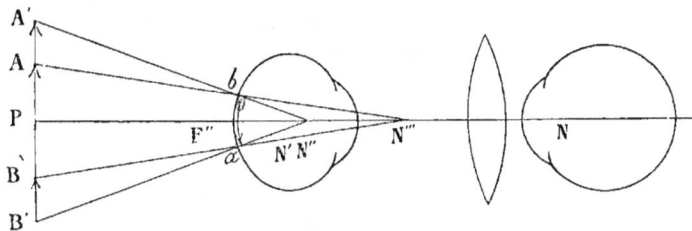

FIG. 143. — *Grossissement de l'œil hypermétrope.*

N', Deuxième point nodal de l'œil non corrigé. — N", Deuxième point nodal de l'œil corrigé par la lentille en F'. — N''', Deuxième point nodal de l'œil corrigé par la lentille placée au-delà de F.

de l'œil examinateur, le verre correcteur se trouve alors toujours distant de l'examiné d'une longueur *supérieure* à la distance focale antérieure de l'œil de ce dernier. Donc dans le système optique résultant, le deuxième point nodal est encore déplacé du point où l'avait amené la lentille correctrice disposée au foyer principal antérieur et cela d'une quantité ± *x proportionnelle*, pour une distance invariable de la lentille à l'œil, à la *puissance* du verre employé.

La formule (1) devient

$$G^{am} = \frac{(D - \delta)}{g" \pm x}$$

Elle montre que le grossissement dans l'œil amétrope est sous l'entière dépendance de $\pm x$. Il diminue par l'accroissement de cette variable, dans l'hypermétropie, et croît inversement dans la myopie. Les limites de la variable sont restreintes, dans l'espèce, par la nécessité de laisser l'ophtalmoscope distant de l'œil de 30 millimètres ; pour qu'il y ait lieu à système composant de l'œil à la lentille, il faut au moins que la longueur focale de celle-ci soit suffisante (§ 57).

Pour avoir la valeur de $\pm x$, il suffit d'observer que dans le système combiné (œil et verre de l'ophtalmoscope) $g'' \pm x$ représente la distance du deuxième point nodal à la rétine, quantité égale à la première distance focale principale, du système résultant $\Phi' = \dfrac{f\,\varphi'}{(f + \varphi'') - d}$

mais $\Phi' = g'' + x$ et $x = \Phi' - g''$

d'où $x = \dfrac{f\,\varphi'}{(f + \varphi'') - d} - g''$

On possède ainsi toutes les données voulues pour calculer le grossissement d'un œil amétrope corrigé par une lentille de foyer f placée à distance (d) invariable du foyer antérieur de l'œil emmétrope.

Exemples numériques :

1° *Emmétropie.* $G = \dfrac{-(D - \delta)}{g''} = \dfrac{300 - 30}{15} = 18$, c'est-à-dire que les détails du fond de l'œil emmétrope paraîtront à l'examinateur grossis 18 fois.

2° *Amétropie*, corrigée par une lentille de 100 millimètres de distance focale ($\pm f$) distante de 15 millimètres du foyer principal antérieur de l'œil (F').

$$G = \frac{-(D - \delta)}{g'' + x} = \frac{300 - 30}{17.25} = 15.6.$$

pour x positif. Dans l'exemple il s'agit d'un œil hypermétrope d'environ 8,6 dioptries.

$$G = \frac{-(D - \delta)}{g'' - x} = \frac{300 - 30}{12.75} = 21.17$$

Ici x est négatif et l'œil myope d'environ 11,7 dioptries.

Cas de l'observateur amétrope. — L'observateur a été supposé emmétrope. S'il est amétrope, il corrigera son amétropie par une lentille, placée au foyer principal antérieur de son œil, et les données resteront les mêmes. En tous cas, il ne devra faire aucun effort d'accommodation.

Grossissement à l'image renversée. — Dans ce mode d'examen, il se forme en avant de la loupe une image *réelle* du fond de l'œil. Cette image *est grossie* ; son grossissement varie avec *la réfraction* du sujet et *la puissance réfringente* de la loupe employée.

Cas de l'emmétrope. — Les rayons lumineux qui sortent de l'œil emmétrope, à accommodation entièrement relâchée, constituent un

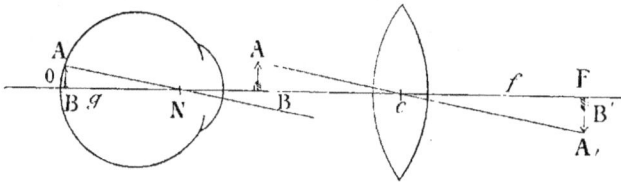

FIG. 144.

faisceau parallèle. La lentille que dispose l'examinateur sur leur trajet, leur imprime un changement de direction et les collecte à son foyer principal. La figure (144) représente la marche des rayons lumineux et la formation de l'image.

Les deux triangles rectangles B N A et B' C A' sont semblables et donnent :

$$\frac{A\,B}{A'B'} = \frac{NB}{CF} \text{ ou bien } \frac{O}{I} = \frac{g''}{f} \text{ et } I = O\,\frac{f}{g''}.$$

Dans le rapport $\frac{f}{g''}$, lorsque le numérateur f croît, l'image devient plus grande ; d'où la conséquence pratique de prendre des lentilles *faibles* pour obtenir des grossissements plus *forts*, sous la réserve cependant, que plus le grossissement est fort, moins le champ d'examen est *étendu*.

Lorsque le dénominateur g'', distance du point deuxième nodal à la rétine *croît* ou *diminue*, comme il advient dans les yeux *amétropes*, alors que f reste *invariable*, de même l'image varie aussi, on va voir de quelle façon.

Amétropie. — Au cas d'emmétropie, la distance de la loupe à l'œil n'a pas à intervenir, puisque le faisceau émergent est parallèle. Il n'en est pas de même pour l'œil amétrope. Mais, la condition de meilleur éclairage des milieux suppose (§ 65) la coïncidence du premier point nodal avec le foyer de la lentille placée au-devant de l'œil. Comme dans la pratique, il est toujours possible de satisfaire, à cette

condition, dans les considérations suivantes, dans le but de simplifier
le calcul, la distance de la loupe au point nodal sera supposée égale
à la longueur focale de celle-là.

Selon que l'œil examiné est *hypermétrope* ou *myope*, les rayons
émergents sont *divergents* ou *convergents*. En tous cas, la convergence ou la divergence du faisceau est déterminée par la position du
punctum remotum de l'œil amétrope. Par le fait du manque de parallélisme des rayons émergents, l'image du fond de l'œil, que donne

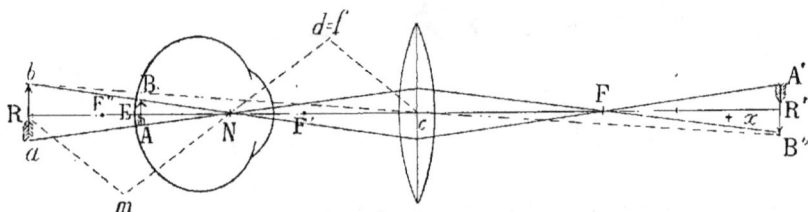

FIG. 145.

la loupe, est située en avant ou en arrière du foyer principal de celle-
ci, d'une quantité (*x*) proportionnelle à la divergence ou à la conver-

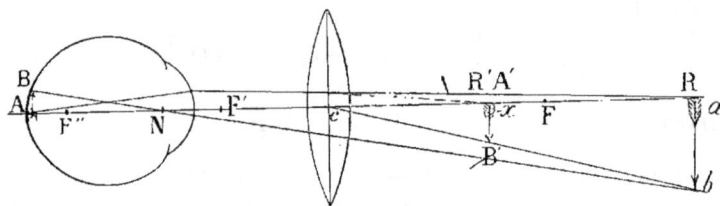

FIG. 146.

gence du faisceau, c'est-à-dire à la distance du remotum de l'œil.
Les schémas (145 et 146) montrent la marche des rayons et la formation des images dans l'œil hypermétrope et dans l'œil myope.

La valeur de *x* sera comptée négativement pour l'œil myope (en
avant de F) et positivement pour l'œil hypermétrope (en arrière de F).

Les triangles R C *b*' et R' C B' sont semblables parce que leurs
angles en R' et C sont égaux, les premiers comme angles droits, les
seconds comme opposés au sommet. Par leur comparaison on a donc :

$$\frac{R'B'}{b'\,R} = \frac{CR'}{C\,R} \text{ d'où } 1 = O\,\frac{CR'}{R} \tag{1}$$

R *b*' doit en effet être considéré comme l'objet, puisque les rayons émergents ont exactement la même divergence que s'ils en provenaient directement.

L'examen de la figure 146 montre que :

$$R'\ C = C\ F + F\ R' = f + x$$
$$R\ C = R\ N + N\ C = m + f$$

de même dans la figure 147 on a :

$$C\ R' = f - x$$
$$C\ R = m - f$$

en désignant par m la distance du point nodal au punctum remotum amétrope et en supposant réalisée la meilleure condition d'éclairage des milieux, c'est-à-dire la coïncidence du point nodal de l'œil examiné et du foyer principal de la lentille.

En remplaçant dans l'égalité (1), on obtient :

$$\frac{O}{I} = \frac{f \pm x}{m \pm f}$$

Le facteur $\frac{(f \pm x)}{m \pm f}$ est le grossissement de l'œil amétrope. Il montre que O et f restant constants, en un mot que pour un même œil et une même lentille, le *grossissement* dépend de la *distance du punctum remotum à l'œil*, ou, ce qui est la même chose, de la *distance du point nodal à la rétine*, et du signe + ou — dont elle est affectée selon qu'il s'agit d'hypermétropie ou de myopie ; en d'autres termes, la grandeur de l'image varie avec le degré et le genre d'amétropie.

La valeur de m est toujours connue par le numéro du verre correcteur de l'amétropie. Quant à la valeur de x, elle se tire de la formule $(\lambda\lambda' = \varphi^2)$ qui précise la position des deux points conjugués R et R' par rapport aux foyers principaux de la lentille :

$$\pm x = \frac{f^2}{m}$$

La valeur de O s'obtient par la comparaison des triangles ANB et b' N A qui dans la figure 146 donne :

$$\frac{AB}{a'b'} = \frac{NE}{NR} \quad \frac{AB}{O} = \frac{NE}{m} \quad \text{d'où} \quad O = AB \frac{m}{NE}$$

AB est la papille $= 1^{mm},5$; NE la distance du point nodal à la rétine, dont la valeur se déduit du degré d'amétropie (§ 60) ; NR $= m$.

Ainsi se trouvent réunies toutes les données nécessaires au calcul de l'image renversée.

Exemples numériques : Emmétropie. — Grandeur de la papille

$O = 1^{mm},5$; longueur focale de la lentille de 20 dioptries $f = 50^{mm}$; NE distance du second point nodal à la rétine $g'' = 15^{mm}$.

$$I = O\,\frac{f}{g''} = 1,5 \times \frac{50}{15} = 5$$

Ce qui donne un grossissement de 3,3.

Avec une lentille de 15 dioptries $f = 62$ millimètres.

$$I = O\,\frac{f}{g''} = 1,5 \times \frac{67}{15} = 6,6$$

Grossissement $= 4,4$.

Hypermétropie. — Le remotum est distant du foyer principal antérieur de l'œil de 100 millimètres, l'hypermétropie est donc de 10 dioptries.

Calcul de la grandeur de l'objet visuel.

$$O = AB\,\frac{m}{NE} = 1,5 \times \frac{80}{12} = 10^{mm}$$

La papille $AB = 1^m,5$; $m = 100 - 20 = 80$, c'est-à-dire la longueur focale du verre correcteur de l'hypermétropie, diminuée de la distance du point nodal au foyer antérieur ; $NE = 15 - 3 = 12$, par suite du raccourcissement amétropique.

Calcul de l'image donnée par la loupe de 20 dioptries ($f = 50$ millimètres).

La valeur de $+\,x$ se tire de :

$$+\,x = \frac{f^2}{m} = \frac{50^2}{80} = 31^{mm},25$$

Nous avons alors :

$$I = O\,\frac{f+x}{m+f} = 10 \times \frac{50 + 31.25}{80 + 50} = 6.3$$

Ce qui veut dire que la papille nous apparaît grossie quatre fois.

Myopie de 10 dioptries comptée du foyer principal antérieur F' ; distance du remotum, 100. Ce qui donne pour $m = 115$.

La figure 146 fait voir qu'en R l'œil myope donne naturellement une image renversée de AB. Sa grandeur se tire de la comparaison des triangles ANB et aNb.

$$\frac{AB}{NE} = \frac{ab}{m} \text{ d'où } O = \frac{m}{NE} = 1^m,5 \times \frac{115}{18} = 9.6$$

$NE = 18$ par suite de l'allongement amétropique.

Calcul de l'image fournie par la loupe.

Nous avons pour $-\,x$:

$$x = \frac{f^2}{m} = \frac{50^2}{115} = 21.6$$

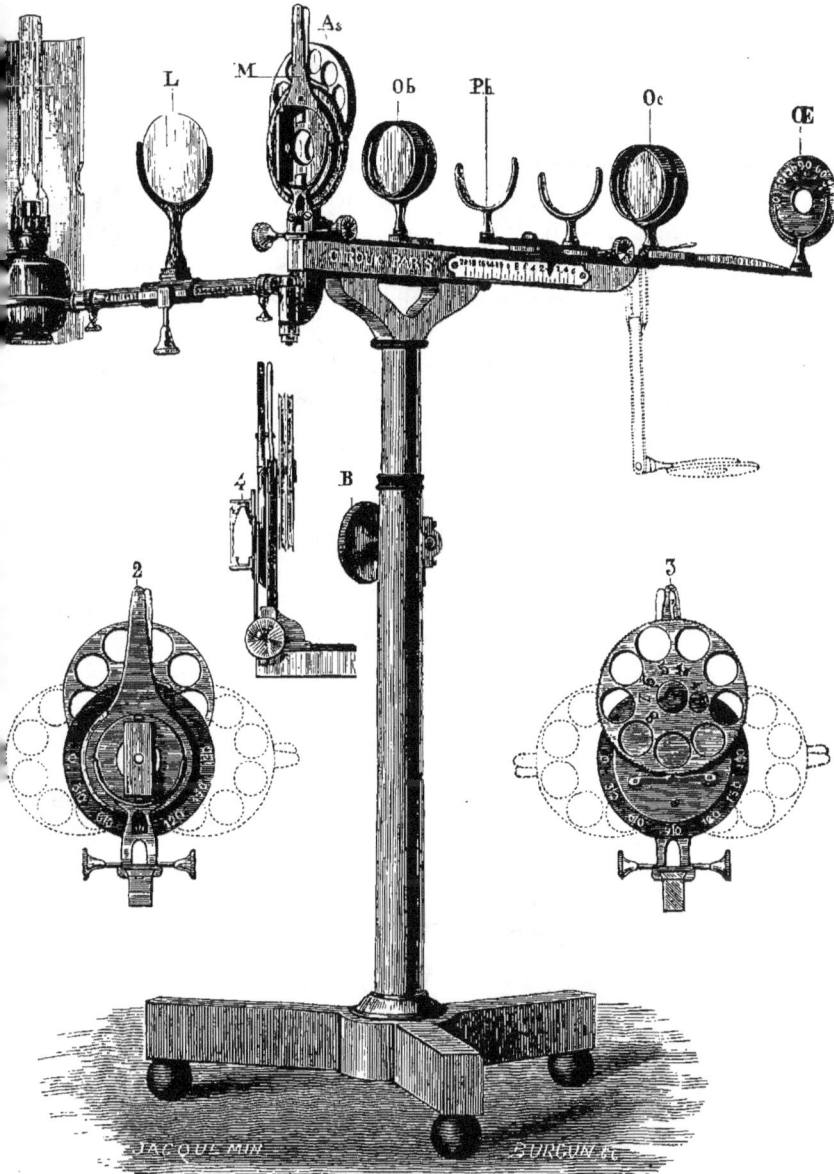

FIG. 147. — *Ophtalmoscope fixe optométrique de Parent.*

Et finalement :

$$1 = 0 \ \frac{f-x}{m-f} = 9.06 \times \frac{50\text{-}21.6}{115\text{-}50} = 4.2$$

Grossissement = 2.8.

§ 71. — **Détermination de la réfraction à l'image renversée**. — Dans les considérations précédentes, la distance x de l'image renversée au foyer de la loupe était inconnue et sa valeur déduite de la distance m du punctum remotum au point nodal. Si on inverse et que l'on mesure directement x, il devient alors possible de déterminer m, c'est-à-dire de préciser la position du remotum et la nature de l'amétropie.

On utilise à cette recherche des ophtalmoscopes dans lesquels la loupe objective est disposée au-devant de l'œil de façon à ce que son foyer coïncide avec le point nodal N. Cette lentille est fixée sur une règle qui porte, en avant et en arrière du foyer antérieur de la loupe, une division en dioptries correspondante aux valeurs de $\pm x$.

La figure 147 reproduit l'*ophtalmoscope-optomètre* de Parent), qu'on peut considérer comme un modèle du genre. Un oculaire permet d'examiner l'image de la papille, et de préciser la position de cette image par rapport au foyer de l'objectif. L'instrument possède un jeu d'oculaires et d'objectifs, lesquels se changent à volonté et donnent, suivant les *puissances* dioptriques choisies, des grossissements variant de *moitié* au *double* du grossissement à l'image droite.

§ 72. — **Champ ophtalmoscopique. Limites périphériques de l'exploration**. — Le diaphragme irien limite le champ d'observation ophtal-

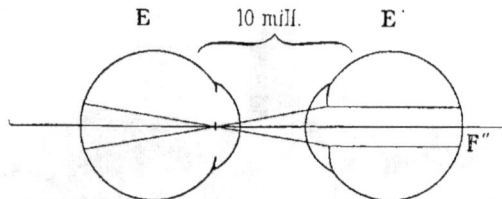

Fig. 148.

moscopique. L'ouverture *variable* de la pupille et la *distance* qui sépare l'examiné de l'examinateur entraînent des variations dans *l'étendue du champ* d'observation.

Le schéma 148 figure la condition du plus *grand champ* possible pour l'examen à l'*image droite*. La surface rétinienne éclairée mesure toute l'étendue de la pupille. Pour atteindre ce résultat, le foyer antérieur de l'œil examiné doit coïncider avec le centre de la pupille de l'œil examinateur. Dans cette condition, le faisceau qui pénètre l'œil E' est parallèle et la surface rétinienne éclairée répond à l'étendue de l'aire pupillaire. En réalité, cette position n'est jamais atteinte, l'écart minime entre les deux yeux étant toujours supérieur à 10 millimètres. Lorsque l'œil E s'éloigne, la surface visible de la rétine éclairée devient plus petite.

Quant aux limites périphériques de l'exploration, le schéma 149 les laisse apprécier. Pratiquement, elles atteignent tout au plus la région

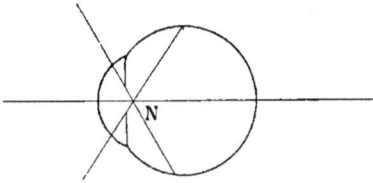

Fig 149.

équatoriale du globe ; seul l'hémisphère postérieur est accessible à l'exploration, encore que la dilatation pupillaire soit maxima, et le rapprochement des deux yeux le plus grand possible.

A l'*image renversée*, la surface rétinienne visible, pour une même position, croit avec la puissance dioptrique de la lentille employée à produire l'image renversée ; plus la lentille est *forte*, plus l'étendue rétinienne visible est *grande*. On sait en outre que, si l'on veut les milieux éclairés au mieux, le foyer de la loupe doit coïncider avec le point nodal de l'œil examiné. Au moment où cette position est atteinte le champ d'observation est aussi grand que possible. La conclusion de ceci est, que pour avoir une large surface éclairée, il faut employer une lentille à court foyer. Malheureusement son action restreint le grossissement des objets observés.

Lorsqu'on abandonne la position initiale dans l'intention d'observer d'autres points, il va sans dire que l'observateur à l'image droite doit se porter dans le sens direct de la surface à éclairer et au contraire se déplacer, ou déplacer légèrement la lentille, en sens inverse dans l'examen à l'image renversée.

§ 73. — **Instruments**. — Le nombre des ophtalmoscopes qui ont vu le jour depuis la mémorable découverte de Helmholtz est considérable. Beaucoup peuvent être considérés comme satisfaisant aux deux conditions *capitales* d'un bon ophtalmoscope, qui sont d'être munis : 1° de miroirs concaves, plans et inclinés pouvant fournir des intensités lumineuses différentes; 2° de verres correcteurs en nombre suffisant pour neutraliser toutes les anomalies de réfractions observables et permettre en tous cas l'examen à l'image droite.

Les lentilles correctrices, placées en arrière du miroir, sont portées soit sur un disque tournant comme celui que le mécanicien Rekoss a construit pour l'ophtalmoscope de Helmholtz (fig. 150), soit dispo-

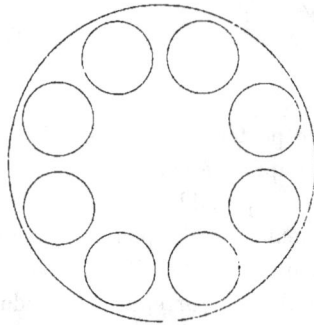

FIG. 150. — *Disque de Rekoss.*

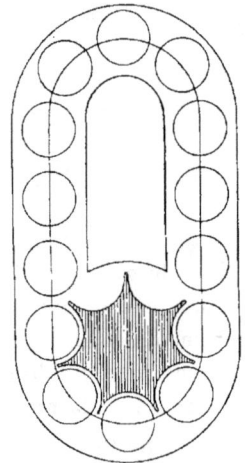

FIG. 151. — *Chaîne de Couper.*

sées dans une gaine à la façon d'une chaîne sans fin et mues par une roue dite de Couper (fig. 151). Le mécanisme doit amener aisément les verres au-devant de l'œil examiné sans déplacement de l'instrument.

Il est avantageux que la surface utilisable des verres soit suffisante pour qu'au besoin l'ophtalmoscope, privé de ses miroirs, puisse servir d'optomètre. A cet effet, il est nécessaire que le diamètre de l'ouverture, à travers laquelle on observe, soit supérieur à celui d'une pupille largement dilatée. Plus petit, les cercles de diffusion diminuent

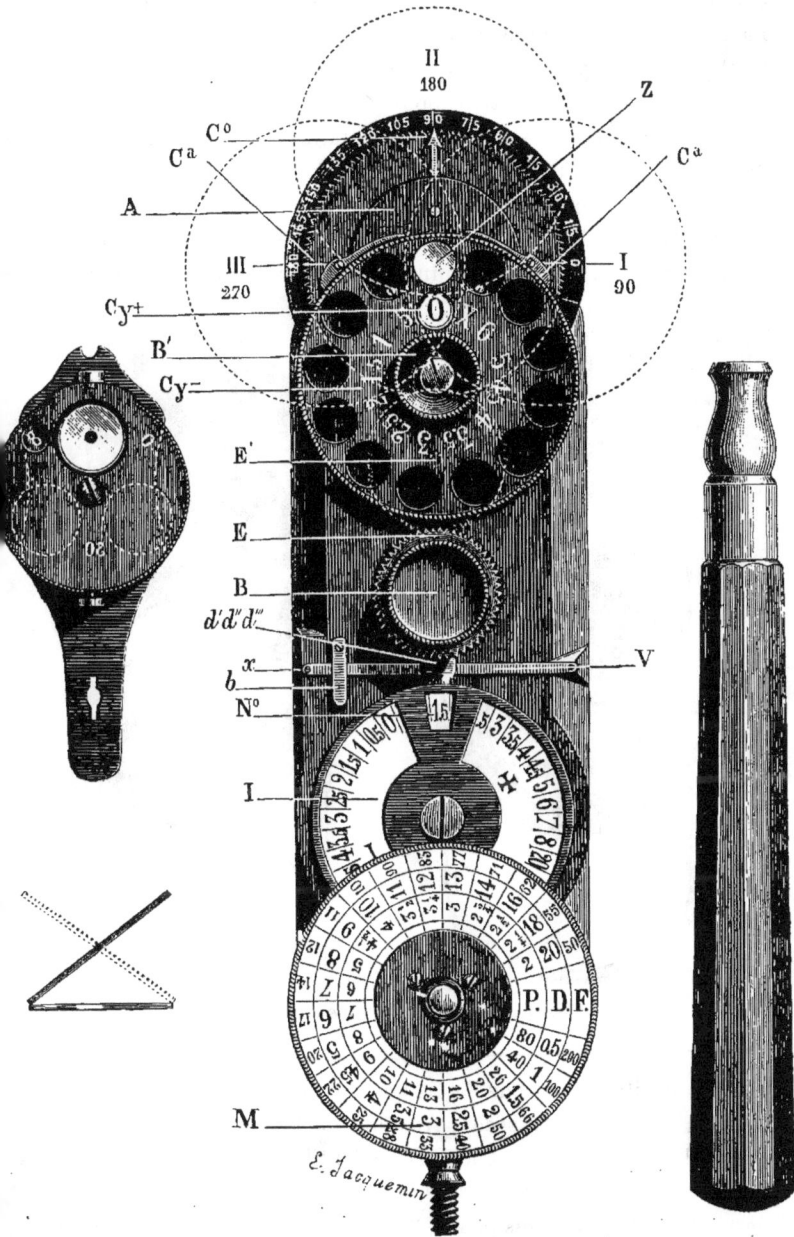

FIG. 152. — *Ophtalmoscope à réfraction du Dr Parent* (1889).

comme avec un trou sténopéique et il devient plus difficile de déceler l'astigmatisme. Pour la même raison, le chiffre de l'acuité visuelle peut paraître supérieur à ce qu'il est réellement.

La meilleure disposition pour les miroirs, est de les placer, à l'exemple de Parent, sur un disque rotatif pivotant. Le miroir incliné doit être mobile autour d'un axe supposé passant par son ouverture.

L'ophtalmoscope de Parent représenté par la figure 152 en grandeur naturelle, possède trois miroirs perforés à leur centre, un concave et un plan, accolés dos à dos, enfin un petit miroir concave, incliné, pour

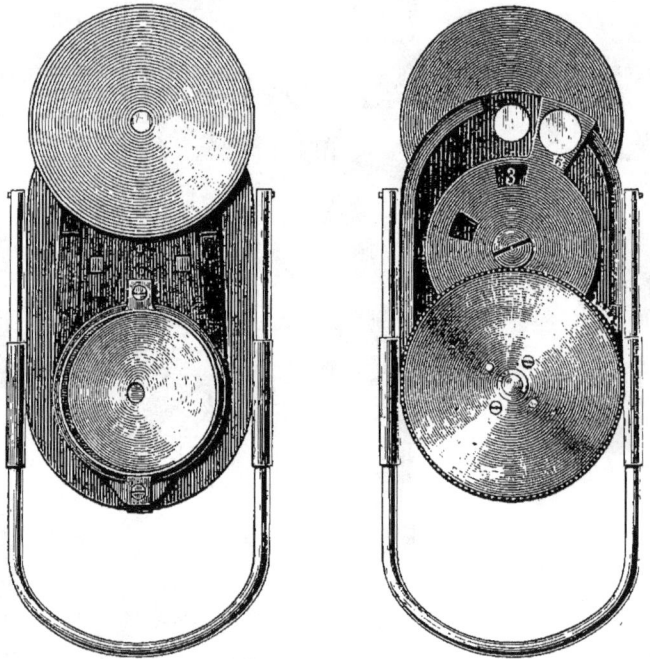

FIG. 153. — *Ophtalmoscope de L. Vignes.*

l'image droite. Une roue de Couper fait mouvoir, dans la gaine, en plus du zéro, 20 verres concaves (de 0,5 à — 16 dioptries), 15 convexes (de 0,5 à + 10 dioptries). Deux lentilles, l'une convexe et l'autre concave, de 10 dioptries, serties dans un disque postérieur à la gaine, permettent de porter jusqu'à + 20 et — 26 l'échelle des verres sphériques.

Cet ophtalmoscope est muni en outre d'un jeu de verres cylindriques convexes et concaves, de 0,5 à 6 dioptries. L'orientation des cylindres se fait par l'entremise de roues dentées placées, lorsque besoin en est, sous la dépendance de la grande roue motrice, qui est située au bas de la gaine et qu'actionne le pouce de la main dans laquelle est tenu le manche de l'instrument.

L'ophtalmoscope, représenté par la figure 153, en grandeur naturelle, est muni de deux miroirs concaves non perforés, l'un grand pour l'image renversée, l'autre incliné pour l'examen à l'image droite. Une roue de Couper meut, en outre de la bague zéro, treize verres convexes, de 0,5 à 10 dioptries, et 4 verres concaves, de 0,5 à 2. Une lentille numéro 13, disposée en arrière, élève à 15 dioptries la série concave. Une petite fenêtre, percée sur la face postérieure, permet la lecture du numéro du verre placé derrière le miroir. La poignée métallique est à glissière. Cet instrument mesure en hauteur 65 millimètres, en largeur 30 millimètres, dans sa plus grande épaisseur 12 millimètres.

§ 74. — **Détermination de la réfraction à l'aide de l'image droite.** — Supposons, pour fixer les idées, l'œil de l'examinateur emmétrope et son accommodation entièrement relâchée. Nous avons vu, en étudiant les conditions de l'examen à l'image droite, qu'il lui est alors possible de percevoir une image absolument nette du fond de l'œil examiné, 1° si ce dernier est emmétrope et dépourvu d'accommodation, 2° lorsque, amétrope, il est corrigé par une lentille appropriée.

Un des principaux moyens d'*optométrie à l'image droite* consiste à rechercher la lentille, qui donne à l'examinateur l'image la plus nette des objets du fond de l'œil examiné. Le numéro de la lentille trouvée, ne représente le verre réellement correcteur de l'amétropie, qu'au cas où celui-ci est placé au foyer antérieur de l'œil. Cette condition est réalisée en pratique si l'on dispose les verres correcteurs au foyer antérieur de l'œil, à 13 millimètres environ en avant de la cornée, dans une monture de lunettes par exemple. Mais habituellement on fait usage de lentilles placées en arrière de l'ophtalmoscope à réfraction. Or, il est impossible à l'examinateur de faire coïncider celles-ci avec le foyer antérieur de l'œil, parce qu'il est obligé, tout en se rapprochant fort près de l'œil, d'en rester cependant assez éloigné pour permettre l'accès de la lumière sur le miroir de l'ophtalmoscope. Dans les meilleures conditions, il ne peut certainement se rapprocher

à plus de 3 centimètres, ce qui fait que la lentille correctrice se trouve
éloignée de l'œil d'environ le double de la première distance focale.
De telle sorte que, s'il s'agit d'une lentille convexe, elle est nécessairement d'une puissance un peu moindre que le verre correcteur placé
au foyer antérieur, puisque la puissance optique des verres convexes
croît avec leur éloignement de l'œil (§ 57). Pour la raison inverse, le
verre est trop fort s'il est concave; les myopes savent bien qu'ils augmentent le pouvoir optique de leurs verres en les appliquant tout
près de l'œil.

Si l'on désire contrôler l'*examen subjectif* de réfraction, que les
efforts d'accommodation entachent facilement d'*erreur*, il faut donc
tenir compte de l'influence que la position du verre, combiné avec
l'œil, a sur son pouvoir réfringent. Celle-ci est minime toutefois, si la
distance entre l'examinateur et l'examiné est très petite et s'il s'agit
de verres faibles.

Prenons l'exemple d'un hypermétrope de 5 dioptries : son punctum
remotum est situé à 200 millimètres en arrière de son foyer antérieur ;
lorsqu'il est corrigé par un verre placé à 15 millimètres en avant de
la première distance focale, la longueur focale du verre est nécessairement $200 + 15 = 215$ millimètres et la puissance dioptrique
$\frac{1\,\text{m}}{215} = 4,6$ D, puisque nous savons que le foyer du verre correcteur
et le punctum remotum de l'amétrope coïncident. — Ainsi donc, un
verre de 4, 6 D., placé à 15 millimètres au delà du premier foyer,
suffit à corriger un hypermétrope de 5 D.

Nous avons déjà mentionné qu'il est obligatoire que l'accommodation du sujet soit entièrement relâchée. Lorsque l'on désire atteindre
une exactitude rigoureuse, il est nécessaire de *paralyser* le muscle
ciliaire à l'aide de *mydriatiques*. En général cependant, il est suffisant
d'inviter le patient, placé dans la chambre noire, où nul objet n'attire
son attention, à regarder au loin. Mais chez les enfants dont on veut
connaître l'*amétropie totale*, il est indispensable de recourir aux
mydriatiques.

Il est également indispensable pour l'examinateur de *relâcher
entièrement* son accommodation. Si cela lui était matériellement
impossible, il devrait se rendre exactement compte de l'effort qu'il
fait, et en ajouter ou en déduire la *valeur dioptrique* à celle de la lentille correctrice trouvée. Il agira de la même façon pour le degré
d'*amétropie statique* dont il peut être atteint.

Avec de l'exercice, on apprend à se rendre maître de son accommodation. Les commençants s'entraîneront à pratiquer les examens ophtalmoscopiques à l'image droite en tenant les deux yeux ouverts et dirigés à l'infini, et à regarder l'image renversée à travers des verres convexes faibles.

Le point du fond de l'œil généralement choisi comme objet d'examen est la papille. Ses contours réguliers et la présence de ses vaisseaux constituent d'excellents repères ; de plus, elle est insensible à la lumière, qu'on peut projeter à sa surface sans déterminer de phénomènes pénibles et sans entraîner le rétrécissement de la pupille lequel, autrement, restreint d'une façon fort gênante le champ d'exploration. Mais il ne faut pas perdre de vue que la situation de la papille ne correspond pas au pôle postérieur de l'œil ; celui-ci est représenté à peu près par l'emplacement de la macula ; il faut évidemment tenir compte de la petite distance qui sépare ce point du bord externe de la papille, afin d'avoir la valeur exacte des amétropies. Cette distance est en général assez petite pour qu'il n'y ait pas à s'y arrêter. Mais si l'on désire apprécier exactement le degré d'une amétropie forte, il faut prendre comme point de repère un détail anatomique au pôle de l'œil (vaisseaux, amas de pigment, bord postérieur du staphylôme), etc.

Lorsque l'œil examiné est astigmate, chacun des deux méridiens principaux donne une image de grandeur différente, situées à distances inégales de l'œil : celle du méridien le plus réfringent est plus près de l'œil que celle du méridien moins réfringent. Dans ces conditions, l'examinateur emmétrope ne peut arriver à voir nettement la papille et les vaisseaux, et jamais alors l'emploi des verres sphériques n'arrive à rendre nette dans toute son étendue l'image papillaire. Si, en effet, ceux-ci corrigent un des méridiens principaux, ils agissent insuffisamment ou inversement sur l'autre. Le seul résultat que l'on obtienne, par le changement des verres, consiste en ce que certains points d'abord confus apparaissent nets, mais en même temps, ceux qui semblaient d'abord nets deviennent diffus.

Au cas d'astigmatisme, la papille paraît allongée dans un sens ou dans l'autre et cet allongement correspond au méridien le plus réfringent, qui nécessairement donne le grossissement le plus élevé. Ainsi, par exemple, s'il s'agit d'un astigmatisme myopique vertical, la papille semble allongée verticalement et rétrécie transversalement.

Si la forme anatomique de la papille était invariable, elle pourrait donc constituer un excellent point d'observation pour déceler l'astigmatisme; mais on sait qu'elle n'est pas constante et partant ses déformations ne peuvent tenir qu'une place limitée dans notre appréciation.

L'examen des troncs vasculaires nous est souvent un meilleur appoint. Leur disposition sur le disque optique rappelle vaguement les figures radiaires qui servent à la détermination subjective de l'astigmatisme. Vu à travers un système astigmate, leur ensemble fait à l'observateur la même impression qu'il éprouve lorsqu'il regarde une figure radiaire à travers un verre cylindrique : les uns sont nets, les autres flous, mal limités; et. *naturellement*, ce sont ceux perpendiculaires au méridien adapté qui semblent distincts.

Rapprochées de la forme de la papille, ces remarques aident au diagnostic. Mais on trouve en outre un utile adjuvant dans la comparaison entre les résultats fournis par les examens à l'image droite et renversée. Par suite du grossissement différent de chacun des méridiens principaux, l'image de la papille paraît ovalaire. Mais en éloignant et en rapprochant la loupe objective de l'œil, l'axe de l'ovale se déplace : vertical, par exemple, à une des extrémités de la course, il devient horizontal à l'autre. On a ainsi une série de figures semblables à celles reçues sur l'écran, interposé à la courbe de Sturm, entre les foyers des deux méridiens principaux (page 196).

La mesure de l'astigmatisme s'obtient, au besoin, à l'aide de lentilles sphériques. La *différence* entre le verre, qui adapte l'œil de l'examinateur à un méridien, et le verre, qui l'adapte à l'autre méridien principal, représente la valeur dioptrique du verre cylindrique nécessaire à la correction des vices de réfraction de l'œil examiné. Toutefois les verres cylindriques et les combinaisons sphéro-cylindriques de l'ophtalmoscope de Parent conduisent à ce but plus facilement et mieux.

§ 75. — **Technique ophtalmoscopique**. — Lorsqu'on veut pratiquer un examen ophtalmoscopique, on dispose latéralement et un peu en arrière de la personne à examiner une source lumineuse, comme une lampe à huile, à pétrole, à gaz ou électrique. La source lumineuse, sera, si la chose est possible, placée à hauteur de l'œil à examiner et à fort petite distance latéralement. On évite ainsi de donner au miroir des inclinaisons capables de gêner l'observation. Car si le miroir est fortement incliné, la portion utilisée de son ouverture centrale est raccourcie et la ligne visuelle de l'observateur a moins de chance de traverser à son centre le verre correcteur dont il peut avoir besoin pour voir le fond de l'œil examiné (*astigmatisme d'incidence*).

Il est bon d'abriter avec un écran le visage du patient. On lui évite ainsi d'être incommodé par la chaleur de la source lumineuse et, lors de l'examen à l'image renversée, on ombre le champ d'observation dans lequel se formera l'image qui, grâce à cette précaution, paraîtra plus lumineuse.

L'observateur se met bien en face du malade, son propre œil placé dans un plan élevé de quelques centimètres au-dessus de l'œil examiné, à une distance d'environ 40 centimètres. S'armant alors de l'ophtalmoscope qu'il tient par la poignée, de façon à laisser le pouce libre pour manœuvrer la roue des verres correcteurs, il cherche d'abord à réfléchir sur la pupille observée la lumière de la lampe. Il est averti que ce résultat est obtenu par la coloration rouge jaune intense que prend alors l'ouverture pupillaire.

Afin d'éviter le resserrement pupillaire que la lumière détermine, il faut chercher en même temps à diriger le faisceau lumineux sur la papille du nerf optique, *punctum cæcum*, qui est privée de sensibilité lumineuse. Si l'on veut bien se rappeler que l'entrée du nerf optique ne se fait pas au pôle postérieur de la coque oculaire, mais à environ 15° en dedans et 3° au-dessous de ce point, il faudra, pour rendre la papille accessible, faire diriger l'œil de l'observé légèrement en haut et en dedans. Dans l'examen à l'image renversée, le patient devra regarder, par exemple, l'oreille droite de l'observateur pendant que celui-ci examinera son œil droit; la gauche, durant l'examen de l'œil gauche.

L'examen ophtalmoscopique, pour être complet, comporte: 1° l'examen des milieux oculaires pour apprécier leur transparence; 2° l'examen des membranes du fond de l'œil à l'image droite, laquelle, par son grossissement, rend plus appréciables les détails; 3° puis à l'image renversée qui permet une vue d'ensemble, sur un champ plus étendu.

Examen des milieux. — Les défauts de transparence des milieux réfringents s'accusent par la présence de points sombres, obscurs, qui tranchent sur le fond rouge bien éclairé de la pupille. Parfois c'est un pointillé microscopique, d'autres fois, ce sont des opacités bien plus accusées, ou bien de légères ombres diffuses ; celles-ci sont produites par des irrégularités de la surface réfringente de la cornée, des facettes, souvent absolument transparentes, comme on a l'occasion d'en observer dans l'astigmatisme irrégulier. Pour cet examen, il faut choisir un miroir peu éclairant ; car avec un éclairage intense, il arrive que des opacités très accusées se laissent traverser par la lumière et passent inaperçues. Parfois les opacités sont si minuscules que pour les découvrir, il faut les examiner, comme l'a conseillé

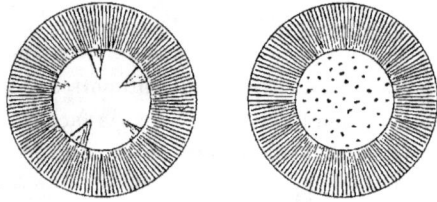

Fig. 154.

Hirschberg, à travers un verre convexe fort (10 dioptries environ), en rapprochant assez l'ophtalmoscope de l'œil pour avoir une image nette, ce qui arrive lorsque le foyer de la loupe et le plan des opacités coïncident.

Les opacités *sont fixes*, c'est-à-dire ne présentent pas d'autres mouvements que ceux propres à l'œil dans lequel elles siègent ; ou au contraire, douées d'une *mobilité* propre. Les premières ont leur siège dans la cornée, le cristallin, ou l'humeur vitrée ; les autres sont localisées dans le corps vitré. On décèle ces dernières et on apprécie leur mobilité en invitant le sujet à déplacer, par saccades, son œil de bas en haut. La vitesse avec laquelle la pesanteur entraîne vers les parties les plus déclives de l'œil ces opacités, indique l'état de plus ou moins grande *liquéfaction* du corps vitré.

On détermine la position des opacités fixes en estimant l'étendue de leur déplacement *parallactique* par rapport au plan pupillaire. Selon qu'elles sont *antérieures* ou *postérieures* à la pupille, elles s'*approchent* de l'iris ou s'en *éloignent* en sens inverse du mouvement oculaire. Plus leur déplacement apparent est rapide, plus elles sont éloignées du plan pupillaire. Elles coïncident avec lui, si elles ne subissent aucun déplacement lorsque l'œil s'élève ou s'abaisse.

Image droite. — Après avoir *éclairé l'œil* et déterminé la transparence des milieux, l'observateur se rapproche autant qu'il le peut sans intercepter l'accès de la lumière au miroir — jusqu'à 3 ou 4 centimètres environ — de l'œil qu'il désire examiner à l'image droite. Il augmente ainsi considérablement le champ de l'examen. Durant ce temps d'approche, il se rend compte que son miroir reste bien dans la direction voulue, par la perception de la *lueur rougeâtre* de l'œil éclairé, de la *lueur oculaire.*

On a vu (§ 67) que pour voir nettement les détails du fond de l'œil examiné, il doit adapter sa réfraction à celle du sujet. Au cas d'amétropie de l'un ou de l'autre, ou bien des deux, les verres correcteurs dont est muni l'ophtalmoscope permettent de réaliser facilement cette condition.

Il est tout aussi *indispensable* de supprimer tout effort d'accommodation de la part de l'examinateur et de celle de l'examiné. Le premier arrivera à ce résultat en apprenant à diriger ses lignes de regard parallèlement durant l'examen. La convergence et l'accommodation sont liées entre elles par un rapport intime, aussi dans le regard à distance le muscle accommodateur est entièrement relâché. Un moyen d'entraînement efficace consiste, tandis que l'on s'approche de l'œil à examiner et que l'on cherche à en percevoir les détails avec l'œil muni de l'ophtalmoscope, à diriger l'autre œil directement en avant sur un objet très éloigné. De même, le sujet est invité à regarder au loin et *dans le vague*, tout en maintenant son œil dans la position qui permet, dès l'abord, de diriger la lumière suivant une ligne allant de la pupille à la papille optique.

Pour ne laisser échapper aucun détail, on l'invitera ensuite à diriger l'œil en haut, en bas, en dedans, en dehors, pour que l'observateur puisse inspecter toute la surface rétinienne éclairable de la papille à la périphérie (1). La limite de la surface éclairable est à peu près

(1) Mais on ne doit pas oublier que l'œil est soumis à la loi de l'astigmatisme d'incidence, quoique à la vérité, moins que les autres dioptres, grâce à l'ellipticité de la cornée, à la faible ouverture de la pupille, et à l'inégalité d'indice de réfraction de différentes couches du cristallin. Malgré cela, avec une incidence oblique de 20°, par rapport à l'axe principal, l'œil présente déjà de l'astigmatisme et ce dernier augmente avec l'incidence ; il est très fort pour la partie équatoriale de la rétine, et toujours du type *mixte*, avec prédominance du méridien myope sur l'hypermétrope.

(PARENT.)

l'équateur de l'œil pour une pupille dilatée à son maximum.

Une des grandes difficultés des commençants est de ne pas savoir relâcher leur accommodation et de faire d'autant plus d'efforts qu'ils ne voient rien autre que la lueur rougeâtre de l'œil. Ils vaincront cette difficulté en s'astreignant aux précautions indiquées précédemment.

Les images de l'ophtalmoscope, réfléchies par la cornée et les faces du cristallin, leurs ont aussi d'une gêne extrême ; *ils les excluront en inclinant le miroir* s'il ne l'est déjà pas naturellement dans l'ophtalmoscope. Le miroir plan et le petit miroir concave de 8 centimètres de distance focale, peu éclairants tous les deux, sont les meilleurs (1) pour l'examen à l'image droite.

La dilatation de la pupille par l'instillation d'un collyre à l'atropine, l'homatropine ou la cocaïne, en solution à 1 pour 100, facilite beaucoup l'examen ; les commençants pourront y recourir, mais après s'être soigneusement enquis par l'appréciation de la tension intra-oculaire que cette dernière est normale. La dilatation, pour être suffisante, demande de 10 à 15 minutes.

Image renversée. — L'observateur s'écarte du sujet de 40 centimètres environ ; puis place verticalement au-devant de l'œil à examiner une loupe de 15 à 20 dioptries, qu'il tient à la main et éloigne de l'œil jusqu'au moment où il suppose que son foyer coïncide, ou à peu près, avec le plan pupillaire. Dans cette position le champ d'examen est le plus étendu possible (2). Il est averti que ce point est atteint lorsque

(1) Il n'y a pas de meilleur miroir pour l'image droite, mais bien une meilleure condition à réaliser pour l'examen : celle-ci consiste à *avoir un champ d'examen suffisamment grand et suffisamment éclairé.* Le seul moyen pour réaliser cette condition est d'avoir sur la rétine *une image légèrement diffuse de la source lumineuse.* L'image nette ne vaut rien parce qu'alors le champ d'éclairage est plus petit : l'image très diffuse n'est pas meilleure non plus parce qu'alors le champ d'éclairage trop grand ne présente plus l'intensité lumineuse suffisante.

Par conséquent, comme nous avons à examiner des rétines placées tantôt au foyer postérieur du dioptre oculaire, tantôt en deçà, tantôt au delà, il nous faut, *pour obtenir sous ces différents cas le même degré de diffusion de l'image, c'est-à-dire sensiblement le même champ d'éclairage avec la même intensité lumineuse,* des miroirs nous donnant à volonté des rayons convergents, parallèles, divergents, et c'est ce qu'on réalise avec les miroirs : $f = 8$, $f = 20$ et $f = 0$ (Parent).

(2) A l'image renversée, le champ d'examen est maximum quand la pupille de l'observateur se trouve au milieu de l'image renversée de la pupille de l'examiné. Cette dernière est alors tout à fait invisible.

Supposons le cas du texte réalisé, c'est-à-dire la coïncidence de f de la lentille avec le plan pupillaire pp'. L'image de pp' serait à l' ∞, sous l'action dioptrique de l'humeur

le bord de la pupille, laquelle lui a paru s'élargir de plus en plus, va disparaître entièrement. L'image du fond de l'œil est *réelle* et non *virtuelle* comme dans l'image droite, c'est-à-dire qu'elle est située dans l'espace qui sépare l'œil de l'observateur de la loupe, placée au-devant de celui de l'examiné. Elle se trouve au foyer antérieur de la

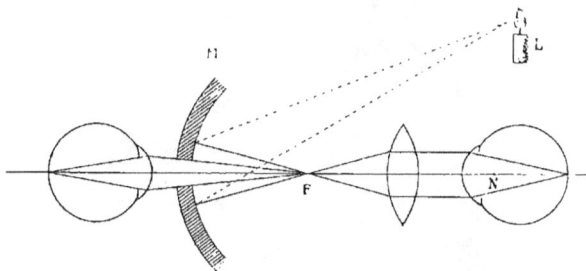

FIG. 155.

loupe, ou à peu près, c'est-à-dire 50 millimètres en avant de la lentille de 20 dioptries et à 66 millimètres pour celle de 15 dioptries. C'est là que l'observateur devra la rechercher, en adaptant son œil à la distance de ce point. Distant qu'est l'observateur de 40 centimètres du sujet, emmétrope par exemple, avec une loupe de 20 dioptries, disposée à 5 centimètres en avant de la pupille, l'image se trouve au foyer principal de la loupe, à 5 centimètres en avant de sa face antérieure; elle reste donc éloignée de lui de 30 centimètres, c'est-à-dire à la distance habituelle du travail. Pour la bien voir, il ne devra donc pas faire plus d'effort que s'il voulait lire un journal situé à cette distance.

Selon que le sujet sera hypermétrope ou myope, l'image se fera en avant ou en arrière du foyer principal de la lentille; l'observateur devra donc s'éloigner ou s'approcher un peu. Les loupes faibles don nent un grossissement plus accusé, mais restreignent d'autant le champ d'examen.

§ 76. — **Détails du fond de l'œil**. — La papille optique affecte la forme

aqueuse et de la cornée. Or cette action dioptrique est équivalente à près de 2 dioptries 50 pour le bord pupillaire. L'image renversée sera donc vers le 40e centim., et l'observateur placé à cette distance ne la verra pas, sa propre pupille étant au milieu de cette image renversée beaucoup plus grande (Parent).

d'un disque, blanc rosé, à peu près circulaire ou légèrement ovale. Cet aspect ovalaire, lorsqu'il est vertical, s'explique souvent par la raison que la papille est vue *obliquement* et en *raccourci* par suite de l'insertion du nerf optique sur le côté interne du globe oculaire. Parfois aussi l'ovale est à grand axe, horizontal ou oblique. Toutes ces variétés

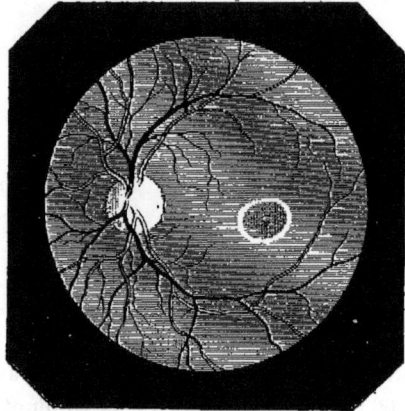

FIG. 156. — *Fond d'œil normal.*

tiennent au manque de régularité parfaite des contours du nerf optique, mais fort souvent aussi à l'astigmatisme, le grossissement de l'image papillaire étant alors plus considérable dans certains méridiens.

Lorsque ces *déformations* sont purement *apparentes* et dues à l'astigmatisme, à l'examen à l'image renversée, l'aspect de la papille varie selon que l'observateur fait de légers mouvements d'approche ou de recul de la loupe de façon à obtenir successivement des images nettes des méridiens de réfraction différente ; l'ovale, de *vertical* peut paraître *horizontal*, d'*oblique* en dedans dans une première position, devenir *oblique* en dehors dans une deuxième. De même, l'examen à l'image droite permet d'apprécier l'influence de cette cause.

La *coloration* de la papille diffère avec les individus ; par un effet de contraste avec celle du fond de l'œil, elle semble plus rouge chez les personnes blondes dont les yeux sont peu pigmentés ; plus blanche, chez les bruns et dans tous les yeux riches en pigment.

L'*intensité* et la *couleur* de l'éclairage sont deux facteurs importants dans l'appréciation de la coloration de la papille, laquelle varie selon qu'on l'examine avec un miroir faiblement ou fortement éclairant. De même les rayons *jaunes* des lumières artificielles modifient son aspect et, à la lumière solaire, la papille apparaît avec des tons blanc rosé beaucoup plus nets. C'est au sang, qui circule dans les capillaires sanguins, que la papille doit sa coloration plus ou moins rouge, toujours plus accusée dans sa moitié ou son tiers interne que dans sa

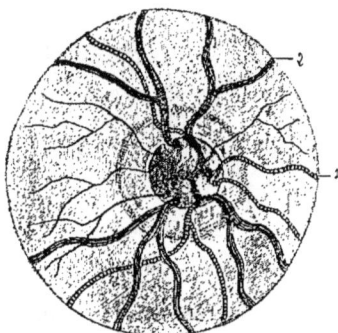
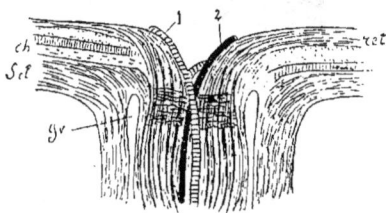

FIG. 157.   FIG. 158.

Excavation physiologique : 1. Artère. — 2. Veine. — *ret.*, Rétine. — *ch.*, Choroïde. — *Scl.*, Sclérotique. — *Gr.*, Gaine vaginale du nerf optique.

moitié externe, dans laquelle la circulation capillaire est infiniment moins riche.

Le terme de *papille* laisse supposer que l'épanouissement intra-oculaire du nerf optique forme une proéminence. Mais en réalité c'est une surface légèrement aplatie, excavée même dans sa partie centrale et externe. Cette *excavation physiologique* (fig. 157 et 158) n'est pas constante ; elle est souvent représentée par une étroite zone, d'aspect plus pâle, située au centre du nerf, à l'entour des vaisseaux centraux. D'autres fois beaucoup plus évasée, l'excavation occupe la plus grande partie de la moitié temporale de la papille. Celle-ci est alors d'autant plus pâle que la faible épaisseur des fibres nerveuses en ce lieu laisse voir, par transparence, les travées de la lame criblée. Au cas où l'excavation atteint des dimensions excessives, les fibres du nerf et les vaisseaux centraux restent massés sur le côté interne du trou optique.

L'excavation physiologique va se rétrécissant d'avant en arrière ; sa forme en entonnoir la différencie nettement des *refoulements pathologiques* (fig. 159 et 160) de la papille qui porte sur la surface totale du nerf; alors que les bords vont en se dégradant insensible-

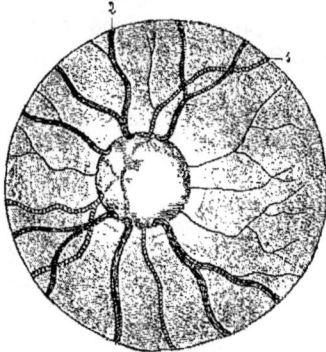

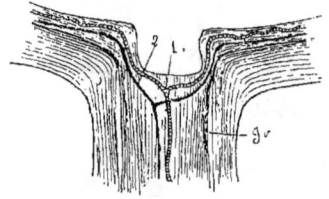

FIG. 159.   FIG. 160.

Excavation pathologique : 1. Artère. - - 2. Veine. — *Gv*, Gaine vaginale.

ment dans l'excavation physiologique, la dépression sur l'anneau scléral se fait brusquement ici.

L'examen à l'image droite rend compte de la *profondeur* du refoulement, par comparaison de la différence de réfraction pour le bord de l'anneau scléral et le fond de l'excavation. En supposant emmétrope l'œil examiné, il faut un verre concave pour voir la surface papillaire refoulée. Le numéro du verre concave exprime l'étendue du refoulement. Le calcul montre qu'à une dioptrie concave correspond un allongement d'à peu près trois dixièmes de millimètre de l'axe oculaire passant par la papille.

A l'image renversée, le déplacement parallactique (fig. 161) *du fond*

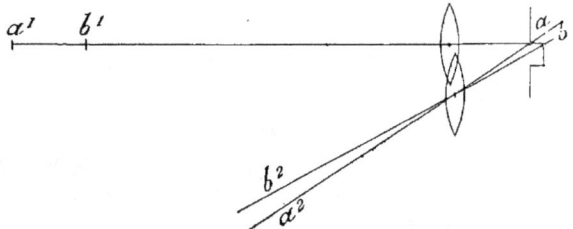

FIG. 161 (d'après FUCHS).

par rapport *au bord* du refoulement papillaire, rend l'excavation facilement évidente. Lorsqu'on imprime à la loupe, placée au-devant de l'œil à examiner, de légers mouvements dans le sens vertical, le fond d'excavation affecte un mouvement inverse, *moins rapide* que celui de l'anneau scléral, comme s'il se déplaçait en sens contraire.

S'il n'existe aucune anfractuosité, les objets du fond de l'œil conservent absolument leur position relative les uns par rapport aux autres lorsqu'on déplace la loupe.

Le diamètre réel de la papille est d'environ 15 millimètres ; mais, comme on l'a vu, sa grandeur apparente s'accroît lorsqu'on l'examine à travers le dioptre oculaire. Le grossissement varie selon la réfraction du sujet et surtout le mode d'examen. Quoi qu'il en soit, pour un même œil, le diamètre apparent de la papille sert d'unité relative et on exprime volontiers la situation de points remarqués en disant qu'ils sont éloignés de la papille d'un certain nombre de diamètres papillaires.

Les limites de la papille sont toujours plus franchement tranchées du côté temporal que du côté nasal, dissimulé qu'est ce bord par l'épaisseur plus considérable des fibres nerveuses, qui du disque optique se portent à la rétine.

La démarcation de la papille est indiquée par deux *anneaux* concentriques, l'un blanc qui affleure l'anneau *sclérotical*, l'autre plus externe, pigmenté, l'*anneau choroïdien*. La choroïde se termine à petite distance du trou optique et laisse ainsi distinguer, à travers les fibres translucides de la rétine, une bande sclérale plus ou moins large ; l'anneau pigmenté est le pourtour choroïdien lui-même. Tantôt ce sont deux anneaux complets, d'autres fois de simples *croissants* du côté temporal de la papille ; l'anneau pigmenté est bien plus rarement complet que le premier ; parfois très marqué par l'accumulation de pigment et tantôt de limites indécises, il est, dans d'autres yeux, beaucoup mieux dessiné. Chez les vieillards, les éléments choroïdiens se raréfient dans le voisinage de la papille, aussi l'anneau sclérotical prend-il l'aspect d'une large zone blanchâtre à contours diffus. Cet aspect s'exagère du côté temporal et est connu sous l'appellation d'*arc sénile péri-papillaire* (de Wecker et Masselon).

L'artère et la veine centrales émergent du nerf optique au niveau de la papille, à l'union de son tiers interne et des deux tiers externes. Lorsque ces vaisseaux atteignent le niveau rétinien sans s'être divisés,

la colonne sanguine vue directement d'avant en arrière, par conséquent sous une certaine épaisseur, simule un point rouge très foncé.
Mais ils se divisent en une branche *supérieure* et l'autre *inférieure*
beaucoup plus tôt, s'il existe une excavation, et restent alors couchés
sur la paroi interne de celle-ci. Arrivées vers le pourtour papillaire, les

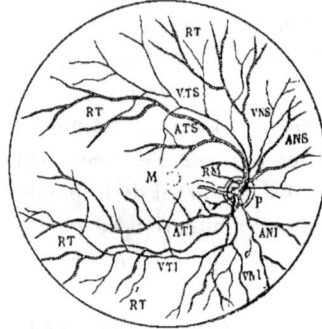

FIG. 162.

deux branches fournies par les vaisseaux centraux, se dichotomisent à
leur tour en deux rameaux *interne* et *externe* ou nasaux et tempo-
raux. Les rameaux vasculaires *externes supérieurs* et *inférieurs* se
portent de dedans en dehors en décrivant *un arc* excentrique à la
macula.

Les artères, moins foncées et moins larges que les veines, présentent
axialement une raie brillante, provoquée par la réflexion de la lumière
sur la face antérieure de la colonne sanguine. Le phénomène *du pouls*
n'est pas visible à l'ophtalmoscope, au moins à l'état physiologique,
mais si l'on augmente la tension intra-oculaire, par une légère pression
sur l'œil, on perçoit à l'image droite des pulsations veineuses. C'est
un soulèvement, observable dans les gros vaisseaux, régulier, synchrone à la systole artérielle, condition qui le distingue du pouls
artériel toujours d'origine pathologique. En outre des vaisseaux inférieurs et supérieurs, on remarque encore quelques *ramuscules* à direction horizontale, accusés principalement du côté nasal de la papille.

La transparence parfaite de la rétine rend impossible à l'état normal de se rendre compte du trajet de ses fibres. Ce n'est qu'au pourtour de la papille et encore du côté interne, principalement chez les
jeunes sujets, que sous forme d'un voile gris délicat, ombrant très

légèrement le fond rouge de l'œil, que l'on perçoit quelques fines
stries radiaires Chez les enfants, cette portion de la rétine est d'aspect moiré, chatoyant.

La macula se laisse *normalement* plutôt deviner que distinguer
réellement. C'est une tache d'un rouge sombre, située à environ
deux diamètres papillaires en dehors de l'anneau scléral et légèrement
au-dessus du plan horizontal qui passe par le centre papillaire. La
coloration rouge sombre de la macula est due à la faible épaisseur de
la chorio-capillaire à son niveau. L'examen à l'image renversée éclaire
parfois d'un petit reflet blanc, brillant, lumineux, le bord escarpé de la
fovea. L'absence de vaisseaux, visibles dans la région maculaire, caractérise encore cette partie de la rétine.

Les fibres rétiniennes perdent leurs gaines de myéline au niveau de
la lame criblée ; accidentellement il arrive que quelques fibres conservent cette enveloppe, qui les rend opaques. Ces fibres nerveuses, appe-
lées par les micrographes *fibres à double contour* (fig. 163), constituent

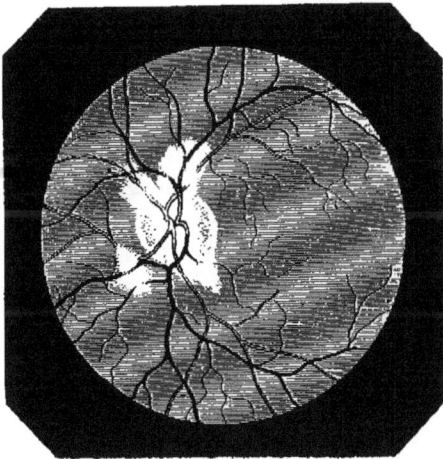

FIG. 163.

de petites plaques blanches, très brillantes, striées surtout sur leur
bord qui est inégal, dentelé. Le plus souvent la plaque empiète sur la
papille, mais elle peut en être séparée par un espace où les fibres rétiniennes sont entièrement translucides ; plus habituellement le siège

de cette anomalie congénitale est contigu à la pupille. Généralement de petites dimensions, les plaques de fibres à myéline siègent
auprès ou à l'entour des gros troncs vasculaires qu'elles dissimulent
plus ou moins complètement dans une partie de leur trajet. La sensibilité rétinienne lumineuse est abolie à leur niveau.

La *couleur* rouge du fond de l'œil est due à la riche circulation de
la choroïde et plus particulièrement de la chorio-capillaire. Le plus
souvent le pigment rétinien masque la structure de la choroïde. Mais
chez les albinos et même les personnes blondes, il est possible de
suivre les tourbillons des vaisseaux choroïdiens. Ces vaisseaux se distinguent de ceux de la rétine, par leur moindre diamètre et leur couleur
moins rouge. Parfois des accumulations de pigment choroïdien constituent, dans le fond de l'œil, des plaques rouge sombre presque noires,
séparées les unes des autres par des espaces où le rouge de l'œil appa-
rait plus nettement. Cette disposition donne un aspect tigré particulier
au fond de l'œil, qu'il faut soigneusement distinguer des aberrations
pigmentaires pathologiques.

§ 77. — **Éclairage latéral.** — La parfaite transparence des milieux
dioptriques en laisse facilement examiner les parties antérieures, cornée, iris, cristallin ; elle permet de noter exactement les lésions dont ces
organes peuvent être le siège et qui y déterminent des opacités plus ou
moins étendues. Une précaution utile pour ne laisser échapper aucun
détail, est de disposer le sujet à observer de façon à ce que la lumière

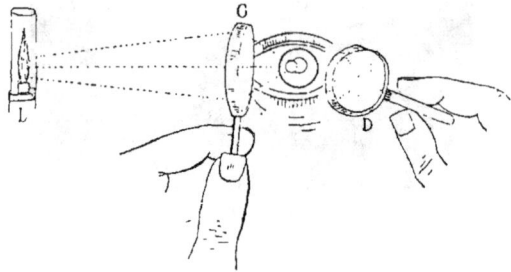

FIG. 164.

frappe obliquement son œil, alors que l'examinateur se place du côté
opposé pour recevoir les rayons réfléchis par les parties à examiner.

Il est souvent très avantageux de concentrer sur celles-ci à l'aide d'une lentille convexe (fig. 164), les rayons d'une source lumineuse artificielle, lampe, bougie, bec de gaz. En amenant la partie à examiner au foyer de la lentille, elle est vivement éclairée et l'observateur peut

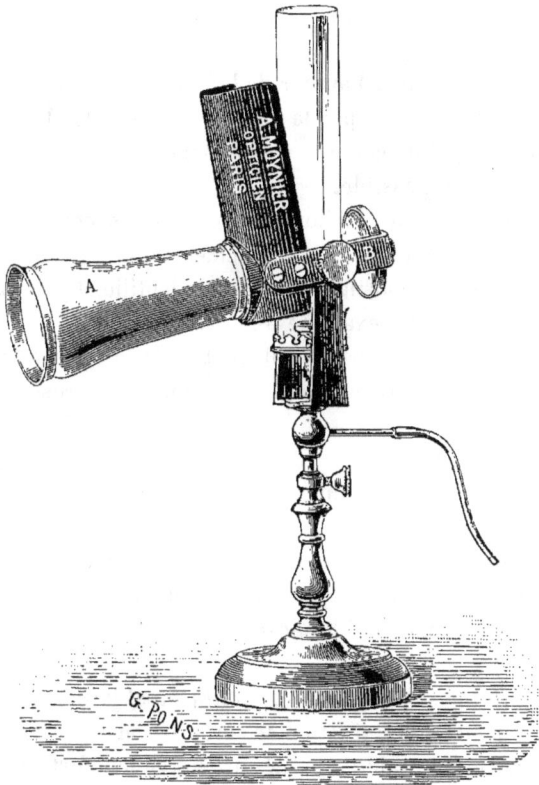

FIG. 165.

percevoir d'autant mieux tous les détails intéressants que les parties avoisinant le point éclairé restent dans une obscurité relative.

En modifiant les positions de la source éclairante et de la lentille, on s'assure *successivement* de l'état des couches épithéliales de la cornée, des lamelles cornéennes, de l'endothélium de la chambre antérieure et du contenu de celle-ci. Puis on apprécie ensuite la couleur de l'iris, l'angle irien, la pupille qui apparaît obscure, d'un noir miroitant, de teinte uniforme. Enfin la cristalloïde, le cristallin, et même les couches les plus antérieures du vitré.

L'examen latéral gagne à être fait dans la chambre noire. La source lumineuse doit être mobile pour que l'examinateur puisse à volonté la porter dans toutes les positions au-devant de l'œil à observer.

Le sujet est assis, l'œil à hauteur de la lumière, à distance suffisante pour ne pas être indisposé par la chaleur rayonnante et de façon à ce qu'en dehors des points éclairés par la loupe, le reste de l'œil reçoive le moins de lumière possible.

Les lentilles de 20 à 15 dioptries, employées couramment pour l'examen ophtalmoscopique, sont également utilisées dans ce procédé d'éclairage. L'observateur tient à la main la lentille et par tâtonnement arrive à placer le point examiné au foyer lumineux. S'il a intérêt à grossir les points qu'il observe, il peut les examiner à travers une loupe tenue de la main restée libre, ou même un microscope (microscope de de Wecker).

La lampe représentée (fig. 165), munie d'un système de lentilles et de réflecteur, est fort commode pour l'examen latéral; elle laisse leur liberté aux deux mains de l'observateur. Elle s'élève ou s'abaisse suivant les besoins; le système éclairant est à inclinaison facultative. Le réflecteur, placé en arrière, s'enlève à volonté, ce qui rend la lampe apte à servir à l'examen ophtalmoscopique.

§ 78. — **Ophtalmoskiascopie**. — L'*ophtalmoskiascopie* constitue un procédé *objectif* de détermination de la réfraction de très grande exactitude et d'exécution rapide, qualités qui le rendent fort précieux pour le praticien. A Cuignet revient le mérite de l'idée première, à Parent celui d'en avoir établi la théorie et réglé la technique.

Ce procédé consiste à observer le sens du mouvement de la lueur oculaire de l'œil éclairé avec l'ophtalmoscope, comparativement au déplacement du miroir, auquel on imprime de légères rotations de gauche à droite ou inversement.

L'observateur, placé à la distance de 1^m,20 environ, projette à l'aide d'un miroir plan un faisceau lumineux dans l'œil du sujet, assis dans la chambre noire, latéralement à la source lumineuse dont l'abrite un écran. Aussitôt, la pupille s'éclaire, et si on imprime à l'ophtalmoscope de légers déplacements, on voit la lueur marcher en

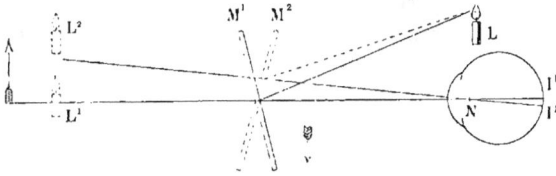

FIG. 166.

sens direct — *homonyme*, — ou en sens inverse — *hétéronyme* — des mouvements du miroir. Si le mouvement du miroir continue, une partie seulement de la pupille paraît éclairée, tandis que l'autre s'obscurcit proportionnellement au déplacement du miroir; finalement la

FIG. 167. — 1. Pupille sombre. — 2. Elle s'éclaire. — 3. Entièrement éclairée. — 4. L'ombre revient en sens inverse de sa disparition.

pupille redevient entièrement obscure. Ce phénomène s'explique de la façon suivante : une partie du faisceau lumineux, réfléchi sur le miroir, pénètre dans l'œil observé et y forme une image rétinienne de la source éclairante. Cette image est nette ou diffuse, selon que l'œil en observation est adapté ou non à la distance de la source lumineuse. Rappelons que le miroir plan se trouve à $1^m,20$ de l'œil observé, et par conséquent la distance (1) de l'objet lumineux, image de la source lumineuse fournie par le miroir, est de $2^m,40$. Dans tous les cas, les rayons émergents de l'œil observé se dirigent uniformément vers le punctum remotum de cet œil.

Si ce point est situé audelà de l'observateur, — ce qui arrive pour les yeux hypermétropes, emmétropes ou très légèrement myopes (0,75 D, au maximum), — la rétine de celui-ci, placée dans le cône des rayons lumineux en provenance directe de l'œil observé, reçoit en image droite, la lumière émise par la rétine de ce dernier et cette

(1) On se rappelle (p. 219) que l'objet et l'image fournis par les miroirs plans sont à la même distance du miroir.

lumière lui semble alors suivre les mouvements du miroir. (M², fig. 168.)

Lorsqu'au contraire le punctum remotum est situé entre les yeux de l'examinateur et de l'examiné, — comme il arrive dans la myopie supérieure à une dioptrie, — la lueur pupillaire paraîtra se déplacer en sens inverse du miroir, et il doit en être ainsi, attendu que les rayons qui vont à la rétine de l'observateur représentent la continuation des rayons émergents de l'œil observé, après leur entrecroisement à son punctum remotum. (M², fig. 168.)

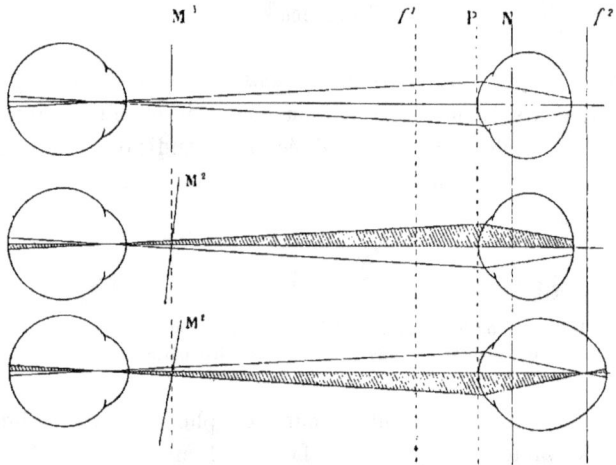

FIG. 168.

Nous avons dit que, lorsque l'amplitude de l'oscillation du miroir autour de son manche est suffisante, on voit la pupille s'assombrir progressivement et une ombre, dont la progression suit exactement la disparition de la lueur oculaire, s'installe petit à petit, dans toute l'étendue de l'aire pupillaire.

Au lieu d'observer les déplacements de la lueur oculaire, Parent a proposé de prendre comme point de repère cette ombre, dont il est plus facile de percevoir l'apparition et de suivre le mouvement. Elle correspond à la partie de la rétine qui cesse d'être éclairée, lorsque les mouvements du miroir déplacent dans l'œil observé l'image rétinienne de la source lumineuse. *Elle apparaît dès que le champ d'examen de l'observateur sur la rétine de l'observé, n'est plus entièrement recouvert par l'image nette ou diffuse de la source*

*éclairante et son étendue correspond à la partie non éclairée ou
obscure du champ d'examen (Parent).*

Toutes choses égales d'ailleurs, l'ombre est d'autant plus obscure et
son mouvement plus lent, que l'amétropie est plus élevée.

En somme, aussitôt qu'on a pu constater le mode *hétéronyme* ou
homonyme d'envahissement de la pupille par l'ombre, on sait qu'on a
affaire dans le premier cas à une myopie d'au moins une dioptrie,
dans le second à une hypermétropie, une emmétropie ou une myopie
fort légère, puisque le remotum se trouve au delà de 1^m,20.

Pour reconnaître les cas de la première catégorie de ceux de la
dernière, on fait passer devant l'œil des verres concaves progressivement plus forts. Il arrive un moment où le mouvement de l'ombre,
d'*hétéronyme* devient *homonyme*. Le verre qui produit le changement de l'image renversée en image droite, corrige la myopie de l'œil
observé.

On emploie d'une façon analogue des verres convexes pour différencier de la myopie, l'hypermétropie, l'emmétropie et la myopie
faible. Là encore, le verre convexe capable de faire passer du sens
direct au sens inverse le mouvement de l'ombre pupillaire, indique
le moment précis où la combinaison de l'œil et de la lentille représente un système réfringent myope d'au moins une dioptrie.

Je dis d'au moins une dioptrie, car si la myopie est moindre, le

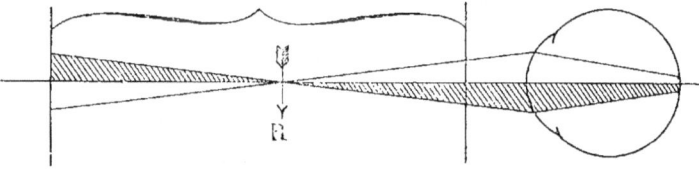

FIG. 169.

remotum peut se trouver si près de l'œil de l'observateur, qu'il lui est
impossible de différencier le sens du mouvement, par suite de la diffusion de l'image que reçoit sa propre rétine de l'image rétinienne,
placée au remotum de l'œil observé (*point neutre*). Parent appelle
zone neutre, cette partie de l'espace dans laquelle il devient impossible
de reconnaître le sens du mouvement ; il lui assigne comme limites,
10 centimètres en avant et autant en arrière du remotum de l'observé.

Nous savons maintenant diagnostiquer la réfraction des yeux de la première de ceux de la seconde catégorie. Il faut encore apprendre à différencier entre eux, les yeux hypermétropes, emmétropes et faiblement myopes. Voici comment on procède : le mouvement de l'ombre est *homonyme avec celui du miroir,* on place devant l'œil + 0,50 D., le mouvement change de sens, il devient *hétéronyme,* c'est qu'il y avait une myopie d'au moins 0,50 D. Avec + 0,50 D., le mouvement reste homonyme, avec + 1 D., il devient hétéronyme ; l'œil était emmétrope ou à peu près.

Si le mouvement reste homonyme avec des verres supérieurs à 1 dioptrie, il y a hypermétropie. On augmente alors la puissance du verre jusqu'à ce que le mouvement devienne hétéronyme. Le numéro de verre qui produit ce changement, diminué de 1 D. (nécessaire à faire de l'emmétrope un myope), donne la mesure de l'hypermétropie.

En résumé, la détermination de la réfraction consiste à faire passer devant les yeux examinés des verres sphériques jusqu'à ce que l'observateur étant placé à $1^m,20$ le remotum de l'observé arrive à 1 mètre de ce dernier.

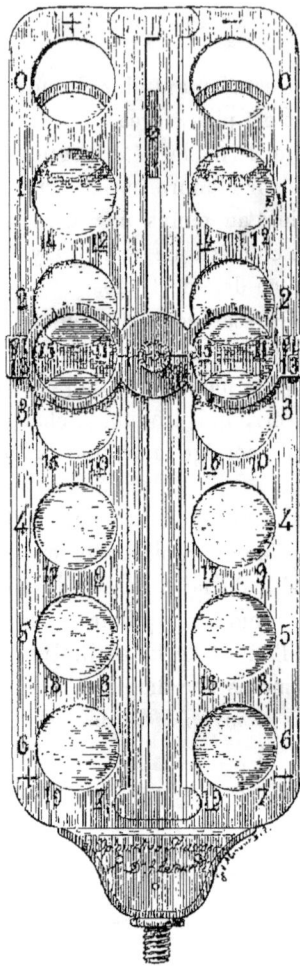

FIG. 170. — *Optomètre à skiascopie du Dr A. Antonelli.*

Double raugée de verres et double curseur tournant, sur les deux surfaces de la règle. — L'instrument peut ainsi donner 39 numéros (de 0,5 à 19,5 D., y compris les demi-dioptries) négatifs et positifs (en tout 78 verres). — Numérotage automatique. — Manche métallique, dans une pochette de l'étui.

Afin de ne pas restreindre le champ de l'examen par le rétrécissement de la pupille, il est bon que la lumière projetée dans l'œil tombe sur la surface papillaire. A cette fin, on engage le patient à diriger du côté de l'oreille droite de l'explorateur son œil droit, de celui de l'oreille gauche, l'œil gauche en même temps qu'on lui conseille de *regarder à l'infini* pour relâcher toute son accommodation.

On dispose les verres dans des montures de lunettes d'essai, ou mieux sur des règles ou disques que l'on fait progressivement glisser au-devant des yeux en observation. (Voir fig. 170.)

Astigmatisme. — Le mouvement de l'ombre des yeux myopes et hypermétropes affecte, avons-nous dit, des directions inverses. Dans un œil astigmate mixte à méridiens principaux myope et hypermétrope, il se produit nécessairement un jeu d'ombre de direction différente pour chacun des méridiens. Dans le méridien le *moins réfringent*, le mouvement est *homonyme*, dans *l'autre* il est *hétéronyme*. Le diagnostic de l'anomalie de réfraction se tire aisément de cette constatation et si on désire en *mesurer le degré*, on cherche le verre cylindrique qui change le sens du mouvement dans chaque méridien.

Le mouvement des ombres *diffère* avec la variété d'astigmatisme et la *facilité* de sa constatation avec la *position* des points neutres des remota. Aussi, d'une manière générale, l'observateur aura-t-il tout avantage à chercher, avec un verre sphérique, à rendre emmétrope le méridien le moins réfringent, but qu'il aura atteint lorsque l'ombre deviendra homonyme dans ce méridien, alors qu'elle continuera à être hétéronyme dans le méridien le plus réfringent. Il place alors des cylindres concaves, à axe perpendiculaire au méridien le plus réfringent, jusqu'à ce que le mouvement de l'ombre devienne homonyme.

Le miroir *concave* sert aussi à l'ophtalmoskiascopique. Les mouvements des phénomènes de la lueur et de l'ombre sont alors *inverses* de ceux que détermine la rotation du miroir plan. De plus, les conditions se modifient selon la position du foyer, du miroir et celle de la source lumineuse; aussi les commençants feront-ils bien de s'en tenir à l'usage infiniment plus commode du seul miroir plan.

§ 79. — **Ophtalmométrie.** — C'est à l'aide de son *ophtalmomètre* qu'Helmholtz a pu calculer, plus rigoureusement qu'on ne l'avait fait avant lui, le diamètre des surfaces oculaires, leur rayon de courbure, les distances qui les séparent et l'indice de réfraction des substances composant le système optique de l'œil.

La grandeur des images de réflexion dans les miroirs courbes est proportionnelle à la longueur du rayon de la surface réfléchissante (p. 224). On peut donc de la grandeur de l'image qu'un objet donné fait, à une distance donnée (p), sur une surface courbe déduire la valeur du rayon de celle-ci.

Des formules (2 et 4) page 224, on tire: $\dfrac{O}{1} = \dfrac{2p}{r}$ qui donne $r = \dfrac{2pI}{O}$

Les petites dimensions des images réfléchies par les surfaces oculaires, cornée, cristallin, et plus encore l'extrême mobilité du globe oculaire rendent difficile et même impossible d'en pratiquer des mensurations exactes, par les procédés ordinaires.

On comprend, par exemple, que si l'on a amené à coïncider avec le repère d'un micromètre à fils l'une des extrémités d'une image cornéenne, toute oscillation de l'œil examiné, au moment où l'on cherchera à déterminer à quelle division de l'échelle métrique correspond l'autre extrémité, entachera d'erreur le résultat suivant le sens du déplacement ; l'estimation de la grandeur de l'image sera fatalement viciée en plus ou en moins.

Helmholtz, pour supprimer cette cause d'erreur, a proposé de *dédoubler* par un *artifice optique* l'image de réflexion d'un objet donné, d'une ligne par exemple, puis d'amener au contact l'une de l'autre les deux nouvelles images. Dès lors, quelque position que prenne l'œil, l'observateur voit toujours *simultanément* les deux extrémités de la ligne mises en contact. La détermination du déplacement de chacune des *images dédoublées* pour les amener au *contact*, donne la grandeur de l'image elle-même.

Dans l'instrument d'Helmholtz le dédoublement est obtenu à l'aide de lames de verre épaisses, à faces planes et parallèles. Lorsqu'on regarde un objet à travers une lame épaisse il apparaît dans sa situation réelle, si la lame de verre est perpendiculaire à la direction de la ligne visuelle. Si au contraire elle lui est oblique, l'objet paraît déplacé, dans une direction parallèle, mais d'une quantité d'autant plus considérable que la lame est plus oblique à la ligne visuelle.

Soit (fig. 171) un objet O et une lame A perpendiculaire à la ligne visuelle O B, l'objet apparaîtra à l'œil B dans la position qu'il occupe réellement.

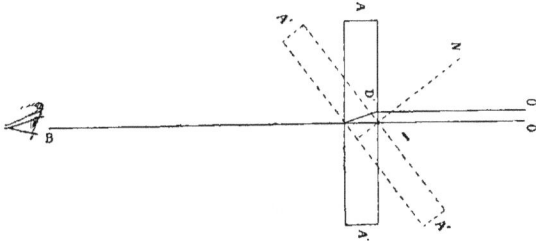

Si on donne à la lame la direction A A' inclinée sur la ligne visuelle, l'objet semble alors occuper la situation O', parce que le rayon lumineux est dévié suivant OD'B et que l'œil le projette dans la direction D' O'.

L'étendue de la déviation tient à l'indice de réfraction du verre, à l'épaisseur de la lame de verre et à son degré d'inclinaison sur la ligne visuelle (§ 35). L'indice et l'épaisseur du verre *une fois* déterminés, l'estimation du déplacement apparent de l'objet reste sous la seule dépendance de l'obliquité de la lame.

Lorsqu'au lieu d'une seule lame on en prend deux, contiguës par

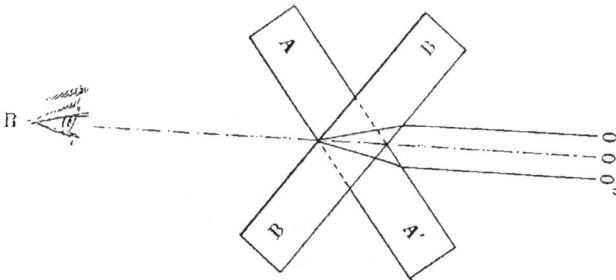

leur tranche, et inclinées l'une sur l'autre autour d'un pivot vertical, qui les traverse suivant leur largeur, l'objet O, déplacé par chacune, semble dès lors double, projeté qu'il est par l'un des yeux en O' et par l'autre en O'' (fig. 172).

Une petite ligne A c A (fig. 173), vue à travers le système, donne deux images A c A, A' c' A', qui deviennent contiguës l'une à l'autre A c A, A' c' A', par une inclinaison suffisante et égale de chaque lame.

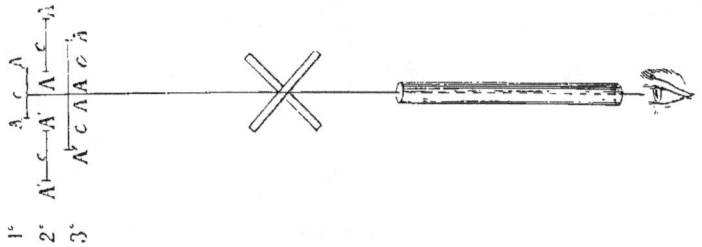

FIG. 173.

Dans cette position, A'A' est le double de AA, attendu que pour obtenir le contact, il a fallu déplacer chaque image de la petite ligne d'une grandeur Ac égale à chaque moitié de AA.

La détermination de l'inclinaison des lames sur la ligne visuelle, en indiquant la valeur du double déplacement, donne la grandeur de AA'.

L'ophtalmomètre de Helmholtz se compose de deux lames de verre disposées verticalement l'une au-dessous de l'autre et mobiles en sens opposé autour d'un axe vertical. Un système de roues et de pignons permet de les tourner symétriquement, de façon à ce qu'elles soient toujours également inclinées sur l'axe antéro-postérieur de l'instrument : l'angle de cette inclinaison est donné par un cercle gradué. Une lunette placée en arrière des lames, de façon à ce que son axe coïncide avec l'axe longitudinal (1) de l'appareil, grossit les images et facilite leur observation.

Pour mesurer la courbure d'une cornée, on dispose, comme objet, une petite règle éclairée, par exemple, au-dessus des lames de verre. Puis on place l'œil à observer dans une position où l'on puisse obtenir sur le centre de la cornée, l'image de la réglette.

En dédoublant, par rotation des lames, cette image (2), puis en ame-

(1) Condition de la vision simultanée des deux images cornéennes, qui doivent pénétrer à travers l'ouverture pupillaire.

(2) Les auteurs l'appellent objet, et en effet, désormais elle constitue l'objet pour l'œil qui la voit à travers les lames et la lunette grossissante.

nant au contact les deux nouvelles images, on obtient sa grandeur.

Étant connues alors, la grandeur de l'image I, celle de l'objet — la réglette — O, sa distance à la cornée p, la valeur du rayon du méridien considéré se tire de la formule $r = \dfrac{2\,\mathrm{I}\,p}{\mathrm{O}}$ (1)

Helmholtz, pour faciliter l'observation des images réfléchies, avait adopté comme objet le dispositif suivant.

Une surface éclairée ou une petite lampe est suspendue à une des extrémités de la règle, tandis que deux lampes semblables, mais plus

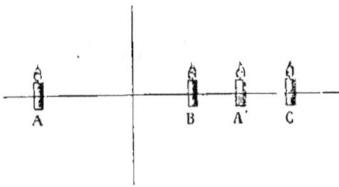

FIG. 174.

rapprochées entre elles, occupent l'autre extrémité. En dédoublant, il cherchait à placer l'image de la première lampe au milieu de l'espace qui sépare les deux autres.

Il estimait qu'il est plus facile de juger du moment précis où l'image dédoublée de la première extrémité, vient occuper le milieu de l'espace qui sépare les deux autres lumières, que d'apprécier la coïncidence parfaite de deux points entre eux.

Dans le but d'abréger les calculs dans les mensurations nombreuses de cornée, ou des divers méridiens d'une même cornée, Hirschberg a proposé une simplification de la formule (1). Il fait la grandeur de l'objet égale à la distance de l'œil, c'est-à-dire $p = \mathrm{O}$.

$$\text{d'où } r = \frac{2\,\mathrm{I}\,p}{\Theta} = 2\,\mathrm{I} \qquad (2)$$

Ce qui signifie que le chiffre de la grandeur de l'image, dont la lecture se fait sur l'arc gradué de l'appareil, multiplié par deux, donne immédiatement le rayon de courbure.

La formule $r = \dfrac{2\,\mathrm{I}\,p}{\mathrm{O}}$ est seulement approximative; mais les erreurs qu'elle comporte sont négligeables sous certaines restrictions :

a) La portion de calotte sphérique considérée (miroir) doit être de petite amplitude, pour éviter l'erreur dont l'aberration de sphéricité entacherait le résultat s'il en était autrement. Pour la cornée entière, l'aberration de sphéricité étend à environ une longueur de deux millimètres sa ligne focale.

b) Il faut donc observer des images suffisamment petites et situées seulement très près de l'axe cornéen.

c) Il est également nécessaire de pouvoir considérer comme parallèle les rayons lumineux envoyés par l'objet à l'œil, condition essentielle pour que l'image virtuelle de l'objet soit située au foyer principal du miroir. La formule suppose en effet $r = 2 f$, c'est-à-dire la distance focale principale égale au demi-rayon.

Dans la pratique les objets utilisés sont de si petites dimensions, et les surfaces réfléchissantes de si petite étendue qu'on peut considérer leurs images comme situées exactement au foyer principal.

Lorsqu'on mesure le rayon de courbure de la cornée en différents lieux d'un même méridien, on ne le trouve pas égal partout. Il est plus petit au point où la ligne visuelle traverse la cornée qu'en d'autres points également distants de celui-ci. Et encore les différents rayons correspondant à ces points diffèrent-ils entre eux. Les calculs d'Helmholtz, Donders, Woinow, Mauthner ont montré, par là, que les méridiens de la cornée ne sont *pas des arcs* de cercle, que la cornée n'est par conséquent pas sphérique ; que la ligne visuelle ne passe pas par le sommet de la cornée, mais fait, au point nodal, avec l'axe cornéen l'angle α, dont on détermine rigoureusement l'ouverture avec l'ophtalmomètre.

Le dédoublement des images ophtalmométriques peut s'obtenir par des procédés différents de celui adopté par Helmholtz et utilisé aussi par les astronomes dans l'héliomètre. C'est ainsi que l'on fait usage de deux prismes (biprisme) ; d'une lentille sphérique divisée en deux moitiés, dont on déplace légèrement les centres l'un par rapport à l'autre ; de prismes bi-réfringents comme l'a fait Coccius et après lui Javal et Schiötz.

C'est un prisme de Wollaston (§ 38), calculé pour produire exactement le dédoublement d'un objet de 3 millimètres, qui est utilisé dans l'ophtalmoscope de ces derniers. La grandeur de l'image est donc fixée comme dans l'instrument de Coccius, mais les dimensions de l'objet variables. Celui-ci est représenté par la distance qui sépare deux mires mobiles sur un arc de cercle.

Lorsqu'on dispose les mires pour que les doubles images soient au contact, la valeur du rayon de courbure se tire toujours de la formule (1) dans laquelle I égale constamment 3 millimètres; p, distance de l'image cornéenne à l'objectif de la lunette, est constant; tandis que l'écart des mires donne O.

Cet instrument, conçu surtout dans le but de comparer la réfraction des différents méridiens d'un même œil, pour déceler l'astigmatisme, porte une graduation en dioptries. Celle-ci sert à donner la différence de réfraction des méridiens examinés.

Lorsque le contact des doubles images est obtenu dans un méridien, si l'on tourne l'instrument autour de son axe longitudinal, le contact des mires ne peut persister que si la courbure des méridiens est la même pour tous. Elles s'écarteront en effet dans les méridiens plus réfringents que celui choisi, et empiéteront au contraire l'une sur l'autre dans ceux moins réfringents. Le dédoublement, dans ce dernier cas, ne peut plus être complet, parce que la surface réfléchissante des méridiens de moindre courbure donne lieu à une image plus grande, pour un même écart des mires.

Pour faciliter l'appréciation de l'*empiétement* des deux mires l'une sur l'autre, l'une représente un rectangle parfait, l'autre un rectangle dont un des côtés est découpé en échelons. Le nombre de marches indique l'étendue de l'empiétement; l'instrument est réglé de façon à ce que chaque marche corresponde à une dioptrie; autant de marches empiéteront sur la mire rectangulaire, d'autant de dioptries est moins réfringent le méridien examiné.

Ceux qui emploient cet astigmomètre mettent les mires au contact pour le méridien le plus réfringent et impriment ensuite une rotation de 90° à l'instrument. Comme fort souvent dans les yeux astigmates, les méridiens de plus faible et de plus grande courbure sont perpendiculaires entre eux, il suffit d'apprécier l'empiétement des mires dans cette dernière position pour obtenir l'expression dioptrique de l'astigmatisme cornéen.

§ 80. — **Kératoscopie.** — La kératoscopie consiste à apprécier les irrégularités de courbure de la cornée par la déformation des images réfléchies sur sa surface.

Nous savons que la grandeur des images cornéennes varie avec celle du rayon de courbure. Aussi lorsque les méridiens cornéens, ou les parties d'un même méridien, n'offrent pas tous la même convexité, les images réfléchies présentent des déformations en rapport avec ces inégalités. Il est facile de reconnaître et même de mesurer ces déformations en observant soit directement, soit à l'aide de lunettes grossissantes, les images cornéennes de figures géométriques régulières. Les parties de l'image formée par les méridiens les plus courbes, étant moins étendues que celles des autres méridiens cornéens, il en résulte que la configuration de l'image s'éloigne plus ou moins de celle de l'objet : les carrés donnent lieu à des images rectangulaires, les cercles à des ellipses à contours réguliers ou non, selon que l'astigmatisme cornéen est lui-même régulier ou irrégulier.

Le sens dans lequel l'image se raccourcit indique la direction du méridien le plus réfringent ; celui dans lequel elle s'allonge, le méridien le moins réfringent.

Le disque de Placido et le kératoscope de de Wecker sont employés à l'estimation des modifications de forme de l'image réfléchie.

Le premier de ces appareils est un disque portant dessinés, sur fond obscur, une série de cercles concentriques blancs ; l'objet du second est un carré également blanc. Chacun d'eux est muni à son centre d'une petite lunette, à l'aide de laquelle il est facile d'observer sur la cornée l'image de réflexion de la figure kératoscopique et de juger de sa régularité.

Pour l'examen, on dispose le sujet à contre-jour, et l'appareil en face de lui, de façon à ce que la surface en soit fortement éclairée.

Les côtés du carré, dans le kératoscope de de Wecker et Masselon, sont mobiles l'un sur l'autre. Lorsqu'il arrive que l'image cornéenne affecte la forme rectangulaire, on les fait chevaucher dans le sens de la longueur du rectangle, jusqu'au moment où l'image cornéenne redevient un carré. La quantité, dont il a fallu déplacer le côté du carré kératoscopique, mesure la différence entre les méridiens de moindre et de plus forte courbure ; en un mot, leur astigmatisme. L'observation de l'image du disque de Placido aide énormément à la recherche des parties les plus régulières de la cornée, dans le cas d'astigmatisme irrégulier.

CHAPITRE VI

Sensations visuelles.

§ 81. — **Sensation et perception.** — On entend par *sensation*
l'impression que le cerveau reçoit consécutivement à l'action, ou *excitation,* des objets, ou *excitants,* sur les nerfs. Les sensations produites par excitation des *organes des sens* prennent le nom de
sensations spéciales. Toute sensation suppose l'existence d'un
organe récepteur de l'excitation, d'un conducteur qui la transmet et
d'un centre cérébral où elle aboutit finalement.

Les sensations et leurs différences *qualitatives* correspondant aux
différences de l'excitation, sont d'autant plus vives que l'excitabilité
des organes mis en jeu et leur conductibilité sont elles-mêmes plus
parfaites. Avec l'âge ou la maladie, l'*excitabilité* des organes périphériques diminue et avec elle l'intensité *subjective* de la sensation.

Les sensations font naître et développent en nous, par l'éveil de
l'activité psychique, *la perception* qui est la représentation mentale
de la forme et de la position des objets du monde extérieur.

Des excitations insolites peuvent déterminer en nous des sensations
dont la fausse interprétation psychique est la cause d'*illusions sensorielles.* La genèse de celle-ci s'explique facilement, car comme le
remarque Helmholtz, d'une excitation quelconque, le sensorium conclut
toujours à l'existence réelle d'objets susceptibles de produire la même
impression nerveuse, si ces objets agissaient normalement sur nos
organes. Les amputés accusent des sensations tactiles très vives dans
le membre absent ; les excitations *mécaniques* de l'hémisphère externe
de l'œil donnent lieu à des apparitions lumineuses que nous localisons
dans le champ visuel interne, parce que l'excitant habituel de cette
partie de la rétine est la lumière qui provient du côté du nez.

Un phénomène remarquable et qu'il faut signaler au moment de
serrer de plus près l'étude des sensations visuelles, est la fixation

exclusive de l'attention sur les sensations objectives *utiles* et l'abs-
traction psychique des sensations subjectives.

Comme exemple de cette faculté d'abstraction, nous rappellerons
que l'existence des apparitions entoptiques qui, telles les mouches
volantes physiologiques, le mouvement des hématies dans les vaisseaux rétiniens, sont perceptibles à l'œil dans certaines conditions,
mais *ordinairement* ne troublent en rien l'acte visuel physiologique.

§ 82. — **Sensations visuelles**. — Les *sensations visuelles* sont
exclusivement produites par excitations de l'appareil nerveux visuel,
rétine, nerf optique, circonvolutions. La lumière est l'excitant normal,
physiologique de cet appareil, mais elle n'est pas le seul. Les excitations
mécaniques, électriques, chimiques vaguement perçues en tant que
sensations tactiles par les nervi-nervorum des tractus optiques, produisent également des apparitions lumineuses dans le champ visuel. Un
choc contre l'œil occasionne une sensation de lueur intra-oculaire; les
phénomènes d'accommodation, des pressions sur le globe oculaire déterminent aussi la sensation subjective de cercles lumineux diversement
colorés. Ces apparitions *entoptiques* sont désignées sous le nom de
phosphènes. Serres d'Uzes, avant la découverte de l'ophtalmoscope, a
préconisé de provoquer, par des pressions pratiquées sur le globe à l'aide
de tiges rigides de formes déterminées, des phosphènes dans le but
d'interroger la sensibilité rétinienne. L'apparition lumineuse se produit
dans un point rétinien diamétralement opposé à la pression. Cette
méthode d'exploration, à peu près délaissée aujourd'hui, offre cependant quelque utilité lorsque toute pénétration de la lumière dans l'œil
est impossible.

Des causes internes, comme l'augmentation de la tension sanguine
dans les vaisseaux intra-oculaires, donnent, parfois, également lieu à
ces sensations lumineuses subjectives. Enfin on peut encore les
observer consécutivement à la *propagation* jusqu'aux centres visuels,
d'excitations d'autres portions du territoire cérébral. Tel est le cas des
phénomènes d'auditions colorées.

Mais les sensations visuelles succédant à des excitations lumineuses
sont de beaucoup les plus fréquentes et les plus importantes. Elles
prennent origine dans l'ébranlement des éléments rétiniens, sous
l'influence des vibrations des ondes lumineuses.

Toutes les couches de la rétine ne sont pas également excitables par la lumière. Les couches internes se laissent simplement traverser par la lumière, et seules les excitations des cellules visuelles occasionnent les impressions lumineuses visuelles. La démonstration de ce fait réside dans les observations suivantes.

Dans certaines conditions expérimentales, il est possible de per-

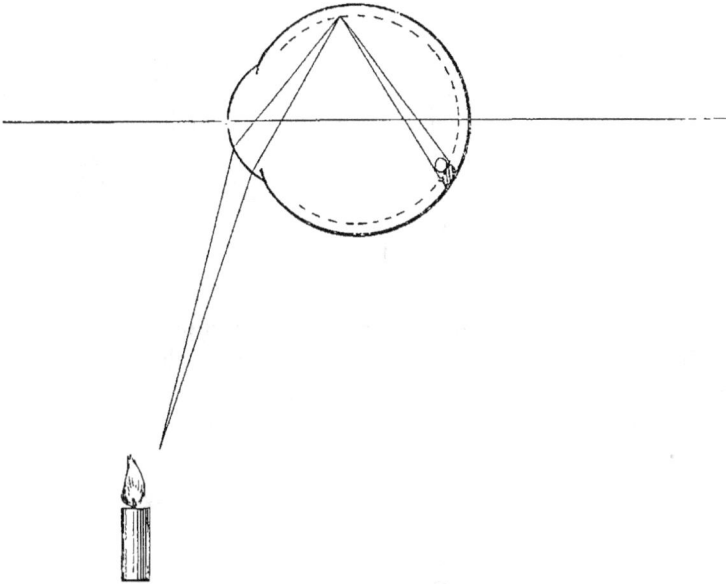

FIG. 175.

cevoir entoptiquement, par projection de leur ombre, les vaisseaux rétiniens. Helmholtz s'est servi de ce phénomène pour montrer par le calcul, que l'écart entre les vaisseaux, contenus dans les plans internes de la rétine, et la couche des cônes et des bâtonnets mesure justement l'épaisseur des plans anatomiques qui les séparent.

Et encore, dans la couche visuelle, ce sont les cônes qui semblent être les éléments sensibles par excellence. Les expériences physiologiques démontrent, en effet, que la rétine n'est pas également excitable dans toute son étendue, qu'en dehors de la *fovea qui large de un millimètre* environ représente la quinze-centième partie de la surface impressionnable et le point où la sensibilité rétinienne atteint son maximum, cette dernière va en diminuant de la macula à la périphérie. L'anatomie microscopique apprend, de son côté, que la fovea est presque exclusivement constituée par des cônes, et que le nombre de ceux-ci décroît, comme l'excitabilité de la rétine, de la fovea à la périphérie.

Par contre, la papille du nerf optique, au niveau de laquelle disparaissent entièrement les cellules visuelles, constitue dans le champ visuel normal un point entièrement aveugle, absolument insensible à toute excitation lumineuse — *punctum cæcum* de Mariotte.

De ces remarques on pouvait déjà inférer que les cônes sont bien les éléments essentiellement percepteurs des ondes lumineuses, lorsque Hænsen est venu apporter à cette opinion un nouvel appui. Il a démontré, en effet, que la perception d'images rétiniennes de 3 millimètres, répondant à un angle visuel de 50", est possible dans certaines conditions expérimentales ; et, comme il faut que deux éléments rétiniens au moins soient impressionnés pour déterminer la perception de l'image, seuls les cônes dont le segment externe est large de 1 millimètre, pouvaient satisfaire à cette condition. Il localise au niveau de ces segments externes le lieu des impressions visuelles.

L'excitation lumineuse des cellules visuelles s'accompagne de la production du *rouge* ou *pourpre rétinien* de Bull et Kühne — propriété *photochimique*, — véritable acte chimique corrélatif de la transformation du mouvement lumineux en influx nerveux.

L'excitabilité visuelle est sous la dépendance de l'excitant, l'*image rétinienne* : le degré d'exactitude de pénétration de la vision — *acuité visuelle, puissance perceptible* — dépend de la grandeur de cette image. Si celle-ci ne dépasse pas la surface d'un élément rétinien, elle procure seulement la vision d'un point lumineux unique. Mais cette image reste perceptible aussi longtemps que son intensité lumineuse est suffisante pour ébranler les cellules du nervo-épithélium. Pour percevoir que deux points lumineux sont séparés, il faut que l'écart de leurs images rétiniennes, défalcation faite de la grandeur de leurs cercles de diffusion, soit supérieure à la largeur d'un élément rétinien, c'est-à-dire impressionne deux cônes non contigus. Cette faculté isolatrice se nomme pouvoir *séparabile*. La reconnaissance de la forme des objets n'est possible que si les images de leurs divers points sont distinctes : celles-ci doivent donc impressionner simultanément plusieurs éléments de la rétine.

Le pouvoir séparatible atteint son maximum dans les parties centrales de la rétine, ainsi que les recherches d'Aubert et de Fœrster l'ont établi. Ils ont fait voir que de la macula à la périphérie, la perceptibilité de la rétine *diminue* plus vite dans certains méridiens que dans d'autres et que cette diminution s'accroît avec l'éloignement de l'objet dans des proportions qui ne sont plus en rapport avec le rapetissement indiqué par le calcul de l'image.

Mais les fonctions de la rétine ne se limitent pas à la vision lumineuse *quantitative*, variable avec l'éclairage, et à la *différenciation* des formes ; l'œil jouit en outre du pouvoir d'appréciation *qualitative* des lumières, dont les durées d'oscillations différentes, produisent l'impression des couleurs.

Ces diverses fonctions rétiniennes réclament une certaine *durée d'adaption* pour être complètes et persistent encore un laps de temps après la disparition de la cause qui les a engendrées. La *persistance* et l'*intensité* de l'excitation diminuent et abolissent même l'excitabilité de la rétine pour de nouvelles excitations. Ces phénomènes de fatigue rétinienne, qui disparaissent sous l'influence du repos de l'organe, montrent que l'*intensité de l'excitation* et sa *durée* doivent comporter certaines limites.

Enfin l'ébranlement lumineux ne se localise pas aux seuls éléments

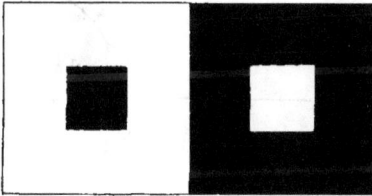

FIG. 176.

retiniens impressionnés, mais réagit par contiguïté sur les plus voisins. Cette réaction de voisinage est connue sous le nom d'*irradiation*.

L'irradiation est une source d'illusions d'optique remarquables. Ainsi un objet lumineux placé sur fond noir paraît plus grand qu'il ne l'est réellement. Dans la figure 176 le carré blanc sur fond noir semble d'étendue supérieure au noir bien qu'ils soient, tous les deux, exactement de même dimension.

De l'énumération succincte que nous venons de faire des diverses propriétés visuelles de la rétine, découle l'obligation d'étudier la sensibilité de la rétine sous divers points de vues :

1° Sensibilité centrale et périphérique de la rétine pour les formes (*détermination de l'acuité visuelle* et du *champ visuel*) ;

2° Sensibilité aux variations de la puissance de l'excitation (*sens lumineux*, limite de l'excitation, perceptibilité des différences d'éclairage) ;

3° *Sensibilité chromatique* (détermination du pouvoir central et périphérique de perception et de différenciation des lumières colorées.

§ 83. — **Détermination de l'acuité visuelle**. — On procède, comme pour apprécier au moyen du compas de Weber la sensibilité cutanée, à la détermination de l'acuité visuelle en cherchant l'écart minimum au-dessous duquel les images rétiniennes de deux points lumineux cessent d'être perçues séparément. En d'autres termes, on mesure le *plus petit angle visuel* sous lequel l'œil peut encore reconnaître deux points comme étant isolés l'un de l'autre.

L'examen de la figure 177 démontre que la grandeur de ce plus petit

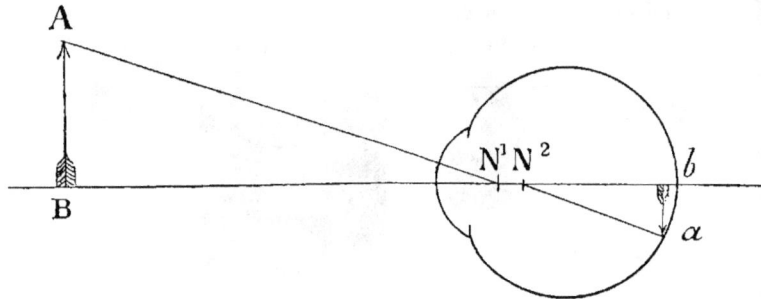

Fig. 177.

angle doit varier, l'objet restant à une distance constante de l'œil, avec :

1° La *netteté* de l'image rétinienne, qui dépend de la transparence des milieux dioptriques et de la régularité des courbures de leur surface.

2° La *grandeur* de l'image proportionnelle, pour un même objet et un même éloignement, à la distance du deuxième point nodal à la rétine ; cette distance change avec l'état de réfraction statique de

l'œil (§ 58) l'accommodation, et la position qu'occupent les verres
de lunettes en avant de l'œil.

3° L'*intensité* de l'éclairage ambiant. La sensibilité visuelle, comme
on le verra dans le prochain paragraphe, varie avec l'éclairage général. Elle disparaît même en deçà et au delà de certaines limites.
Il importe donc de tenir compte de l'éclairage pour pouvoir comparer entre eux les résultats de divers examens d'acuité visuelle.
L'observateur pourra se donner une idée de l'intensité de l'éclairage
en comparant ce qu'est son acuité visuelle au moment de l'examen
à ce qu'elle est ordinairement.

4° La *puissance perceptible* de l'appareil nerveux. La puissance de
perception atteint son maximum chez l'enfant et s'émousse avec
l'âge, sous l'influence de la régression vitale des éléments anatomiques. Elle est d'autant plus élevée, que l'intégrité des appareils
qui reçoivent et transmettent l'impression lumineuse est plus absolue. Il est facile de déduire la puissance de perception de la rétine,
du rapport entre le degré de transparence et d'homogénéité des
milieux dioptriques, que l'examen ophtalmoscopique permet d'apprécier, et la grandeur de l'image rétinienne que donne le calcul.

Avec Portifield, Buffon (1), Volkman, on admet généralement que
le plus petit angle visuel sous lequel les objets restent perceptibles
est d'environ une minute (1').

Pour rendre *comparables* entre eux les examens d'acuité visuelle,
Snellen a pris comme unité de mesure, l'image
rétinienne correspondant à un *angle de 5'*, sous
lequel l'œil doit reconnaître des figures dont l'é-
paisseur est le cinquième de la hauteur (fig. 178).
L'ensemble de la figure apparaît sous un angle
de 5', mais chacun des carrés qui la constituent
représente une surface de 1 minute, c'est-à-dire

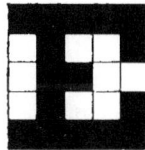

FIG. 178.

sous-tend le plus petit angle visuel. La figure ne peut donc être
reconnue que lorsque chacun des carrés qui en constituent les détails,
est perçu séparément.

C'est arbitrairement que Snellen a choisi cette unité conventionnelle.
Elle est assez généralement adoptée. Du reste ce chiffre correspond à

(1) Le plus petit angle sous lequel les hommes puissent voir les objets est d'en
viron une minute (Buffon). Edition Divost, p. 279.

peu près à la moyenne de l'acuité visuelle aux différents âges. Celle-ci serait, en effet, d'après Vroesom, de 1,1 à 10 ans, de 1 à 40 ans, de 0,5 à 80 ans.

En partant de cette unité et en admettant que, pour des distances *égales*, l'angle visuel est *proportionnel* à la grandeur des petits objets ou à la double tangente du demi-angle visuel pour des objets plus grands, Snellen a fait construire des échelles typographiques dont les caractères de grandeurs différentes apparaissent à l'œil sous un angle de 5' pour des distances déterminées, et chacun des détails de la lettre sous un angle d'une minute.

L'acuité visuelle (V) s'exprime, par la relation qui existe entre la distance (d) à laquelle les figures sont reconnues et celle (D) à laquelle elles sous-tendent un angle de 5'.

D'où la formule

$$V = \frac{d}{D} \qquad (1)$$

Mais comme pour une même distance l'acuité visuelle est aussi proportionnelle à la grandeur des objets (fig. 179), on peut arriver au même résultat en usant de figures de grandeur différente dont on n'a pas à faire varier la distance à l'œil, d'où l'expression :

$$V = \frac{G}{g} \qquad (2)$$

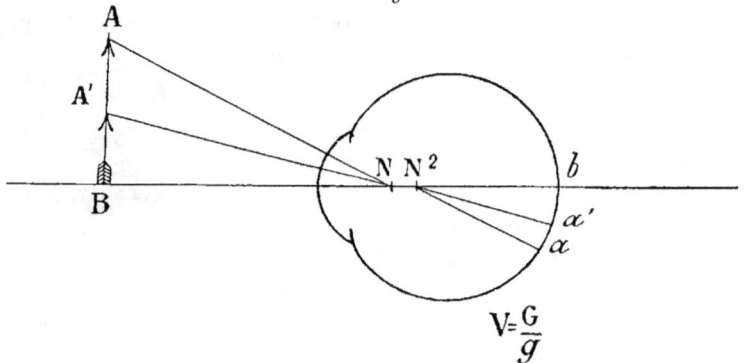

$$V = \frac{G}{g}$$

Fig. 179.

dans laquelle G exprime la grandeur d'une figure qui apparaît à une distance donnée sous un angle de 5' et g la grandeur de la figure que distingue l'œil examiné à cette même distance.

On peut donc faire l'examen de l'acuité visuelle en variant la distance et la grandeur de l'objet, conditions doublement avantageuses pour le contrôle des résultats.

Les figures des échelles de Snellen sont graduées et cette graduation part de l'unité, dont elle exprime des fractions.

Les objets types, choisis par Snellen, sont des lettres, figures qui demandent pour être reconnues, le pouvoir de distinguer plusieurs points isolés et qui, *pratiquement*, sont faciles à reconnaître et à nommer. Il a donné la préférence aux caractères égyptiens (**E**), sur les caractères antiques (E), parce que les premiers, plus compliqués, sont moins reconnaissables et qu'en les confondant fréquemment les uns aux autres, les personnes observées mettent ainsi sur la voie des défectuosités de leurs appareils dioptriques (astigmatisme).

Snellen a fait également construire, pour servir aux gens illettrés, une échelle basée sur les mêmes principes, celle-ci est composée de carrés auxquels manque un côté : l'observé doit reconnaître dans quel sens sont dirigées les ouvertures de la figure qu'on lui désigne.

Il existe beaucoup d'autres échelles édifiées sur le même principe. Leur graduation est tout aussi irrégulière. La série de la progression de l'échelle de Parinaud par exemple $1, \frac{2}{3}, \frac{1}{3}, \frac{1}{4}, \frac{1}{5}, \frac{1}{7}, \frac{1}{10}$ donne, entre les premiers numéros, une différence égale à $\frac{1}{3}$ puis $\frac{1}{12}, \frac{1}{20}, \frac{1}{17.5}, \frac{3}{10}$ entre les autres.

Les échelles de Monoyer et de Parent offrent l'avantage d'exprimer *en décimales*, les fractions de l'acuité visuelle. Leur graduation est d'une progression régulière et les expressions qu'elles fournissent plus faciles à comparer mentalement entre elles : elles sont assurément préférables.

Il est utile que les caractères qui servent à déterminer l'acuité visuelle soient des figures isolées. Avec un morceau de lecture, la reconnaissance des premières lettres suffit souvent pour l'interprétation du mot et fait croire à une perfection des appareils visuels, optique et nerveux, qui n'existe pas.

Il faut préférer, lorsqu'on désire déterminer l'acuité visuelle à petite distance, des échelles obtenues *par réduction* de celles qui servent à l'apprécier au loin. Cependant, étant donnée la place importante qu'occupe la lecture dans les occupations journalières,

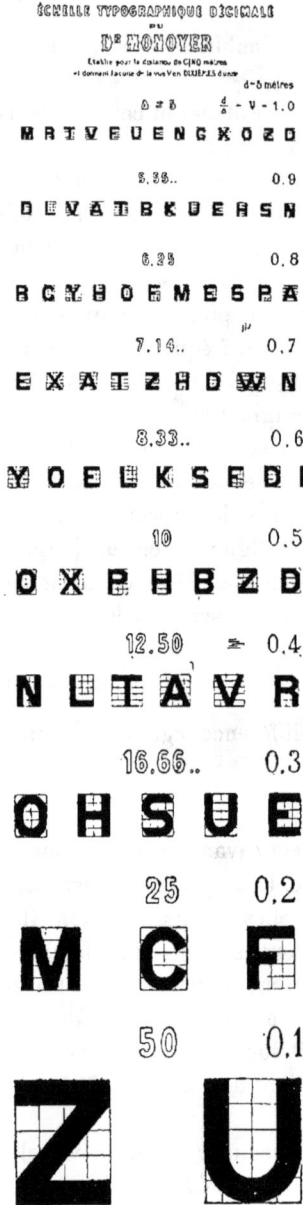

ÉCHELLE TYPOGRAPHIQUE DÉCIMALE
DU
Dʳ MONOYER
Établie pour la distance de CINQ mètres
et donnant l'acuité de la vue en DIXIÈMES d'unité

d = 5 mètres

$\delta = \delta$ $\dfrac{\delta}{\delta} = V = 1.0$

M R T V E U E N C K O Z D

5.55..   0.9

D E V A T B K U E R S N

6.25   0.8

B C Y H O F M E S R A

7.14..   0.7

E X A T Z H D W N

8.33..   0.6

Y O E L K S F D I

10   0.5

O X P H B Z D

12.50   0.4

N L T A V R

16.66..   0.3

O H S U E

25   0.2

M C F

50   0.1

Z U

FIG. 180.

aux différentes échelles sont annexés des morceaux de lecture, auxquels ceux de Jæger ont servi de prototypes et dont les caractères sont calculés de façon à correspondre à l'unité d'acuité visuelle aux distances de 25, 50 centimètres, 1 mètre.

Il est nécessaire de pratiquer l'examen d'acuité visuelle à distance, de façon à éliminer toute influence de l'accommodation sur la grandeur de l'image rétinienne. La personne à examiner sera placée à 5 mètres de l'échelle de Monoyer. Cette distance de 5 mètres, est, en ophtalmologie, le commencement de l'infini et il est certain, en effet, que les lignes qui se rendent de la surface de la lettre au point nodal antérieur font avec l'axe optique un angle tellement petit qu'il est permis de les considérer comme étant parallèles.

L'examinateur invite le patient à nommer chaque caractère de l'échelle en commençant par les plus gros; les figures les plus petites, après lesquelles il lui devient impossible de reconnaître les suivantes, expriment la mesure de son acuité visuelle, dont l'expression arithmétique est donnée par le chiffre arabe placé à l'extrémité ou au-dessus de la rangée de caractères. L'examen ne doit exclusivement porter que sur un seul œil à la fois; les défectuosités de l'un des deux ayant toutes chances de passer inaperçues s'ils participent simultanément à la vision. L'œil exclu est abrité derrière un écran, placé dans une monture de lunette d'essai. L'occlusion à l'aide de la main ou par contraction de l'orbiculaire causent de la diminution d'acuité visuelle, par suite des troubles circulatoires que déterminent l'augmentation de pression sur l'œil. Il est donc utile d'éviter cette cause d'erreur.

Il est indispensable, si l'on veut obtenir l'expression exacte de l'acuité visuelle, de corriger préalablement les vices de réfraction dont l'œil examiné peut être atteint. Les verres correcteurs seront nécessairement placés au foyer antérieur de l'œil, soit à 13 millimètres en avant du sommet de la cornée. On sait (§ 57) que dans ces conditions la grandeur des images des amétropes devient la même que celles des emmétropes, et par conséquent leurs acuités visuelles sont comparables entre elles. L'observation a fait voir que, dans les degrés modérés d'amétropie, l'acuité visuelle est égale à celles des yeux emmétropes. Pour cette raison, il est essentiellement avantageux de faire marcher de pair, dans la pratique, la détermination subjective de la réfraction et celle de l'acuité visuelle.

§ 84. — **Détermination subjective de la réfraction ou méthode de Donders**. — La détermination *subjective* de la réfraction se fait simultanément à celle de l'acuité visuelle et nous venons d'énumérer quel avantage il y a à agir ainsi. Ce procédé consiste à rechercher le verre sphérique concave ou convexe qui procure la meilleure acuité visuelle à distance. Le sujet, placé à 5 mètres des échelles d'acuité visuelle, est invité à lire un à un les caractères en allant des plus grands aux plus petits. Les lettres les plus petites qu'il reconnaît donnent, avons-nous dit, la mesure de son acuité visuelle. Mais cette expression n'est exacte qu'à la condition qu'il soit emmétrope, attendu que dans toute autre condition sa rétine ne reçoit pas une image nette.

Ce n'est qu'alors que l'image rétinienne de l'amétrope sera rendue également nette par un verre approprié, que son acuité visuelle pourra être connue. Ceci posé, on dispose au-devant de l'œil à examiner des verres sphériques en cherchant, par tâtonnement des plus faibles au plus grands, celui qui permet la lecture des caractères les plus petits. Le numéro du verre qui procure la meilleure acuité visuelle, adapte l'œil pour la distance du tableau supposée infinie, en un mot, le corrige et mesure du même coup son anomalie de réfraction.

Bien que le sujet soit éloigné du tableau, c'est-à-dire dans les conditions voulues pour relâcher entièrement son accommodation, il ne faut pas perdre de vue que l'influence de celle-ci, surtout chez les jeunes sujets, peut vicier le résultat en masquant une partie de l'hypermétropie et en accroissant la myopie. On tiendra compte de ce facteur et on en atténuera l'importance en choisissant le verre convexe le plus fort et le verre concave le plus faible qui donne la meilleure acuité visuelle. Il peut arriver que, tout en lisant d'un bout à l'autre l'échelle sans le secours d'aucun verre, l'œil examiné, que l'on est en droit de regarder à première vue comme emmétrope, soit en réalité hypermétrope. On s'en assurera en présentant au sujet des verres convexes faibles. Si la lecture reste possible l'hypermétropie existe bien réellement, et l'emmétropie apparente était le fait de la réfraction dynamique.

Astigmatisme. — Mais l'œil peut aussi être astigmate ; dans cette dernière éventualité les lentilles concaves ou convexes augmentent peu ou pas du tout l'acuité visuelle. D'autre part, on relèvera des confusions typiques et nombreuses de certaines lettres entre elles, lesquelles laisseront pressentir, pour peu qu'on ait quelque expérience du procédé, l'existence de l'astigmatisme et mettront sur la voie du diagnostic.

C'est ainsi que les lettres E, K et F sont facilement prises les unes pour les autres ; il en est de même des H et des N, des C, G, O. Ces erreurs tiennent à ce que les jambages horizontaux, verticaux ou obliques de ces caractères donnent lieu à une image de diffusion excessivement confuse dans les méridiens astigmates. Ces remarques faites, pour savoir si l'astigmatisme est bien la raison pour laquelle l'acuité visuelle ne s'améliore pas avec les seuls verres sphériques, après avoir disposé dans la monture d'essai le verre sphérique qui procure la meilleure vision, on détermine à l'aide du tableau radiaire le cylindre qui corrige l'astigmate. Puis tout en choisissant, pour tenir compte de l'influence de l'accommodation, le cylindre convexe le plus fort et le concave le plus faible, on invite le patient à lire les échelles visuelles, et on constate presque toujours que l'acuité est devenue meilleure après correction de l'astigmatisme.

Il reste à spécifier que le numéro de la lentille sphérique, seule ou combinée au verre cylindrique, exprime uniquement la portion manifeste de l'amétropie.

Dans cette portion manifeste, il y a à différencier l'amétropie manifeste *absolue*, due à la contracture du muscle ciliaire, de l'amétropie manifeste *facultative*. Celle-ci dépend de la volonté du sujet qui, instinctivement, fait très malencontreusement un effort d'accommodation d'autant plus élevé qu'il a le désir de nous seconder dans notre examen. Comme la plupart du temps il ne suffit pas, pour l'obtenir, de le prier, de cesser tout effort, il faut contrôler avec les procédés objectifs, le résultat de l'examen subjectif, afin d'avoir une expression plus approchée de celle de l'amétropie réelle. Si l'on suppose que le muscle de l'accommodation est contracturé, l'unique ressource pour connaître le degré exact de l'amétropie totale est de paralyser artificiellement l'accommodation.

§ 85. — **Fonctions périphériques de la rétine**. — *Champ visuel*. — La fovea centralis est le lieu de la plus grande sensibilité visuelle pour les formes, le siège de la vision directe. Mais au delà de ses limites, la rétine jouit encore du pouvoir de perception visuelle, lequel, bien qu'indistinct et imparfait, n'en est pas moins d'une haute utilité pour l'orientation.

L'œil, dirigé sur un point de fixation et immobile, embrasse une portion de l'espace dont les divers points lui apparaissent d'autant moins nettement qu'ils sont *latéralement* davantage éloignés de l'objet de fixation : toute cette étendue, d'où l'œil peut recevoir des impressions lumineuses, est désignée sous le nom de *champ visuel monoculaire*.

Détermination du champ visuel. — On peut procéder approximativement à la détermination du champ visuel en priant le sujet examiné de fixer l'œil de l'observateur et d'indiquer le moment précis où il aperçoit un doigt ou une bougie que ce dernier promène circulairement autour de lui.

Ce procédé primitif donne des résultats peu exacts et peu comparables les uns aux autres. L'examen du champ visuel exécuté à l'aide du *campimètre* (fig. 181) est déjà préférable. Le campimètre consiste en un tableau noir au centre duquel se trouve un point de fixation, d'où partent des rayons dans toutes les directions : ceux-ci sont la trace sur le plan du tableau des divers méridiensdu champ visuel.

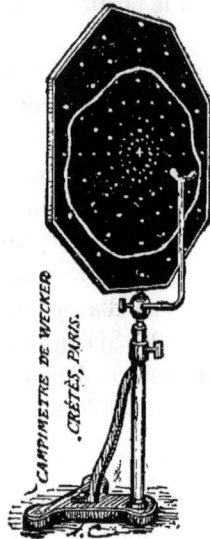

CAMPIMÈTRE DE WECKER
CRETÈS, PARIS.

FIG. 181.

Pendant que l'œil fixe le centre du tableau, on rapproche de la périphérie au centre un objet blanc, et on note sur chaque méridien le moment précis où il est aperçu. On joint par une ligne courbe l'ensemble de ces points et l'espace ainsi circonscrit représente le champ visuel monoculaire. Un appareil enregistreur joint au campimètre permet d'en conserver des schémas réduits.

Mais la méthode la meilleure, la plus scientifique, consiste à employer une calotte de sphère au centre de laquelle on dispose l'œil à examiner. On remplace avantageusement la calotte sphérique par un arc mobile, autour d'un pivot passant par son sommet, et susceptible de venir successivement coïncider avec les divers méridiens à examiner. On peut

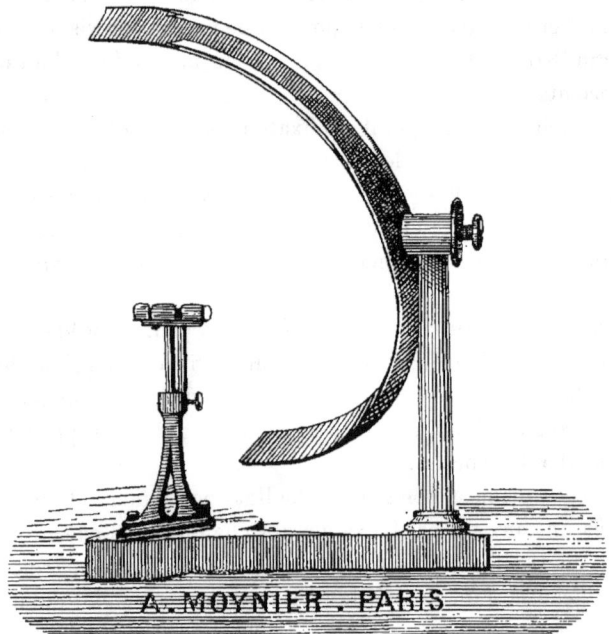

A. MOYNIER . PARIS

FIG. 182.

ainsi surveiller l'œil placé au centre du demi-cercle et éviter qu'il
abandonne sa position initiale de fixation.

Le périmètre de Forster (fig. 182) est formé d'un arc en cuivre
portant sur sa face convexe une division en degrés. Sa face interne
concave est noircie pour faciliter la reconnaissance des objets promenés à sa surface. Le sommet de l'arc constitue le point de fixation ;
il est en général représenté par la tête du pivot horizontal autour
duquel l'arc périmétrique opère ses rotations. Une aiguille, mue par le
pivot sur un cadran vertical, indique, d'autre part, la position du méridien
examiné. La graduation a son zéro au sommet de l'arc et de là s'étend
de chaque côté à 90°. Une mentonnière à crémaillère reliée au pied
de l'instrument permet d'immobiliser l'œil au centre du demi-cercle.

Avec l'emploi du périmètre, les résultats des examens fonctionnels
des parties centrales et de celles plus excentriques de la rétine,
toutes interrogées à distances égales, sont comparables.

Avec les campimètres, il est impossible d'atteindre le même but,

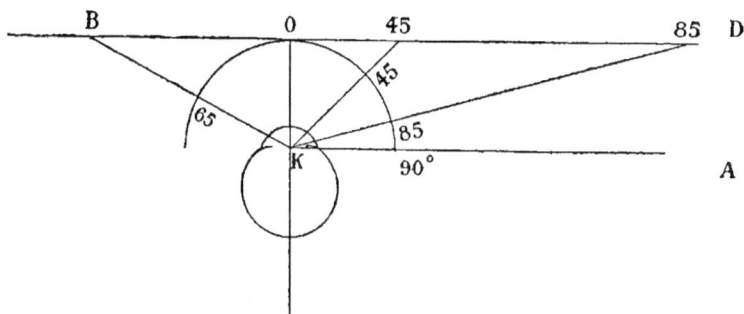

Fig. 183.

même en les assimilant à un plan tangent à la sphère et en opérant
leur division par projections des tangentes de 0° à 90°.

L'examen du schéma emprunté à Charpentier, fait voir qu'en dessus
de 45° la distance des objets types à la rétine s'accroît dans des proportions considérables et qu'à 90° l'examen devient impossible, le
plan passant par la ligne AK devenant alors parallèle au plan tangent
figuré par le campimètre BD, puisqu'ils sont tous les deux perpendiculaires à la ligne visuelle OK.

Un autre inconvénient des campimètres est d'obliger à rapprocher l'œil très près du tableau ou de donner à celui-ci des dimensions gênantes. Les dimensions, pour un champ visuel limité à 63° en dedans et 85° en dehors, correspondent aux longueurs BO et OD. La

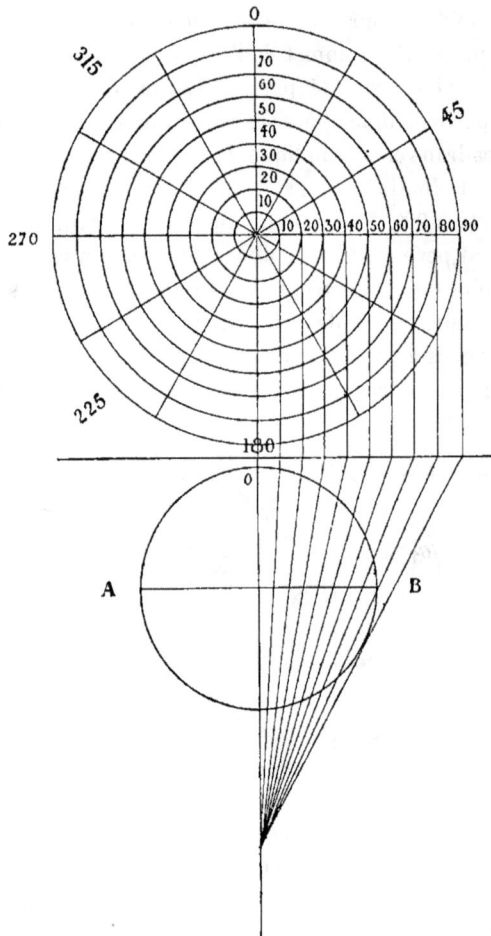

FIG. 184.

résolution des deux triangles rectangles KOB et KOD montre que la longueur BO+OD est de 4 mètres pour KO = 0,30 centimètres.

$$BO + OD = KO \ (\tang 65° + \tang 85°)$$

Lorsqu'on désire faire usage du périmètre, on dispose le patient de manière à ce que l'œil à examiner coïncide exactement avec le centre de la sphère à laquelle est emprunté l'arc périmétrique.

Le patient est alors invité à fixer le sommet de l'instrument (le point O) marqué sur la surface interne du cercle. Alors l'explorateur fait avancer à la face interne du cercle les objets témoins (petits carrés de papier ou lettres témoins), soit à l'aide d'un curseur, ou mieux en les tenant avec une pince. Ce faisant, il prend soin de dissimuler la main qui fait mouvoir l'objet de façon à ce que l'attention du patient ne soit pas éveillée par d'autre objet que l'objet témoin.

L'objet témoin est conduit de la périphérie au centre ; sans cette précaution, le patient le suit involontairement du regard et l'on trouve des limites beaucoup plus étendues qu'elles ne le sont réellement.

Pour représenter graphiquement le champ visuel, on fait usage de schémas obtenus, comme les cartes géographiques, par projection sur un plan des parallèles et méridiens d'une hémisphère.

Celui de la figure 184, proposé par Fœrster, et ordinairement employé, est formé par projection *équidistante polaire* de la demi-circonférence AOB. Son centre correspond au sommet O de l'hémisphère, point de fixation. Les cercles concentriques sont la trace des cercles parallèles de la sphère de dix en dix degrés et répondent aux chiffres de la graduation du périmètre ; les différents diamètres figurent des méridiens choisis de 30° en 30°.

Généralement au nombre de deux sur une même feuille, le schéma de droite est réservé au champ visuel de l'œil droit ; celui qui occupe la partie gauche de la feuille, au champ visuel de l'œil gauche.

Limites du champ visuel monoculaire. — Le champ visuel normal s'étend, l'œil fixant le sommet du périmètre, suivant les méridiens de 45° en 45°.

En haut	à environ	55°
En haut et en dehors	—	70°
En dehors	—	90°
En bas et en dehors	—	85°
En bas	—	60°
En bas et en dedans	—	55°
En dedans	—	55°
En dedans et en haut	—	55°

Le *champ visuel absolu* est donné par l'étendue de la rétine à la surface interne du globe oculaire ; on peut l'évaluer aux deux tiers de la sphère, soit à 270° environ. On le trouve moins étendu dans les examens habituels : 1° à cause des saillies du nez, du front et de la joue ; 2° à cause de l'insuffisance de l'intensité lumineuse employée, car les parties les plus antérieures de la rétine perçoivent très mal.

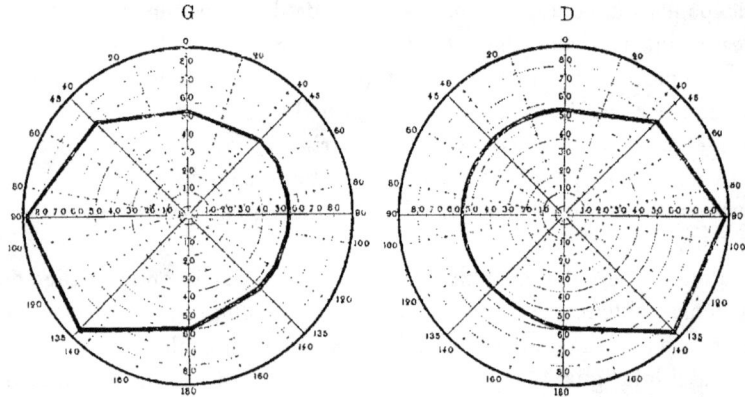

FIG. 185. — *Champ visuel normal.*

Comme il est facile de s'en rendre compte par l'examen du schéma (fig. 185) le champ visuel est plus limité du côté interne, en bas et en haut qu'en dehors. Le rétrécissement en bas et en dedans, qui est dû à la présence du nez, varie avec les dimensions de cet organe.

Les dimensions de l'ouverture de la fente palpébrale et principalement la position de la paupière supérieure ; le plus ou moins d'enfoncement de l'œil dans l'orbite peuvent restreindre aussi le champ visuel. Mais ces diverses causes éliminées et la tête tournée en dedans de 30° environ, tandis que l'œil fixe toujours le sommet du périmètre, le champ visuel reste plus limité en haut, en dedans et en bas.

La limite externe de la rétine est moins étendue que sa limite interne, mais la différence n'est pas suffisante pour expliquer la différence d'étendue du champ visuel. Il faut donc conclure de cette observation que la sensibilité rétinienne est moins étendue dans les parties correspondant à la restriction du champ visuel.

D'autres causes peuvent encore modifier l'étendue du champ visuel, laquelle augmente d'autant plus, toutes choses égales d'ailleurs, que la pupille occupe un plan plus antérieur à celui passant par le limbe scléro-cornéen, car dans ces conditions, en effet, elle peut recevoir latéralement plus de rayons lumineux. La dilatation de la pupille aura le même effet, tandis que l'accommodation, en augmentant le pouvoir réfringent du cristallin, produira l'inverse.

Acuité visuelle des portions excentriques de la rétine. — L'acuité visuelle développée à son maximum sur la fovea s'affaiblit à partir de la fosse centrale au point de n'être plus, à 40°, que $\frac{1}{200}$ (Dor), l'acuité centrale étant = à 1.

Des recherches analogues ont démontré à Michel et Königshöfer que les lettres témoins sont à peine reconnaissables au delà de 20°.

Tandis que deux points dont le diamètre était de 3,75 millimètres et l'écart de 285 millimètres, étaient distingués comme séparés jusqu'à

40° du point de fixation en haut
45°   —   —   en dehors
50°   —   —   en bas
65°   —   —   en dedans

Ainsi se trouve confirmée l'opinion d'Aubert et de Fœrster que l'acuité visuelle diminue plus rapidement en haut, en bas et en dedans qu'en dehors.

§ 86. — **Définition du scotome physiologique. Punctum cæcum. Ses limites.** — La papille du nerf optique constitue une tache aveugle ou *scotome* physiologique dans le champ visuel. On démontre ce fait expérimentalement en amenant un objet, promené dans le champ visuel, à faire son image à la surface de la papille. Lorsque ce point est acquis et que les dimensions de l'image ne dépassent pas les limites papillaires, l'objet cesse d'être vu.

De toutes les expériences qui servent à démontrer ce fait, celle de Mariotte est des plus suggestives. Les deux points A et B (fig. 186) sont distants l'un de l'autre de 5 centimètres; si l'on ferme l'œil

A   **B**
●   ●

FIG. 186.

gauche en se plaçant à peu près à 15 centimètres de la page, on fixe

avec l'œil droit le point A placé à gauche, on ne perçoit pas simultanément le point B visible dans toute autre position. Le calcul montre
que lorsqu'au moment où ce dernier est devenu invisible, dans les
conditions précitées, son image rétinienne tombe juste sur la papille,
alors que celle de A répond à la macula. Pour un œil emmétrope le
calcul indique une distance de 4 millimètres horizontalement et de
8 millimètres verticalement.

Il est facile, à l'aide du périmètre, d'apprécier la distance du punctum cæcum à la macula. On procède à cette recherche en collant un
petit pain à cacheter au sommet du périmètre et en faisant suivre
par l'œil un objet de fixation promené sur l'arc du périmètre du côté
inverse à l'œil examiné. A un moment donné, le pain à cacheter disparaît et la portion de l'arc périmétrique sous-tend, comprise entre lui
et l'objet de fixation, l'angle qui sépare la macula de la tache aveugle :
cet angle qui mesure environ 15° dans le méridien transversal et
3° dans le méridien vertical sur un périmètre de 30 centimètres de
rayon, diminue chez les hypermétropes et *augmente chez les myopes*,
c'est-à-dire varie avec la distance du second point nodal à la
rétine.

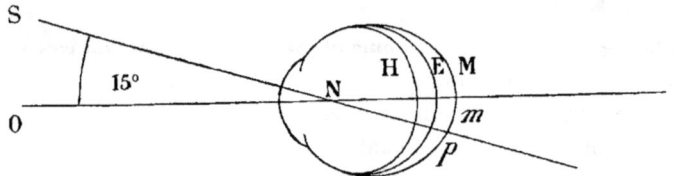

FIG. 187.

Le schéma 187 est destiné à faire voir les variations possibles avec
la distance du point nodal à la rétine :

$$mp = mN \times \sin mNp = mN \times \sin 15°.$$

Quant à l'*étendue* de la tache aveugle, elle mesure sur le périmètre un arc de 6° (Mauthner) quelque peu variable avec l'état de
la réfraction.

La considération de la figure 188 donne en effet la relation

$$\frac{A\,B}{a\,b} = \frac{N\,B}{N\,b} \text{ d'où } A\,B = \frac{a\,b\,N\,B}{N\,b}$$

Cette dernière formule nous montre que l'étendue du scotome s'accroît avec l'éloignement, et pour donner idée de cet accroissement, Helm-

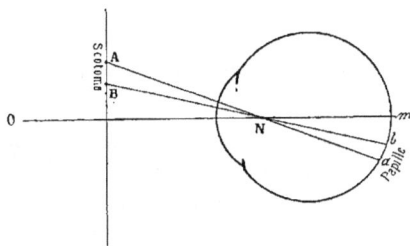

FIG. 188.

holtz remarque qu'à deux mètres, une figure humaine peut y disparaître entièrement.

§ 87. — **Altérations pathologiques de la sensibilité rétinienne.** — Les affections propres de la rétine, des nerfs optiques et des centres encéphaliques, la propagation à ces mêmes organes de lésions de voisinage ; certaines maladies générales peuvent diminuer ou abolir, soit temporairement, soit définitivement, les différentes espèces de sensibilité visuelle. Tantôt les facultés rétiniennes sont atteintes dans uote l'étendue du champ visuel ; et, il y a *amaurose* si toute sensibilité est entièrement éteinte, *amblyopie* si elle est seulement amoindrie. Dans ce dernier cas, l'altération de la sensibilité porte sur l'ensemble des facultés visuelles ou exclusivement sur certaines d'entre elles.

Il arrive de constater, par exemple, en même temps que l'amoindrissement notable du sens lumineux ou chromatique, l'intégrité, plus ou moins complète, de l'acuité visuelle.

D'autres fois, la perturbation sensorielle se restreint à une portion du champ visuel. L'exploration révèle alors le *rétrécissement péri-phérique* de ce dernier ou l'existence dans son étendue de *lacunes* au niveau desquelles la vision est soit entièrement disparue, soit simplement diminuée. Auquel cas, comme dans l'amblyopie, la diminution d'excitabilité est égale ou inégale pour chacun des excitants lumineux.

Ces lacunes, dites *scotomes*, occupent le centre ou les parties périphériques du champ visuel. Leur localisation, leur nombre, leur étendue, leur limitation, dépendent de la cause qui les engendre et constituent autant de signes qui aident à déceler celle-ci. Que de différences, en effet, entre les multiples scotomes périphériques de la choroïdite disséminée et le scotome central de l'alcoolisme.

Lorsque l'altération sensorielle porte exclusivement sur la partie centrale du champ visuel, il y a *scotome central*. Si la macula, innervée par un faisceau spécial, le faisceau maculaire du nerf optique, est seule intéressée, le scotome se présente sous forme d'une lacune elliptique à grand axe horizontal, plus allongée du côté de la papille et s'étendant de 10 à 15 degrés au pourtour du point de fixation. Le scotome central reste stationnaire (hémorrhagie maculaire) ou, par suite de la marche progressive de l'affection causale, gagne de proche en proche toute l'étendue du champ visuel (névrites).

En même temps qu'un scotome central, il arrive de constater que le champ visuel est tantôt périphériquement rétréci, tantôt d'étendue normale. Il est, dans ce dernier cas, curieux de voir avec quelle facilité s'orientent des personnes dont l'acuité centrale est des plus mauvaises.

Les *scotomes périphériques* occupent les positions les plus diverses dans le champ visuel; ils peuvent siéger en haut, en bas, en dedans et en dehors, parfois simultanément en ces divers côtés. Leurs contours sont absolument réguliers ou affectent les formes les plus bizarres. Les parties centrales de la rétine sont intactes ou également altérées.

Mais on n'observe pas que des scotomes périphériques multiples; parfois, le scotome est unique. D'étendue variable, il peut comprendre et même dépasser tout un hémisphère, comme cela a lieu dans les vastes décollements rétiniens.

Les scotomes sont *monoculaires* ou *binoculaires;* parmi ces derniers, on dit *symétriques* ceux qui occupent des parties absolument correspondantes dans le champ visuel binoculaire.

Dans cette catégorie, il faut distinguer tout spécialement, les scotomes *hémisphériques* produits par lésions destructives (hémorrhagie, nécrobiose) des centres visuels, des faisceaux directs ou croisés des tractus optiques; on leur réserve la désignation d'*hémia-*

nopsie. Occupant simultanément l'hémisphère droit ou gauche de chaque rétine, l'hémianopsie est *homonyme* lorsque les deux moitiés homonymes du champ visuel binoculaire font défaut. Ainsi, il y a *hémianopsie homonyme gauche* lorsque les fonctions visuelles de l'hémisphère rétinien nasal de l'œil gauche et temporal du droit sont abolies. Elle est *hétéronyme* si les deux moitiés interne ou externe du champ visuel binoculaire sont perdues ; suivant le cas, il y a donc lieu de distinguer une variété *nasale* ou *temporale* d'hémianopsie hétéronyme. La limite interne du scotome hémianopsique est rectiligne ou quelque peu sinueuse ; elle diffère aussi selon que le faisceau maculaire est pris ou non.

Les scotomes centraux et périphériques sont *positifs* ou *négatifs* : positifs, lorsque leur existence est perçue par le malade, qui accuse une tache sombre dans son champ visuel. Dans cette catégorie se rangent les scotomes occasionnés par la présence d'opacités, dans les milieux réfringents et même les couches antérieures de la rétine, opacités susceptibles de projeter des ombres sur le névro-épithélium visuel. Les corps flottants, dans les milieux oculaires, déterminent des scotomes *mobiles*; ils sont *fixes* dans les cas contraires.

Ces scotomes deviennent plus manifestes lorsque le patient regarde une surface uniformément et faiblement éclairée. Par contre, lorsqu'ils sont minuscules et l'éclairage intense, l'ébranlement de voisinage des cellules du névro-épithélium, annihile facilement la sensation obscure qu'ils causent.

Le scotome est *négatif* lorsque le patient ne distingue rien dans son étendue. L'existence de ce scotome peut, par cette raison, être ignorée de lui et seul, fort souvent, l'examen du champ visuel le fait reconnaître. Le scotome négatif est *absolu* lorsque toute perception lumineuse est abolie à son niveau ; *relatif*, lorsque les sensations sont simplement amoindries. Il n'est pas rare, par exemple, dans le scotome central, d'observer la disparition de la vision chromatique alors que l'acuité visuelle reste passable.

Les dimensions de certains scotomes sont parfois si restreintes qu'il est indispensable, pour en reconnaître l'existence, de choisir des objets témoins très exigus. Sans cette précaution, la grandeur des images rétiniennes dépassant les limites du scotome, impressionnerait les éléments rétiniens avoisinants. Lorsqu'on recherche l'étendue d'un scotome chromatique central, par exemple, on fait usage de petit carré coloré mesurant au plus 5 millimètres de côté. Une fois l'existence du scotome constatée, on en détermine les limites, l'œil restant fixe, en déplaçant l'objet témoin dans l'étendue du scotome jusqu'à ce qu'il soit reconnu.

Les *rétrécissements* du champ visuel varient avec l'affection qui les occasionne. Tantôt les limites du champ visuel conservent la régularité de leur contour, et le rétrécissement procédant d'une façon concentrique, elles se rapprochent uniformément du centre. La vision centrale peut rester longtemps bonne, alors que toute vision périphérique est perdue, l'orientation devient alors excessivement difficile. Une malade, atteinte de double névrite, présentait une atrophie des deux nerfs optiques qui avait respecté les faisceaux maculaires; elle possédait une acuité visuelle élevée (6 à 7 dixièmes) et pouvait à peine se diriger même dans son appartement.

Au lieu de cette régularité dans les limites du champ visuel rétréci, il arrive que l'on observe aussi que le rapetissement marche plus vite de certains côtés. Chez les glaucomateux, il porte surtout sur le côté supéro-interne (nasal).

D'autres fois, la périphérie du champ visuel est essentiellement sinueuse, elle offre des encoches et des saillies qui n'affectent aucun ordre régulier, comme on le voit dans certaines atrophies.

Tandis que, par ailleurs, la délimitation naturelle est conservée, il est donné de constater chez certains sujets, à la périphérie du champ visuel, des encoches en forme de secteurs plus ou moins vastes. Les thromboses et embolies des vaisseaux rétiniens, les décollements de la rétine et de la choroïde en sont les causes les plus habituelles. Dans l'hémianopsie, le secteur comprend tout l'hémisphère.

La sensibilité chromatique s'efface généralement plus vite que le sens lumineux; le rétrécissement chromatique procède du vert au rouge, jaune et bleu. Sa marche, concentrique et uniforme dans certaines variétés d'atrophie optique, se fait d'une manière très inégale chez les hystériques, chez lesquels l'on peut voir les contours chromatiques empiéter les uns sur les autres.

§ 88. — **Estimation de la vision quantitative. Sens lumineux.** — Par une trop vive lumière, de même que par certains degrés d'obscurité, il devient impossible à l'œil de juger des propriétés lumineuses des corps et des changements qui surviennent dans l'éclairage ambiant. Ne sait-on pas qu'il faut un effort plus considérable pour distinguer les lettres d'un livre vivement éclairé par le soleil qu'avec un éclairage moyen. L'intensité des sensations lumineuses, produites sur la rétine par des lumières continues, n'est donc pas toujours *proportionnelle* à l'intensité de l'excitation (Helmholtz) ; elle croît moins vite que celle-ci. Charpentier admet qu'elle est sensiblement proportionnelle à une puissance fractionnaire de l'excitation, puissance qui oscille entre $\frac{3}{4}$ et $\frac{1}{2}$.

Vers les limites supérieures et inférieures de la perceptibilité lumineuse, il existe des écarts plus grands encore dans le rapport qui lie l'intensité causale et la sensation. Ces écarts s'expliquent pour de très faibles éclairages par l'influence de la *lumière subjective*, due, comme l'on sait, à l'excitation des éléments rétiniens par la circulation, les variations de tensions, les contractions musculaires. Vers la limite supérieure d'excitabilité intervient la fatigue de l'organe qui se manifeste par des éblouissements. La loi *psycho-physiologique* de Fechner, qui veut que les plus petites différences perceptibles de la sensation soient des fractions à peu près constantes de l'intensité de l'excitation, n'est donc pas rigoureusement exacte pour l'œil.

Ainsi les impressions visuelles cessent par fatigue de l'organe ou défaut d'excitation, en dehors de certaines limites. Par contre, avec des éclairages d'intensité moyenne l'œil devient plus sensible et capable de reconnaître les variations de petites fractions de l'intensité lumineuses. Les recherches d'Aubert, par exemple, montrent que la sensibilité aux *différences de clarté* augmente depuis un faible éclairage pour atteindre son maximum à l'éclairage diffus du jour où elle est alors $\frac{1}{185}$. Ce *pouvoir de différenciation* persiste dans des limites assez étendues. Il varie avec l'intensité de l'éclairage ambiant et l'étendue de la surface rétinienne impressionnée ; plus est grande cette étendue, plus l'est aussi le pouvoir de différenciation, toutes choses égales d'ailleurs.

La sensibilité lumineuse est la même dans la région maculaire qu'à la périphérie de la rétine (Aubert). Cependant le voisinage de la fosse centrale constitue un lieu de plus grande sensibilité que la macula elle-même. Le repos de l'œil dans l'obscurité accroît la sensibilité de la rétine pour la lumière, ainsi qu'en témoignent les *éblouissements* qui se produisent lorsque sans transition on passe d'un endroit sombre dans un lieu éclairé, tandis que la *continuité de l'impression* la diminue et finit par l'abolir ; il faut donc exactement tenir compte de l'état d'adaptation de la rétine lorsqu'on désire apprécier le sens lumineux. Cette appréciation comporte la détermination : 1° des limites dans lesquelles la reconnaissance des objets du monde extérieur reste possible, *limite d'excitabilité* ; 2° du minimum de différence de clarté reconnaissable, *limite de différenciation*.

Les divers *procédés photométriques* servent à établir le pouvoir de différenciation. Soit deux sources lumineuses, d'intensité connue, placées à même distance d'un écran sur lequel elles projettent l'ombre d'une même tige. On éloigne l'une des lumières, l'autre restant fixe, jusqu'au moment précis où l'œil ne peut plus distinguer l'ombre projetée par la lumière la plus éloignée de l'éclairage du fond. En considérant que l'intensité lumineuse diminue comme le carré de la distance, il est aisé de conclure au pouvoir de différenciation minima de l'œil.

On peut aussi procéder à l'aide du disque rotatif de Masson (fig. 189) sur lequel on mélange des secteurs blancs et noirs. Les dimensions du secteur de plus petite étendue, capable de produire une modification de clarté, exprime le pouvoir différentiel.

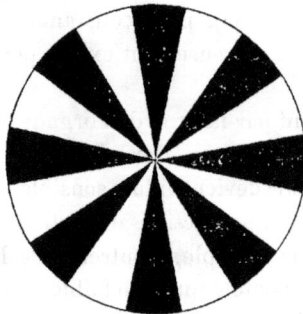

FIG. 189.

En clinique, on se sert d'optotypes blancs ou noirs imprimés sur bandes gris noir, choisies de façon à ce que la différence entre les lettres et le fond s'atténue progressivement. Il ne faut attendre de ces échelles, dont les teintes s'altèrent rapidement, que des résultats purement approximatifs.

Charpentier recherche le minimum perceptible à l'aide de son photomètre. L'image d'un point lumineux donné par une lentille convexe représente, observe-t-il, la réunion de tous les rayons qui forment le cône convergent dont le sommet est au point lumineux et la base à la surface de la lentille. En recouvrant une zone donnée de la lentille, on soustrait à l'image une partie des rayons lumineux et elle s'obscurcit en proportion de l'étendue de la surface couverte. Son appareil se compose d'une boîte rectangulaire avec une ouverture fermée par un verre dépoli; d'un système de deux lentilles convergentes; d'un diaphragme et d'un écran transparent où se peint l'image; enfin d'une chambre noire avec oculaire. Un prisme, interposé aux deux lentilles, permet d'obtenir deux images de l'objet lumineux dont l'une constitue un témoin. Le diaphragme est à ouverture carrée et variable à volonté.

Le photomètre de Forster donne également la *limite inférieure* d'excitabilité, plus facile à déterminer et suffisante en pratique.

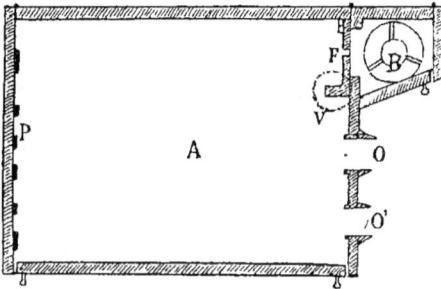

FIG. 190.

Une boîte, noircie intérieurement, porte sur sa paroi antérieure deux œilletons; sur la paroi opposée est disposé un tableau sur lequel sont tracés en noir sur fond blanc des objets d'épreuves; une source lumineuse éclaire uniformément, à travers un verre dépoli, l'intérieur de l'appareil; un diaphragme gradue l'intensité de l'éclairage.

Le patient placé devant l'appareil, dont l'intérieur obscur, on élargit petit à petit l'ouverture du diaphragme jusqu'à ce que les traits ou lettres du tableau soient reconnus. La grandeur de l'ouverture nécessaire donne la mesure du sens lumineux.

Il est d'observation vulgaire que lorsqu'on obscurcit graduellement un milieu les objets restent encore perceptibles à certains yeux alors qu'ils ont déjà cessé de l'être pour d'autres, finalement ils demeurent invisibles à tous. Rémond détermine le sens lumineux par l'estimation de la *diminution de l'acuité visuelle* proportionnellement à celle de l'éclairage. Le patient est placé en face d'une échelle d'acuité visuelle, dans une chambre dont les carreaux sont recouverts d'amidon (éclairage diurne diffus); on diminue progressivement l'éclairage à l'aide d'un store et on constate que la vision baisse plus ou moins vite chez les différents malades.

Un moyen grossier, mais fréquemment employé dans la pratique journalière, consiste à élever ou abaisser la flamme d'un bec de gaz jusqu'à ce que le patient accuse une modification dans l'éclairage. Dans les cas où l'on désire savoir si la perceptibilité lumineuse est conservée, chez les cataractés par exemple, on se borne à projeter un faisceau lumineux sur l'œil en exploration, à l'aide d'un miroir ophtalmoscopique, à demander si la lumière est perçue et de quel côté elle vient. Cet examen sommaire permet de se convaincre rapidement si la vision quantitative existe ou non sur toute l'étendue rétinienne.

Anomalie du sens lumineux. — Les altérations d'*origine pathologique* du sens lumineux ne marchent pas toujours de pair avec celles de l'acuité visuelle.

La diagnose tire des indications précieuses des perturbations du sens lumineux. Parfois toute vision disparaît avec la diminution de l'éclairage; c'est ainsi que certaines personnes ne peuvent y voir la nuit. Ce symptôme est connu sous le nom d'*héméralopie*. D'autres fois, la vision s'améliore avec l'abaissement de l'éclairage.

L'héméralopie indique ou une lésion de l'appareil sensoriel, ou la la présence d'opacités périphériques dans les milieux oculaires; ces opacités périphériques troublent le fonctionnement visuel parce qu'elles s'opposent à la pénétration d'une quantité de lumière suffisante dans l'œil. Leur influence devient surtout manifeste lorsque, à cause de l'abaissement de l'éclairage, la pupille se dilate pour laisser pénétrer plus de lumière dans l'œil, ce à quoi leur présence met obstacle.

La *nyctalopie* est l'état inverse de l'héméralopie; la vision est meilleure à un éclairage faible qu'en plein jour. De même que l'héméralopie, elle est symptomatique de lésions de l'appareil sensoriel ou d'*opacités centrales* des milieux oculaires et surtout du cristallin.

§ 89. — Persistance des impressions rétiniennes. Images accidentelles. — Les impressions rétiniennes *persistent* un certain temps après

la suppression de la cause qui les a engendrées. Ainsi s'explique l'illusion d'une traînée de feu que cause sur l'œil un corps lumineux en
mouvement, les impressions lumineuses répétées suffisamment vite
produisant le même effet qu'un éclairage continu. Lorsque l'excitation
cesse, l'impression lumineuse semble conserver tout d'abord la
même intensité ; puis petit à petit celle-ci diminue et enfin l'impression s'évanouit. La *durée* de persistance de l'impression lumineuse
est d'autant plus grande que l'intensité de l'excitation est plus forte
et l'œil mieux reposé. Vingt minutes d'obscuration exalte à peu près
au maximum la sensibilité rétinienne.

C'est à la persistance de l'impression que sont dues les *images
accidentelles*. Par images accidentelles on entend l'apparition lumineuse, dans le champ visuel obscur, d'objets fixés préalablement
durant quelques instants. Selon la durée et l'intensité de l'excitation,
les images accidentelles sont *positives* ou *négatives*. Dans le premier
cas, les parties claires et obscures de l'image apparaissent disposées
comme dans l'objet. Dans le second, les parties claires de l'image
correspondent à des surfaces obscures de l'objet, et réciproquement.
Les images positives succèdent à des impressions lumineuses de
courte durée, ou bien à une première phase dans laquelle l'image
était négative. Si le regard se porte sur une surface plus vivement
éclairée que le premier fond sur lequel apparaissait l'image positive,
celle-ci devient *par contraste* immédiatement négative.

La persistance de l'impression rétinienne, brève normalement, passe
le plus souvent inaperçue. Sous l'influence de la fatigue de l'appareil
rétinien ou d'états morbides, sa durée s'exagère et devient, dans ce dernier cas, une cause d'effroi pour les patients.

§ 90. — **Vision des couleurs. Acuité chromatique**. — La plupart des
sources lumineuses émettent des lumières, différentes par la longueur
de leurs ondulations. Le mélange résultant constitue la *lumière blanche* ou *composée*. La lumière solaire, cause de l'éclairage diurne,
est une lumière composée.

Lorsqu'on reçoit un faisceau de rayons solaires sur un prisme
de verre, la lumière se réfracte en même temps qu'elle se disperse en
ses composantes, qui deviennent alors appréciables à l'organe visuel.
Ce phénomène de dispersion tient à l'inégale réfrangibilité des

lumières qui composent le faisceau incident. La modification de direction qu'imprime aux différentes lumières le prisme, est *proportionnelle* à la résistance qu'oppose à leur vitesse vibratoire la substance qui le compose. Les lumières d'*ondes de grandes longueurs* subissent une réfraction moindre que celles dont les ondes sont *plus courtes*.

En pratiquant au volet d'une chambre noire une ouverture de forme circulaire, pour laisser passer un faisceau de lumière blanche que l'on reçoit sur un prisme, puis en disposant une lentille achromatique dans le but de concentrer sur un écran les rayons réfractés par le prisme, on s'aperçoit que l'image de l'ouverture, qui donne passage au faisceau, de ronde est devenue oblongue. Cet allongement varie d'étendue avec l'angle de déviation du prisme et son indice de réfraction. Habituellement on fait usage d'un prisme de flint-glass dont l'angle de déviation est de 50°.

Quant aux rayons réfractés, ils s'étalent en une série de bandes diversement colorées et superposées les unes aux autres dans l'ordre suivant : *rouge, orangé, jaune, vert, bleu, indigo, violet*. L'ensemble de ces surfaces colorées est le *spectre* de Newton. Chacune des lumières qui le composent est une *lumière simple*. On entend par là que ces lumières reprises isolément et soumises à de nouvelles réfractions obéissent aux lois de la réfraction simple, mais ne subissent plus aucune dispersion. La couleur considérée, après la dernière réfraction, reste identique à elle-même, sauf atténuation de son intensité due à l'absorption par les matières composant le ou les prismes.

Les rayons colorés du spectre solaire visible ne sont pas les seuls rayons que renferme la lumière blanche, il existe encore des radiations, inappréciables dans les conditions ordinaires pour l'organe visuel, au delà du rouge, *rayons caloriques*, au delà du violet, *rayons chimiques*. L'existence des radiations ultra-violettes s'affirme en leur faisant traverser certains milieux, *corps fluorescents,* qu'elles ont la propriété de rendre lumineux, fluorescents. Ces radiations deviennent aussi visibles lorsque par un dispositif spécial, en chambre noire, on supprime tout le spectre solaire jusques et y compris le violet (Helmholtz). Parinaud, qui leur attribue une importance photo-chimique, en relation avec les fonctions visuelles du pourpre rétinien, a observé que l'obscuration développe l'excitabilité de la rétine pour ces rayons et qu'ils deviennent alors visibles.

Les sources lumineuses artificielles renferment les mêmes lumières que le spectre solaire ; mais certaines de ces lumières peuvent manquer, d'autres prédominent dans le mélange et donnent une nuance particulière à la flamme, c'est ainsi que la flamme du gaz, des lampes à huile est d'aspect jaunâtre.

Tous les corps *absorbent* plus ou moins les lumières colorées, aussi n'existe-t-il pas de substances de transparence parfaite. Les plus transparents sous une faible épaisseur éteignent graduellement la lumière lorsque leur épaisseur augmente ; certains corps transparents varient même de coloration selon qu'on les examine en tranches minces ou épaisses. La partie de lumière colorée que n'absorbent pas les corps transparents leur donne leur coloration ; ainsi un verre rouge absorbe tous les rayons colorés, excepté les rayons rouges.

C'est aussi le cas des matières colorantes des peintres qui, bien que pulvérulentes, représentent des fragments de petits cristaux colorés.

Les corps opaques absorbent une partie des lumières qui les frappent et réfléchissent les autres. Les parties réfléchies causent leur coloration.

Les couleurs des *matières colorantes* se rapprochent d'autant plus des *couleurs spectrales* qu'elles absorbent plus complètement toutes les lumières colorées, sauf celle qui leur donne la couleur propre sous laquelle nous les reconnaissons. Mais elles sont loin d'atteindre l'état de pureté des couleurs spectrales, parce que les lumières qui proviennent de ces substances, comme celles qui ont traversé des corps transparents, sont des lumières composées, c'est-à-dire renfermant des rayons diversement colorés.

Aucune des couleurs spectrales n'est exempte d'un certain mélange de lumière blanche (1). Celle-ci se révèle lorsque la rétine, après obscuration, est soumise à une impression colorée. Avant que la lumière incidente ne soit perçue en tant que couleur, l'œil perçoit déjà une

(1) En réalité, les couleurs spectrales sont des lumières simples sans mélange de lumière blanche. Si, avant que la lumière incidente ne soit perçue en tant que couleur, l'œil éprouve déjà une sensation de clarté neutre, cela tient à ce que la substance visuelle blanche-noire de Hering réagit aussi à toutes les lumières colorées. C'est donc une réaction physiologique, et non une cause physique propre, qui fait qu'aucune sensation colorée n'est entièrement pure, mais toujours liée à une sensation simultanée de clarté.   (HEGG.)

impression de clarté. Cette *valeur blanche* des couleurs spectrales varie pour chacune d'elles.

L'intensité d'une couleur est la *force vive*, la puissance de l'excitation. Il ne faut pas la confondre ni l'égaler avec l'intensité de la sensation qu'elle détermine, parce qu'elles ne marchent pas toujours parallèlement l'une à l'autre (adaptation rétinienne, fatigue). On peut diminuer l'intensité d'une couleur par l'adjonction de lumière incolore.

Sa *saturation* correspond à son état de plus ou moins grande pureté ; sa *nuance* à l'atténuation plus ou moins considérable de la saturation par mélange de cette couleur avec de la lumière incolore (blanc, gris, noir).

Le *ton* d'une couleur est la proportion dans laquelle deux lumières colorées sont mélangées. Les différences de sensation que produisent sur l'œil les divers tons des couleurs correspondent au mouvement vibratoire des ondes lumineuses des rayons composants.

Physiologiquement, les lumières à oscillations différentes provoquent dans l'œil des impressions correspondantes et spéciales à chaque longueur d'onde, d'où résultent des sensations visuelles différentes connues sous le nom de *vision colorée*. La sensation de couleur rouge est due à l'action sur l'épithélium rétinien des rayons lumineux les moins réfrangibles du spectre ; la vision de couleur violette, à celle des rayons les plus réfrangibles. Ces couleurs n'ont, en réalité aucune existence propre ; elles sont les *effets* de l'ébranlement différent que cause aux éléments percepteurs le mouvement vibratoire propre à chacune d'elles ; la notion de couleur nécessite préalablement le développement *phylogénétique* de l'organe visuel.

Diverses théories ont été proposées pour expliquer le mécanisme de la transformation de l'énergie vibratoire en sensation colorée.

Young et plus tard Helmholtz ont supposé dans la rétine trois espèces de conducteurs nerveux dont l'excitation respective donne la vision du rouge, vert et bleu. Une des lumières spectrales excite toutes ces fibres à la fois, d'où une sensation initiale lumineuse, *vision de clarté* ; puis chacune des trois variétés de fibres nerveuses réagit différemment, suivant son excitabilité propre à la longueur d'onde de la lumière incidente, d'où prédominance de vision, ou rouge, ou verte ou bleue. La vision des couleurs intermédiaires est *propor-*

tionnelle à la quantité d'excitation des autres fibres. L'excitation à peu près égale des trois espèces de conducteurs produit la sensation de blanc; celle de noir répond à la cessation de toute vibration.

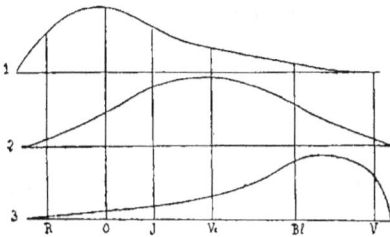

FIG. 191.

La théorie Young-Helmholtz est insuffisante à expliquer à elle seule tous les phénomènes visuels colorés et entre autres les phénomènes de *contraste*. D'autre part, les recherches histologiques ne sont pas venues démontrer l'existence d'espèces spéciales de conducteurs nerveux. Aussi, à côté de cette théorie d'autres ont-elles pris jour.

Hering a formulé une autre explication, basée sur les réactions vitales que déterminent dans les éléments rétiniens les métamorphoses photo-chimiques d'une substance rétinienne, spéciale et hypothétique, qu'il a nommée *substance visuelle*. Les phénomènes d'assimilation et de désassimilation, dont le siège est dans les cellules visuelles, aux dépens de cette substance, laquelle se régénère perpétuellement en vertu de *propriétés organiques*, déterminent la sensation. Plus l'acte physiologique est important, plus la sensation colorée est intense. La découverte du pourpre rétinien de Boll et Kühne, celle de la migration du pigment dans l'épithèle rétinien, et les modifications qu'imprime la lumière à la forme des cônes, sont venues apporter de nouveaux étais à cette conception. Elle a été reprise et développée par Ebbinghaus de la façon suivante : Les cellules visuelles sont le lieu de transformation du mouvement vibratoire en influx nerveux, propre à déterminer dans le cerveau la perception visuelle. Les extrémités périphériques des bâtonnets renferment le pourpre visuel, dont les cônes sont privés. La lumière a une action dissolvante sur le pourpre ; elle le transforme en une substance jaunâtre, susceptible à son tour de se décolorer entièrement sous l'influence persistante de la lumière ; par le repos, les propriétés sécrétoires organiques métamorphosent de nouveau cette substance en pourpre visuel.

Kühne a trouvé, en analysant au spectroscope une solution de pourpre visuel, que cette solution laisse seulement passer les rayons des deux extrémités du spectre et absorbe, plus ou moins, toutes les radiations moyennes. Le maximum d'absorption correspond à la partie jaune du spectre. Il est permis d'inférer que la purpurine de la rétine vivante se comporte de même. Les rayons jaunes s'y immobilisent pour ainsi dire et y exercent leur action photo-chimique. Sous cette action une certaine quantité d'énergie se dégage et provoque une irritation nerveuse qui détermine d'abord une sensation de clarté, puis par sa nature particulière, la vision de couleur jaune. Une fois la métamorphose du pourpre visuel en jaune visuel produite, cette dernière substance absorbe les rayons de courtes ondulations et surtout les bleus. Mais en les absorbant elle se décolore entièrement et cette décoloration, par l'impression qu'elle cause aux éléments percepteurs, donne la sensation de bleu.

L'extrémité des cônes contient aussi une substance visuelle verte — son existence n'est pas prouvée — jouissant de la propriété d'absorber les rayons rouges qui ont le pouvoir de la décomposer. La résultante de cette décomposition est la vision de couleur rouge; de cette métamorphose naît une autre substance décomposable par les rayons verts et donnant la vision de couleur verte. Le repos régénère la substance dérivée en vert visuel. On explique l'absence de coloration propre du corps des cônes, en admettant que le vert et le pourpre visuel se neutralisent, bien que restant aptes à provoquer les sensations chromatiques.

Si l'on recherche, au moyen de couleurs spectrales, à impressionner simultanément un même point de la rétine avec un rayon bleu et un jaune, il est impossible d'obtenir une impression simultanée des deux couleurs. Il est donc supportable que les forces qui déterminent isolément les sensations bleues et jaunes sont *antagonistes*, que leurs mouvements vibratoires se neutralisent l'un l'autre ou s'annulent au moins partiellement. Si les rayons bleus sont en majorité, l'impression sera moins bleue que s'il ne s'y mêlait pas de rayons jaunes; mais

il n'existe aucune sensation de lumière jaune et réciproquement.
Lorsque les deux couleurs sont en proportions susceptibles de s'équi-
librer, il en résulte une simple impression de clarté incolore. La neutralisation des deux couleurs antagonistes laisse subsister la partie
blanche de chacune d'elles, d'où la *sensation de clarté* incolore.

Pour ces raisons les couleurs bleues et jaunes sont dites *antagonistes* (complémentaires). Comme le bleu et le jaune, le vert et le
rouge sont antagonistes. L'œil ne jouit pas du pouvoir de différencier
les couleurs composantes. Le rouge et le vert, le bleu et le jaune lui
donnent la même sensation blanche.

Les sensations chromatiques simples trouvent leur explication
dans le raisonnement précédent. Quant aux sensations succédant à
l'excitation par des lumières composées — de beaucoup les plus fréquentes, — elles sont dues à la décomposition des substances visuelles
proportionnellement à la quantité et à la qualité propre des rayons
lumineux composants. D'où la faculté de percevoir tous les tons
par combinaison du rouge d'une part, du bleu et du jaune d'autre
part ; entre le vert d'une part, le bleu et le jaune de l'autre : *rouge
jaunâtre* (orangé), *bleu rougeâtre* (violet), *vert bleuâtre*, etc.

Mais aussi s'explique ainsi l'impossibilité de l'existence de tons
nuancés de jaune et de bleu ; de rouge et de vert.

Hering admet *trois paires* de couleurs fondamentales à *deux couleurs antagonistes* chaque :

> Noir et blanc ;
>
> Jaune et bleu ;
>
> Rouge et vert.

La vision noire correspond à la période d'assimilation, celle du
blanc à celle de désassimilation de la substance visuelle ; elle répond
donc à deux actes matériels comme la vision du bleu et du jaune,
du rouge et du vert.

Les sensations dues aux couleurs d'une même paire peuvent être
simultanées et, suivant la proportion de lumière blanche ou noire,
survient une sensation de blanc noir, de gris plus ou moins foncé.

Les sensations des autres paires ne se combinent pas ensemble.

Les couleurs de la première paire peuvent être perçues simultanément avec toutes les couleurs ; elles altèrent chaque couleur considérée et empêchent leur perception à l'état d'absolue pureté.

Mais Schultze a remarqué que la fovea ne contient ni bâtonnet ni pourpre ; que le pourpre fait totalement défaut dans la rétine des espèces animales qui ne renferment que des cônes et ne peuvent y voir la nuit (gallinacés, couleuvres), mais qu'il abonde dans les espèces chez lesquelles les bâtonnets prédominent (nocturnes). Parinaud de son côté a observé le défaut d'accroissement de sensibilité rétinienne dans la fovea par l'obscuration ; l'augmentation au contraire dans les autres parties de la rétine de l'intensité lumineuse (*valeur blanche*) de la couleur, mais suivie assez vite de l'atténuation proportionnelle de sa saturation, admet que les bâtonnets ne donnent qu'une sensation de lumière incolore dont l'intensité varie grâce à l'action du pourpre visuel, alors que l'impression des cônes par les lumières monochromatiques détermine toujours la sensation de couleur.

C'est l'impression différant avec l'ampleur de l'ondulation de l'agent lumineux, perçue par les cônes, qui, dans les centres visuels encéphaliques, se *spécialise* en sensation de couleur.

Les bâtonnets et le pourpre visuel sont en rapport avec la fonction de vision nocturne. Parinaud trouve une confirmation importante de sa théorie dans le défaut de sécrétion du pourpre visuel dans l'héméralopie et dans les recherches histologiques de Ramon y Cajal, qui montrent que chaque cône est en rapport avec une cellule bipolaire, alors qu'une seule de ces cellules est affectée à plusieurs bâtonnets. De cette disposition anatomique découle que les fonctions des cônes et des bâtonnets doivent différer.

Les sensations colorées sont sous la *dépendance* de plusieurs conditions capables d'accroître ou de diminuer dans de larges limites leur intensité. Ces conditions sont l'état d'*adaptation* de la rétine, l'*éclairage ambiant*, l'*intensité excitative* de la couleur ; son *degré de saturation*, la *coloration du fond* sur lequel on regarde une couleur, de la *grandeur* de l'image rétinienne, de la *partie* impressionnée de la rétine.

Les impressions colorées, comme toutes les sensations lumineuses, sont moins vives, à intensité égale de l'excitation, pour les yeux déjà fatigués ou éblouis par une trop vive lumière. L'obscuration avive au contraire la fonction chromatique ; cette excitabilité croît durant plusieurs heures avec le séjour dans l'obscurité, mais au bout d'une demi-heure elle atteint à peu près son point d'acmé.

L'accroissement de sensibilité de la rétine par l'obscuration intéresse inégalement les couleurs ; nulle pour le rouge, elle augmente
jusqu'à l'extrémité violette du spectre où elle est considérable.

L'accroissement de sensibilité ne porte que sur la clarté ou valeur
blanche de la lumière ; la couleur paraît plus lumineuse, mais moins
saturée. Cet accroissement ne se produit pas pour la fovea. A ce
niveau les lumières simples déterminent primitivement une sensation
de couleur quelle que soit l'intensité de ces lumières, que la rétine ait
été ou non soumise à l'obscuration. A la périphérie de la rétine au
contraire les couleurs, le rouge excepté, sous une faible intensité,
produisent une sensation incolore précédemment à celle de couleur
(Parinaud).

Étant donnée l'importance de l'*adaptation rétinienne*, il est utile
dans les recherches précises de soumettre à l'obscuration les personnes à examiner, durant une demi-heure au moins.

La sensibilité chromatique s'exagère également par la fixation
préalable de la couleur antagoniste (complémentaire) de celle pour
laquelle on veut déterminer l'intensité de la sensation. Pour neutraliser cette influence, il importe de placer la couleur sur un fond noir
ou blanc. Si même on prend soin d'alterner la couleur noire ou blanche
du fond on atténue encore les causes d'erreur tenant au *contraste*.

Lorsque des couleurs différentes, ou même des intensités différentes
d'une même lumière monochromatique, impressionnent simultanément
l'œil, elles exercent les unes sur les autres des influences qui modifient la sensation colorée qu'elles produisent en agissant séparément.
Lorsqu'on fixe une surface claire placée sur une surface foncée, les
bords de la surface foncée paraissent plus foncés tandis que la partie
claire semble plus claire. De même, le fond étant de couleur donnée,
on peut voir apparaître la couleur complémentaire de cette couleur.

Ces phénomènes sont connus sous le nom de *contraste*. Le contraste est *simultané* ou *successif* suivant que les différentes lumières
agissent *simultanément* dans le champ visuel, ou que les couleurs
arrivent *successivement* sur la même partie de la rétine. Les modifications de la sensation colorée, dans les phénomènes de contraste
successif, tiennent à la persistance des impressions lumineuses colorées
ou non, en un mot aux *images accidentelles* que détermine dans
notre œil la persistance de l'impression. Les images accidentelles
qui suivent l'impression lumineuse des lumières blanches sont parfois

accompagnées de PHASES COLORÉES, variables avec la durée et l'intensité de l'excitation. Après la fixation d'objets colorés, on observe
aussi des images accidentelles : elles sont, au début de l'apparition,
de même couleur que l'objet (*positives*), puis, après avoir passé par
une période de blanc gris, elles prennent la teinte complémentaire de la
couleur initiale (*négatives*). On peut se figurer quel trouble appor-
terait dans la vision l'éclosion de ces phénomènes entoptiques, si le
regard n'oscillait pas constamment d'un point à un autre du champ
visuel. Ces mouvements oculaires, qui ont l'avantage de rapporter sur
différents points de la rétine l'excitation, permettent à l'impression
de s'éteindre et rendent à la rétine son excitabilité.

Après un laps de temps donné, la fixation soutenue d'une couleur
finit par la rendre invisible; elle s'obscurcit et disparaît par *fatigue
rétinienne*.

Plus le degré de *saturation* de la couleur est élevé, plus facilement
elle est reconnaissable. Pour Aubert, il suffit d'une partie colorée sur
120 à 180 de blanc et 1 sur 359 de noir pour que la couleur soit perceptible en tant que lumière colorée.

L'intensité des couleurs s'atténue avec la *diminution de l'éclairage*
jusqu'au point de disparaître complètement. C'est ainsi que la nuit
l'œil perçoit encore la forme des objets, mais il lui est impossible d'en
reconnaître la couleur. La diminution de l'éclairage altère le ton des
couleurs spectrales et diminue leur saturation ; finalement elles disparaissent en passant par des teintes blanc grisâtre de plus en plus
accentuées, dont la clarté varie avec les diverses couleurs. Elles cessent
d'être perceptibles à des limites différentes pour chacune d'elles. La
disparition se fait de la façon suivante : d'abord le bleu, puis le rouge,
le vert et le jaune. La saturation plus ou moins parfaite de la
couleur, sa valeur blanche, son ton et sa plus ou moins grande
pureté, influent sur la limite de perceptibilité. Le rouge orangé continuera à être perçu plus longtemps qu'un autre rouge plus pauvre
en rayons jaunes.

Par un *vif éclairage* la sensation de perception colorée se modifie ;
si l'éclairage devient par trop intense les couleurs passent finalement,
mais plus ou moins vite, au blanc. La résistance de perceptibilité à
l'augmentation de l'éclairage croît du vert au jaune, bleu et rouge.
Ces résultats expérimentaux démontrent l'importance extrême

qu'occupe dans la détermination du sens chromatique l'éclairage ambiant ; pour pouvoir comparer les résultats obtenus, il importe d'opérer à un éclairage constant et à l'abri de tout éclairage coloré.

Les recherches *périmétriques* font voir que la sensibilité chromatique diminue du centre à la périphérie. Mais encore, la fovea ne semble-t-elle pas être le lieu de plus grande impressionnabilité pour toutes les couleurs. C'est ainsi que le bleu est mieux perçu dans le voisinage de la fossette qu'à son niveau même (Chodin, Parinaud).

Le plus petit angle visuel sous lequel une couleur peut être reconnue — *acuité chromatique* — varie avec les couleurs. D'une façon générale et toutes choses égales d'ailleurs, les couleurs spectrales voisines du rouge produisent une impression colorée avec une image rétinienne plus petite que les autres couleurs. Mais il ne semble pas que cet angle limite puisse être inférieur à 50" (Panas).

Pour une même distance et un éclairage constant, l'acuité chromatique décroît du jaune au vert, bleu et rouge.

La correction des vices amétropiques, en assurant la netteté de l'image rétinienne, exalte la sensibilité chromatique.

§ 91. — Détermination du sens chromatique. — Il faut distinguer la sensibilité chromatique *qualitative* de la sensibilité *quantitative*; d'où deux méthodes de détermination. La première a pour but la recherche de la sensibilité rétinienne aux diverses lumières colorées ; en un mot, elle consiste à s'assurer si toutes ou seulement certaines couleurs sont vues. La deuxième estime l'impression rétinienne *minima* susceptible de produire encore une impression colorée. Ces deux formes de sensibilité varient avec le lieu de la rétine où se fait l'image rétinienne de la lumière colorée; aussi faut-il les apprécier au centre et à la périphérie de la membrane sensible.

Ces déterminations se font soit au moyen des couleurs spectrales fournies par le prisme ou le polarisateur, soit au moyen des matières colorantes, tels les papiers, étoffes, verres, etc.

La recherche des sensations colorées avec les couleurs obtenues au moyen des procédés de la première catégorie est une méthode rigoureusement exacte, mais la difficulté du mélange des lumières, la nécessité fréquente d'opérer en chambre noire, l'outillage qu'elle comporte, offrent l'inconvénient d'être d'une application difficile. La science possède actuellement des instruments nommés *spectroscopes*, qui facilitent ces recherches, tels sont les instruments d'Helmholtz, Parinaud, Boscq, etc.; Rose, puis Colardeau, Izard et Chibret ont utilisé les lumières polarisées. Le spectroscope de ces derniers auteurs per-

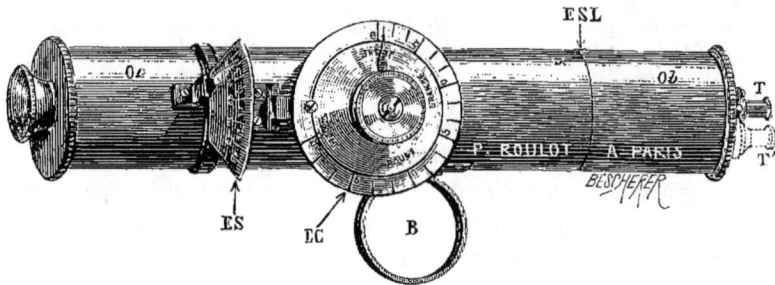

FIG. 192.

met de s'assurer si le sujet examiné est susceptible de percevoir deux couleurs antagonistes, que donne toujours à la fois leur appareil, et d'analyser jusqu'à quel degré d'atténuation de saturation la perception reste possible.

Dans la pratique ophtalmologique, c'est aux matières colorantes ordinaires que l'on a le plus souvent recours. L'inconvénient de l'emploi de ces couleurs réside en ce que les lumières, qu'elles émettent, sont composées de rayons lumineux plus ou moins variés. Helmholtz recommande pour les examens chromatiques de choisir comme Rouge, le plus voisin de la bande C du spectre, le vermillon.

Jaune	—	—	D	—	jaune de chrome clair.
Vert	—	—	E	—	le vert de Scheele.
Bleu	—	—	F	—	le bleu de Prusse.
Bleu	—	—	G	—	l'outremer.

Le *mélange* de ces produits colorés donne des lumières dont la coloration ne représente pas du tout la somme des lumières propres qu'émettent ces matières; leur mixture reproduit seulement la somme des rayons colorés qui échappent à l'absorption des deux produits. Aussi pour faire naître la sensation colorée que peut causer le mélange des lumières émises, il faut user d'artifices qui permettent de les amener simultanément sur la rétine.

Les procédés les plus connus sont ceux de Scheiner, qui utilise deux trous sténopéiques très rapprochés et recouverts des deux couleurs dont il veut avoir l'impression simultanée sur la rétine; de la fusion binoculaire au moyen du stéréoscope; des disques rotatifs de Masson, de Maxwell, qui sont le plus souvent et le plus avantageusement utilisés. La rotation, sous certaine vitesse, imprimée au disque, superpose les images rétiniennes des secteurs colorés assez

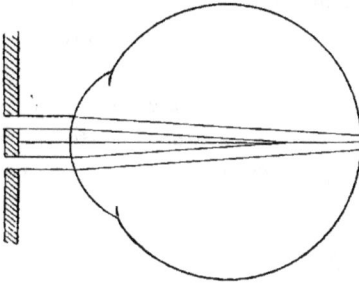

FIG. 193.

rapidement pour que, par le fait de la persistance des impressions rétiniennes, la vision ne soit pas celle d'une seule couleur ; mais simultanément de deux.

Les papiers de couleurs (papier de Heidelberg) sont très généralement employés. Il faut rejeter ceux qui, glacés ou gommés, réfléchissent la lumière, ces reflets pouvant influencer les résultats. Il est nécessaire de déterminer l'intensité des échantillons choisis et les tenir à l'abri de la lumière ou des agents capables de les décolorer et d'altérer leur saturation.

Weber, Pflüger utilisent les phénomènes de contraste simultané. Après cet exposé sommaire des diverses techniques de détermination du sens chromatique, il importe maintenant d'indiquer les procédés de choix pour la pratique courante.

Méthode qualitative. — Elle consiste à apprécier si l'œil reconnaît les différentes couleurs, leurs tons et leurs nuances. Holmgren s'en assure au moyen d'écheveaux de laine, réunis en très grand nombre, de façon à posséder toutes les couleurs fondamentales, avec une grande variété dans leurs tons et leurs nuances. Choisissant un écheveau de couleur donnée, il prie le sujet examiné de ranger auprès de cet échantillon tous les écheveaux qui lui paraissent de même couleur, sans tenir compte de leurs différences de nuances.

Si le sens chromatique du sujet examiné n'est pas intact, il confond les couleurs les unes avec les autres et suivant les confusions qu'il commet on reconnaît à quelle couleur il est insensible.

La confusion des écheveaux violets, bleus et bleu verdâtre par exemple, démontre qu'il est insensible au rouge et au vert, puisqu'il ne peut différencier les rayons rouges contenus dans le violet et les rayons verts dans le bleu verdâtre. Si sa méprise porte sur le violet, le rouge et l'oranger, il est insensible à l'excitation de la lumière bleue puisqu'il n'arrive pas à déceler le bleu du violet.

Le procédé du *contraste simultané* consiste à faire lire aux examinés des lettres imprimées sur fonds colorés variés. En recouvrant de papier de soie ces caractères, on les fait apparaître sous la couleur antagoniste complémentaire de celle du fond. La lecture des divers types devient impossible pour les yeux insensibles à la couleur du fond, car nécessairement ils le sont aussi à la couleur complémentaire.

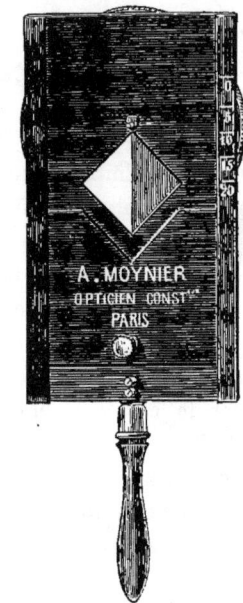

FIG. 194. — *Chromatoptomètre à couleur de Hegg.*

Méthode quantitative. — On peut procéder d'une manière analogue à celle qui sert à apprécier l'acuité visuelle, c'est-à-dire en déterminant la plus *petite surface* (fig. 194) sous laquelle une couleur donnée est encore reconnue ; et, égaler le pouvoir chromatique à la grandeur des objets types colorés, ou mieux à celle de leur image rétinienne.

La méthode des *intensités minima* consiste à rechercher le plus petit secteur coloré, qui sur fond noir ou blanc du disque de Masson, donne encore à l'œil la sensation de la couleur donnée. Bull a cherché à obtenir par mélange sur le disque de Masson des couleurs d'égale intensité et de même clarté.

Ceci fait, il les atténue par l'élargissement progressif des secteurs gris et noir et s'efforce ensuite de peindre, en ménageant les mêmes gradations dans l'intensité de la couleur, sur fond noir des échantillons susceptibles de donner à son œil la même sensation que celle que lui fournissent les lumières du disque rotatoire.

Les teintes les plus faibles que l'œil reconnaît encore expriment la limite inférieure de la sensibilité chromatique.

Les couleurs types de Bull ont l'avantage de rendre comparables entre eux les résultats obtenus.

Du reste, il est avantageux de procéder à ces examens en variant l'éclairage ambiant et de noter la diminution de sensibilité avec son atténuation.

Dans tout examen chromatique il faut absolument éviter de prononcer le nom des couleurs, car il arrive que les sujets examinés insensibles aux lumières colorées en sachent les noms et arrivent à les différencier par leur valeur blanche, alors qu'ils n'éprouvent en réalité aucune sensation colorée.

Vision chromatique périphérique. — Lorsque, à l'aide des couleurs spectrales, on interroge la sensibilité rétinienne, on se rend compte que le sens chromatique périphérique n'est pas le même qu'au centre.

Le sens chromatique diminue par gradation insensible du centre à la périphérie ; mais la décroissance diffère pour les deux paires de couleurs fondamentales de Hering ; c'est ainsi que l'on constate la disparition dans le champ visuel de la paire vert-rouge avant celle bleu-jaune.

A une certaine distance du centre, le rouge et le vert donnent une sensation lumineuse plus ou moins intense de clarté (blanc gris), mais ne sont plus reconnus comme couleur. Au delà des limites du vert et du rouge, le bleu et le jaune disparaissent également et la zone périphérique ne peut plus juger que des différences de clarté propre à ces couleurs.

Mais, cette loi n'est applicable que si les objets colorés employés restent les mêmes ; en accroissant suffisamment l'*intensité de l'irritation*, toutes les couleurs peuvent être perçues jusqu'à la périphérie, d'où la nécessité de n'employer que des carrés égaux en surfaces.

Une autre particularité que présentent les couleurs à la périphérie rétinienne, c'est leur changement de ton. Le rouge spectral paraît jaune; il en est de même du vert-jaune. Le violet et le vert bleuâtre semblent bleus. L'explication de ce fait réside en ce que toutes les nuances, dans lesquelles la partie centrale de la rétine perçoit déjà une teinte jaune plus ou moins accentuée, apparaissent jaunes à la périphérie et bleues toutes les nuances où le centre de la rétine perçoit une teinte bleue ; cela provient de ce que le champ visuel chromatique est plus étendu pour le bleu et le jaune que pour le rouge et le vert. Si une couleur rouge ou verte, mélangée de jaune et de bleu, fait son image au delà des limites des champs visuels du rouge ou du vert, mais au dedans de celles du bleu et du jaune, cette image ne donnera qu'une impression correspondante aux valeurs jaunes ou bleues contenues dans le rouge et le vert. Il s'ensuit que le bleu et le jaune ne changent pas de ton, mais que seule leur intensité diminue à la périphérie : elles sont *invariables*. Il serait avantageux de posséder un rouge et vert invariable pour les examens périmétriques. Les papiers colorés que l'on trouve dans le commerce ne réalisent pas cette condition. Sur le disque rotatoire, on peut en ajoutant à un rouge jaunâtre un secteur convenable de bleu, à un rouge bleuâtre un secteur voulu de jaune, neutraliser les valeurs bleues ou jaunes contenues dans le rouge et réaliser cette condition. On peut également ment réaliser un vert invariable.

Ces couleurs invariables n'apparaissent à la périphérie ni bleues ni jaunes, mais passent directement de leur ton propre au gris incolore.

Les limites périmétriques du rouge et du vert d'une part, du bleu et du jaune de l'autre, sont les mêmes pour les tons de clartés et d'intensités égales.

Ces tons n'existent pas dans les papiers colorés, il faut réaliser ces conditions sur le disque rotateur, et copier la couleur obtenue, ce qui a été fait par Bull puis par Hegg.

Ce dernier a trouvé pour ses *pigments invariables*, d'intensité et clartés égales, les limites suivantes, déterminées au moyen de carrés d'un centimètre de côté :

	HAUT	DEDANS	BAS	DEHORS
Rouge	20°	20	24	50
Vert	20°	20	24	50
Bleu	30°	40	54	82
Jaune	29°	40	53	80

Hegg attribue la faible différence entre le bleu et le jaune à la plus grande réfrangibilité des rayons bleus.

Il faut procéder à l'examen périmétrique, en faisant glisser les échantillons colorés de la périphérie au centre de l'arc périmétrique tandis que le patient fixe le sommet de l'arc. On lui demande de noter le moment où il aperçoit l'échantillon, celui où il lui apparaît coloré, enfin le nom de la couleur.

L'impression produite sur la rétine dépend de l'état d'adaptation — de éclairage ambiant — de la couleur du fond — de la grandeur de l'image rétinienne — de la partie impressionnée — de l'état de mouvement ou de repos de l'œil.

§ 92. — **Anomalies du sens chromatique**. — Les anomalies susceptibles d'altérer la sensibilité chromatique peuvent porter sur toutes les couleurs ou certaines d'entre elles, ou bien consister dans l'impossibilité pour ceux qui en sont atteints d'apprécier les variations d'intensité de l'excitation.

Lorsque toutes les couleurs sont reconnues, mais seulement sous une incitation plus considérable que normalement, l'anomalie s'appelle *dyschromatopsie*. Elle est *partielle* ou *totale* suivant qu'elle s'étend à quelques couleurs ou à toutes.

L'*achromatopsie* est l'impossibilité absolue de percevoir certaines ou toutes les couleurs : elle est donc aussi *partielle* ou *totale*.

Ces anomalies sont *congénitales* ou *acquises*. Dans le premier cas elles constituent des infirmités fonctionnelles et existent le plus souvent sur les yeux dans lesquels l'examen ophtalmoscopique le plus consciencieux ne peut déceler aucune perturbation anatomique ; dans le second, elles sont symptomatiques d'altérations pathologiques, reconnaissables le plus souvent à l'ophtalmoscope et coïncidant avec d'autres troubles visuels dépendant de lésions des éléments nerveux de l'appareil visuel et tout particulièrement du nerf optique.

Helmholtz voit dans ces anomalies congénitales une diminution ou un manque d'excitabilité d'une ou de l'ensemble des trois espèces de fibres qu'il admet. Au cas où une seule est intéressée, la vision blanche et la vision colorée de toutes les couleurs, excepté de celle complémentaire de la manquante, est assurée par l'intégrité des autres conducteurs.

Pour Hering c'est l'absence ou la diminution de sécrétion des substances visuelles. Avec la disparition de la substance visuelle bleue-jaune les sensations bleues et jaunes sont supprimées et doivent toujours manquer simultanément. Si la sécrétion de la substance visuelle rouge-vert est défectueuse, les visions rouge et verte disparaissent ou diminuent. Cette dernière anomalie est de beaucoup la plus fréquente : elle est appelée *daltonisme*, en mémoire de la première description qui en a été donnée par Dalton, affecté lui-même d'achromatopsie pour le rouge et le vert.

Le diagnostic des anomalies colorées est d'une importance extrême pour certaines professions, où l'usage des signaux colorés est utilisé sur une grande échelle (employés de chemin de fer, marins, etc.).

CHAPITRE VII

De la vision binoculaire. Statométrie. Mouvements des yeux. Convergence. Anomalies de la vision binoculaire.

Dans les conditions normales, les deux yeux prennent simultanément part à l'acte visuel et, chose remarquable, à cette *double* impression rétinienne succède une sensation cérébrale *unique*. En un mot : la vue reste simple bien que les yeux reçoivent simultanément tous les deux l'image de l'objet fixé.

La vision *binoculaire* n'est possible que si les deux rétines sont impressionnées en même temps sur des points *correspondants*, par l'image de l'objet fixé. Pour y voir *simple et distinctement*, il faut que la macula de chacun des yeux, siège de la vision distincte, reçoive l'impression visuelle de façon identiquement symétrique.

Aussitôt que les images rétiniennes tombent en deux points différents, pour chaque rétine, la vision cesse d'être simple et il survient de la *diplopie* — vision double, — à moins que l'un des yeux ne soit *impropre* à recueillir et à transmettre les impressions visuelles.

La vision reste simple dans les mouvements *associés*, c'est-à-dire dans les différentes positions que prennent habituellement les yeux, lorsque le regard se porte en avant, en haut, en bas, et latéralement; il en est de même, dans la *convergence*, lorsque le regard se place d'un point éloigné sur un autre plus rapproché.

La vision binoculaire est sous la dépendance des éléments qui assurent la régularité de ces mouvements et la similitude de position des yeux. Il est facile de comprendre, en effet, que toute perturbation dans la position *relative* des globes oculaires ; dans le fonctionnement des muscles des yeux ou des centres et conducteurs nerveux, qui assurent la synergie de leurs mouvements, en entraînant la perte de *symétrie* dans la position des images rétiniennes, doit fatalement compromettre la vision binoculaire. La connaissance de la position physiologique des yeux, du mécanisme qui assure leur mobilité et l'association de leurs mouvements est donc indispensable pour interpréter la génèse des troubles qui peuvent altérer la vision binoculaire.

§ 93. — **De la position des yeux dans l'orbite.** — La résistance des plans osseux qui limitent l'orbite, l'incompressibilité assez notable des parties molles de la loge postérieure, l'aponévrose orbitaire et la tonicité des muscles extrinsèques assurent la position de l'œil dans l'orbite. S'il peut exécuter des mouvements de rotation. d'une certaine amplitude, autour d'un point fixe, par contre dans l'état physiologique les *déplacements d'ensemble* en hauteur, dans le sens antéro-postérieur ou latéral, lui sont impossibles ; tout au moins en dehors de limites excessivement restreintes.

A l'état de repos, la tête droite, les divers points des deux globes oculaires sont normalement disposés deux à deux, *à peu près* symétriquement par rapport au plan médian du corps. Le développement inégal des deux moitiés de la face et l'*anisométropie* troublent quelquefois l'harmonie de cette symétrie. Bien que la vision binoculaire reste encore possible lorsque cette anomalie est peu accusée, il n'en est pas moins vrai que, pour peu qu'elle soit plus considérable, la fonction binoculaire peut en être singulièrement altérée.

On a cherché à préciser exactement la position *absolue* de l'œil dans l'orbite. Mais les nombreuses *différences individuelles* dans la conformation de l'orbite rendent fort difficiles ces recherches *topométriques.* C'est ainsi que le sommet de la cornée peut dépasser de 10 à 25 millimètres le rebord orbitaire externe.

L'appréciation de la position *relative* d'un œil par rapport à son congénère est chose plus aisée. L'ophtalmomètre de Helmholtz ou le *métroscope de Snellen* constituent les instruments de choix pour ces genres de recherches. Le métroscope de Snellen se compose de deux miroirs, inclinés à 45°, dont les faces sont dirigées vers l'axe d'une lunette. Deux autres miroirs latéraux également inclinés, mais à surfaces réfléchissantes opposées à celles des deux premiers, sont mobiles sur une tige graduée. Lorsqu'à l'aide de cet appareil on veut estimer la distance de deux points séparés, on rapproche les miroirs, jusqu'à ce que les images des points visés se confondent en une seule sur l'objectif de la lunette. L'écart des miroirs sur la tige graduée donne à ce moment la distance cherchée.

Cet instrument permet d'apprécier *objectivement*, d'une manière facile et rapide, la distance qui sépare l'un de l'autre les deux globes oculaires. En étudiant les méthodes de mensuration de la *ligne de base*, nous verrons qu'il existe d'autres procédés, pour arriver à connaître l'écart des deux yeux.

§ 94. — Détermination des déplacements anormaux des yeux dans l'orbite. Statométrie.

— Nous avons vu que les yeux, maintenus en situation fixe par l'aponévrose orbitaire et les muscles oculaires, ne sont exposés, dans les conditions physiologiques, qu'à des déplacements excessivement limités. Mais sous l'influence de lésions pathologiques des organes annexes, des parois de l'orbite, de la cavité orbitaire, des vaisseaux, ils peuvent être anormalement déplacés en avant, en arrière, verticalement, latéralement ou transversalement. La *statométrie* a pour but d'apprécier ces déplacements, par rapport à la position réciproque des deux globes oculaires ou au plan du rebord orbitaire.

Il est vrai qu'à première vue on peut reconnaître les déplacements anormaux de l'œil, soit à l'ouverture exagérée de la fente palpébrale, à l'*exorbitisme*, à la direction du sommet des cornées et des pupilles, à la gêne des mouvements et aux troubles visuels, telle la diplopie, qu'accusent les patients. Ces signes augmentent de valeur si un œil étant resté sain, la comparaison reste possible.

Mais cet examen superficiel est insuffisant pour constater des déplacements minimes, ou de légères variations dans la position de l'œil déplacé. Pour combler cette lacune, nous possédons bon nombre de *statomètres* destinés à mesurer la *protrusion* ou la *rétropulsion* de l'œil, ses déviations en *hauteur* et *transversales*. Ces appareils consistent essentiellement en une règle divisée, que l'on applique à la base de l'orbite et qui porte un simple réticule ou un système de coordonnées, formées par des crins qui se coupent deux à deux à angles droits, à l'aide desquels on vise le sommet des cornées et tout autre point pris pour terme de comparaison, tel le dos de la racine du nez.

La différence de position du réticule dans les deux visées, indique la valeur de la saillie anormale.

Les déterminations faites à l'aide de ces divers statomètres donnent des résultats simplement approchés. Si l'on désire des mensurations plus exactes, il faut encore revenir à l'emploi de l'ophtalmomètre de Helmholtz ou du métroscope de Snellen.

On se contente souvent, en clinique, d'apprécier le déplacement de l'œil au moyen de visées faites à l'aide de la double règle, tandis que l'on invite le patient à fixer un objet éloigné placé directement devant lui. La *double règle* prend point d'appui sur le rebord de l'orbite et une visée, faite de chaque côté, indique la différence des protrusions relatives.

Cet instrument consiste en deux réglettes, divisées en millimètres et superposées parallèlement, de façon à ce que chaque division d'une règle corresponde exactement à la même division de l'autre. Une visée donne, par deux de ses points, la position de la ligne droite tangente à la surface.

§ 95. — **Mouvements des yeux.** — Les seuls objets de l'horizon visuel que l'œil distingue nettement, encore qu'il soit adapté pour leur distance, sont ceux dont les images viennent se faire sur la macula. Il s'ensuit que le champ de la vision distincte serait très limité, si les changements de position de la tête et les déplacements des yeux ne venaient en augmenter considérablement l'étendue.

Les mouvements que l'œil peut exécuter normalement sur la cupule ténonienne sont des *rotations*, analogues à celles de la tête du fémur dans la cavité cotyloïde. Ces mouvements s'exécutent autour d'un point fixe et unique, appelé *centre de rotation*, situé à $13^{mm},45$ en arrière du sommet de la cornée et 10 millimètres environ en avant de la surface scléroticale, sur l'axe optique. La position du centre de rotation peut être déterminée à l'aide de l'ophtalmomètre de Helmholtz et d'autres procédés. Il est plus rapproché du sommet de la cornée chez les hypermétropes et s'en éloigne chez les myopes, à cause de la différence de longueur des axes optiques dans ces variétés d'amétropie.

Le point de l'horizon visuel, sur lequel les yeux sont dirigés, s'appelle le *point de fixation* ou de regard. La *ligne de regard* est la ligne qui joint le point de regard au centre de rotation. Étant donné le faible écart qui la sépare de la *ligne visuelle*, qu'elle coupe au niveau du centre optique, on peut la considérer comme allant du point de fixation à la macula, tout en passant par le centre de rotation.

La *ligne de base* est la ligne qui unit l'un à l'autre les deux points de rotation. Sa longueur, variable avec le développement facial des individus et aux différents âges, s'apprécie *objectivement* ou *subjectivement*.

L'ophtalmostatomètre de Wecker et Masselon (fig. 195), la double

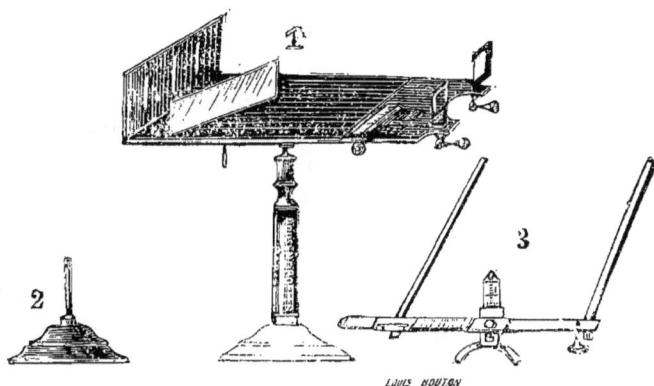

FIG. 195.

règle constituent des appareils de mensuration objective très recommandables.

Lorsqu'on désire procéder subjectivement, on peut utiliser l'appa-

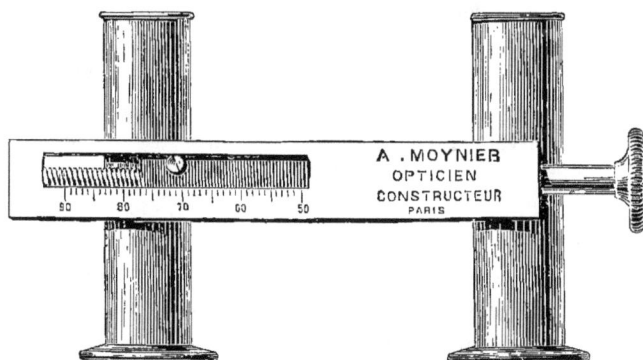

FIG. 196.

reil représenté dans la figure (fig. 196). Il est composé de deux tubes parallèles, reliés par une tige horizontale qu'une vis à double effet rapproche ou éloigne l'un de l'autre à volonté. Chacun d'eux est percé, aux deux extrémités de son axe, d'une ouverture sténopéique munie d'un verre de couleur antagoniste.

En regardant un objet situé à l'infini, on amène les lignes visuelles au parallélisme et à coïncider avec l'axe des deux tubes. Lorsque cette situation est atteinte, la fusion maculaire des deux impressions colorées donne une couleur résultante différente des deux couleurs placées à l'extrémité de chaque tube. L'écart du tube correspond à l'écart des maculas ; cette valeur diffère infiniment peu de la longueur de la ligne de base. La différence se mesure par la valeur de l'angle que fait la ligne de regard avec la ligne visuelle, par l'angle γ, si petit qu'on n'en tient aucun compte en pratique.

On entend par *plan de regard*, le plan mené par le point de fixation, les lignes de regard et la ligne de base.

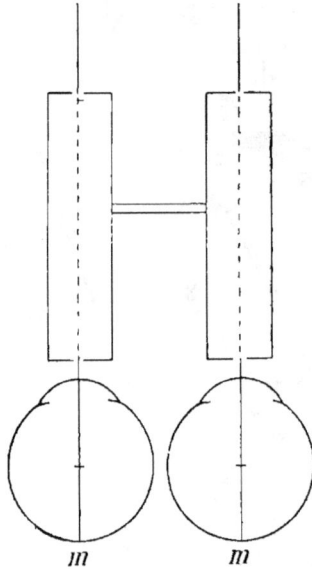

Fig. 197.

La *ligne médiane*, perpendiculaire au milieu de la ligne de base, représente l'intersection du plan de regard avec le plan médian antéro-postérieur de la tête.

Le point de fixation peut s'élever, s'abaisser, se déplacer latéralement ou obliquement. La partie de l'espace dans l'étendue de laquelle l'un des yeux est capable, la tête restant immobile, de suivre ses déplacements représente le champ de *vision monoculaire*. Les limites des excursions extrêmes de l'œil le circonscrivent et indiquent la mobilité de l'œil dans un sens déterminé en même temps que la puissance contractile des muscles moteurs.

Le champ de regard *binoculaire* est la partie de l'espace dans laquelle les deux yeux peuvent suivre *simultanément* et *binoculairement* le point de fixation. Les champs de regard sont des surfaces sphériques dont le centre est le point de rotation. Lorsque le point de fixation est à l'*infini* les lignes de regard sont *parallèles* ; lorsqu'il se déplace d'avant en arrière, sur la ligne médiane, les lignes de regard *convergent* pour suivre ses déplacements.

Ce sont Donders, Listing, Helmholtz, Volkmann qui, les premiers, ont analysé, pour en déterminer la nature, les mouvements qu'exécutent les yeux lorsqu'ils suivent les déplacements du point de fixation dans l'étendue du champ de regard. Nous allons faire connaître les principales déductions de leurs recherches. Mais auparavant, nous définirons la position des points de repère d'où sont comptés les déplacements de l'œil.

Ces points de repère sont, d'une part, le plan médian et, d'autre part, le plan de regard horizontal. La position *primaire* ou initiale est la position qu'occupe le plan horizontal qui contient les lignes de regard lorsque, la tête étant droite, le regard des deux yeux se dirige parallèlement au plan médian vers un point situé à l'infini de l'horizon. Cette position répond à l'état de repos des muscles, à *leur position d'équilibre* et par conséquent à leur minimum d'innervation.

Les positions *secondaires* comprennent les situations qu'occupent le plan de regard lorsque l'objet de fixation se déplace dans le champ de regard. On précise la situation qu'occupent dans l'espace les plans secondaires et par conséquent les lignes de regard, qu'ils contiennent, en déterminant l'angle qu'ils font avec le plan horizontal primaire — *angle ascensionnel*, — et avec le plan médian — *angle latéral*.

Lorsque l'œil se porte *obliquement* de la position primaire à un point quelconque du champ de regard, il exécute autour de la ligne de regard un mouvement analogue à celui d'une roue sur son pivot *(mouvement de torsion)*. Pour mesurer l'étendue de la torsion ou, en d'autres termes, l'amplitude de l'inclinaison du méridien vertical sur la situation qu'il occupait primitivement, on détermine l'angle que fait avec le plan primaire — *horizon rétinien*, — le plan secondaire de regard.

Lois de Donders. — Lorsque les yeux abandonnent la situation primaire pour se diriger directement en haut et en bas, sans aucun déplacement latéral, de même que lorsqu'ils se déplacent latéralement, sans aucune excursion en hauteur, il ne se produit aucune torsion.

Lorsque le plan de regard est dirigé en haut, les déplacements latéraux à droite font incliner le méridien vertical à gauche ; les déplacements vers la gauche font tourner l'œil à droite.

Dans le regard en bas les déplacements de l'œil vers la droite sont accompagnés de torsion à droite, et vice versa.

La grandeur de *l'angle de torsion* varie, à égalité d'élévation du regard, avec l'ouverture de l'angle latéral ; elle est constante pour une même position du point de fixation, *quelle que soit la voie* que suive le regard pour se porter du point de fixation primaire au secondaire.

Listing a déterminé la nature de cette relation constante entre la position de la ligne de regard et l'angle de torsion, et, en s'appuyant sur la théorie mécanique des déplacements de la sphère autour d'un point, il a formulé la loi suivante, connue sous le nom de *loi de Listing.*

Loi de Listing. — Lorsque les lignes de regard passent de la position primaire à une position quelconque, l'angle de torsion pour cette seconde position est le même que si l'œil avait gagné cette position en tournant autour d'un axe fixe, situé dans le plan équatorial et perpendiculaire au plan passant par le centre de rotation de chaque œil, en même temps que par la première et la seconde position des lignes de regard. En un mot, l'œil tourne alors, à la façon d'une sphère, non plus autour de l'axe vertical et horizontal, mais d'un *axe résultant unique,* dit axe de Listing.

Lorsque les yeux sont en convergence, ces lois subissent quelques modifications. Normalement, les extrémités des axes des méridiens verticaux divergent légèrement l'une de l'autre, et leurs extrémités inférieures se rapprochent. Cette divergence normale des méridiens verticaux s'accroît, par une rotation du globe oculaire autour de la ligne de regard, avec le rapprochement du point de fixation et l'abaissement du regard qui accompagne normalement la convergence. Il existe cependant dans l'abaissement du regard, au-dessous du plan horizontal, une position, qui coïncide avec la position habituelle du regard pour le travail rapproché, dans laquelle cette torsion passe par un minimum. De cette *position primaire du regard rapproché,* la torsion apparaît et s'exagère, dans l'élévation du regard, par accentuation de l'écart entre les sommets des axes des méridiens verticaux et rapprochement des pieds de ces axes. Dans l'abaissement continu du regard, l'écart des sommets des axes des méridiens verticaux diminue et, au-dessous de 45°, ils se rapprochent au lieu de s'éloigner.

Les *amétropies* apportent aussi de légères modifications dans la nature des mouvements oculaires. La déformation ellipsoïdale de l'œil myope rend ses rotations différentes de celles de la sphère parfaite. Volkmann a trouvé qu'il existe cependant pour ces yeux une position primaire — lorsque le point de regard se trouve dans le voisinage

de leur remotum — telle que par rapport à cette position leurs rotations
sont sensiblement analogues à celles des yeux emmétropes.

Les *mouvements de la tête* influent sur ceux des yeux ; une inclinaison latérale est en partie compensée par une TORSION de l'œil en
sens inverse, dite *torsion compensatrice*.

Toutes ces lois se vérifient par *projection* de l'image accidentelle
que la fixation d'une ligne éclairée horizontale détermine dans le champ
visuel obscur. La projection se fait sur une sphère, représentant le
champ de regard, ou simplement sur le plan tangent au sommet de cette
sphère ; sphère ou plan portent une division en *cordonnées verticales
et horizontales* qui permet d'apprécier l'inclinaison, s'il en existe, de
l'image accidentelle et par conséquent d'en déduire l'angle de torsion.

En résumé, les mouvements des yeux sont des mouvements rotatoires
et les muscles oculaires sont les agents actifs des mouvements. Au
nombre de six, les muscles constituent trois paires de forces dont chacune fait tourner l'œil autour d'*un axe fixe*. Chaque unité composante de
ces paires représente une force antagoniste de l'autre muscle, bien que
ne se contrebalançant pas mathématiquement pendant la période de
contraction. La puissance isolée des muscles oculaires est en effet
différente. Elle dépend de l'énergie propre du muscle et de la longueur
d'enroulement de son tendon sur le globe (Volkmann).

Le sens de la force musculaire, qui agit *tangentiellement* au globe,
est représenté par la direction du corps du muscle, exception faite
pour le grand oblique, dont il ne faut considérer, au point de vue de
l'application de sa force, que la portion réfléchie.

Des axes *principaux* autour desquels ces paires musculaires
actionnent l'œil, l'un est *vertical* et à peu près perpendiculaire à l'axe
optique, parfois cependant un peu incliné en avant (Volkmann).
C'est autour de lui que les droits interne et externe entraînent l'œil.
L'action de ces muscles est franchement et uniquement rotatoire en
dedans et en dehors.

La deuxième paire, *droits inférieur et supérieur*, imprime à l'œil
des rotations en hauteur en même temps qu'elle l'entraîne en dedans.
Son axe est horizontalement dirigé d'avant en arrière et de dedans en
dehors, il fait avec l'axe optique antéro-postérieur un angle de 63°
ouvert en dedans. Aussi, en dehors d'une contraction simultanée de
la troisième paire, la deuxième ne saurait élever ou abaisser directement l'œil.

La troisième paire, *obliques supérieur* et *inférieur*, a son axe également horizontal ; il fait avec l'axe antéro-postérieur un angle de

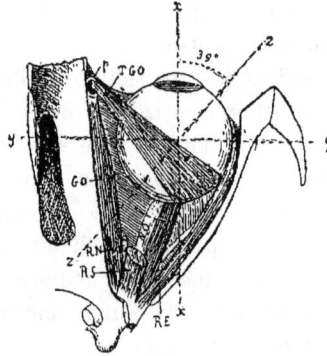

FIG. 198.

39° ouvert en dehors (*z*, *z*, fig. 198). Par leur contraction simultanée, les deux muscles formant cette paire amènent l'œil en dehors et sous ce rapport sont antagonistes de la deuxième paire. Leur contraction isolée ou synchrone à celle d'un des droits de nom contraire, fait tourner l'œil autour d'un axe de Listing.

Tout mouvement dans une direction oblique peut se décomposer en une ascension verticale et un déplacement latéral, faciles à déduire pour chaque muscle ; les mouvements de torsion dépendent exclusivement de l'action des muscles des deuxième et troisième paires. Quoi qu'il en soit de ces considérations, il est certain que pour mouvoir le globe oculaire tous les muscles associent leur action ; par leur contraction simultanée — *auxiliaire,* — ou antagoniste — *modératrice,* — ils *harmonisent* les mouvements d'une façon autrement *consciente* que la mécanique seule ne le peut prévoir.

§ 96. — **Convergence**. — La *convergence* est une fonction de vision binoculaire d'une telle importance que son étude doit faire l'objet d'un chapitre spécial dans celle des mouvements oculaires.

Par convergence, on entend l'angle de rotation que fait chaque œil pour que les lignes de regard continuent à se croiser sur l'objet de fixation lorsque, tout d'abord éloigné, celui-ci prend une position plus rapprochée de l'œil. En même temps que les yeux tournent en dedans, le plan de regard s'incline légèrement en bas.

La convergence, comme tous les autres mouvements associés des yeux, est sous la dépendance d'un centre encéphalique spécial.

Il faut dintinguer le pouvoir de convergence binoculaire de la rotation monoculaire, que l'action isolée d'un muscle droit est capable de produire, car la vision cesse d'être *simple* avant que soit atteinte la limite où chaque œil peut être amené isolément. De tous les *mouvements associés* des yeux, la convergence est assurément celui dont la répétition est de beaucoup la plus fréquente et les efforts les plus soutenus par la nécessité constante où l'homme se trouve, dans les conditions ordinaires de la vie, de porter constamment le regard sur des objets placés à distances variées, mais *finies*, du point où il se trouve. Aussitôt que la fonction de convergence est entravée, la vision binoculaire devient impossible ou tout au moins fort pénible ; les troubles que présentent ceux dont le pouvoir de convergence est affaibli, sont décrits sous le nom d'*asthénopie musculaire*.

Nulle pour les objets situés à une distance infinie de l'œil, la convergence augmente avec leur rapprochement. Elle est donc inversement proportionnelle à la distance qui sépare l'objet de fixation des yeux.

Lorsque l'objet se meut dans le plan médian, et pour des yeux d'égale longueur d'axe, l'angle de rotation est le même pour chaque œil. L'effort de convergence, demandé aux muscles droits internes pour amener les yeux sur l'objet de fixation, placé à une distance donnée, s'estime par l'angle de rotation qu'exécute chaque œil ; cet angle se mesure par l'écart qui existe entre la position qu'occupaient les lignes de regard en parallélisme et celle qu'elles ont prise pour suivre l'objet. Cet angle est égal à l'angle que fait la ligne visuelle avec la ligne médiane parce qu'ils sont alterne interne. Et la figure 199 montre qu'il varie avec la longueur de la demi-ligne de base et la distance de l'objet à l'œil. La ligne de base, variable chez les différents individus et aux différents âges, est constante pour une même personne ; chez un sujet donné il est donc possible d'égaler le pouvoir de convergence à la seule distance de l'objet de fixation à l'œil.

Comme unité de la puissance de convergence on prend, suivant la proposition de Nagel, l'angle que fait la ligne de regard avec la ligne médiane, lorsque l'œil fixe un objet distant d'un mètre de la ligne de base et placé dans le plan médian.

Cet angle unité s'appelle *angle métrique* et se désigne par l'abréviation *am*. Selon que l'objet de fixation se trouve à 2, 3 mètres, ou

50,33 centimètres, on dit que l'effort de convergence est de $\frac{1}{2}am$, $\frac{1}{3}am$, ou 2 am, 3 am.

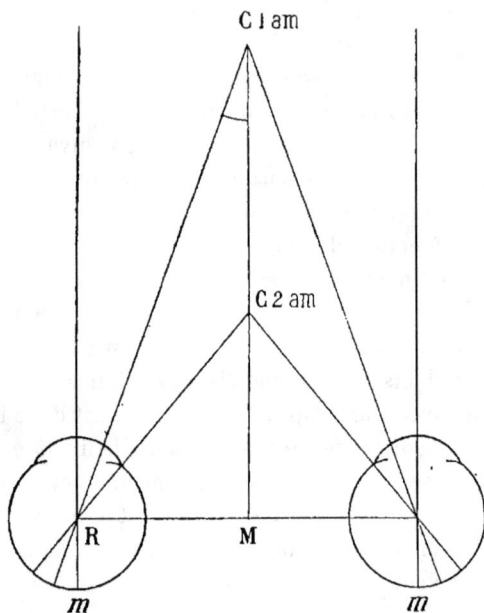

FIG. 199.

La valeur numérique, en minutes et degrés, de l'angle de convergence s'obtient facilement par la résolution trigonométrique des triangles rectangles R M C^{1am}, R M C^{2am}, dans lesquels un des côtés de l'angle droit est égal à l'autre multiplié par la tangente de l'angle opposé

$$MR = MC^{1am}\, tg\, C^{1am}$$

et

$$tg\, C^{1am} = \frac{MR}{MC^{1am}}$$

d'où
$$log\, tg\, C^{1am} = log\, MR - log\, MC^{1am}.$$

Les limites extrêmes de la ligne de base ont été, dans les mensurations de Nagel, 50 et 75 millimètres; cet auteur a pris comme valeur moyenne 64 millimètres. Dans les calculs où la valeur approximative de l'angle de convergence est suffisante, on fait constante, sans erreur considérable, cette grandeur de 64 millimètres ; la valeur de l'angle métrique unité est alors de 1°,50'.

On détermine le pouvoir de convergence, en mesurant l'*angle de rotation maximum* que peut exécuter chaque œil, sans qu'il se produise de dissociation de la vision binoculaire. On procède à cette estimation soit au moyen de prismes, soit en rapprochant sur la ligne médiane une fente lumineuse jusqu'à ce qu'elle apparaisse double. Pour faciliter la perception de ce moment, on dispose au-devant de l'un des yeux un verre de couleur. La distance qui sépare de l'œil le point où apparaît la diplopie mesure, comme il a été dit, l'angle maximum de convergence de chaque œil. Pour éviter le calcul de cet angle à chaque mensuration, Landolt a divisé un ruban métrique en distances correspondantes aux divers angles métriques, pour une ligne de base de 64 millimètres.

Lorsqu'on regarde un objet à travers un prisme, il apparaît dévié vers le sommet du prisme. Si l'on place deux prismes, à sommet dirigé du côté du nez, la vision simple ne peut rester possible qu'autant que les yeux sont capables d'effectuer une rotation suffisante pour recevoir sur leur macula l'image de l'objet de fixation ; dès que le prisme est assez puissant pour que la diplopie survienne, son apparition signifie que les muscles droits deviennent impuissants à entraîner l'œil plus en dedans. La déviation, produite par le prisme, mesure donc l'effort musculaire ou, si l'on veut, la rotation qu'effectue chaque œil pour éviter la diplopie.

La déviation produite par un prisme est d'environ moitié de son angle au sommet ; lorsque les deux yeux surmontent un prisme de 30°, c'est donc dire que le pouvoir de convergence est égal à 15°, soit 7°,30" pour chaque œil.

La valeur trouvée se convertit facilement en angles métriques, en divisant l'angle de déviation par l'angle métrique unité. Dans le cas choisi on aurait $C = \dfrac{15°}{1°,50'} = 8\,am$, soit environ $4\,am$ pour chaque œil.

L'amplitude de convergence est la différence entre les angles de convergence minimum et maximum. Elle représente la portion de l'espace que la vision binoculaire domine, du point extrême où l'objet de fixation est vu *binoculairement (punctum remotum de convergence Rᶜ)* jusqu'au point le plus rapproché où cette condition est encore satisfaite *(punctum proximum de convergence Pᶜ)*.

En désignant par p^c et r^c les abcisses (distances) de ces deux points par rapport à chaque œil et a^c l'amplitude de convergence, on obtient la formule

$$a^c = p^c - r^c$$

analogue à celle trouvée pour l'accommodation.

Habituellement, en dehors de tout état pathologique ou d'anomalie, $r^c = o$ attendu que les lignes visuelles sont en parallélisme lorsque l'objet de fixation se trouve à l'infini.

Cette situation ne représente pas cependant le minimum de convergence, car la position de parallélisme atteinte, il est encore possible, à l'aide de prismes à sommet temporal, d'imprimer aux yeux une déviation telle que les lignes de regard deviennent divergentes de quelques degrés.

La divergence maxima que puissent atteindre les lignes du regard, la vision binoculaire restant conservée, est ce que l'on est convenu d'appeler minimum de convergence ou *convergence négative* parce que le punctum remotum se trouve au delà de l'infini ; il est, en effet, *virtuellement* représenté par le point où se couperaient les lignes de regard si on les supposait prolongées en arrière de la tête.

La convergence négative se mesure par le prisme le plus élevé que l'œil puisse encore surmonter. Elle représente, en somme, l'effort maximum que peut faire le droit externe pour assurer la fusion binoculaire, lorsque l'objet de fixation, au lieu de se mouvoir dans le plan médian, occupe une position extérieure à ce plan. Il arrive en effet, que pour certaine situation, alors que, pour suivre l'objet de fixation qui se rapproche, l'un des yeux converge considérablement en dedans, l'autre est obligé de se diriger en dehors afin d'assurer la fixation binoculaire. Que l'objet de fixation soit contenu dans le plan médian ou en dehors de ce plan, *l'effort binoculaire reste le même*, bien que la rotation soit différente pour chaque œil. On comprend, en effet, que tandis que l'angle de rotation s'exagère pour l'un des yeux, il diminue proportionnellement pour son congénère.

Comme pour la portion positive de la convergence, on exprime la fraction négative en angles métriques. Bien que ces deux valeurs soient affectées, l'une du signe +, l'autre du signe —, elles s'additionnent entre elles et leur somme exprime l'amplitude *totale* de la convergence.

§ 97. — **Influence réciproque de la convergence et de l'accommodation. Amplitude d'accommodation binoculaire. Amplitude d'accommodation relative**. — Le but final de la vision binoculaire est d'assurer à la fois la vision *simple* et *nette*. Cette condition ne peut être remplie que si à un effort de convergence donné, répond un effort d'accommodation suffisant pour assurer la netteté de l'image rétinienne de l'objet de fixation. Le grand avantage de la notation de Nagel est la possibilité d'exprimer du même coup par une même valeur, *distance de l'objet de fixation à l'œil*, la puissance de convergence et celle d'accommodation, laquelle se représente également, comme l'on sait, par l'inverse de la distance qui sépare l'objet de l'œil. A un nombre donné d'angles métriques, correspond un nombre égal de dioptries d'accommodation.

Chez l'emmétrope, l'amplitude d'accommodation et celle de convergence marchent de pair dans la plus grande partie de leur parcours. Cependant, dans le regard à l'infini, l'accommodation devient zéro alors que la convergence prend une valeur négative. Dans la vision très rapprochée, le pouvoir d'accommodation dépasse à son tour celui de convergence. Il suffit, en effet, de faire fixer un objet d'aussi près que possible par l'un des yeux tandis que l'on dissimule l'autre derrière un écran, pour s'assurer que cet objet, vu distinctement par un seul œil, devra s'éloigner pour être vu simultanément par les deux, preuve que l'œil couvert ne convergeait pas suffisamment pour se diriger sur l'objet.

En dedans de ces limites extrêmes, les deux fonctions marchent d'un pas égal, et, par *amplitude d'accommodation binoculaire*, on désigne la portion commune de leur parcours. L'amplitude d'accommodation binoculaire s'exprimera, d'après la convention de Donders, par

$$(a_2 = p_2 - r_2) \tag{1}$$

égalité dans laquelle p_2 et r_2 expriment la distance des points où l'accommodation et la convergence ne marchent plus également.

L'influence de l'âge, en éloignant le punctum proximum d'accommodation monoculaire, alors que le pouvoir de convergence ne subit pas la même régression, diminue l'amplitude binoculaire. Il en est de même des amétropies et surtout de l'anisométropie.

Il est difficile de dissocier la simultanéité de fonction binoculaire d'accommodation et de convergence chez l'emmétrope ; on y parvient cependant au moyen d'artifices. C'est ainsi qu'on peut, avec des verres sphériques, diminuer ou augmenter légèrement l'effort accommodateur alors que la convergence reste la même pour un point donné. Inversement, à l'aide de prismes, il est possible d'accroître ou diminuer l'angle de convergence, alors que les yeux restent accommodés pour le point initial de fixation.

On peut également produire de la divergence en examinant deux dessins stéréoscopiques dont on augmente graduellement l'écartement, tout en maintenant leur fusion en une seule image (1).

Donders a appelé *amplitude d'accommodation relative*, la variation d'accommodation dont un œil reste capable pour un effort invariable de convergence.

Dans le diagramme (fig. 200) emprunté à Donders, les courbes r_1 et p_1 désignent le minimum et le maximum d'accommodation possible pour chaque degré de convergence. La diagonale représente les positions harmoniques de l'accommodation et de la convergence ; le nombre de divisions verticales, situées au-dessous et au-dessus, l'amplitude d'accommodation relative. La lecture du degré de convergence se fait sur les divisions horizontales.

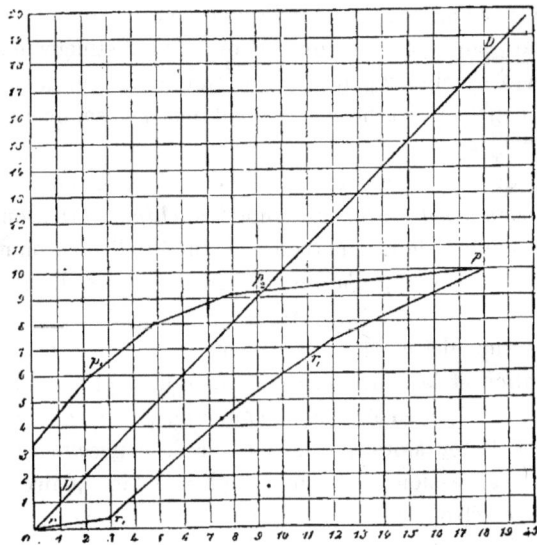

Fig. 200.

(1) Vignes. Disposition pour faciliter les exercices stéréoscopiques. *Bulletins de la Société française d'ophtalmologie*, 1895.

Ainsi donc, la vision binoculaire reste possible bien que l'accommodation et la convergence puissent être légèrement altérées. Le nombre de divisions du diagramme indique les limites dans lesquelles ces altérations doivent rester cantonnées.

Dans les amétropies, le parcours d'accommodation binoculaire peut être d'autant plus restreint que le degré de l'anomalie de réfraction est plus élevé. Dans la myopie, l'effort de convergence sera toujours supérieur à celui d'accommodation, voulue pour une distance donnée, et l'inverse se produira dans l'hypermétropie. La vision binoculaire reste cependant possible, à cause de l'amplitude d'accommodation relative et aussi par le fait d'une nouvelle adaptation. Mais la dissociation des deux fonctions survient plus aisément et des troubles fort pénibles d'asthénopie peuvent apparaître. Ceux-ci se montrent même d'autant plus sûrement que le développement rapide de l'anomalie de réfraction ne peut être suivi aussi vite par l'adaptation, fonctionnelle ou anatomique, nécessaire à assurer la vision binoculaire.

D'une manière générale, on cherche, lorsque l'asthénopie survient, à suppléer l'accommodation défaillante par l'emploi de verres sphérique et la convergence par l'emploi de prismes convenablement orientés.

En outre des états amétropiques, des affections diverses sont susceptibles d'anéantir, temporairement ou définitivement, la synergie des pouvoirs accommodateurs et convergents.

§ 98. — **Direction de la ligne visuelle. Orientation.** — La conscience musculaire, qu'éclaire la dépense de volonté pour commander aux muscles oculaires, nous laisse juger, par l'effort impulsif que nous faisons pour suivre les déplacements du point de fixation, de la *direction de la ligne visuelle*. L'individu localise cette direction par rapport à ses yeux et à son corps, dont la situation dans l'espace lui est connue par le *sentiment d'équilibre*. Le sentiment subjectif de la localisation des objets dans le champ visuel, consécutivement au mouvement musculaire, fait naître *le sens de l'orientation*, que développe et affine le contrôle expérimental constant entre les notions fournies par les perceptions visuelles et celles données par les autres organes sensoriels.

Dans les conditions ordinaires, les déplacements musculaires deviennent des actes presque inconscients, dont la répétition machinale n'éveille pas l'attention. Mais l'incitation à des mouvements inaccoutumés peut, par cela même, devenir la source d'*illusions sensorielles* remarquables ; tel le *vertige oculaire*. La fixation prolongée des objets mobiles durant les déplacements sous une certaine vitesse, en chemin de fer par exemple, est suivie d'une apparence de mouvements des objets en sens inverse lorsque le regard se déplace. Ainsi le plancher du wagon semble fuir en sens inverse du mouvement du train.

Cette illusion tient à ce que les yeux sont constamment obligés, pour voir les objets laissés en arrière, à des efforts en sens contraire du mouvement de locomotion. Lorsque la fixation cesse, des oscillations musculaires *inconscientes* persistent encore un certain temps, donnant l'illusion du mouvement, tant l'expérience crée en nous l'habitude d'apprécier la mobilité des corps par les déplacements que l'œil doit exécuter pour les suivre.

Le vertige oculaire s'exagère et devient plus saisissant encore lorsque l'œil est soumis à des mouvements insolites, ou du moins rares, comme des rotations rapides autour de l'axe horizontal. C'est un fait dont on peut se rendre facilement compte lorsqu'on fixe des objets immobiles alors qu'on est emporté par mouvements rapides de rotation dans le sens vertical, par exemple dans ces grandes roues à axe horizontal si fréquentes dans les foires de la banlieue parisienne.

Le sentiment de la position de l'objet, par rapport à l'individu, dépend tellement de l'impulsion volontaire nécessaire à diriger le regard, que si cette impulsion ne détermine pas le résultat voulu, elle cause des erreurs notables d'orientation. Dans les cas de paralysie des muscles oculaires, où le muscle paralysé n'obéit plus à l'impulsion nerveuse, le patient projette faussement l'image de l'œil dévié. Mais ayant le sentiment d'avoir commandé à ses muscles et croyant son œil bien dirigé, il passe à côté du point vers lequel on le prie de se diriger rapidement, l'œil non dévié étant clos. De même il pose la main à côté des objets qu'on lui dit de saisir.

§ 99. — **Vision binoculaire.** — Que la vision binoculaire soit une association fonctionnelle *préétablie*, comme le soutiennent les *nativistes*, ou bien plutôt *acquise* par l'éducation, comme le veulent les *empi-*

ristes, elle est assez solidement établie pour que dans les conditions normales il soit difficile, en dehors d'artifices, de disjoindre les mouvements associés. La vision simple et nette persiste dans toute l'étendue du champ visuel binoculaire, et dans le parcours commun à la convergence et à l'accommodation. C'est d'elle que vient surtout la notion de distance, de *profondeur*.

La vision monoculaire, comme on l'a vu, par le sentiment de direction de la ligne visuelle et celui du déplacement des images optiques sur la rétine, localise les objets dans le champ visuel.

Par l'excitation sensorielle, proportionnelle à la grandeur de l'image rétinienne, elle fait également percevoir leurs dimensions superficielles, *hauteur* et *largeur*. Enfin par les sensations que déterminent certains actes physiologiques elle éveille aussi, bien que d'une façon seulement approchée, l'*idée de la distance*. Le sentiment de l'effort nécessaire pour accommoder l'œil à une distance donnée ; la comparaison psychique entre des perspectives de l'objet considéré, obtenues sous des points de vue différents par de petits déplacements du corps ou de la tête ; ou bien, entre l'image rétinienne et l'évocation par la mémoire de choses déjà vues ; les ombres portées ; le souvenir d'erreurs commises dans l'estimation de la grandeur, servent à l'évaluation de la distance. Il en est de même du mouvement apparent des objets immobiles lorsque nous nous déplaçons, par rapport à eux, avec une certaine vitesse. En chemin de fer, les objets rapprochés de la voie fuient en sens inverse du train, d'autant plus vite que la vitesse est plus grande ; tandis que ceux, placés dans le lointain, apparaissent absolument immobiles.

Mais les estimations de distance que fournit la vision monoculaire sont bien imparfaites, ainsi que le démontrent les expériences de Wundt, Hering, Helmholtz, à côté de celle de la vision binoculaire, laquelle donne le sentiment exact de la troisième dimension, *de la profondeur*. La convergence, bien que comportant des erreurs par illusion, permet déjà l'appréciation de la distance, sinon absolue, du moins relative, des différents points des objets à l'œil, par le sentiment de l'effort que font les muscles droits internes pour modifier la direction des deux lignes visuelles lorsqu'elles se portent des points éloignés aux points plus rapprochés de l'observateur ou inversement. Mais c'est surtout parce que la vision binoculaire procure une impression visuelle analogue à celle que déterminent les images stéréoscopiques qu'elle éveille le sens de profondeur et de relief.

La représentation plane d'une figure à trois dimensions, surtout si les ombres n'en sont pas ménagées, ne suscite pas toujours l'impression visuelle causée par l'objet lui-même dans ses trois dimensions. Mais la *sensation de relief* devient saisissante, si, à l'aide d'un stéréoscope, on regarde simultanément deux représentations également planes du même objet, mais prises sous deux points de vue différents. Cette dernière condition est nécessaire pour que les points éloignés et rapprochés des deux perspectives ne se trouvent pas, pour chaque œil, sur la même parallaxe stéréoscopique. Si on superpose les deux figures, les points des objets les plus éloignés coïncidant, la distance des plus proches devra différer d'autant plus qu'ils représentent des objets situés plus près de l'observation. Les points supposés éloignés à l'infini occuperont une distance égale à celle de la ligne de base, parce qu'alors les lignes visuelles qui les regarderont seront en parallélisme, c'est-à-dire dans la position du regard à l'infini.

Les dessins linéaires, établis de façon à satisfaire à ces conditions, examinés au stéréoscope reproduisent merveilleusement la forme des objets. L'illusion devient plus grande encore, lorsque les ombres sont aussi ménagées. C'est ainsi que les photographies stéréoscopiques donnent l'impression de la vue réelle des paysages ou monuments dont elles sont la représentation.

Les deux yeux n'occupent pas une position absolument symétrique dans l'espace. Aussi reçoivent-ils, d'un objet placé dans le plan médian, une image sous une perspective quelque peu dissemblable pour chaque côté. En un mot, l'œil droit regarde sous un point de vue légèrement différent de l'œil gauche le même objet, d'où légère dyssymétrie dans les divers points des images qu'ils projettent tous les deux. Cette *faible inégalité* produit dans la vision le même effet que les petits déplacements par rapport à l'objet dans la fixation monoculaire. Elle produit la même impression visuelle que les images stéréoscopiques, c'est-à-dire qu'elle assure la vision de profondeur, le sentiment du relief.

§ 100. — **Contrôle de l'existence de la vision binoculaire.** — Il faut d'abord rechercher si les deux yeux, recevant la même impression rétinienne, sont aptes l'un et l'autre à transmettre l'impression aux centres cérébraux. Il existe plusieurs procédés utilisés à cette fin ainsi qu'à déjouer la simulation.

Le procédé Græfe consiste à dissocier en hauteur la vision binoculaire, en plaçant verticalement devant l'un des yeux un prisme de 10° environ. La perception des doubles images révèle la faculté de percevoir pour chaque œil.

H. Snellen dispose au-devant de l'œil sain un verre de couleur et présente au sujet des lettres de couleurs complémentaires à celle du verre. Celles-ci ne peuvent être reconnues que si elles sont perçues par l'œil non recouvert du verre. Si le tableau porte deux couleurs antagonistes, les lettres de même couleur que le verre employé, seules seront reconnues.

On peut encore s'assurer que la perception visuelle a lieu des deux côtés, en présentant à l'examiné un morceau de lecture et en interposant entre ses deux yeux, une petite tige verticale, tel un crayon, prenant appui et sur la racine du nez et sur les lignes du livre. Si la vision est double, la lecture des deux moitiés de la ligne sera possible; si un des yeux ne voit pas, seule la moitié de ligne correspondante à cet œil restera visible.

Après avoir contrôlé l'existence de la perceptibilité rétinienne dans chaque œil, il faut encore s'assurer que les deux yeux prennent bien *simultanément* part à la vision ; que la vision est réellement binoculaire ; qu'elle assure la fusion des deux images et donne l'impression du relief.

Stéréoscope. — Le stéréoscope constitue un excellent mode de vérification, en laissant apprécier l'étendue des limites dans lesquelles la fusion reste possible et constater l'existence du sentiment de relief.

Pour la première estimation, on recherche avec quels écarts en divergence et convergence la fusion simple de simples lignes géométriques a lieu.

Pour la deuxième, on emploie des images planes dont chaque moitié représente une perspective différente d'un même corps à trois dimensions. Les deux moitiés se complétant, leur vue simultanée donne l'illusion de la vue de l'objet même.

Le stéréoscope (fig. 202) se compose d'une boîte de stéréoscope ordinaire, sur laquelle sont adaptés deux tubes à bonnettes et à écar-

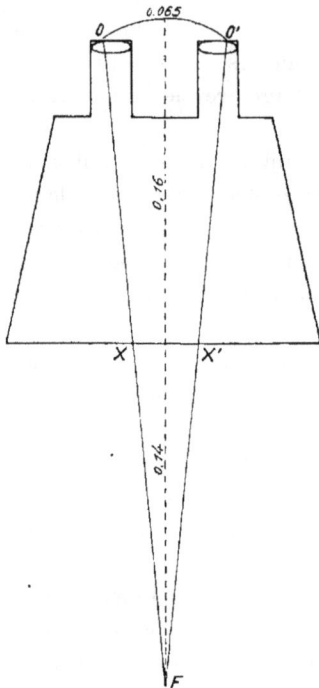

FIG. 201.

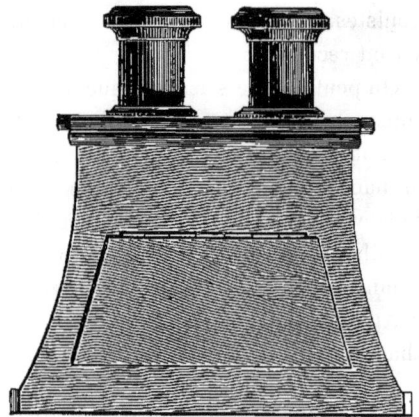

FIG. 202.

tement variable. Chacun de ces tubes est armé de verres qui relâchent, entièrement ou partiellement, l'accommodation pour le fond de l'instrument dont ils sont distants de 16 centimètres. L'écart mobile des tubes permet de les placer de façon à ce que les lignes visuelles passent à travers les centres des verres et ne subissent aucune déviation prismatique. Le fond de l'instrument est occupé par une plaque qui porte deux mires noires, assez larges pour être reconnues même par des yeux amblyopes. Sur l'une des mires est tracée une raie rouge verticale et sur l'autre une raie blanche horizontale; la fusion de ces deux traits donne l'impression d'une croix, ce qui permet de vérifier l'exactitude des réponses du malade lorsqu'on lui demande s'il fusionne.

Les deux mires sont mobiles sur la plaque de fond de l'appareil et une échelle en centimètres facilite la lecture de leur écartement. Lors-

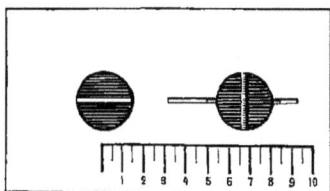

FIG. 203.

que la fusion a lieu, les deux mires étant distantes entre elles de la longueur de la ligne de base, donnée par l'écart des tubes, la fusion a lieu dans le parallélisme des lignes de regard. En variant cet écartement, on juge de la possibilité de fusion en divergence et en convergence. Le degré de l'angle de convergence ou divergence est indiqué par une échelle gravée sur la face postérieure de la plaque porte-mire.

Expérience de Hering. — Les yeux placés à l'extrémité d'un tube creux, on laisse tomber des billes, tantôt au-devant, tantôt en arrière d'une petite tige verticale, quelque peu distante de l'autre extrémité du tube. Seuls, sont capables de préciser si la bille passe en avant ou en arrière de la tige, ceux qui jouissent de la vision binoculaire. Ce procédé est excessivement sensible : le rapport des réponses exactes et erronées en peut être l'expression numérique dans les cas où la fonction binoculaire est altérée.

§ 101. — **Troubles de la vision binoculaire. Anomalies des mouvements oculaires**. — Diverses causes pathologiques, en portant atteinte à la synergie des mouvements oculaires, peuvent rompre l'équilibre normal de la vision binoculaire; telles sont le strabisme paralytique, le strabisme concomitant, les ophtalmoplégies, l'insuffisance musculaire.

Quelle que soit l'origine étiologique de ces entités pathologiques, elles se manifestent par des symptômes qu'il faut savoir reconnaître et apprécier exactement dans l'intérêt de la diagnose et de la thérapeutique.

Ces symptômes seront simplement définis ici, les modifications, qu'ils subissent dans chaque affection, faisant naturellement partie des descriptions nosographiques de celles-ci.

Ces symptômes sont :

1° Le strabisme ;

2° La diplopie ;

3° Des perturbations dans les champs de regard monoculaire et binoculaire ;

4° Des modifications ou la perte de fusion stéréoscopique.

Strabisme. — C'est un symptôme caractérisé *objectivement* par la déviation des yeux de leur position normalement symétrique ; cette asymétrie trouble à un très haut point l'harmonie de la physionomie. *Subjectivement*, il y a strabisme lorsque la ligne visuelle de l'un des yeux ne coupe pas celle de son congénère sur le point de fixation, dans toute l'étendue du champ de regard binoculaire. La définition doit être ainsi complétée, pour être rigoureusement exacte, l'aspect extérieur n'étant pas suffisant à permettre de conclure, dans tous les cas, à l'existence du strabisme.

A première vue on juge, en effet, de la position des yeux par celle du centre de leurs cornées. En général, à peu de chose près, ce point est situé sur l'axe optique de l'œil. Mais on sait que l'œil n'est pas *rigoureusement* un système centré (§ 51); aussi arrive-t-il que la ligne visuelle, qui de la macula se rend au point de fixation, ne coïncide pas avec l'axe optique et fait, en coupant ce dernier, un angle d'ouverture variable. Le plus souvent la valeur angulaire ne dépasse guère 3° ou 4° ; elle peut même être nulle et le sommet de la cornée étant situé sur la ligne de regard, ou très près, la position des yeux est *objectivement fixée* par celle des lignes de regard. Mais que cette valeur s'accroisse et aussitôt le centre de la cornée paraît déplacé et les yeux en strabisme.

Les yeux sembleront déviés du côté de la tempe ou du nez, c'est-à-dire en dehors ou en dedans par rapport au plan médian, si la ligne visuelle occupe une situation interne ou externe par rapport à l'axe optique supposé passer par le sommet de la cornée. Dans le premier cas l'angle α est positif (+), dans le second, négatif (—). L'angle α peut également être supérieur ou inférieur.

Il n'est pas rare de trouver un angle α positif d'assez grande ouverture pour faire supposer un strabisme divergent, qui n'existe pas, puisqu'en réalité les lignes de regard se coupent bien sur le point de fixation et que seuls les axes cornéens sont divergents.

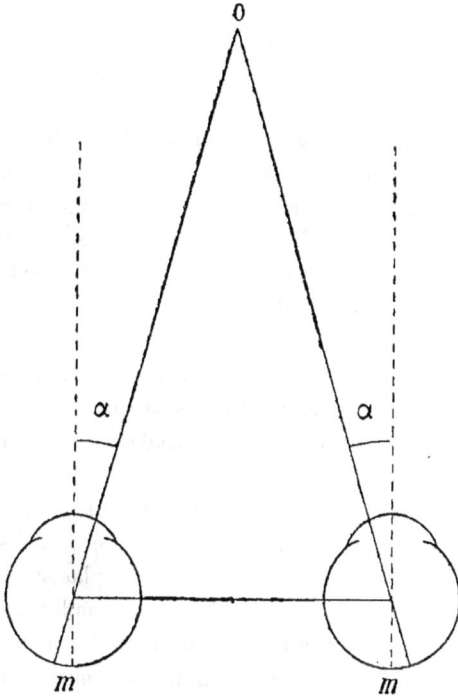

FIG. 204.

On désigne cet état sous le nom de *strabisme faux apparent*. Il est divergent lorsque l'angle α est positif ; et convergent, si cet angle est négatif, conditions qui se trouvent assez souvent réalisées, la première dans l'hypermétropie, la seconde dans la myopie.

C'est un phénomène objectivement très frappant que le *strabisme* ; aussi échappe-t-il rarement aux patients ou à leur entourage. Le terme *strabisme* désigne essentiellement la déviation anormale de l'œil, la fausse position prise par la ligne de regard. Mais son importance symptomatique est telle que les nosographes, en l'associant à divers qualificatifs, en font usage volontiers comme d'un *terme générique*, lorsqu'ils veulent désigner de véritables entités morbides et non plus exclusivement un symptôme. On dit strabisme *paralytique*, *latent*, etc., au lieu de paralysie de tel muscle de l'œil, asthénopie musculaire, etc.

En dehors des strabismes par lésions intéressant la musculature des deux yeux (*lésions des centres des mouvements latéraux associés*), la déviation est *unilatérale*; car, bien qu'il ne soit pas rare de voir le même sujet loucher tantôt de l'œil gauche et tantôt du droit, l'un des deux yeux peut en général être dirigé sur le point de fixation.

Suivant que le sommet de la cornée est anormalement dévié en dehors ou en dedans, en haut, en bas ou dans une direction oblique, le strabisme est *divergent* ou *convergent*, *sus-vergent*, *sous-vergent* ou enfin *oblique*. Les expressions strabismes externe, interne, supérieur, inférieur, sont indifféremment employées comme synonymes des précédentes.

On reconnaît si un œil est ou non vraiment strabique, en invitant le sujet examiné à fixer avec l'œil supposé *non dévié*, un point situé à petite distance (30 centimètres environ) dans le plan médian, tandis que l'observateur cache l'autre œil avec un écran ou simplement la main. Après s'être assuré que le malade dirige l'œil resté découvert sur le point, l'extrémité de l'index de la main droite de l'observateur par exemple, rapidement on enlève l'écran, pour le placer en avant de l'œil non caché. Au moment précis où l'écran est déplacé, si l'œil caché n'est pas dirigé sur le point de fixation, s'il est bien réellement dévié, l'observateur le voit opérer un mouvement de *redressement* pour se diriger vers le point de fixation. Le mouvement de restitution aura lieu soit du côté de la tempe, soit vers le nez, en haut ou en bas, selon qu'il s'agira d'un strabisme convergent ou divergent, supérieur ou inférieur.

Un verre dépoli, à travers lequel on peut juger des mouvements de l'œil placé derrière, constitue un écran fort commode.

La déviation de l'œil caché, que l'on apprécie par l'amplitude du mouvement qu'il fait pour diriger sa ligne de regard sur l'objet désigné, se nomme *déviation primaire*.

En découvrant ensuite l'œil supposé en position d'équilibre, pour clore de nouveau l'œil dévié, on constate ou que l'œil *non dévié* subit un mouvement de redressement de même étendue que celui de l'œil dévié ou, au contraire, beaucoup plus considérable. Dans ce dernier cas, la déviation prend le nom de *secondaire*. Elle est un symptôme *différentiel* important entre les strabismes paralytiques et concomitants.

Au cours de cette épreuve, si les yeux, tour à tour couverts et découverts à l'aide de l'écran, restent en fixation sur le point désigné, on conclut à l'absence de strabisme et, alors que le sujet semble loucher, il s'agit simplement d'un strabisme faux apparent.

Quand, au contraire, il existe vraiment du strabisme, il reste encore à spécifier *quel est l'œil strabique, le sens et l'étendue* de la déviation, enfin diagnostiquer la *raison étiologique*. En observant le sens du mouvement de redressement vers le point de fixation, il est aisé de reconnaître si le strabisme est convergent, divergent, etc. et d'apprécier *grosso modo* l'étendue de la déviation. En invitant le patient à suivre l'objet de fixation, promené dans l'étendue du champ de regard, par exemple le doigt de l'observateur porté en haut, en bas, à droite, à gauche, obliquement, certains mouvements de l'œil paraissent anormalement limités. On en déduit quel est l'œil strabique, quels sont les muscles ou groupe musculaire atteints.

Ces procédés doivent être contrôlés par des investigations plus précises.

Les mouvements de l'œil étant des rotations autour d'un point fixe, pour apprécier l'étendue des déviations strabiques, il faut procéder comme chaque fois où l'on désire constater les déplacements d'une sphère mobile autour d'un point, à la mesure de l'*angle de la déviation*. Cet angle se calcule par le nombre de degrés de l'arc de cercle qui sous-tend l'angle au centre, formé par l'axe passant par un point de repère et l'axe passant par le point de la surface sphérique dont on veut connaître le déplacement. Au lieu de mesurer l'arc de cercle, il revient au même de mesurer la tangente de cet arc.

Dans la figure 205, l'œil N est normalement dirigé sur le point de fixation F, l'œil gauche D est dévié en dehors. Le rayon lumineux Fm tombe sur la macula m de l'œil non dévié N ; sa direction représente celle de la ligne de regard. Le rayon F C parti de F sous le même angle, fait son image en C, en dehors de la macula m' de l'œil dévié D. La ligne de regard de cet œil, qui passe par le centre de rotation et la macula, a la direction ym'. Si l'œil dévié D était en position normale, sa macula serait en C et sa ligne visuelle deviendrait F C. Cet œil est donc dévié de l'angle y R F.

Cet angle est l'*angle du strabisme* et se définit : l'angle formé par la ligne de regard de l'œil dévié, avec la direction que cette ligne devrait avoir pour couper la ligne de regard de son congénère sur le point de fixation.

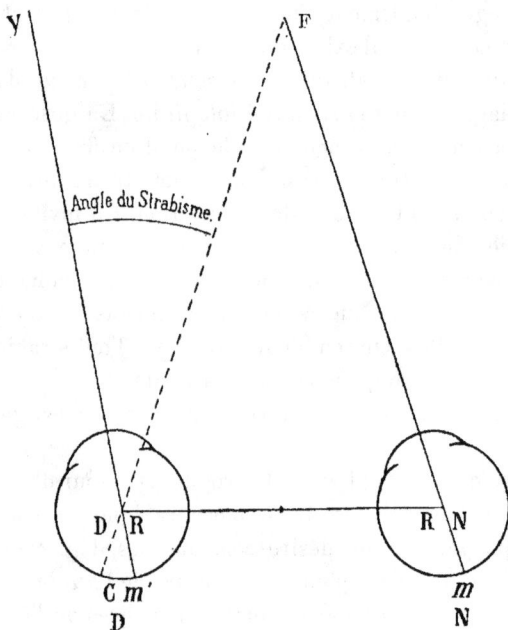

FIG. 205.

Pour déterminer le nombre de degrés, compris dans l'ouverture de l'angle du strabisme, on emploie le périmètre. On fait placer la tête de la personne à examiner sur la mentonnière de façon à ce que l'œil strabique coïncide avec le centre de la sphère dont l'arc de l'instrument représente un des méridiens. Le sujet est invité à fixer un point placé au loin sur le prolongement de l'axe du périmètre passant par le sommet. Avec une bougie que l'on promène à la face interne de l'arc périmétrique, du sommet à la périphérie, on cherche à obtenir au centre de la cornée de l'œil dévié, ou mieux au centre de la pupille plus facile à déterminer, l'image de la flamme. Cette image est située sur l'axe optique passant par le centre pupillaire ; la direction de cet axe est donnée par la ligne qui joint l'image pupillaire à la division périmétrique au-devant de laquelle est disposée la flamme. Comme la position de cet axe diffère peu de celle de la ligne de regard, sa détermination indique la direction de celle-ci. La lecture de l'arc périmétrique compris entre le sommet de l'instrument, par où devrait passer la ligne de regard si l'œil était bien dirigé, et le point où se trouve la bougie par où elle passe en réalité, indique l'ouverture de l'angle du strabisme.

Cette appréciation *objective* du strabisme contient une petite cause d'erreur tenant à ce que l'axe optique, passant par le centre de la pupille, fait avec la ligne de regard un angle. Selon que cet angle est positif ou négatif, il augmente ou diminue la grandeur apparente de l'angle du strabisme ; aussi, pour un strabisme convergent, par exemple, faut-il, pour avoir la valeur réelle de la déviation, retrancher de la mensuration périmétrique la mesure de l'angle α s'il est positif ; l'ajouter, dans le cas contraire.

Le périmètre donne du reste facilement la grandeur de cet angle : le sujet recouvre à l'aide de sa main l'œil qui n'est pas au centre du périmètre et fixe avec l'autre le sommet du périmètre, représenté par son pivot. On amène de nouveau l'image cornéenne de la bougie au centre pupillaire. La direction de la ligne visuelle est donnée par la droite qui de la macula se rend au point de fixation (pivot), celle de l'axe optique par la ligne qui joint l'image pupillaire à la flamme ; la division périmétrique comprise entre les deux donne l'angle α.

Au cas où l'œil strabique (paralysie, amaurose) ne pourrait diriger sa ligne visuelle sur le sommet du périmètre, on utiliserait pour cette mensuration, l'autre œil, disposé alors au centre du périmètre ; ou bien on choisirait un autre point de fixation que le sommet périmétrique.

Avant de procéder à la mensuration de l'angle du strabisme, il faut soigneusement orienter l'instrument en alignant sur une même ligne droite l'objet de fixation, le sommet (pivot) et le centre du périmètre. Il est avantageux de suivre l'image de la flamme en visant au-dessous du cercle périmétrique, qui abrite l'œil de l'observateur, et en se plaçant bien en face de la flamme. Au cas de déviation latérale, l'arc périmétrique est disposé horizontalement ; verticalement, pour les strabismes en hauteur. S'il s'agit de déviations obliques, elles seront mesurées en plaçant l'arc dans la direction correspondante au sens du strabisme, ou mieux on prendra l'angle de déviation horizontale et verticale, dont la direction oblique représente la composante.

Lorsque l'œil est tellement dévié que le centre de la cornée est invisible, lorsque par exemple le nez de l'examiné fait écran, on

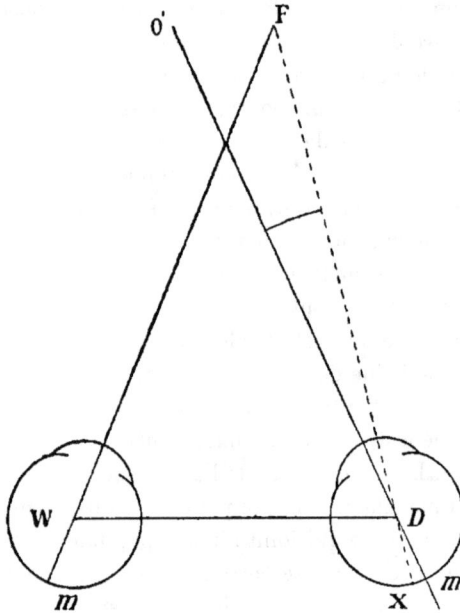

Fig. 206.

détermine l'angle du strabisme en prenant un autre point que le sommet cornéen. Le bord péri-cornéen sert de point de repère ; en ajoutant ou retranchant de l'angle du strabisme, l'écart angulaire que fait l'axe passant par le point choisi et l'axe sur lequel se trouve le centre cornéen, on obtient la mesure exacte de déviation.

Il faut également tenir compte de la position du plan de regard : l'écartement normal du sommet des méridiens verticaux de la cornée, lorsque le regard se porte en haut, le rapprochement de leur pied, lorsque le regard se dirige en bas ou converge, modifient l'aspect du strabisme et l'angle de la déviation.

Perturbations dans les champs de regard monoculaires et binocu-

laires. — Ces perturbations consistent en des *limitations*, plus ou moins grandes, dans le sens de l'excursion des muscles dont les fonctions sont troublées.

Ces limitations déterminent le rapetissement en encoche des limites périphériques du champ du regard, ou encore le déplacement en totalité du champ de regard de l'œil dévié, dont les mouvements sont alors anormalement plus étendus dans une direction et diminués d'autant dans la sphère d'action du muscle antagoniste.

L'étendue normale des excursions oculaires se limite à :

> 45° en dehors ;
> 47° en dehors et en bas ;
> 50° en bas ;
> 38° en bas et en dedans (saillie nasale) ;
> 45° en dedans ;
> 45° en dedans et en haut ;
> 43° en haut (saillie du sourcil) ;
> 47° en haut et en dehors.

Ces chiffres n'ont d'autre valeur que celle d'une moyenne, variable avec le plus ou moins d'enfoncement de l'œil dans l'orbite, l'état d'amétropie, etc. C'est pourquoi il est avantageux de pouvoir, chez un même sujet, comparer l'examen de deux champs de regard monoculaire, lorsque l'un des yeux jouit de l'amplitude normale de ses mouvements.

Les limitations et les déplacements du champ de regard s'apprécient à l'aide du périmètre *objectivement* ou *subjectivement*. Objectivement, l'œil placé au centre du périmètre, comme pour mesurer l'angle du strabisme, le sujet est invité à tourner aussi loin qu'il le peut son œil en dehors, en dedans, en haut et en bas, etc. Une flamme, promenée concentriquement à la surface interne du périmètre, permet de juger de la position de la ligne visuelle dans les mouvements extrêmes d'adduction, d'abduction, etc., dont l'amplitude se lit sur la division en degrés de l'appareil.

Dans l'examen *subjectif*, on promène des caractères d'imprimerie sur la concavité du périmètre, en engageant le malade à les reconnaître ; les limites extrêmes des rotations où il peut encore lire sont celles de son champ de regard. La méthode subjective, chaque fois où elle est praticable, doit être préférée à l'examen objectif, parce il n'y a pas à tenir compte de l'angle α et qu'elle est de plus grande exactitude dans les résultats qu'elle fournit. L'observation démontre que le champ subjectif est toujours, de quelques degrés, *moindre* que le champ objectif.

Durant l'examen, la tête du sujet doit être minutieusement maintenue sur la mentonnière par un aide, qui s'oppose à tout mouvement capable de fausser les indications métriques. Il est même bon, pour obtenir une immobilisation plus parfaite, de faire mordre le patient dans une plaquette de bois tendre fixée à la mentonnière du périmètre.

Sans ces précautions, des limitations de minime étendue, telles celles que l'on observe dans les parésies légères, passent facilement inaperçues.

Dans l'examen subjectif, les mots présentés doivent être de courte dimension et composés de caractères dont la grandeur correspond à l'acuité visuelle de l'examiné. Avec ces précautions, l'étendue de l'image rétinienne ne dépasse pas la surface maculaire et l'œil n'est pas tenu à de grandes oscillations pour lire. Des mots sont préférables à des caractères isolés ; il faut de temps à autre les substituer les uns aux autres, pourvu qu'ils soient de même dimension, afin de déjouer toute supercherie. Les testypes sont promenés à l'aide d'une pince ou dans un curseur.

La reproduction graphique du champ de regard se fait sur les mêmes schémas que ceux du champ visuel.

La partie de l'espace dont chaque point peut être fixée binoculairement représente le *champ visuel binoculaire*. Son étendue répond à la somme des deux champs monoculaires, dont les parties communes (internes) sont superposées. Les limites sont atteintes aussitôt que survient de la diplopie (vision double de l'objet de fixation) par suite de la dissociation de la vision binoculaire qui se produit à la fin des excursions extrêmes des yeux.

On détermine ces limites en plaçant le sujet à examiner, la tête en position primaire, au centre d'une sphère de 2 ou 3 mètres de rayon ; ou mieux en face du plan tangent au sommet de cette sphère. Celui-ci peut être figuré par la paroi de l'appartement, où a lieu l'examen, sur laquelle sont inscrites des divisions correspondantes à la grandeur des tangentes des angles au centre, de 5° à 5°, dans les méridiens verticaux, horizontaux et obliques de la sphère. Ces divisions tangen tielles se trouvent dans toutes les tables trigonométriques ; pour un rayon de trois mètres elles sont :

Angle de	5°.............	26	centimètres.
—	10°.............	53	—
—	15°.............	80	—
—	20°.............	1.09	—
—	25°.............	1.40	—
—	30°.............	1.73	—
—	35°.............	2.10	—
—	40°.............	2.51	—
—	45°.............	3.00	—

La tête du sujet étant tenue immobile, on promène une flamme de bougie au-devant de ces divisions, en s'éloignant du centre dans une direction quelconque jusqu'au moment où le sujet voit la flamme double. Ce point est la limite du champ de regard pour ce méridien ; on procède de la sorte dans tous les autres.

La perception de la diplopie est facilitée par l'adjonction d'un verre de couleur au-devant de l'un des yeux : il permet au sujet de mieux différencier les deux images rétiniennes de chaque œil au moment précis du dédoublement. Mais le verre présente le léger inconvénient de favoriser la dissociation des mouvements, plus rapidement qu'elle n'a lieu à l'œil nu, et surtout d'entraver la fusion des doubles images. Pour cela il est bon de contrôler le résultat obtenu, par l'examen sans l'aide de verre coloré, si l'intelligence du sujet le permet.

L'examen binoculaire a une grande importance pratique ; grâce à lui, on arrive à déceler des troubles fort légers des mouvements binoculaires associés, troubles que laisse passer inaperçus l'examen monoculaire.

Diplopie. — Deux perceptions visuelles distinctes et simultanées, consécutives à la vue d'un seul objet, qui dès lors semble double, constituent *la diplopie.* Ce signe se montre aussitôt que les yeux sont déviés de leur situation d'équilibre binoculaire, par abolition ou amoindrissement des fonctions des muscles moteurs ou par déviation en totalité du globe oculaire. Dans les deux cas, l'image de l'objet de fixation se peint sur la macula de l'œil non dévié, alors que dans l'œil dévié elle impressionne une partie de la rétine *autre* que la macula. Or chaque hémisphère de la rétine assure dans le cerveau la perception des objets, situés dans la portion du champ visuel qui lui est opposée; le sensorium les extériorise dans la même direction. Aussi lorsque l'image rétinienne se fait pour les yeux en deux points non correspondants, l'œil en position vicieuse projette inconsciemment et *faussement* dans la partie opposée de son champ visuel l'image de l'objet, alors que la macula de l'œil normal le voit dans la position qu'il occupe réellement : d'où la double perception visuelle du même objet. L'image correspondante à l'œil dévié est dite *fausse;* celle de l'autre œil, *vraie.*

Dans les cas de déviation en haut l'image, se faisant sur l'hémisphère supérieur de la rétine, est projetée en bas; dans celle inverse, la fausse image est située plus haut que la vraie; dans la convergence elle reste du même côté du plan médian que l'œil dévié, on la dit *homonyme;* dans le strabisme divergent elle est *croisée,* parce que la fausse image occupe le côté opposé à l'œil par rapport au plan médian.

Dans la figure 207, l'œil dévié D reçoit l'image de F en x, en dehors de sa macula, sur l'hémisphère externe; elle est projetée dans la direction x K.

En effet si l'on suppose l'œil D redressé, sa macula m' vient occuper la position de x et sa ligne visuelle m K vient coïncider avec la directrice F x. Mais ce mouvement de redressement, qui fait cesser la diplopie, a amené les éléments rétiniens du point x en x' et la ligne x F qui a tourné de la même quantité que $m'x$, occupe la position x K'; c'est donc bien en ce point K' qu'apparaissait à l'œil dévié le point F, puisque le cerveau juge de la position de l'objet par l'impression fausse que lui fournit l'image.

Mais l'inspection de la figure montre également que les deux arcs $m'x$ et x x' étant égaux, les deux angles x'R'$x$et x R' m', qu'ils sous-tendent, sont par suite égaux. Les angles KRF et FRK, qui leur sont opposés au sommet, sont également égaux entre eux. L'angle du strabisme est KRF, c'est-à-dire égal à l'écart angulaire FRK' de la diplopie. La ligne RF est donc bissectrice de l'angle R dans le triangle K'RK et les deux portions FK' et FK, qu'elle détermine sur la base K'K, sont égales entre elles. L'angle de la diplopie, c'est-à-dire celui de la déviation, peut donc être apprécié par l'écart linéaire FK' entre les deux images. Cet écart représente justement la tangente trigonométrique de ces angles. On le mesure à l'aide de la projection des tangentes de la calotte sphérique du champ de regard binoculaire dont il a été parlé (page 363).

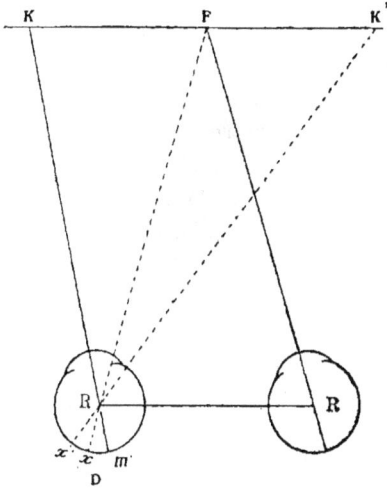

Fig. 207.

Mais on peut encore procéder, au moyen *de prismes* en verre, à l'appréciation de l'angle de la déviation. On se rappelle que les rayons lumineux qui traversent un prisme sont déviés vers sa base. On peut donc à l'aide de prismes, choisis par tâtonnement et convenablement orientés, dévier la trajectoire des rayons en provenance du point fixé et les diriger vers la macula de l'œil strabique, ce qui fera cesser la diplopie. Le numéro du prisme dioptre qui neutralise la diplopie mesure l'angle de la déviation.

Ce mode d'estimation de l'angle de la déviation oculaire donne une valeur un peu inférieure à celle fournie par les procédés sus-mentionnés. Ceci tient à ce qu'au moment, où les doubles images sont rapprochées par le prisme tout près de leur point de fusion, cette dernière se fait par un surcroît de dépense musculaire, qui ne pourrait peut-être pas être *soutenue*, mais qui momentanément fait disparaître la diplopie par l'effort inconscient que fournit le patient pour se débarrasser d'un symptôme si gênant.

On se rappellera, comme moyen mnémotechnique, que le prisme

correcteur déviant les rayons lumineux vers sa base, son sommet doit être dirigé dans le sens de la déviation oculaire : strabisme externe, sommet *temporal*; strabisme interne, sommet *nasal*; strabisme en haut, sommet *frontal*, etc.

Chaque fois que les déviations oculaires sont accompagnées de diplopie, celle-ci sert à contrôler subjectivement le résultat de l'examen objectif fourni par le périmètre. L'expression des deux valeurs angulaires diffère seulement entre elles de l'angle α.

La fausse image se différencie de la vraie, en ce qu'elle est moins nette, moins lumineuse, puisqu'elle impressionne des parties de la rétine moins sensibles que la macula. Pour rendre sa perception plus facile, il est bon de disposer au-devant de l'un des yeux — généralement celui qui n'est pas dévié, à moins que son acuité ne soit déjà inférieure à celle de l'œil strabique — un verre de couleur.

Il importe aussi de vérifier fréquemment avec lequel des yeux fixe le diplopique, pour pouvoir contrôler ses réponses ; car il lui arrive très fréquemment d'interpréter très faussement la situation des doubles images, parce qu'il modifie à chaque instant sa fixation.

Parfois, dans les très petites déviations, l'écart entre les deux images est si minime que la diplopie n'apparaît que dans certains mouvements associés, bien qu'elle existe en position primaire. Mais le malade, tant il a horreur de la vision double, arrive à la neutraliser dans cette position par de pénibles efforts musculaires ou par une faible rotation compensatrice de la tête. L'*emploi* du verre rouge, l'*occlusion alternative* d'un œil, puis de l'autre suffisent à la faire apparaître. Mais plus certain est l'emploi d'un prisme, de 10° à 15°, placé verticalement au-devant de l'un des yeux. Ce prisme produit de la diplopie en hauteur. Cette dissociation de la vision binoculaire diminue, dans le plan horizontal, la tendance naturelle au fusionnement et, pour peu qu'il existe un léger trouble fonctionnel, il apparaît au patient deux images faiblement écartées l'une de l'autre, indice de la diplopie *latente* en position primaire.

L'écart entre les doubles images augmente, lorsque la tête restant immobile, l'objet de fixation se déplace du côté opposé à la déviation. Qu'elles tiennent, en effet, à un déplacement du globe oculaire, produit par une tumeur par exemple, ou par un affaiblissement fonctionnel du muscle agissant dans cette direction, la diplopie s'accroît dans le premier cas parce que l'obstacle mécanique vient rapidement s'opposer à la rotation de l'œil dévié qui ne peut accompagner les mouvements de l'œil sain; dans le second, parce que l'influx nerveux a une bien plus grande action sur le muscle de l'œil non dévié que sur son congénère affaibli, lequel ne peut fournir une contraction suffisante pour assurer la synergie et la simultanéité de la rotation binoculaire.

La direction de la fausse image est généralement *inclinée* sur celle de l'image non déviée. Cette inclinaison tient à l'action des muscles qui impriment à l'œil un mouvement de rotation autour de son axe antéro-postérieur. La puissance de ces muscles, n'étant plus contrebalancée par la tonicité de leurs antagonistes ou les contractions de leurs auxiliaires, entraîne en position oblique le méridien vertical de l'œil dévié. Selon le muscle défaillant et le sens dans lequel l'œil est entraîné par les muscles sains, le méridien s'incline en dehors ou en dedans et la fausse image est nécessairement projetée obliquement par manque d'interprétation du sensorium. Sa direction aide à reconnaître le muscle impotent et surtout à le différencier d'un auxiliaire adducteur ou abducteur comme lui.

En somme, l'inclinaison de la fausse image indique l'incapacité motrice des muscles qui, agissant isolément, ne peuvent entraîner l'œil autour d'un axe de Listing, tels les obliques, les droits supérieurs et inférieurs. Elle peut faire défaut en position primaire et apparaître dans les déplacements du point de fixation. C'est ainsi que dans les paralysies des droits internes et externes, elle devient manifeste lors de mouvements plus complexes lorsque, par exemple, le plan de regard s'élève ou s'abaisse, mouvements normalement accompagnés dans le premier cas de l'écart du sommet des méridiens verticaux, dans le second de leur rapprochement.

La diplopie est un symptôme *transitoire* qui disparaît, dans un laps de temps plus ou moins long, alors que persistent encore les conditions qui l'ont engendrée. Sa disparition tient à ce que le cerveau apprend petit à petit à faire abstraction de l'image de l'œil dévié pour utiliser seule l'image vraie. Cet état porte le nom de *neutralisation rétinienne* de l'œil strabique; toutes choses égales d'ailleurs, la neutralisation rétinienne apparaît d'autant plus tôt que l'image fausse occupe un point plus excentrique de la rétine, où elle détermine des sensations bien moins vives.

L'apparition de la diplopie, alors surtout qu'elle a lieu brusquement, entraîne des troubles, décrits sous le nom de *vertiges oculaires*, fort pénibles pour ceux qui en sont atteints.

Ces sensations vertigineuses, qui s'accompagnent assez fréquemment de céphalées, de céphalalgies et même de vomissements, sont dues à la confusion visuelle consécutive au déplacement du champ de regard. Il existe concomitamment une *gêne dans l'orientation*, surtout manifeste dans le champ d'action des muscles dont les fonctions sont altérées. Le sujet prié de gagner rapidement un point désigné, s'il est atteint de diplopie homonyme par déviation convergente de l'œil droit par exemple, se dirigera toujours trop à droite du but. Arrivé à une courte distance on le voit, s'apercevant de son illusion, rectifier par un mouvement brusque sa direction. Il va sans dire que l'œil non dévié doit rester clos.

Fausse diplopie. — Il faut nettement différencier de la diplopie binoculaire, la diplopie *fausse* ou *monoculaire* qui se manifeste alors que l'œil qui en est atteint est seul ouvert.

Elle s'observe dans certaines affections déterminant des troubles dans les milieux dioptriques. Ainsi la présence d'opacités, intermédiaires à des parties restées transparentes, suffit à occasionner la formation d'images rétiniennes *multiples* pour un seul point lumineux, par division du faisceau incident ; on dit alors qu'il y a *polyopie*.

Des ouvertures anormales dans le diaphragme irien mais non continues avec la pupille, des brides pupillaires, des anomalies congénitales déterminent également la fausse diplopie. Enfin, elle s'observe aussi après guérison chirurgicale de déviations oculaires anciennes. La persistance de l'excitation rétinienne par la fausse image finit par développer un lieu de plus grande sensibilité, *néo-macula*. Sans atteindre à l'excessive sensibilité des éléments maculaires, cette néo-macula engendre la diplopie après que l'œil a été ramené en sa position normale. Chez les opérés de strabisme on peut même voir temporairement de la *triplopie ;* l'œil sain possède son image normale et l'œil dévié n'ayant pas encore définitivement retrouvé sa position d'équilibre binoculaire, projette deux images correspondant à ses deux maculas.

Les hystériques accusent fréquemment aussi de la fausse diplopie, très vraisemblablement à localisation cérébrale.

Perturbations de la fusion stéréoscopique. — Elles consistent en des *limitations* plus ou moins étendues dans le champ de fusion binoculaire ou en une *abolition* complète de la faculté de fusionner.

La caractéristique du fonctionnement normal de fusion stéréoscopique est la possibilité de la *perception du relief*, c'est-à-dire de la faculté d'appréciation de la distance absolue et relative des différents points du champ binoculaire, depuis le punctum remotum jusqu'au punctum proximum de convergence. Mais il arrive que la vision binoculaire ne puisse avoir lieu que par un certain degré de convergence ou de divergence des lignes de regard, d'où *limitation* correspondante du parcours de la fusion stéréoscopique. Ainsi des strabiques convergents, auxquels il est impossible de fusionner dans le parallélisme des lignes de regard, y arrivent parfaitement dans certaines positions convergentes de leur œil.

A l'aide du stéréoscope (page 352), on peut apprécier dans quelle étendue la vision binoculaire est possible, déterminer en un mot les positions de son punctum remotum et proximum et en déduire, si elle existe, la limitation de son parcours. Pour cela, il suffit de chercher les positions extrêmes de rapprochement et d'éloignement des mires compatibles avec la possibilité de fusion. La plaque porte-mire possède sur la face opposée à l'observateur, une échelle indiquant en angles métriques les rotations des yeux. Une simple lecture permet de juger aussitôt de l'étendue du domaine de vision binoculaire. Une seconde échelle placée au-dessous de la précédente donne la grandeur tangentielle des angles du strabisme de 5° en 5°.

On sait qu'à chaque dioptrie d'accommodation correspond un effort convergent de même valeur en angle métrique. Il est donc de toute nécessité, si l'on désire apprécier exclusivement le pouvoir de convergence dans l'acte de fusionnement, d'exclure entièrement l'influence de l'accommodation. Pour cela, il faut armer les œilletons de l'instrument de verres qui relâchent l'accommodation du sujet pour le fond de l'instrument, tout en l'adaptant à la vision nette. La profondeur du stéréoscope étant de 16,5 centimètres, l'emmétrope regardera à travers un verre de 6 dioptries, dont la distance focale est de même chiffre que la profondeur de l'instrument. Si le sujet est amétrope, il faut ajouter à ce verre le nombre de dioptries qui corrigent son amétropie.

La perte complète de fusion procède habituellement du défaut d'excitabilité de la rétine de l'un des yeux par lésions anatomiques, de la neutralisation fonctionnelle ou bien de l'impossibilité absolue d'amener, en aucun endroit du champ de vision binoculaire, les lignes de regard à se couper sur le point de fixation ou seulement en parallélisme (strabisme divergent).

§ 102. — **Insuffisance de convergence**. — Ce trouble de vision binoculaire consiste dans l'impossibilité de prolonger la fixation sur un point placé à courte distance, telle par exemple, celle du travail rapproché (lecture, couture, etc.).

Qu'elle soit symptomatique de lésions des muscles extrinsèques, des conducteurs qui relient ceux-ci aux centres des mouvements oculaires associés ou de ces centres eux-mêmes, l'*insuffisance de convergence* se révèle par des manifestations objectives minimes mais d'une importance subjective beaucoup plus considérable.

C'est qu'en effet, les patients peuvent fixer temporairement les objets qui les environnent sans que l'équilibre normal de leurs lignes de regard soit en rien troublé. Mais aussitôt qu'ils sont dans l'obligation de *prolonger* la fixation de points rapprochés, leurs lignes de regard se décroisent plus ou moins vite. Alors pour peu que l'application soit continue, l'effort qu'ils font instinctivement pour éviter la diplopie, qui tend à survenir et à troubler la netteté de leur vision, détermine rapidement un pénible sentiment de fatigue. Celle-ci se localise aux yeux et s'accompagne fréquemment, dans le front ou les tempes, de douleurs généralement obtuses et gravatives, parfois fort vives ou bien même migraineuses.

En même temps la vision devient indistincte, les objets se dédoublent ; chacun des deux champs de regard semble se déplacer en sens inverse de l'autre ou empiéter sur lui, suivant le sens dans lequel l'œil se dévie.

Le changement de fixation et surtout le repos dissipent ces symptômes. Mais ils réapparaissent avec la reprise de l'occupation et deviennent d'autant plus violents que le sujet s'efforce de les surmonter. Ils peuvent atteindre un tel degré d'intensité que tout travail appliqué en devient impossible.

Cet ensemble symptomatique porte le nom d'asthénopie (ασθενής

faible, ὠψ œil). Comme l'insuffisance d'accommodation occasionne
aussi de l'asthénopie accommodative, on désigne sous le nom de *musculaire* celle produite par l'insuffisance de convergence.

Leurs caractères différentiels sont les suivants : dans l'asthénopie
musculaire, le repos a une action moins rapidement et moins sûrement sédative ; les douleurs sont plus intenses; elles se localisent
aux deux yeux; volontiers le patient prend l'habitude de fermer un
de ses yeux afin de se reposer ainsi de l'effort continuel qu'il fait
pour exclure la fausse image.

Les portions positives et négatives de la convergence, peuvent
être toutes les deux frappées d'insuffisance. Dans le premier cas, on dit
qu'il y a asthénopie par insuffisance des muscles *droits internes*;
dans le second, des *droits externes*.

A un examen objectif sommaire, l'existence de l'insuffisance de
convergence passe facilement inaperçue. Cependant avec un peu
d'attention cette erreur est évitable. C'est ainsi que lorsqu'on
engage un sujet atteint d'asthénopie des droits internes, à suivre du
regard un objet que l'on rapproche graduellement sur la ligne
médiane, on perçoit bientôt une certaine lenteur, puis quelque indé-
cision dans la rotation oculaire. Que le mouvement d'approche continue et on verra, au moment où l'objet de fixation atteint ou dépasse
la distance du travail rapproché — 0,30 centimètres environ, —
les yeux abandonner toute tendance à la fixation. L'un d'eux en
général reste dirigé sur l'objet, tandis que l'autre diverge légèrement.

Au cours de cette épreuve, si l'examinateur prend soin d'abriter derrière un écran, ou simplement sa main, l'un des yeux, tandis qu'il
invite le patient à diriger son regard sur l'objet de fixation, l'extrémité de l'index de son autre main, restée libre, en découvrant l'œil
caché, il le voit opérer aussitôt un léger mouvement de redressement
vers le point désigné.

Ce mouvement de redressement a lieu de dedans en dehors ou de
dehors en dedans, selon que les muscles externes ou internes sont
insuffisants. L'amplitude du redressement indique l'effort fourni pour
éviter la diplopie, qui surviendrait si l'œil conservait la situation anormale dans laquelle il s'était placé alors qu'il était exclu de la vision

binoculaire. La raison de la position vicieuse que prend l'œil est la conscience instinctive de *l'inutilité* momentanée de l'effort qu'il fait en d'autres temps.

La position que prend l'œil exclus est une position d'équilibre anormale. On se rappelle que la même expérience n'entraîne aucune déviation chez les personnes à vision binoculaire normale, car la *synergie justement proportionnée* de la musculature de leurs yeux les maintient en position d'équilibre dans toute l'étendue du champ de convergence

L'existence de l'insuffisance de convergence une fois constatée, il reste encore à en apprécier aussi exactement que possible le degré. Déjà la perception de l'étendue du mouvement de redressement de l'œil caché permet une appréciation approximative ; mais celle-ci peut être plus approchée par la méthode de Græfe.

Elle consiste à dissocier la vision binoculaire et à diminuer la tendance naturelle de fusion afin de rendre manifeste la déviation anormale ; enfin de mesurer cette dernière. On dispose verticalement au-devant de l'un des yeux un prisme d'environ 10°. Il se produit aussitôt de la diplopie en hauteur ; mais les deux images restent au-dessus l'une de l'autre sur la même verticale si la vision binoculaire est normale. Si au contraire il existe de l'insuffisance de convergence, l'une d'elles se porte à droite ou à gauche de l'autre.

Ainsi l'insuffisance des droits externes occasionnera de la diplopie homonyme ; celle des droits internes de la diplopie croisée. Ici le prisme comme l'écran a aboli la tendance instinctive du sujet à éviter la diplopie latérale.

On cherche alors à ramener les deux images l'une au-dessous de l'autre, en plaçant horizontalement soit au-devant du prisme vertical, soit au-devant de l'autre œil, des prismes de plus en plus élevés, le sommet en dehors si les muscles internes sont insuffisants, en dedans s'il s'agit des externes.

Le numéro du prisme qui neutralise la diplopie latérale mesure l'amplitude de la déviation.

Il faut répéter cette mensuration pour un point situé à l'infini (flamme de bougie à 5 mètres), puis pour une distance plus rapprochée (0,25 centimètres), afin de connaître ce qu'est l'insuffisance dans ces positions extrêmes.

Dans le but de faciliter les réponses du patient, on lui présente comme objet de fixation rapproché, un point noir traversé en son milieu par une ligne verticale. Cette disposition lui permet de bien préciser, qu'en outre du dédoublement en hauteur, les deux points ne se trouvent plus sur la même ligne. L'écart des deux verticales, alors perçues, mesure l'ouverture de l'angle de la diplopie.

De Græfe, pour atténuer autant que possible les causes d'erreur, a recommandé d'abaisser le point de fixation de façon à le faire coïncider avec la position primaire du plan de regard de la vision rapprochée (page 338).

L'insuffisance de convergence est fréquente chez les amétropes, il faut procéder à son estimation avant

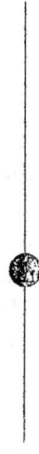

Fig. 208.

et après correction de l'amétropie. Son expression pouvant notablement différer dans ces deux conditions, ainsi que l'examen du diagramme d'amplitude d'accommodation relative (fig. 200) le laisse pressentir.

Une recommandation, qui a son importance, est de placer le prisme bien verticalement au-devant de l'œil ; son obliquité déterminerait entre les images un écart qui n'existe pas en réalité.

Ce procédé apprend l'étendue de la déviation de l'œil ; mais il est entièrement muet sur l'*intensité de l'effort* que fait l'asthénope pour jouir de la fusion binoculaire ; pas plus qu'il ne renseigne sur la quote de travail utile que celui-ci peut fournir. Ce n'est pas tout de neutraliser la diplopie à l'aide d'un prisme, il faudrait encore savoir si la neutralisation persistera, et combien de temps, dans la vision rapprochée.

On a cherché à résoudre cette question en mesurant, au moyen de prismes convenablement orientés (page 343), l'effort musculaire maximum compatible avec la conservation de la fusion binoculaire, dont sont capables les muscles insuffisants ; ou bien en déterminant les positions des punctum proximum et remotum de convergence, en un mot son amplitude, puis en comparant l'expression en angles métriques, ainsi obtenue, aux moyennes normales. Du déficit on conclut au degré de l'insuffisance.

Dans une détermination aussi difficile et aussi délicate, il est bon et même indispensable de contrôler, les uns par les autres, les résultats fournis par les divers procédés (1). Mais même avec leurs données on ne possède pas tous les éléments suffisants pour une appréciation exacte. De la constatation du fait que les muscles sont capables de produire momentanément un effort plus ou moins élevé, on n'est pas en droit de conclure qu'ils pourront soutenir un effort beaucoup moindre, mais prolongé. La donnée qui manque pour résoudre cette question, c'est l'estimation de l'intensité et de la persistance de l'impulsion nerveuse.

L'estimation basée sur la mensuration du pouvoir musculaire constitue une présomption ; elle ne permet que des déductions peu approchées et sujettes à de nombreuses erreurs, ainsi que le démontre l'observation individuelle.

(1) En disposant des trous sténopéiques au-devant des verres qui adaptent l'asthénope, sans intervention de son accommodation, pour le fond du stéréoscope, et en donnant aux mires un écart nécessaire (fig. 201) pour que les lignes de regard, dirigées sur un point distant de 30 centimètres, les traversent à leur centre, la durée du temps pendant laquelle l'asthénope peut fusionner sans interruption et sans fatigue, sert aussi à juger de la façon dont il soutient le travail de près. L'écart à donner aux mires se tire de la comparaison des deux triangles FXX' et FOO' qui donne

$$XX' = \frac{140 \times 65}{300} = 33 \text{ millim.}$$

(VIGNES. Dispositif pour favoriser les exercices stéréoscopiques. *Recueil d'ophtalmologie*, n° de mai 1893, et *Bulletins de la Société française d'ophtalmologie*).

CHAPITRE VIII

Conduite de l'exploration clinique. Physionomie clinique des anomalies de réfraction statique et dynamique. Thérapeutique optique.

§ 103. — **Examen clinique**. — Le diagnostic, en médecine et en chirurgie, gagne en sûreté, précision et rapidité, à suivre une marche méthodique.

Ce principe général reste entièrement vrai en ophtalmologie. Quiconque aura le désir d'être complet, d'éviter les pertes de temps et les erreurs, a le devoir de s'habituer, dès les premiers essais de diagnose ophtalmologique, à procéder méthodiquement. Certains semblent croire que la science du diagnostic se réduit, en ophtalmologie, à savoir contempler le fond d'un œil avec l'ophtalmoscope Singulière conduite et étrange prétention que celle de ces observateurs qui, dès qu'ils se trouvent face à face avec le malade, s'arment d'un miroir pour chercher à trouver la raison de ses plaintes ! Le plus souvent, ils arrivent à fatiguer, à éblouir l'organe et à se mettre dans l'impossibilité de constater l'existence de troubles fonctionnels capables de leur permettre de remonter aux véritables causes. Employé à son heure, au contraire, l'ophtalmoscope constitue un puissant auxiliaire.

La diagnose ophtalmologique n'a pas le but exclusif d'enseigner à reconnaître la nature et l'étendue des altérations anatomiques de l'œil ; elle doit encore apporter son appoint à la séméiologie générale et apprendre à interpréter les signes oculaires dus au retentissement des affections générales de l'économie ou d'autres organes. Aussi, le bagage scientifique de l'ophtalmologiste ne peut-il plus se limiter à la seule étude de la pathologie oculaire. Il comporte en outre des connaissances de médecine générale fort étendues.

Nous avons exposé, dans les précédents chapitres, la technique des méthodes de choix de l'exploration ophtalmologique. Précisons maintenant le moment de leur application, en un mot, essayons de tracer la marche de l'exploration clinique.

Tout d'abord l'observateur établit l'*anamnèse* et, pour ne pas se laisser entraîner par les excès de langage si habituels aux malades, dirige le récit en ayant soin d'appuyer sur les points utiles au diagnostic. Il est bien rare que, dès le début de l'entretien, il n'ait pas à retenir l'existence de troubles visuels, *métamorphopsie, scotome,* etc., dont la connaissance peut lui être du plus grand secours.

Il tiendra compte de l'influence de l'âge, du sexe, de la race, des professions, des conditions sociales, du début et du mode d'invasion de l'affection, des symptômes qui ont précédé son apparition.

Tout en pratiquant l'interrogatoire, il procède à l'inspection générale et à distance du patient ; il relève les changements de forme, de coloration, de rapport survenus dans l'œil ou ses annexes ; il cherche à apprécier par l'aspect général, l'état de santé générale ; il note soigneusement l'existence de tous les symptômes qu'il peut découvrir, les cicatrices, les éruptions tégumentaires, etc. Les maladies oculaires ne possèdent-elles pas de nombreuses connexions avec la syphilis, le lymphatisme, la tuberculose, les maladies cutanées, les infections, etc. ? Il compare l'aspect, la situation, la motilité réciproque des yeux ; mesure la protrusion, l'exophtalmie, s'il en existe. Il se rend compte de la coloration des sclérotiques et des conjonctives, de leur vascularisation, de la nature et la quantité des sécrétions ; de la coloration de l'iris, de sa motilité, de l'aspect des pupilles ; de la dimension de la fente palpébrale, de la motilité des paupières ; puis il examine de près le bord ciliaire, si souvent le siège d'exulcérations, de croûtelles pathologiques. Vient alors le tour de la conjonctive de la face interne des paupières et des culs-de-sac. Pour voir ces parties il faut les découvrir par ectropionnement des paupières. Rien n'est plus facile que l'éversion de la paupière inférieure et le déplissement de son cul-de-sac à cette fin. La face palmaire du pouce droit est appliquée sur la face externe de la paupière et l'explorateur se borne à attirer la paupière en bas, tandis qu'il invite le malade à diriger le regard en haut ; les doigts et les paupières seront soigneusement asséchés pour que l'humidité, en favorisant le glissement des parties les unes sur les autres, ne vienne mettre obstacle à la manœuvre. L'ectropionnement de la paupière supérieure réclame, à cause de la hauteur et de la rigidité du tarse, un petit tour de main. Après s'être assuré que le malade dirige l'œil en bas, on saisit délicatement les cils ou le bord libre de la paupière supérieure entre le pouce et l'index d'une main, pendant qu'avec les doigts restés libres on imprime, en refoulant les tissus du sourcil, une pesée sur le bord supérieur du tarse, de façon à faire basculer le cartilage.

Une fois les culs-de-sac mis à jour, il faut apprécier l'aspect et la coloration de la conjonctive, son plus ou moins de vascularisation, l'état de son revêtement épithélial, le plus ou moins d'égalité de sa surface, l'abondance et la nature des liquides sécrétés.

Ceci fait, en pressant sur le sac lacrymal, de bas en haut de façon à chercher à en évacuer le contenu par l'orifice des canalicules, on reconnaît la nature et la quantité des liquides qui si souvent y sont anormalement retenus.

Avec la détermination de la tension oculaire et de la sensibilité générale de l'œil, prend fin la première partie de l'*examen objectif*.

L'examinateur passe alors à l'*examen subjectif monoculaire*, en commençant par la détermination simultanée de la réfraction et de l'acuité visuelle. Celle du sens lumineux et chromatique, du champ visuel pour le blanc et les couleurs, vient ensuite. On mesure l'accommodation et la presbyopie.

Puis arrive le tour de l'exploration des fonctions binoculaires ; il faut apprécier l'amplitude de convergence, les insuffisances musculaires, le strabisme latent, l'angle α et l'angle du strabisme réel, s'il en existe, la diplopie ; on détermine les champs de regard et on vérifie l'existence de la fusion stéréoscopique.

Enfin, on termine l'examen par l'éclairage de l'œil, d'abord latéral puis avec l'ophtalmoscope. A l'aide du miroir plan peu éclairant, l'explorateur juge de la transparence et de l'homogénéité des milieux ; l'image renversée, avec le grand miroir concave, lui donne une vue d'ensemble. Ceci fait, il prend le petit miroir concave incliné et étudie les détails à l'image droite qui, avec la skiascopie, lui sert encore à vérifier la détermination subjective de la réfraction.

La détermination subjective de la réfraction est un procédé assurément long, surtout chez les astigmates. La skiascopie abrège énormément cette partie de l'examen ; mais les commençants, pour éviter de la fatigue aux patients, feront bien de s'en servir uniquement comme d'un moyen de vérification.

§ 104. — **Physionomie clinique des anomalies de réfraction**. — C'est presqu'une rareté physiologique que l'emmétropie, telle que nous l'avons définie, au point de vue physique. Mais ce serait une erreur d'envisager comme pathologique tout œil dont le foyer principal ne se trouve pas sur la rétine. Il est constant, en effet, que l'existence d'une bonne vision reste compatible avec de légers degrés d'amétropie. Partie des yeux, à vue réputée normale, sont légèrement hypermétropes : ils n'en distinguent pas moins fort bien de près et de loin. L'étendue de la vision nette des myopes est plus limitée, mais les images de diffusion, que reçoit leur rétine, leur sont amplement suffisantes pour reconnaître les objets qui les entourent. De plus, la possibilité de distinguer des détails fort ténus qui échappent aux hypermétropes leur est une compensation. L'aptitude visuelle des myopes à reconnaître de minuscules objets réside dans les dimensions plus étendues de leurs images rétiniennes, par suite de l'allongement de l'axe antéro-postérieur, et conséquemment, de l'éloignement plus notable du second point nodal à la rétine (page 171). Ici donc encore, le défaut optique d'une amétropie légère et n'offrant aucun symptôme de myopie progressive, ne suffit pas à faire considérer l'organe comme morbide. Seules, les amétropies au-dessus de certaines limites constituent, par les perturbations anatomiques et fonctionnelles qui les accompagnent, des infirmités le plus souvent pénibles et parfois graves.

Pour apporter un peu d'ordre dans la description clinique des différents degrés d'amétropies, on les divise en légères, moyennes et fortes. La limite conventionnelle des premières est de trois dioptries, celle des secondes de six, les fortes comprennent toutes celles au-dessus de ce chiffre.

§ 105. — **Hypermétropie**. — L'œil hypermétrope est, au point de vue clinique, un œil dont le développement a été *prématurément arrêté* ou n'est pas encore *terminé*. Aussi l'hypermétropie, habituelle chez les enfants, fait-elle souvent place, avec les progrès de l'âge, à l'emmétropie, parfois même à la myopie.

Rien dans l'habitus extérieur des individus ne révèle son existence, lorsqu'elle est légère ; mais on note, dans les degrés plus élevés, l'aplatissement de la face, la petitesse et l'excessive mobilité des yeux,

des défectuosités visuelles, des symptômes d'asthénopie accommodative et musculaire.

C'est surtout sur le diamètre antéro-postérieur que porte le rapetissement de l'œil. En invitant l'hypermétrope à converger fortement
en dedans, tandis que l'on attire en sens inverse la commissure palpébrale externe, on découvre facilement l'hémisphère postérieur du
globe, et par la courbe accentuée de la région équatoriale, on se rend
compte de la brièveté de l'axe. Les surfaces réfringentes et les parties
antérieures sont assez généralement de mêmes dimensions que chez
l'emmétrope. Cependant, dans les degrés moyens et forts, les mensurations ophtalmométriques ont relevé la moindre étendue de la
surface cornéenne et la diminution de son rayon de courbure.

L'œil hypermétrope présente fréquemment un angle α positif, d'ouverture assez notable pour donner lieu à du strabisme divergent apparent.

La diminution de l'axe antéro-postérieur rend plus mobile l'œil
hypermétrope, en même temps qu'elle augmente l'étendue du champ
de regard. Cependant, dans les hypermétropies fortes, les muscles
extrinsèques sont souvent insuffisamment développés et le peu
de vigueur de leur contraction contre-balance l'aisance qu'apporte à
sa mobilité le faible volume de l'organe.

Le muscle ciliaire, grêle lui aussi, devient souvent insuffisant ;
parfois il présente un développement de ses fibres circulaires d'apparence anormale par rapport aux fibres longitudinales. Cet état du
muscle tient aux efforts d'accommodation auxquels l'hypermétrope est
constamment assujetti.

Dans les cas d'hypermétropie légère, l'acuité visuelle reste aussi
élevée que chez les emmétropes ; mais dans les hypermétropies
fortes, l'appareil nerveux est fréquemment moins sensible ; aussi
arrive-t-il, qu'afin d'exagérer l'étendue de l'image rétinienne, aux
dépens de sa netteté, les hypermétropes rapprochent très près de
l'œil les objets qu'ils veulent voir. ce qui quelquefois les fait prendre,
à première vue, pour des myopes.

Tant que l'hypermétropie est légère, l'adaptation pour le travail
rapproché diffère peu de celle de l'œil emmétrope et, durant la jeunesse, ces yeux possèdent même acuité et même portée. Cependant la
difficulté d'adaptation pour le travail de près et l'impossibilité de le
soutenir, apparaissent plus rapidement que chez l'emmétrope.

L'hypermétrope peut corriger partiellement ou totalement son amétropie par un premier effort d'accommodation, et par un second s'adapter pour le travail de près ; mais la diminution croissante de la réfraction dynamique sous l'influence de l'âge, limite le pouvoir d'adaptation plus vite que chez l'emmétrope, attendu que l'amplitude d'accommodation étant la même chez les deux, l'hypermétrope fait une dépense plus grande, à laquelle l'oblige la correction de sa réfraction statique.

Avec son accommodation, l'hypermétrope corrige, venons-nous de dire, totalement ou partiellement son amétropie. La nécessité continue des contractions du muscle ciliaire, détermine parfois sa contracture. Sous cette influence, partie ou toute l'hypermétropie peut être masquée et passer inaperçue. Afin de déceler la portion de l'hypermétropie *latente*, on a recours à la paralysie mydriatique du muscle ciliaire.

La partie d'hypermétropie, que ne corrige pas le système accommodateur s'appelle hypermétropie *manifeste*. L'hypermétropie *totale*(H^t) représente la somme de l'hypermétropie latente (H^l) et de l'hypermétropie manifeste (H^m).

On conçoit que le surcroît de dépense de réfraction dynamique expose tout particulièrement les hypermétropes à souffrir d'asthénopie accommodative. C'est, en effet, ce qui se passe : l'asthénopie apparaît d'autant plus prématurément que l'amétropie est plus élevée. Se manifestant d'abord dans la vision rapprochée, elle finit quelquefois par se faire sentir dans la fixation d'objets plus éloignés.

Nous savons que tout effort d'accommodation de l'emmétrope s'accompagne d'un même effort de convergence ; mais pour une même distance, l'hypermétrope dépense plus d'accommodation que de convergence. Si son amplitude d'accommodation binoculaire relative est suffisante à faire les frais de cet effort anormal, la vision binoculaire n'est nullement troublée ; mais en dehors de certaines limites, apparaissent des signes d'asthénopie musculaire, par insuffisance des droits internes, et de la diplopie dans la vision de près (§ 102). Donders attribue à l'inégale dépense d'accommodation et de convergence, une bonne part dans la pathogénie du strabisme concomitant convergent : de fait, ces strabiques sont souvent hypermétropes. L'hypermétrope s'habitue peu à peu à exclure l'image d'un de ses deux yeux, préférant sacrifier sa vision binoculaire, afin d'éviter la gêne visuelle que lui cause la diplopie consécutive à l'insuffisance musculaire. Le strabisme, d'abord alternant, devient progressivement permanent.

Presque toujours congénitale, l'hypermétropie axile est quelque-fois acquise, comme il arrive lorsqu'une tumeur rétro- ou intra-bulbaire propulse la rétine. L'hypermétropie de courbure est le plus généralement consécutive à la kératomalacie, aux ulcères de la cornée, au glaucome et principalement aux luxations et à l'ablation du cris-tallin (aphaquie). L'éloignement du cristallin du champ pupillaire diminue d'environ 14 dioptries la puissance de réfringence statique de l'œil, en même temps qu'il supprime tout pouvoir accommodateur. L'hypermétropie par diminution d'indice de réfraction, chez les vieilles personnes, tient à l'augmentation de l'indice de réfraction des couches cristalliniennes périphériques par rapport à celui du noyau ; la réfraction des rayons lumineux à travers le noyau qui, en d'autres temps, constitue une autre surface réfringente limitant un milieu d'indice de réfraction inférieur à celui des couches périphériques, est alors atténuée, parfois même supprimée.

Thérapeutique. — Le traitement de l'hypermétropie est essentiel-lement *palliatif.* Il consiste à adapter, à l'aide de verres convexes, l'œil à la vision éloignée et rapprochée. Cette dernière condition remplie, il faut encore qu'il soit possible à l'œil corrigé de soutenir, sans fatigue, le travail pendant une durée normale. C'est surtout de cette indication que découlent les indications thérapeutiques.

Chez les jeunes sujets, à hypermétropie moyenne, l'accommodation suffit à corriger l'amétropie et à les adapter à la distance du travail rapproché. On comprend qu'il n'est besoin de recourir pour eux à aucun adjuvant artificiel, alors qu'il n'existe aucune fatigue, aucun signe asthénopique, aucune tendance au strabisme. Il semble même logique de laisser l'œil évoluer normalement, puisque nous savons que, durant toute la période du développement organique, il peut devenir emmétrope.

Si l'accommodation est insuffisante pour réaliser à elle seule la correc-tion, on aura recours aux verres convexes. Ceux-ci, on le sait, renfor-cent le système réfringent de l'œil et nous permettent de l'adapter aux distances éloignées et rapprochées. Mais comment procéderons-nous à la correction de l'amétropie? La ligne de conduite à suivre est diffé-rente selon l'âge du sujet, l'état de sa réfraction dynamique, de son acuité visuelle, l'absence ou la présence de troubles concomitants de l'hypermétropie. Lorsque l'hypermétrope possède une amplitude d'accommodation encore élevée et ne présente aucun signe d'asthénopie, il est suffisant de corriger l'hypermétropie manifeste, laissant au système accommodateur le soin de fournir l'augmentation de réfringence exigée par la vision à courte distance. S'il existe, au contraire, des signes asthénopiques, la correction de l'hypermétropie totale s'impose. Alors que l'accommodation devient insuffisante pour l'adaptation et la continuité de l'application du regard rapproché, il est indispensable de prescrire, en outre des verres correcteurs de l'hypermétropie manifeste ou totale, des lentilles qui, jointes à l'amplitude d'accommodation existant, fournissent le chiffre de dioptries réclamé par l'éloignement de l'établi ou du livre. Comme nous l'avons dit à propos de la presbytie, il est généralement bon de choisir, dans ce cas, un verre suffisamment élevé pour laisser inutilisée une portion de la réfraction dynamique.

En tous cas, la moindre tendance au strabisme implique la correction de l'hypermétrophie totale. Après une certaine durée de traitement, la correction strabique restant acquise, on pourra recourir à un verre corrigeant une partie seulement de l'hypermétropie et s'en tenir là si le développement de l'œil ne semble pas encore terminé.

L'œil aphaque, qui ne possède plus aucun pouvoir accommodateur, en plus du verre qui corrige son hypermétropie, a besoin d'un verre pour les diverses distances auxquelles il veut voir nettement.

Dans les hypermétropies élevées, à acuité visuelle défectueuse, la correction à l'aide d'une lentille grossissant quelque peu les images rétiniennes, c'est-à-dire supérieure au numéro réellement correcteur, est parfois pleine d'utilité.

§ 106. — **Myopie.** — L'œil myope, au point de vue clinique, doit être considéré comme *anormalement développé*. Rarement congénitale, la myopie est presque toujours acquise. Elle débute pendant l'enfance et augmente durant l'adolescence et la jeunesse.

On a remarqué chez les personnes atteintes de myopies fortes, acquises ou congénitales, l'allongement antéro-postérieur de la face et de l'orbite ; l'élargissement, parfois considérable, de l'ouverture palpébrale consécutive à l'accroissement anormal du globe. Mais c'est surtout la forme de l'œil qui se modifie par le fait de la myopie. L'axe antéro-postérieur s'allonge, le globe oculaire devient un volumineux ellipsoïde, ainsi que le prouve l'examen de la région équatoriale dont la courbure est infiniment moins accusée que celle des pôles. En règle générale, la convexité de la cornée ne surpasse pas celle des yeux emmétropes.

Fréquemment nul ou négatif, l'angle α offre d'autres fois une ouverture assez élevée pour donner l'illusion du strabisme convergent, *strabisme faux apparent*; ce qui imprime une expression spéciale à la physionomie.

Ces signes, d'observation facile dans les myopies élevées, sont infiniment moins accusés chez les myopes faibles, dont l'aspect diffère peu de celui des emmétropes.

L'allongement de l'axe antéro-postérieur apporte de la gêne aux mouvements de l'œil et limite l'étendue de ses rotations dans l'orbite. Aussi le champ du regard monoculaire est-il parfois moins étendu que chez les emmétropes et surtout les hypermétropes. Au reste, le système musculaire extrinsèque est souvent affaibli ; cet affaiblissement est une cause nouvelle de diminution de l'amplitude des mouvements oculaires. Le myope contre-balance la *diminution* de son champ de regard par de nombreuses et courtes rotations de la tête, qui lui donnent un aspect particulier.

Le muscle ciliaire ne reste pas indemne ; le volume des fibres annulaires devient moindre, ce qui contraste avec le développement plus accusé que chez l'emmétrope des fibres antéro-postérieures. A côté de ces altérations anatomiques on en relève, dans les yeux myopes, d'autres d'une importance bien plus grande. Celles-ci consistent dans l'ectasie et l'atrophie, plus ou moins considérables, des membranes visuelles dans la région du pôle postérieur, lésions dont l'étendue et la gravité compromettent parfois au plus haut degré la nutrition de l'organe.

Ces lésions, figurées dans les myopies faibles par un croissant d'atrophie choroïdienne, situé au côté externe de la papille, lequel simule une simple exagération de l'anneau sclérotical, sont vulgairement désignées sous le nom de *staphylôme postérieur*. Dans les myopies pernicieuses à marche progressive, le staphylôme s'exagère jusqu'à atteindre les limites de la région équatoriale ; en même temps il apparaît déchiqueté, irrégulièrement limité et bordé par des amas anormaux de pigment ; semi-lunaire dans les myopies moyennes, il devient parfois annulaire, mais la portion interne de l'anneau est toujours de moindre largeur. La portion externe du staphylôme s'élargit dans la direction du pôle postérieur. L'aspect blanc de la surface du staphylôme est dû à la coloration propre de la sclérotique, sur

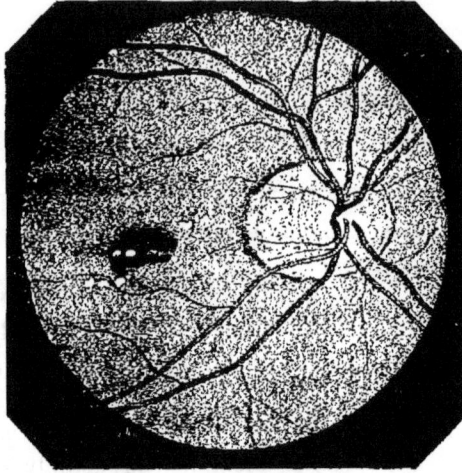

laquelle repose directement la rétine, privée de sa couche de pigment. Le nerf optique occupe le côté nasal du staphylôme; on le reconnaît à son aspect rosé (fig. 209).

A cette zone d'atrophie choroïdienne correspond le pôle postérieur de la sclérotique, aminci et ectatique. C'est au niveau de la protubérance fœtale de Ammon que se laisse refouler la sclérotique; l'existence de cette protubérance, située durant la période embryonnaire, à la partie postérieure de la fente oculaire, est *constante*, d'après Panas.

La pathogénie du staphylôme postéreur est difficile à élucider; et, l'on discute encore pour savoir si l'ectasie sclérale doit être attribuée à une choroïdite postérieure, auquel cas sa genèse pourrait être assimilée à celle des sclérectasies antérieures, ou bien s'il faut voir dans l'endroit où elle se développe un *locus minoris resistentiæ* congénital. La sclérotique, cédant sous l'influence de la pression intra-oculaire, se laisse refouler en ce point. Les tractions et les tiraillements auxquels est alors soumise la choroïde, altèrent sa nutrition et préparent son atrophie. On a argué que la tension de l'œil myope est peu considérable: à cette remarque incontestable, on a répondu que la contraction des muscles oculaires exerce sur la sclérotique, amincie et facilement dépressible, une compression que le contenu liquide de l'organe transmet à toute sa surface interne, compression d'autant plus accusée et plus considérable que la vision des myopes réclame une somme exagérée de convergence.

La traction à laquelle est soumise la choroïde se révèle déjà dans les myopies moyennes. La rétine, entraînée par la choroïde, se replie sur elle-même et voile le bord interne de la papille. Cette disposition est reconnaissable à l'ophtalmoscope, qui permet de distinguer la limite papillaire, recouverte par la rétine transparente. L'anneau choroïdien se déplace en même temps sur l'ouverture sclérale et son bord interne s'enfonce sous les fibres internes du nerf optique, dont l'incurvation s'exagère par leur reploiement sur le bord de l'anneau choroïdien. Les fibres externes s'étalent en dehors, en décrivant des angles beaucoup plus obtus. La papille devient plus oblique d'avant en arrière et de dedans en dehors, afin de suivre le mouvement général de l'hémisphère postérieur, tandis que concurremment s'élargit l'espace intervaginal du nerf optique dont la gaine durale est entraînée par la sclérotique. Le corps vitré n'obéit qu'imparfaitement à ce mouvement, aussi reste-t-il séparé du pôle postérieur par une couche plus ou moins profonde de liquide lymphoïde.

Le staphylôme postérieur ne s'étend pas sans déterminer des lésions congestives ou inflammatoires, des altérations nutritives importantes des tissus et des milieux oculaires. La papille optique est rouge, hyperhémiée ; le pigment de la couche épithéliale rétinienne n'existe plus ; les vaisseaux choroïdiens deviennent visibles, puis disparaissent ensuite, par l'atrophie du stroma, laissant à nu le tissu scléral. Le pigment, au contraire, s'hyperplasie dans la région maculaire qui tranche sur le fond de l'œil, en prenant l'aspect d'un amas noirâtre. A ces altérations se joignent la liquéfaction plus ou moins accusée du corps vitré, qui peut devenir le siège d'une véritable hyalite, ainsi que le démontre la présence de nombreux et volumineux corps flottants. Des suffusions hémorrhagiques sous la rétine et même dans la rétine et la macula, le décollement de la rétine, l'opacification du cristallin (cataracte de nutrition) entraînent la cécité irrémédiable.

Dans les myopies peu élevées, les troubles visuels se bornent à la diminution de portée de la vision nette. En revanche, ces yeux s'adaptent plus facilement au travail à petite distance et l'agrandissement

TECHNIQUE OCULAIRE.   25 de leurs images rétiniennes augmente leur acuité pour la vision de détails.

Les troubles visuels sont autrement gênants dans les myopies fortes. En outre de l'extrême limitation de la vision et de la diffusion des images rétiniennes, les patients sont fréquemment atteints d'hyperesthésie de la rétine. C'est cette hyperesthésie, probablement d'origine congestive, qui provoque si communément chez eux l'apparition de *mouches volantes*. Ce phénomène est dû au cône d'ombre que les corps flottants dans le corps vitré, projettent sur la rétine. Ces corpuscules, assez souvent si minimes, qu'il est difficile et même impossible de les voir avec l'ophtalmoscope, existent dans tous les yeux, mais ne causent aucun symptôme subjectif, soit en raison de leurs minuscules dimensions, soit en raison de l'excitabilité normale de la rétine. Dans la myopie, l'éloignement de la rétine accroît la surface sur laquelle se projettent leurs cônes d'ombre, ce qui fait qu'ils sont d'autant plus aisément perçus par les patients, pour lesquels ils sont une source de tourments.

Il n'est pas rare d'entendre aussi les myopes se plaindre de voir les objets anormalement déformés. Cette *métamorphopsie* est attribuable vraisemblablement à la dislocation des éléments rétiniens. Ils accusent aussi de la *photopsie :* ces *sensations lumineuses subjectives* sont évidemment en rapport avec les altérations des éléments nerveux, qu'entraîne l'ectasie du globe oculaire. Enfin, leur champ visuel est parsemé de scotomes négatifs ou positifs, dus aux lésions hémorrhagiques ou atrophiques, dont les couches de la rétine sont le siège.

L'obligation, créée au myope par la nécessité d'adaptation, de se rapprocher énormément de ce qu'il désire examiner, devient assez souvent une cause de spasme d'accommodation. Il y a là une chance d'erreur dans l'appréciation de la myopie, qui expose à l'estimer plus forte qu'elle n'est en réalité. Ce spasme d'accommodation, contrairement à ce qui arrive pour l'hypermétropie, exagère ici l'amétropie; aussi la myopie totale (M^t) équivaut-elle à la différence entre la myopie manifeste (M^m) et la myopie latente (M^l).

La vision binoculaire, le plus habituellement abolie dans les hauts degrés de myopie, subit déjà des atteintes fâcheuses dans les myopies moyennes et même faibles. La nécessité, où est le myope de rappro-

cher au bout de son nez les objets, l'oblige à des efforts de convergence incessants et disproportionnés à l'effort accommodateur nécessaire. L'amplitude d'accommodation relative est vite dépassée ; l'insuffisance des muscles droits internes et la tendance au strabisme
convergent apparaissent consécutivement.

Rarement congénitale, la myopie, avons-nous dit, se développe de
préférence dans le jeune âge. L'application rapprochée du regard
qu'exigent certaines professions, par les efforts constants d'accommodation et de convergence qu'elle nécessite, en est une des causes
déterminantes les plus efficientes. Là réside la raison pour laquelle elle se montre si fréquemment chez les écoliers. A cette affir-
mation, on a opposé que les horlogers ne sont pas plus souvent
atteints de myopie que les ouvriers d'autres corporations. On a argué
à cela qu'ils travaillent à la loupe et monoculairement. Sulzer prétend
cette objection mal fondée : parmi les horlogers suisses, il en a examiné qui n'usent qu'exceptionnellement de la loupe, tout en travaillant
de très près. Si la myopie n'est pas plus fréquente chez eux, cela tient
à la position qu'ils prennent durant le travail, laquelle leur permet de
demander à leurs yeux un effort égal de convergence. Au contraire,
la position inclinée de la tête pendant l'acte d'écrire, oblige les yeux,
inégalement éloignés du papier, à des efforts d'accommodation différents. Or, Hess a démontré que l'effort d'accommodation marche toujours également pour chaque œil ; dans l'impossibilité où est l'enfant
d'accommoder différemment, l'œil le plus rapproché du travail doit
s'adapter par l'allongement antéro-postérieur du globe. S'il en est
ainsi, l'anisométropie doit être très habituelle chez les jeunes myopes,
ce qui ressort des observations de Sulzer et des nôtres (1).

Quoi qu'il en soit de ces explications, l'influence pernicieuse du
travail scolaire est évidente, et toutes les statistiques s'accordent à
montrer que la myopie croît des classes élémentaires aux supérieures.

Toutes les mauvaises conditions hygiéniques, telles qu'une atmo-
sphère confinée, une alimentation insuffisante, l'anémie, le surmenage, etc., ajoutent leur influence nocive à celle du travail rapproché.

Il en est de même des défauts optiques, qui, comme les taies,
l'astigmatisme, diminuent l'acuité visuelle.

(1) VIGNES. *Bulletin de la Société d'ophtalmologie.*

L'éclairage mauvais ou insuffisant joue également un rôle important dans la genèse de la myopie, ainsi qu'il ressort de toutes les statistiques et particulièrement des observations de Belliard.

Mais le développement de la myopie suppose toujours une prédisposition individuelle ou héréditaire. Nuel décrit une disposition spéciale du fond de l'œil candidat à la myopie. Elle consiste dans l'exagération de l'excavation physiologique aux dépens du côté temporal de la papille. Les vaisseaux centraux, au lieu de se porter en haut, affectent une direction plus oblique, obligés qu'ils sont de contourner les bords de l'excavation. Le trajet des fins vaisseaux maculaires est plus rectiligne et le croissant staphylomateux constant.

La myopie est héréditaire ou acquise; parfois congénitale, elle survient infiniment plus souvent dans l'enfance. On peut la voir s'installer à toutes les périodes de la vie à la suite de choroïdites. Elle est alors nettement symptomatique, comme au cas de déformation conique de la cornée, d'exagération de convexité du cristallin à la suite de rupture de la zone de Zinn (myopie de courbure) ou de cataracte commençante (myopie par indice de réfraction).

Traitement. — Ici encore le traitement est essentiellement palliatif. Il exige toutefois une surveillance bien plus grande que chez l'hypermétrope. Le myope, en effet, exagère volontiers son amétropie par des contractions inconscientes de son muscle ciliaire et arrive ainsi à accepter des verres concaves de plus en plus élevés et par suite à aggraver son anomalie de réfraction statique. Aussi est-il de règle de chercher à rester quelque peu au-dessous de la correction de la myopie réelle et de prescrire le verre concave le plus faible parmi ceux qui donnent la meilleure acuité visuelle.

Ceci posé, esquissons la conduite à tenir en présence d'un myope et précisons les indications qui découlent de l'âge du sujet et de la gravité de son amétropie. La myopie adapte naturellement les yeux à la vision rapprochée, avec un très léger effort d'accommodation si l'amétropie est faible et même, sans aucune participation de l'accommodation si celle-ci est plus élevée. En conséquence, dans les cas où l'excès de réfraction statique oscille autour de trois dioptries, les myopes n'ont besoin d'aucun verre correcteur pour lire, écrire, etc., en un mot pour toute occupation à courte distance. Comme les images légèrement diffuses que leur procure la vision d'objets éloignés et que l'expérience leur a appris à utiliser, suffisent dans les usages journaliers à beaucoup d'entre eux, on n'a guère à leur prescrire de verres, qu'au cas où ils désirent jouir à grande distance de la vision distincte, qu'ils possèdent en deçà de leur punctum remotum. Alors, on ordonne les verres correcteurs de la myopie réelle.

Dans les myopies moyennes, le champ de la vision nette est déjà si restreint qu'il est fréquemment indispensable de prescrire des verres, même pour travailler de près. Ceux-ci permettent aux myopes de se tenir plus éloignés de l'objet de leur application visuelle, d'éviter l'inclinaison excessive de la tête et du tronc, à laquelle les oblige la nécessité de se rapprocher des choses qu'ils veulent voir. La position courbée, que prennent ces amétropes, est particulièrement fâcheuse, car, en portant entrave à la circulation de retour, elle favorise la congestion passive de la choroïde; celle-ci, funeste à des tissus dont le pouvoir nutritif est déjà amoindri, aggrave les symptômes de choroïdite, si fréquents chez les myopes. De plus, les verres, en équilibrant les rapports de la convergence et de l'accommodation, amoindrissent les chances d'insuffisance musculaire, et soutiennent l'intégrité de la vision binoculaire. Les verres de travail du myope doivent le corriger en partie seulement de son amétropie totale. De la sorte, on l'adapte, sans intervention de son système accommodateur, à la distance voulue par ses occupations. C'est ainsi que, s'il désire lire et écrire ou jouer du piano, on prescrit le verre correcteur de la myopie totale moins trois dioptries dans le premier cas et moins deux dans le second; ces verres adaptent sa réfraction statique à 33 et à 50 centimètres, c'est-à-dire aux distances généralement adoptées pour ces travaux.

Il est indispensable de recommander aux patients de se tenir éloignés de leur travail, de la distance pour laquelle les verres leur sont donnés. Sans cette précaution, le myope se rapproche de plus en plus de ce qu'il désire voir et annihile l'action optique du verre par des efforts d'accommodation. La répétition de cette dépense inutile d'accommodation et le spasme ciliaire qui en résulte, sont réputés être des causes d'accroissement de la myopie. Lorsqu'on a affaire à des enfants, il ne faut pas s'en tenir à une simple recommandation, mais, à l'aide de tables et de tuteurs appropriés, leur maintenir la tête à l'éloignement indiqué.

Pour la vision au loin, on corrige la myopie réelle. Lorsque celle-ci n'offre pas les caractères de la myopie progressive, que le staphylôme postérieur est nettement limité et que la nutrition de la choroïde se fait normalement, les myopes peuvent sans danger utiliser les mêmes verres pour voir au loin et de près. Mais, pour peu que la myopie ait tendance à progresser, il est préférable de suivre la ligne de conduite indiquée tout à l'heure.

Dans les myopies élevées, les règles précédentes restent applicables aussi longtemps que la vision binoculaire n'est pas trop compromise. Mais, bien souvent, la vision binoculaire est devenue impossible et l'action des besicles est impuissante à en rétablir l'harmonie. Les lésions choroïdiennes, d'autre part, déterminent habituellement une très mauvaise acuité visuelle, que la correction optique n'améliore pas notablement, car le bénéfice que retire la rétine du myope de la netteté de l'image est contre-balancé par son rapetissement. Aussi, n'est-il pas rare de voir ces malheureux préférer leurs images indistinctes, le plus souvent monoculaires, à celles qu'ils doivent à des lunettes qui relèvent peu leur acuité visuelle, mais leur occasionnent parfois des sensations pénibles de tension dans les yeux, de vertiges, etc. Ces symptômes trouvent leur raison d'être dans les défectuosités de la vision binoculaire ; dans ces cas la correction d'un seul œil au moyen d'un monocle, étend utilement la portée de la vision. Ces raisons rendent difficile toute règle générale et chaque individu est l'objet d'indications spéciales, auxquelles il est du reste souvent difficile de satisfaire ; le tâtonnement devient ici l'unique ressource. En tout cas, le praticien doit prêter une stricte attention aux plaintes qui lui sont formulées et ne pas perdre de vue que, pour être bonne, la thérapeutique demande à être souple et clairvoyante.

Quand l'acuité visuelle est fort défectueuse, la loupe devient une en ressource suprême et précieuse, par le grossissement de l'image visuelle qu'elle fournit.

L'instillation des mydriatiques, et tout particulièrement de l'atropine, faisant cesser le spasme d'accommodation, permet d'apprécier plus exactement le degré de myopie réelle. Leur emploi est donc indiqué chez les jeunes myopes; lorsqu'on désire assurer l'exactitude de la détermination de la réfraction, il faut le prolonger une huitaine de jours, en vue d'obtenir le relâchement absolu du muscle ciliaire.

L'instillation journalière d'une goutte de solution au centième est nécessaire, mais suffisante. Ces instillations ont de plus l'avantage de seconder, dans les premiers temps où ils sont prescrits, l'emploi des verres destinés à faire prendre aux enfants une attitude rationnelle. A ce titre, on les continue durant un laps de temps plus ou moins long. Afin d'éviter l'irritation de la conjonctive, on emploiera des solutions parfaitement aseptiques.

En présence de myopies excessives, dépassant 14 dioptries, on est autorisé à recourir au traitement chirurgical, qui consiste dans l'extraction du cristallin transparent; en agissant de la sorte, on diminue le pouvoir réfringent de l'œil amétrope, d'environ 14 dioptries.

Recommandée par Fukala, Vacher, Pflüger, cette pratique est essentiellement justifiée alors que les lésions choroïdiennes laissent une acuité visuelle au moins passable. Il est certain, qu'au cas contraire, l'opéré ne peut retirer aucun bénéfice de l'intervention.

Pflüger a noté consécutivement à l'opération le relèvement de l'acuité visuelle, en même temps qu'une sédation marquée dans la marche progressive de l'amétropie.

§ 107. — **Prophylaxie de la myopie et hygiène visuelle.** — L'application continue de la vision rapprochée et les mauvaises conditions hygiéniques, telles que le séjour prolongé dans des lieux mal éclairés, encombrés, à atmosphère viciée, capables d'amoindrir par déchéance organique la résistance des tissus, sont communément proclamées les facteurs les plus efficaces de la myopie. En outre, tous les auteurs s'accordent à reconnaître, qu'une juste part faite à la prédisposition héréditaire, la myopie se développe, principalement pendant la période de croissance, comme conséquence de la vie scolaire. De nombreuses statistiques prouvent, en effet, que, plus commune chez les lettrés, la myopie progresse à l'école, en nombre et en gravité, des classes inférieures aux supérieures. Or, cette anomalie de réfraction ferme la porte de certaines carrières à ceux qui en sont atteints. Cette exclusion, par suite de l'intense âpreté du *struggle for life* à l'époque actuelle, donne un intérêt sociologique énorme à la question de l'accroissement progressif de cette infirmité. Aussi, l'hygiéniste a-t-il dû se préoccuper

d'entraver la marche ascendante de la myopie avec la diffusion de l'instruction.

Il est unanimement accepté aujourd'hui que la vie au grand air, l'exercice, l'application modérée et fréquemment interrompue des yeux, sont essentiellement recommandables dans le but d'entraver l'éclosion et les progrès de la myopie. Ces règles de saine hygiène ne peuvent malheureusement être suivies, à la maison et à l'atelier, par tous les candidats à la myopie. Mais, à l'école, où les inégalités sociales s'atténuent un peu, il est nécessaire de chercher à réaliser les conditions les plus capables de placer les enfants en état de résister à l'influence si nocive du milieu. Dans ce but, les locaux scolaires doivent être largement aérés, judicieusement chauffés et ventilés. La durée des classes doit être courte et coupée par des périodes de repos, des récréations justement proportionnées, des interruptions de travail fréquemment renouvelées.

L'intensité de l'éclairage sera telle que l'acuité visuelle ne tombe jamais au-dessous de la normale dans les coins les plus obscurs de l'école et par les jours les plus sombres. Afin d'éviter sur le papier l'ombre de la main, qui assombrirait le champ d'application de l'écolier, la lumière doit venir de gauche et en arrière, ou mieux encore d'en haut à travers un plafond vitré. Le meilleur des éclairages est la lumière diurne; le soir, on aura recours, de préférence, à l'éclairage électrique largement distribué à travers un plafond en verre dépoli.

Les enfants ont coutume de se rapprocher outre mesure de ce qu'ils veulent voir. Afin de lutter contre cette fâcheuse tendance, il est bon de leur faire tenir pendant qu'ils lisent leur livre à la main, de façon à ce que la fatigue du bras tende à l'éloigner; lorsqu'il repose sur une table, c'est au contraire la tête que les enfants laissent tomber sur le livre.

L'impression des livres scolaires ne saurait être l'objet de trop de soins; les lettres doivent être nettes, bien limitées, d'un beau noir sur papier bien blanc. Pour éviter la pression sur le globe des sangles musculaires, dans les excursions extrêmes des yeux, il est utile de restreindre la longueur de la ligne à 8 centimètres. Belliard (1) conseille

(1) *Bulletin de la Société d'ophtalmologie de Paris.*

de rejeter tout texte imprimé, qui éclairé par une bougie placée à un mètre, ne peut être couramment déchiffré à 80 centimètres de distance par une bonne vue.

L'écriture *droite* se recommande par sa plus grande lisibilité, puis parce qu'elle ne nécessite pas comme l'*anglaise* l'inclinaison de la tête et la torsion du cou.

Le plateau de la table de travail sera légèrement oblique pour que le cahier soit perpendiculaire au plan du regard rapproché ; placé à hauteur suffisante pour que l'avant-bras y prenne point d'appui, le bras tombant naturellement, sans effort, et le cahier restant distant d'environ 30 centimètres des yeux du sujet. Le siège, muni d'un dossier, doit être légèrement enfoncé sous la table pour assurer l'attitude droite de la tête et du tronc.

Enfin, il est utile de corriger strictement les spasmes d'accommodation, l'astigmatisme régulier et irrégulier qui obligent l'enfant désireux de distinguer, à se rapprocher énormément de son travail.

§ 108. — **Astigmatisme.** — L'astigmatisme vient souvent compliquer l'hypermétropie et la myopie, dont il constitue parfois une phase initiale du développement.

Nous savons qu'alors la réfraction est différente d'un méridien à un autre et que l'image rétinienne est toujours excessivement diffuse, quelque point de l'espace que l'œil considère ; conséquemment, la vision est fort défectueuse. Lorsqu'on pratique simultanément la détermination subjective de la réfraction et de l'acuité visuelle, les confusions du patient sont si nombreuses et telles, qu'elles font immédiatement suspecter l'astigmatisme ; selon la position des méridiens non adaptés à la distance de l'échelle, l'œil est incapable de reconnaître les traits verticaux, horizontaux ou obliques, aussi certaines lettres sont-elles confondues avec d'autres ou bien prises pour des chiffres arabes ou romains.

Que l'astigmatisme soit congénital ou acquis, il détermine dans l'aspect extérieur de ceux qui en sont atteints certaines particularités. C'est ainsi que les astigmates, aussitôt qu'ils désirent voir nettement, clignent fortement les paupières, de façon à en transformer l'ouverture en une fente sténopéique et diminuer ainsi l'étendue de leur cercle de diffusion. Au cas d'astigmatisme congénital, on a signalé également l'asymétrie concomitante du crâne et de la face et avancé que les déformations de l'œil et de la tête pouvaient bien reconnaître une même cause.

Fréquemment, les méridiens verticaux de l'œil astigmate sont les plus réfringents : lorsqu'il en est ainsi, on dit l'astigmatisme *selon la règle ;* toutefois cette règle comporte de fréquentes exceptions. L'influence de l'hérédité et de la race paraît évidente dans le développement de l'astigmatisme. Les Juifs en sont tout particulièrement affectés.

L'astigmatisme peut rester stationnaire toute la vie ; ou au contraire, croître ou diminuer, voire même se transformer par suite des modifications vitales de la cornée et du cristallin.

Souvent il occasionne de l'asthénopie, parfois celle-ci est intolérable. L'origine de l'asthénopie ne reconnaît souvent d'autres causes que le surmenage du système accommodateur.

Des contractures partielles du cristallin peuvent exagérer ou masquer l'astigmatisme et faire varier son degré. La quantité variable différencie l'astigmatisme *réel* de l'astigmatisme *apparent ;* elle constitue l'astigmatisme *latent.* Déjà reconnaissable avec l'ophtalmoscope à l'examen à l'image droite ou à l'aide de la skiascopie, l'astigmatisme latent devient nettement appréciable après une cure d'atropine prolongée quelques jours. Sa valeur s'établit également par la différence révélée entre l'examen *objectif,* pratiqué avec l'ophtalmomètre et la correction *subjective* à l'aide d'un verre cylindrique.

Le verre cylindrique relève constamment, et parfois beaucoup, l'acuité visuelle de l'astigmate. Par contre, dans d'autres cas, malgré la correction mathématique de l'astigmatisme, la vision, bien qu'améliorée, reste encore excessivement défectueuse. On dit alors qu'il y a *amblyopie astigmate* et on explique celle-ci par la difficulté qu'aurait la rétine, habituée à des images diffuses, à interpréter l'image nette que lui procure la correction du défaut optique de l'œil.

Thérapeutique. — A un point de vue général, la thérapeutique de l'astigmatisme reste soumise à peu près aux mêmes règles que celles déjà énoncées à propos de l'hypermétropie et de la myopie. Elle consiste essentiellement à faire porter à l'astigmate les verres correcteurs de son anomalie (§ 61). Dans l'astigmatisme hypermétropique simple ou composé, on prescrit le cylindre convexe ou le verre sphéro-cylindrique le plus élevé de ceux qui procurent la meilleure vision. On cherche ainsi à éviter dans la correction, toute participation du cristallin capable de provoquer de l'asthénopie.

Au cas d'astigmatisme myopique, la marche à suivre diffère avec le degré de l'anomalie de réfraction. Avant tout, il est indispensable de se préoccuper de l'influence fâcheuse que l'accommodation peut avoir sur la progression de l'astigmatisme myopique et de la myopie. Pour la vision éloignée, il faut s'arrêter au cylindre ou au verre sphéro-cylindrique concave le plus faible, bien qu'encore capable de donner la meilleure acuité visuelle à distance. Pour la vision rapprochée, aussi longtemps que la réfraction statique de l'œil résultant reste au-dessous de trois dioptries, on peut donner un cylindre convexe à axe *perpendiculaire* à celui du cylindre concave qui corrige l'astigmatisme du sujet. En agissant ainsi, on adapte l'œil à la vision rapprochée, avec une dépense nulle ou minime d'accommodation. Au cas d'astigmatisme myopique composé assez élevé pour que ce mode de correction soit insuffisant à adapter l'œil à une distance moindre de 33 centimètres, on se limitera à la prescription du cylindre concave correcteur seul ou combiné à une lentille sphérique dont le numéro sera indiqué par la distance voulue d'adaptation.

Dans les cas d'astigmatisme mixte la vision au loin exigera toujours un verre sphéro-cylindrique : il en sera également souvent de même pour la vision rapprochée; mais en certain cas, où le méridien myope ne dépassera pas trois dioptries, un cylindre convexe pourra suffire à lui seul; on le choisira en vue de reposer l'accommodation en tenant compte autant que possible des règles énoncées. C'est ainsi, par exemple, qu'on peut prescrire à un astigmate mixte corrigé par un verre sphérique concave et un cylindre convexe, simplement un verre cylindrique convexe pour la vision rapprochée.

§ 109. — **Anisométropie.** — Il y a *anisométropie* lorsque la réfraction est différente pour chacun des yeux. Il arrive qu'un œil soit emmétrope et l'autre hypermétrope ou myope ; ou bien ils sont tous les deux amétropes de même nom, le degré de l'anomalie étant plus élevé d'un côté que de l'autre ; ou encore, l'amétropie est respectivement de nom contraire. Enfin, l'astigmatisme fait souvent partie de la combinaison.

L'anisométropie est *acquise*, comme, par exemple, après suppression du cristallin dans l'un des yeux, ou bien *congénitale* ; alors, elle coïncide volontiers avec une légère asymétrie de la face et du crâne, et généralement l'œil, dont l'axe est le plus court, se trouve du côté le moins développé du visage ; mais il n'en est pas fatalement ainsi et Donders observe que l'on peut même rencontrer la disposition inverse.

Parfois, aucun signe dans l'habitus extérieur ne signale l'anisométropie ; d'autres fois elle imprime à l'expression de la physionomie, par les anomalies motrices ou le strabisme qu'elle engendre, un cachet particulier.

Tantôt les deux yeux de l'anisométrope prennent une part simultanée et effective à l'acte visuel ; tantôt ils y sont employés alternativement, l'un servant à voir au loin, l'autre de près ; d'autres fois enfin, l'un d'eux est systématiquement éliminé de la fixation. Les anisométropes de la première catégorie jouissent la plupart du temps de la vision binoculaire, bien que constamment l'une des images rétiniennes soit nette alors que l'autre est forcément diffuse. Cette différence entre les deux images rétiniennes existe à la fois dans la vision éloignée et rapprochée, car même au cas où un œil est emmétrope et l'autre hypermétrope, l'effort d'accommodation, étant le même dans les deux yeux, ne peut servir à égaliser la grandeur et la netteté des images. On se rend bien compte de ce fait en couvrant alternativement les yeux d'un anisométrope tandis qu'il fixe un objet ; au moment où l'on découvre l'œil caché pour couvrir l'autre, le changement d'adaptation demande un certain temps durant lequel l'objet fixé ne paraît plus net. Quant à la valeur coopérative dans la vision binoculaire de l'œil défectueux, on peut la déduire du plus ou moins de netteté de son image rétinienne.

De l'asthénopie, parfois fort pénible, apparaît assez volontiers conséquemment à l'anisométropie et comme signe prémonitoire de déséquilibration binoculaire. Chez les anisométropes, à fixation alternante ou exclusive, la vision binoculaire est habituellement abolie.

Bien que ne prenant aucune part à la vision binoculaire, l'œil exclu reste encore singulièrement utile pour l'orientation, alors même qu'il ne jouisse que d'une acuité visuelle des plus précaires.

Thérapeutique. — Comme on sait que la correction optique rend nettes les images rétiniennes et les égalise, il est logique de supposer qu'il n'est rien de plus facile que de corriger l'anisométropie et d'amener les deux yeux à prendre même part à la vision. La pratique justifie rarement cette supposition, en apparence si *rationnelle*, et il est tels anisométropes qui rejettent toute tentative d'égalisation de leurs yeux. Le port des lunettes leur cause des éblouissements, des vertiges, qui les leur rendent insupportables. Lorsqu'il est indispensable d'adapter ces patients à une distance donnée, le mieux est de corriger l'œil le plus employé et de prescrire le même verre des deux côtés, de façon à laisser subsister toute l'anisométropie. D'autres se trouvent satisfaits d'une correction partielle, trouvée après maints essais. On voit par là qu'il n'est pas de règles de conduite à établir dans le choix des verres de l'anisométrope. Le tâtonnement et une juste attention des appréciations du patient sont ici nos seuls guides. En procédant graduellement on peut du reste arriver à la correction complète et éloigner les malaises asthénopiques.

§ 110. — **Troubles d'accommodation.** — Tout phénomène d'accommodation suppose l'existence de l'*élasticité* du cristallin et d'un *effort contractile* du muscle ciliaire. Nous avons vu que la presbytie, les lésions pathologiques du cristallin, en altérant sa texture, perturbent le pouvoir accommodateur. De même, les lésions du muscle ciliaire, de ses filets nerveux ou des centres oculo-moteurs, engendrent des troubles accommodateurs *spasmodiques* ou *paralytiques*.

Spasme. — Le spasme d'accommodation détermine une augmentation du pouvoir réfringent de l'œil qui se manifeste par le *rapprochement* du punctum remotum, alors que le proximum reste dans la même situation. Il s'ensuit nécessairement une diminution de l'amplitude d'accommodation. La comparaison de l'amplitude d'accommodation du patient avec le chiffre du diagramme de Donders, correspondant à son âge, constitue un signe diagnostique assez certain, car de toutes les lois physiologiques, celle de Donders est une des moins sujettes à variations.

Le spasme d'accommodation s'accompagne très fréquemment de *myosis*; mais on l'observe aussi indépendamment de toute contraction de l'iris, et même dans l'*aniridie*. Les troubles visuels qu'il détermine varient nécessairement avec l'état antérieur de la réfraction statique. En tous cas, il restreint le champ de la vision nette et cause un certain degré de rétrécissement du champ visuel. En même temps, on peut observer une convergence exagérée des yeux qu'explique l'étroitesse des rapports fonctionnels des muscles ciliaires et des droits internes.

Le spasme d'accommodation est *intermittent* ou *permanent*, c'est-à-dire *clonique* ou *tonique*. Le spasme clonique apparaît volontiers, chez les personnes jeunes, à la suite de l'application rapprochée du regard ; il se produit seulement pendant la fixation. Généralement binoculaire, il est parfois monoculaire et cause facilement de l'asthénopie. A l'examen subjectif de la réfraction, sa présence peut masquer une hypermétropie élevée ou simuler de la myopie.

Le spasme peut même intéresser partiellement le cristallin et faire croire à un astigmatisme qui n'existe pas.

L'absence de signes pupillaires et la différence des résultats entre l'examen subjectif et objectif de la réfraction le différencie de la forme suivante.

Le myosis accompagne presque toujours le spasme tonique et alors les patients accusent très fréquemment, en outre des troubles visuels, un sentiment de constriction dans l'œil et des douleurs péri-orbitaires ; des signes d'irritation, photophobie, larmoiement peuvent exister simultanément tandis que d'autres fois le myosis seul attire l'attention de l'observateur.

Le spasme accommodateur est un compagnon fréquent des amétropies ; on l'observe, aussi, consécutivement à des contusions du globe de l'œil, à des lésions inflammatoires ou irritatives des membranes oculaires, telles l'hyperhémie rétinienne, le blépharospasme ; le tic douloureux de la face, l'insuffisance des droits internes, l'hystérie, la paralysie du grand sympathique, les affections des centres nerveux et surtout l'évolution du tabes, à début céphalique, en sont des causes habituelles.

Certaines substances, connues sous le nom générique de *myotiques*, à cause de leur action constrictive sur l'iris, dont elles resserrent la pupille comme l'ésérine, la pilocarpine, la muscarine, instillées en solutions même très étendues à la surface de l'œil, déterminent la contraction spasmodique du muscle ciliaire. Les signes différentiels de ce *spasme artificiel* sont le rapprochement léger du punctum proximum par le fait de la contraction extrême du muscle ciliaire et l'absence absolue de réactions pupillaires photo-motrices.

Paralysie. — La paralysie de l'accommodation abolit totalement, ou à peu près, l'amplitude d'accommodation en éloignant le punctum proximum jusqu'au point de le faire coïncider avec le remotum. La vision rapprochée devient impossible pour l'hypermétrope et l'emmétrope ; le myope ne peut lire qu'à la distance de son punctum remotum.

La paralysie d'accommodation est *totale* ou *partielle*. On l'appelle, dans ce dernier cas, *parésie* et elle se manifeste, surtout alors, par l'impossibilité de maintenir la tension d'accommodation voulue pour continuer la fixation.

La perte complète d'accommodation ou le *déficit* d'amplitude avec le chiffre du diagramme constituent les principaux signes diagnostiques de la paralysie d'accommodation.

Le plus souvent son apparition a lieu brusquement ; elle peut révéler soit l'existence d'une hypermétropie ignorée, soit faire cesser une myopie purement dynamique ou diminuer une myopie vraie.

La coexistence de mydriase, de ptosis, de strabisme paralytique n'est pas chose rare.

L'éclosion des troubles paralytiques d'accommodation, binoculaires ou monoculaires, reconnaît les causes les plus variées ; on l'observe à la suite de maladies infectieuses, diphtérie, fièvre typhoïde, rhumatisme ; au cours du diabète, de la syphilis, de l'alcoolisme, de l'anémie ; consécutivement à l'ingestion de ptomaïnes, de toxines renfermées dans des viandes ou des poissons altérés ; au cours de maladies des centres nerveux, scléroses en plaques, ataxie locomotrice, paralysie de la troisième paire, ophtalmoplégies, paralysie générale, tumeurs encéphaliques ou orbitaires, lésions du nerf sympathique ; à la suite des traumatismes de la base du crâne, de l'orbite et de l'œil ; dans l'ophtalmie sympathique.

L'action inhibitoire sur le centre photo-moteur de troubles psychiques, émotifs, la frayeur, la peur, par exemple ; les perturbations circulatoires du cerveau peuvent également occasionner des paralysies plus ou moins complètes et durables de l'accommodation.

Enfin, les substances *dites* mydriatiques, l'atropine, la duboisine, la cocaïne, paralysent à la fois l'accommodation et l'iris.

Traitement. — L'énumération des causes qui engendrent les troubles spasmodiques ou paralytiques d'accommodation, indique suffisamment que le traitement doit plutôt s'adresser à la raison étiologique qu'au muscle ciliaire lui-même. Les myotiques dans les cas de paralysie, les mydriatiques dans ceux de spasme, constituent à peu près nos seuls moyens locaux ; toutefois les mydriatiques sont plus particulièrement précieux dans les cas de spasmes amétropiques.

On a vanté contre les paralysies l'emploi des courants électriques continus.

Les moyens optiques consistent à préserver les yeux en mydriase pathologique ou soumis à l'action des mydriatiques, de l'éblouissement lumineux, à l'aide de verres fumés et à adapter les sujets avec des verres sphériques appropriés pour la distance à laquelle ils veulent voir nettement.

§ 111. — **Action optique secondaire des verres de lunettes.** — On vient de voir que les verres correcteurs assurent la netteté de l'image rétinienne et améliorent ainsi l'acuité visuelle de l'amétrope. Ils modifient aussi dans de larges proportions son parcours d'accommodation, qu'ils augmentent en reportant à l'infini le remotum du myope et en rapprochant le proximum de l'hypermétrope. De plus, en proportionnant les efforts d'accommodation et de convergence, ils équilibrent les rapports de ces deux fonctions et tendent à maintenir la vision binoculaire.

Sous ces rapports, ils sont essentiellement avantageux à l'amétrope, bien que leur emploi ne soit pas toujours exempt d'inconvénients. Sans parler de l'obscurcissement de la vision qui survient lorsque des buées ou des poussières se déposent à leur surface, de la gêne visuelle qu'occasionnent les images de réflexion des sources lumineuses sur leur face postérieure, la limitation du champ visuel par le cercle des montures qui les soutiennent, etc., les verres de lunettes sont encore l'origine d'illusions sensorielles.

Par exemple, le *grossissement apparent* des objets sous l'influence des verres convexes, ou leur rapetissement sous celle des verres concaves, deviendront des sources d'erreurs dans l'estimation de la troisième dimension, l'appréciation de la distance et la perception du relief. Mais en général, ces troubles sont assez légers pour que l'expérience les atténue fort vite et ils constituent une gêne purement passagère. A ce propos, il est bon de se rappeler les modifications remarquables que les déplacements du verre correcteur par rapport au foyer principal antérieur (§ 57) impriment aux images rétiniennes.

En outre, les besicles produisent aussi parfois de la métamorphopsie et même de la diplopie. Lorsqu'on incline un verre sphérique, d'abord disposé verticalement au-devant de l'œil, de façon à ce que la ligne visuelle le traverse obliquement, les objets paraissent déformés comme si on les regardait à travers un verre cylindrique à axe horizontal *(astigmatisme d'incidence)*. Cette métamorphopsie est due à l'augmentation du pouvoir réfringent du verre dans cette direction.

Les myopes connaissent cette propriété et l'utilisent volontiers pour augmenter le pouvoir réfringent de leur pince-nez (Mauthner), qu'on leur voit incliner très fortement sur le nez. De même, certains astigmates corrigent avec leurs verres sphériques, sans aide de lentilles cylindriques, leurs anomalies de réfraction.

L'*aberration chromatique* insignifiante pour les verres faibles, se manifeste avec les lentilles fortes, lorsque la ligne visuelle les traverse en un point excentrique. Les contours des objets apparaissent alors irisés. La plupart du temps, cet inconvénient est trop léger pour qu'on ait à recourir à des besicles achromatiques que leur poids, toujours élevé, rend gênantes. Quant à l'*aberration de sphéricité*, elle est si peu sensible qu'elle passe inaperçue.

Les verres convexes vont s'amincissant du centre à la périphérie, les concaves, au contraire, de la périphérie au centre. Par suite de cette disposition, toute section à travers un verre sphérique convexe

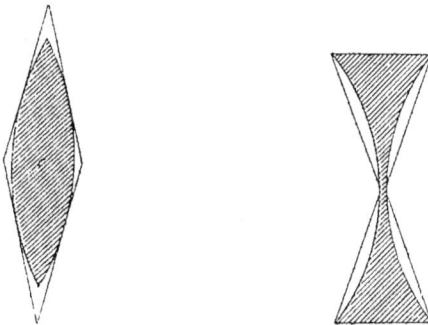

FIG. 210.

représente deux prismes accolés par leur base, et pour une lentille concave, deux prismes continus par leur arête (fig. 210).

L'expérience justifie cette assimilation, employée en optique élémentaire à la démonstration des propriétés réfringentes des verres sphériques, et démontre que la périphérie des lentilles sphériques dévie les faisceaux lumineux à la façon du prisme. Cette action prismatique est d'autant plus marquée que les lentilles considérées sont plus épaisses. Elle se manifeste lorsque les rayons lumineux, qui vont à l'œil, les pénètrent obliquement, en dehors de leur centre. Elle s'observe dans le regard à courte distance, alors que les verres étant disposés de manière à être traversés à leur centre par les lignes visuelles en parallélisme, le sont en réalité sur leur bord par les lignes de regard convergentes. La périphérie du verre convexe représente le sommet du prisme dont la base est au centre, celle du verre concave représente la base du prisme. Les rayons lumineux, provenant de l'objet examiné, sont déviés vers la base du prisme et les yeux sont assujettis à un excès de divergence ou de convergence, afin de recevoir sur la macula les rayons déviés et d'éviter la diplopie. Cet effort nécessaire détermine rapidement de la fatigue et peut même devenir impuissant à neutraliser la diplopie.

Pour parer à cet état, il est nécessaire de donner aux verres une position telle que la ligne visuelle les traverse toujours au centre, ce qu'on obtient en disposant les verres pour la vision éloignée de façon à ce que leur centre coïncide avec les extrémités de la ligne de base (page 334). Dans la vision rapprochée, le plan de regard est abaissé d'environ 15° au-dessous de la position primaire et l'œil exécute une rotation proportionnelle à l'effort de convergence nécessaire. Pour que la ligne visuelle reste normale au verre et continue à passer par son centre, il devient nécessaire d'incliner le verre de haut en bas et d'avant en arrière, de façon à exclure toute action cylindrique; de plus, il faut abaisser et déplacer son centre en dedans, d'une quantité proportionnelle à l'angle de rotation et d'abaissement exécuté par chaque œil. C'est ce qui s'appelle

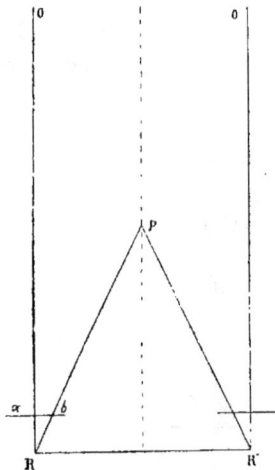

FIG. 211.

décentrer des verres de lunettes. On calcule la quantité dont le verre doit être déplacé de la façon suivante.

Soit O R et O'R' les lignes visuelles en parallélisme. Lorsque l'objet de fixation se rapproche en P, les lignes de regard prennent la position O P, faisant avec leur première direction un angle O R P, égal à l'angle de convergence. Alors la ligne visuelle ne traverse plus la lentille x en son centre, mais en un point b; par la résolution du triangle rectangle x R b on connaîtra ce point et la quantité x b dont il faut déplacer le centre vers le nez pour les verres de travail (1). Cette valeur varie avec la distance du point de fixation, la longueur de la ligne de base et l'état de réfraction statique du sujet. Pour une distance de 33 centimètres et une ligne de base de 64 millimètres, elle est en moyenne de $2^{mm},75$. De même, il faudra abaisser le centre du verre de $1^{mm},5$ et incliner son plan de 15°, par rapport à la verticale.

De ce qui précède, on comprend facilement que le champ de regard binoculaire des amétropes corrigés doit être nécessairement de moindre étendue que normalement. La vision nette n'ayant lieu que lorsque les lignes visuelles traversent le verre à son centre ou fort près de ce point. Comme le verre ne suit pas les mouvements de l'œil, l'amétrope supplée à cette restriction de son champ de regard par de légers mouvements de la tête.

§ 112. — **Traitement de l'insuffisance musculaire des amétropes**. — L'action prismatique des verres de lunettes, fâcheuse parfois, est par contre, dans d'autres cas, avantageusement *utilisable*. Lorsqu'en effet, les amétropes se plaignent d'asthénopie musculaire, dans certaines conditions, le décentrage des verres produit une action prismatique suffisante pour pallier à leur souffrance. Par exemple, les verres sphériques des hypermétropes, atteints d'insuffisance des droits externes, écartés l'un de l'autre de manière à ce que les rayons pupillaires les traversent sur leur bord, font fonction de prismes à sommet nasal. Dans l'insuffisance des muscles internes, si fréquente chez les myopes, la marge des verres concaves représente un prisme à base nasale.

---

(1) VIGNES. Décentrage des verres de lunettes. *Archives d'ophtalmologie*, 1888.

Il est inutile de dire que l'action prismatique des verres sphériques ne peut suffire dans tous les cas. Lorsque le verre de l'amétrope est d'un numéro peu élevé et son insuffisance musculaire fortement accusée, l'action prismatique produite par le décentrage est insuffisante et il devient nécessaire de combiner un verre prismatique au verre sphérique. Cette combinaison s'obtient en donnant aux faces du prisme une courbure appropriée. Mais, aussitôt que le prisme, qui neutralise l'asthénopie musculaire, atteint 5° à 6°, il devient inutisable, tant à cause de son poids, qu'à cause de la décomposition chromatique qu'il fait subir aux lumières. La ressource suprême réside alors dans la ténotomie du muscle antagoniste, ou mieux l'avancement musculaire du muscle insuffisant.

La valeur à donner *au décentrage*, dans les cas où l'action prismatique qui en résulte reste suffisante, se tire de la formule donnée pas Bull. Le numéro en dioptries (D) du verre, multiplié par le nombre (x) de centimètres du décentrage nécessaire, exprime le numéro du prisme dioptre (P) qui neutralise l'insuffisance : $x = \dfrac{P}{D}$.

Cette quantité trouvée, on l'ajoute ou on la retranche des extrémités de la ligne de base selon que l'on désire porter, en dedans ou en dehors, le centre des verres prescrits pour la vision lointaine. Pour la vision rapprochée, les points de repère sont ceux où l'on disposerait le centre des verres d'après les règles tracées précédemment.

Avec la série de prismes dioptres de Prentice (§ 37), rien de plus facile que l'estimation de la décentration. Chaque centimètre de déplacement du centre d'un verre, de x dioptries, produit le même effet prismatique que l'adjonction au verre d'un prisme d'un même nombre de dioptries prismatiques. Ainsi, pour obtenir avec des verres convexes de 4 D sphériques une déviation prismatique de 4 PD, il faut, si l'on répartit la correction sur les deux yeux, décentrer chaque verre de 5 millimètres.

§ 113. — **Verres de lunettes, leur monture**. — Les verres de lunettes doivent occuper une situation *fixe* au-devant des yeux pour que la grandeur de l'image rétinienne reste invariable ; d'autre part, la position à donner à leur centre dépend aussi de règles définies. Dans la pratique, on satisfait à ces conditions par l'emploi de montures capables de soutenir convenablement les verres au-devant des yeux.

Les montures de bésicles comprennent trois parties : *les yeux*, le *pont* et *les branches*. Les yeux qui sont de légers cercles de fil de fer, d'argent, d'or ou bien d'écaille, enchassent les verres, taillés de façon à ce que l'on puisse disposer leur centre selon le besoin. Il est préférable de choisir les yeux plutôt larges, de manière à ce que leur circonférence ne restreigne pas l'étendue du champ visuel. Lorsque l'emploi des verres est nécessaire seulement pour certaines distances, il est commode de réduire les yeux à un demi-cercle. Ces lunettes en demi-cercle, dites en demi-lune, permettent au regard de traverser le verre ou de passer au-dessus ou au-dessous, sans déplacement de l'appareil.

Le pont, qui unit les yeux entre eux, a pour mission de maintenir les verres à distance suffisante pour que leur surface ne soit pas balayée par les cils et que le clignement des paupières s'opère librement. Comme l'observe Giraud-Teulon, il en est généralement ainsi lorsque la distance qui sépare le verre du sommet de la cornée est de 13 millimètres, c'est-à-dire lorsqu'il est situé au foyer principal antérieur de l'œil.

La portion médiane du pont, courbée, doit être d'ouverture proportionnée assez exactement au volume du dos du nez pour s'opposer aux déplacements latéraux des verres et les maintenir à la hauteur voulue au-devant des yeux. Les formes, désignées dans le commerce sous les noms de nez X, K, C, *indien*, *chinois*, *ruban*, *pont-selle*, varient nécessairement pour s'adapter à la racine du nez, de structure et de hauteur très différentes suivant les individus.

Il n'est même pas rare que tel pont de lunettes pour la vision éloignée ne puisse assurer une bonne position au centre des verres de travail : nécessité est alors de prescrire deux montures différentes.

Les branches, articulées sur le bord externe des yeux, donnent la fixité aux bésicles. Leur inclinaison, par rapport au plan des verres, diffère avec la destination de ceux-ci. Dans la vision éloignée, les verres devant être placés verticalement au-devant de l'œil, les branches font un angle droit avec la monture *(branches droites)*. Dans le regard rapproché elles doivent être obliques à la monture, pour incliner le verre proportionnellement à l'abaissement du plan de regard : en un mot, les *branches inclinées* font alors avec la direction des branches droites un angle de 15° environ.

Les branches disparaissent dans le *binocle*, la *face à main* et le *monocle*.

La fixité du binocle est due à l'action d'un ressort qui unit les yeux à la monture. Par de légers déplacements du binocle sur le nez, il est excessivement facile de donner au verre l'inclinaison réclamée par la vision éloignée et rapprochée.

Mais le déroulement du ressort amène souvent une rotation dans le plan vertical autour des lignes visuelles, inégale pour chaque verre, qui oblige à ne pas employer les binocles lorsqu'on a à monter des verres cylindriques. On tourne cet inconvénient en usant du *pince-*

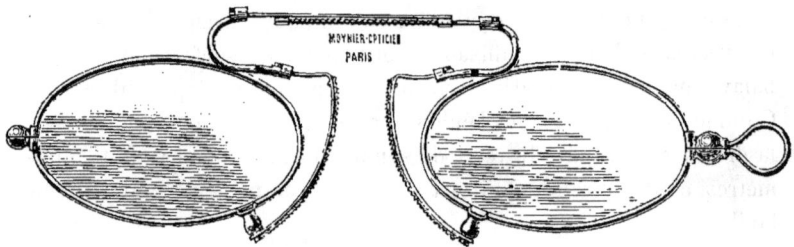

FIG. 212.

nez correcteur. Là (fig. 212), un ressort à boudin agit sur deux barres horizontales rigides, qui, mobiles l'une sur l'autre, s'écartent proportionnellement à la largeur de la racine du nez, tout en évitant la rotation des verres dans le plan vertical.

La *face à main* est une monture commode, lorsqu'il suffit de placer *temporairement* le verre correcteur au-devant de l'œil qui veut se rendre compte d'un détail. A l'aide du manche, tenu à la main, on imprime l'inclinaison voulue au plan des verres.

Le *monocle* est un verre unique que l'on place à la base de l'orbite, où le maintiennent les contractions du sourcilier et de l'orbiculaire ; il est encore possible de le rattacher par une petite articulation au rebord de la coiffure.

La substance la plus vulgairement employée à la confection des verres de lunettes est le *verre à vitre*, dit glace de Saint-Gobain, qui doit être bien pur et parfaitement homogène. Le *crown* et le *flint glass* sont peu employés. Le *cristal de roche* jouit de la réputation d'être

moins facilement rayable et de s'altérer moins vite que les verres pré-
cités; on prétend aussi qu'il se laisse plus difficilement recouvrir par
les buées, que produisent sur les verres la condensation de la vapeur
d'eau atmosphérique, lorsqu'on passe d'un milieu dans un autre de
température différente. Afin d'éviter tout phénomène de double réfraction, sa taille réclame un soin particulier.

On taille les verres en les usant à l'aide de poudre d'émeri très fine,
sur des outils convexes ou concaves, de courbure correspondant au
numéro de la lentille qu'on veut obtenir.

Autant que possible, les verres de lunettes doivent être de poids
égal pour se maintenir à même hauteur au-devant des yeux. Ils seront, d'autre part, aussi légers que possible pour ne pas incommoder
le patient.

Dans le but d'alléger le poids des verres concaves, on amincit par
frottement leur périphérie, jusque dans le voisinage de leur portion
centrale (verres à facettes).

On a cherché à éviter, ou du moins à atténuer la métamorphopsie et
les autres troubles visuels dus aux actions optiques secondaires des
lentilles biconvexes, et à étendre leur surface utilisable, par la subs-
titution de ménisques. Si ces verres périscopiques étaient idéalement construits, les lignes visuelles devraient dans toutes les positions du regard être normales à leurs deux faces. Il en est rarement
ainsi.

Par verres combinés on entend ceux dont l'une des faces est taillée
comme une lentille sphérique, et l'autre comme un verre cylindrique,
ce qui leur donne à la fois la double propriété de verres sphériques et
cylindriques. Les verres toriques (fig. 213) représentent des calottes
obtenues par section pratiquée dans la zone équatoriale d'un tore. Le
tore est le gros anneau ornemental placé à la base des colonnes
doriques. Pour bien concevoir la forme d'un verre torique, qu'on se
figure une calotte empruntée à un de ces gros anneaux creux de caout-
chouc qui servent de pessaires ; ces verres offrent une double courbure
horizontale et verticale, cette dernière de rayon plus petit, c'est-à-
dire plus accentuée. On peut les façonner de manière à en obtenir
un pouvoir optique égal à celui des combinaisons sphéro-cylindriques, sur lesquelles ils ont l'avantage d'être plus périscopiques et
d'étendre le champ de la vision distincte, dans les excursions des

yeux, la vision restant aussi parfaite sur leurs bords qu'à leur centre.

Les verres à *double foyer* sont deux lentilles de force réfringente différente, placées l'une au-dessus de l'autre ; cette disposition rend

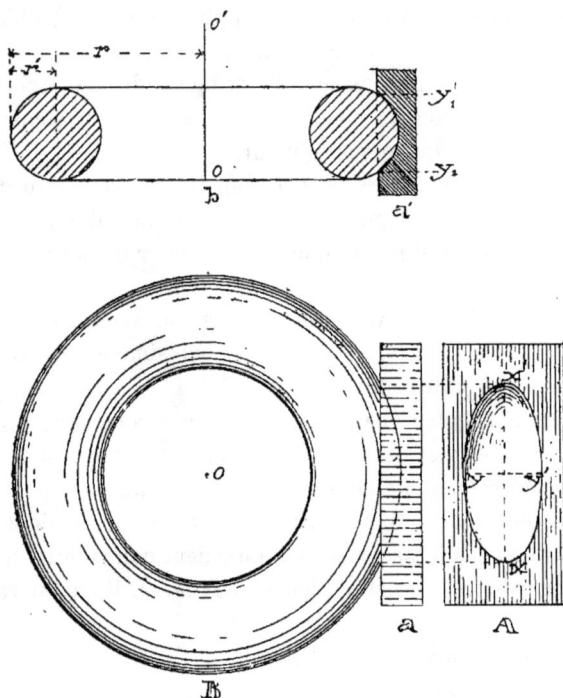

FIG. 213. — *Verres toriques.* (D'après PARENT.)

possible d'utiliser l'un ou l'autre de ces verres, sans avoir à retirer chaque fois les besicles.

Les verres à *la Franklin* consistent en deux demi-lentilles inégalement réfringentes, disposées dans la même monture au-dessous l'une de l'autre ; d'un prix moins élevé que les verres à double foyer, elles servent aux mêmes usages.

Indications pour la monture des verres. — On prescrit les besicles aux hypermétropes jeunes et aux myopes dont l'amétropie est peu élevée et ne présente pas les caractères de la myopie progressive.

Les lunettes en *demi-lune inférieure* sont avantageuses aux emmétropes presbytes qui peuvent alors voir au loin par-dessus leurs verres. On donne aux myopes, jusqu'à trois dioptries, les *demi-lunes supérieures*; ils voient ainsi au loin à travers les verres et de près au-dessous d'eux. Au delà de trois dioptries, on les adapte comme les hypermétropes devenus presbytes à la vision éloignée et rapprochée avec des verres Franklin ou à double foyer. Les faces à main se prescrivent aux personnes pour lesquelles l'usage continu de verres correcteurs pourrait devenir dangereux.

Le monocle n'est guère utilisable que chez les anisométropes, ou lorsqu'un des yeux est amaurotique; lorsque les yeux sont également réfringents, il faut le proscrire, son usage pouvant suffire à provoquer de l'insuffisance musculaire.

Ce n'est pas tout que de prescrire des verres à un amétrope, il est encore utile de vérifier l'exécution de la prescription; ce à quoi on arrive en appliquant les verres de lunettes face à face avec les verres étalons de nom contraire de la boîte d'essai, mais de même numéro que ceux prescrits. Leur pouvoir optique se neutralisant, les objets éloignés regardés à travers ce système apparaissent comme à l'œil nu.

Lorsqu'il s'agit de verres cylindriques, on se place vis-à-vis du cadran radiaire, pendant que le cylindre neutralisant est appliqué sur le verre de lunettes; on arrive ainsi à constater si le numéro du verre et si la position donnée à l'axe par l'opticien sont conformes à l'ordonnance. Ces procédés de vérification, bien que moins exacts que ceux que donnent les phacomètres, sont suffisants en pratique.

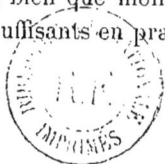

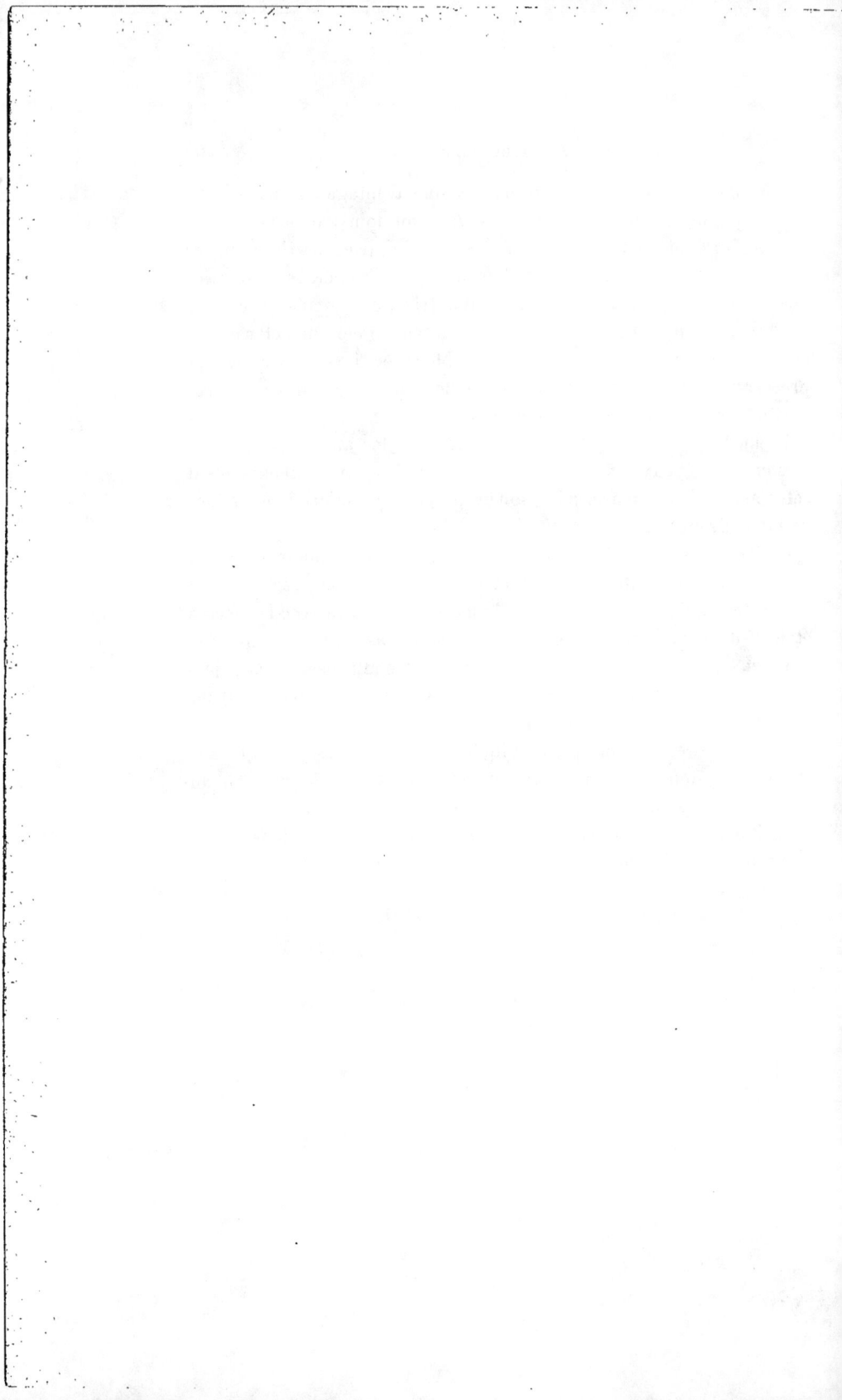

TABLE DES MATIÈRES

Pages.

PRÉFACE... V

TABLEAU DES ABRÉVIATIONS EMPLOYÉES DANS LES OBSERVATIONS OPHTAL-
    MOLOGIQUES.. X

PREMIÈRE PARTIE

Anatomie de l'organe de la vision.

CHAPITRE PREMIER

Parties accessoires.

§ 1. — **Sourcils**... 1

§ 2. — **Paupières.** 2
    Structure... 4
    Conjonctive.. 7
    Vaisseaux des paupières et de la conjonctive................... 12
    Nerfs.. 13

§ 3. — **Appareil lacrymal**.. 14
    Glandes lacrymales... 14
    Lac lacrymal... 17
    Points et conduits lacrymaux.................................. 17
    Sac lacrymal. Canal nasal..................................... 19
    Fonctions de l'appareil lacrymal.............................. 21

§ 4. — **Orbite**. — Ostéologie.................................... 22
    Cavité et paroi de l'orbite................................... 22

§ 5. — **Parties molles contenues dans l'orbite**................. 25
    Capsule de Tenon... 26
    Ailerons ligamenteux et prolongements musculaires de la capsule de
        Tenon.. 27
    Muscles extrinsèques de l'œil................................. 29
    Releveur de la paupière supérieure............................ 32
    Vaisseaux de l'orbite. Artères................................ 33
    Veines... 36
    Nerfs moteurs.. 36
    Nerf de sensibilité générale.................................. 37

Pages.

Ganglion ophtalmique ou ciliaire............................... 38
Nerf de sensibilité spéciale. Nerf optique....................... 40
Structure du nerf optique....................................... 41

§ 6. — **Origine réelle et trajet intra-crânien des nerfs oculaires**...

Moteur oculaire commun.. 43
Pathétique... 46
Moteur oculaire externe.. 47
Nerfs optiques... 48

CHAPITRE II

Du globe de l'œil.

§ 7. — **Forme**... 54
§ 8. — **Cornée**.. 54
§ 9. — **Sclérotique**... 59
§ 10. — **Tractus uvéal**...................................... 63
§ 11. — **Iris**... 63
§ 12. — **Choroïde**... 68
Corps ciliaire... 72
§ 13. — **Vaisseaux du tractus uvéal**........................ 75
§ 14. — **Rétine**... 77
Structure... 81
§ 15. — **Marche de l'impression lumineuse**.................. 87
§ 16. — **Cristallin**... 88
§ 17. — **Zone de Zinn et canal de Petit**.................... 94
§ 18. — **Chambre antérieure**................................ 94
§ 19. — **Humeur aqueuse**.................................... 95
§ 20. — **Corps vitré**....................................... 95
§ 21. — **Ensemble du système lymphatique de l'œil**......... 98

CHAPITRE III

Embryogénie.

ÉTUDE DU DÉVELOPPEMENT DE L'ŒIL ET DES APPAREILS ACCESSOIRES

§ 22. — **Globe oculaire**..................................... 100
Nerf optique.. 103
Rétine.. 104
Cristallin.. 104

Pages.

§ 23. — **Développement des parties accessoires**............ 106
   Orbite....... 106
   Paupières........ 107
   Canal lacrymo-nasal....... 107

DEUXIÈME PARTIE

Aperçu de physiologie générale et spéciale de l'œil.

CHAPITRE PREMIER

Nutrition de l'œil. Tension intra-oculaire.

§ 24. — **Nutrition de l'œil**...................................... 109
§ 25. — **Tension intra-oculaire**.............................. 112
§ 26. — **Tonométrie**. 113

CHAPITRE II

Sensibilité générale de l'œil. Motilité de l'iris. Signes pupillaires. Pupillométrie.

§ 27. — **Sensibilité générale de l'œil**................ 115
§ 28. — **Motilité de l'iris**.................................... 116
§ 29. — **Signes diagnostiques pupillaires** 118
§ 30. — **Pupillométrie**... 119

CHAPITRE III

Optique physique.

§ 31. — **Lumière**. Colorée, simple................................ 122
§ 32. — **Homocentricité**.. 123
§ 33. — **Dioptrique**... 123
   Lois de la réfraction.................................... 123
§ 34. — **Reversibilité**.. 124
   Indice absolu.. 125
§ 35. — **Réfraction à travers un corps transparent homogène limité par des surfaces planes et parallèles**....... 125
§ 36. — **Angle limite. Réflexion totale**...................... 127
§ 37. — **Réflexion à travers un milieu limité par des surfaces planes non parallèles. Prisme**...................... 128
   Minimum de déviation...................................... 129

Pages.

Conditions d'émergence, prisme à réflexion totale.................. 129

Lumière simple, spectre solaire................................... 130

Prisme d'essais... 131

§ 38. — **Prismes biréfringents**............................... 132

§ 39. — **Réfraction à travers un milieu réfringent limité par une surface courbe**................................... 134

§ 40. — **Dioptre**... 136

Étude de la réfraction dans un dioptre, image d'un point........... 136

Foyers conjugués... 139

Deuxième foyer principal... 140

Premier foyer principal... 141

Expression des longueurs focales par rapport au centre du dioptre... 142

Dioptre convergent et divergent.................. 143

Plans focaux... 143

Point et plan principal. Point nodal.............................. 143

§ 41. — **Image d'une droite**................................. 144

Grandeur de l'image en fonction des points focaux................ 145

Grandeur de l'image en fonction du point nodal.................. 146

§ 42. — **Puissance du dioptre. Dioptrie.**..................... 147

Applications. Calcul des longueurs focales de la cornée............ 147

Calcul des longueurs focales des surfaces antérieure et postérieure du cristallin... 148

§ 43. — **Systèmes centrés**.................................. 148

§ 44. — **Éléments cardinaux**................................ 149

Définition des éléments cardinaux................................ 151

§ 45. — **Marche de la lumière dans les systèmes centrés, cas de deux dioptres**.. 153

Plans principaux, distances focales.............................. 155

Rapport des distances focales du système........................ 156

Position réciproque des plans principaux avec leurs composants homonymes.. 156

Points nodaux................. 157

§ 46. — **Formules générales**... 157

§ 47. — **Foyers conjugués**.................................. 157

§ 48. — **Image d'une droite dans un système centré composé de deux dioptres**...................................... 159

§ 49. — **Lentilles épaisses**................................. 161

Éléments cardinaux.. 162

Applications... 163

Distances focales du cristallin................................... 163

Détermination de ses points principaux........................... 163

§ 50. — **Système optique formé par la réunion d'un dioptre et d'une lentille**...................................... 163

Pages

Distances focales.. 164
Points principaux... 165
Distance mutuelle des plans principaux............................. 165
Applications. Calcul de la position des deux points principaux de
l'œil... 166
Calcul des distances focales de l'œil................................. 166

CHAPITRE IV

Optique physiologique.

§ 51. — **Réfraction oculaire. Œil schématique**.............. 168
    Angle α.. 171
§ 52. — **Œil réduit**.................................... 171
§ 53. — **Œil artificiel**.................................. 172
§ 54. — **Lentilles minces, verres de lunettes**.............. 173
    Lentilles biconvexes ou positives.... 174
    Lentilles biconcaves ou négatives............................... 175
    Images dans les lentilles. Foyers conjugués. Constructions......... 176
§ 55. — **Numérotages des verres de lunettes ; série des boîtes
    d'essai des oculistes**............................... 178
§ 56. — **Combinaison de lentilles minces**.................. 180
§ 57. — **Association de l'œil et d'une lentille sphérique**..... 182
§ 58. — **Position de la rétine par rapport au deuxième foyer
    principal de l'œil. Emmétropie, amétropie**........ 183
§ 59. — **Images de diffusion. Grandeur des cercles de diffu-
    sion**... 186
    Myopie... 187
    Hypermétropie.. 190
§ 60. — **Écart entre la rétine et le foyer principal du sys-
    tème optique de l'œil amétrope**................... 192
    Variétés d'amétropie... 193
§ 61. — **Forme de la cornée. Astigmatisme**................ 193
    Astigmatisme régulier et irrégulier..... 199
    Siège de l'astigmatisme.. 199
    Recherche, mesure et correction de l'astigmatisme................ 200
    Verres cylindriques.. 202
    Notation... 203
    Correction de l'astigmatisme irrégulier.......................... 203
§ 62. — **Réfraction dynamique. Accommodation**............ 204
    Amplitude d'accommodation... 207
    Détermination de l'amplitude d'accommodation.................... 208
    L'influence des amétropies sur la réfraction dynamique........... 209

Pages.

Influence de la réfraction dynamique sur l'expression de la réfraction
statique.. 211
Influence de l'âge sur la réfraction dynamique...................... 212
Presbyopie... 213
Détermination de la presbyopie..................................... 214
Adaptation à la vision rapprochée.................................. 215
Asthénopie accommodative... 216
Influence de l'âge sur la réfraction statique...................... 216

CHAPITRE V

**Catoptrique. Ophtalmoscopie. Ophtalmoskiascopie. Ophtalmométrie.
Kératoscopie.**

§ 63. — Lois de la réflexion spéculaire 218
§ 64. — Miroirs... 218
Miroirs plans.. 218
Images dans les miroirs plans...................................... 219
Miroirs sphériques... 220
Miroirs concaves... 220
Foyers conjugués... 221
Grandeur des images.. 223
Miroirs convexes. Images... 223
Aberration de sphéricité. Caustique par réflexion. Miroirs aplané-
tiques... 224

§ 65. — Miroirs ophtalmoscopiques................................. 226
Différence du pouvoir éclairant des différentes formes de miroir
ophtalmoscopique... 227

§ 66. — Moyen d'éclairer l'œil. Ophtalmoscope..................... 230
§ 67. — Examen à l'image droite.................................... 232
§ 68. — Examen à l'image renversée................................. 236
§ 69. — Intensité de l'éclairage intra-oculaire................... 239
§ 70. — Grossissement des images ophtalmoscopiques................ 240
Grossissement à l'image droite..................................... 241
Grossissement à l'image renversée.................................. 245

§ 71. — Détermination de la réfraction à l'image renversée. 250
§ 72. — Champ ophtalmoscopique; limites périphériques de
l'exploration.. 250
§ 73. — Instruments.. 252
§ 74. — Détermination de la réfraction à l'image droite...... 255
§ 75. — Technique ophtalmoscopique................................ 258
Examen des milieux... 259

Pages.

Image droite.................................... 260

Image renversée... 262

§ 76. — **Détails du fond de l'œil**............................. 263

§ 77. — **Éclairage latéral**........ 270

§ 78 — **Ophtalmoskiascopie**................................... 272

§ 79. — **Ophtalmométrie**..................................... 277

§ 80. — **Kératoscopie**.. 283

CHAPITRE VI

Sensations visuelles.

§ 81. — **Sensation et perception**............................ 285

§ 82. — **Sensations visuelles**................................. 286

§ 83. — **Détermination de l'acuité visuelle centrale**.......... 290

§ 84. — **Détermination subjective de la réfraction**........... 295

§ 85. — **Fonctions périphériques de la rétine, champ visuel.** 297

Détermination du champ visuel..................................... 297

Limites du champ visuel monoculaire............................... 301

Acuité visuelle des parties excentriques de la rétine.............. 303

§ 86. — **Définition du scotome physiologique**................. 303

§ 87. — **Altérations pathologiques de la sensibilité rétinienne**................................... 305

§ 88. — **Estimation de la vision quantitative. Sens lumineux.** 308

§ 89. — **Persistance des impressions rétiniennes. Images accidentelles**... 312

§ 90. — **Vision des couleurs. Acuité chromatique**............ 313

§ 91. — **Détermination du sens chromatique**............ 323

Méthode qualitative.. 325

Méthode quantitative... 326

Vision chromatique périphérique 327

§ 92. — **Anomalies du sens chromatique**..... 329

CHAPITRE VII

De la vision binoculaire. Statométrie. Mouvements des yeux. Convergence. Anomalie de la vision binoculaire.

§ 93. — **Position des yeux dans l'orbite**................. 332

§ 94. — **Détermination des déplacements anormaux des yeux dans l'orbite. Statométrie**.......... 333

Pages.

§ 95. — **Mouvements des yeux**............................. 334

    Lois de Donders.. 337

    Loi de Listing... 338

§ 96. — **Convergence**................................. 340

    Détermination de l'amplitude convergence.................. 343

§ 97. — **Influence réciproque de la convergence et de l'accommodation. Amplitude d'accommodation binoculaire. Amplitude d'accommodation relative**...... 345

§ 98. — **Direction de la ligne visuelle. Orientation**.......... 347

§ 99. — **Fusion binoculaire**.............................. 349

§ 100. — **Contrôle de l'existence de la vision binoculaire**...... 351

    Stéréoscope.. 351

    Expérience de Hering................................... 353

§ 101. — **Troubles de la vision binoculaire. Anomalies des mouvements oculaires**............................. 353

    Strabisme... 354

    Perturbations dans les champs de regard monoculaire et binoculaire. 360

    Diplopie.. 363

    Fausse diplopie....................................... 368

    Perturbations de la fusion stéréoscopique.................. 369

§ 102. — **Insuffisance de convergence**...................... 370

CHAPITRE VIII

Marche de l'exploration clinique. Physionomie clinique des anomalies de réfraction statique et dynamique. Leur thérapeutique optique.

§ 103. — **Examen clinique**................................ 375

§ 104. — **Physionomie clinique des anomalies de réfraction**. 378

§ 105. — **Hypermétropie**................................. 378

    Thérapeutique... 381

§ 106. — **Myopie**....................................... 382

    Traitement.. 388

§ 107. — **Prophylaxie de la myopie et hygiène visuelle**...... 391

§ 108. — **Astigmatisme**.................................. 393

    Thérapeutique... 394

§ 109. — **Anisométropie**................................. 395

    Thérapeutique... 396

§ 110. — **Troubles d'accommodation**...................... 397

    Spasme... 397

    Paralysie... 398

	Pages.
Traitement.	399
§ 111. — **Action optique secondaire des verres de lunettes**	400
§ 112. — **Traitement de l'insuffisance musculaire des amétropes**	403
§ 113. — **Verres de lunettes. Leur monture**	404
Indications thérapeutiques des montures	405

IMPRIMERIE LEMALE ET Cie, HAVRE

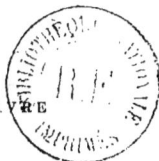

www.ingramcontent.com/pod-product-compliance
Lightning Source LLC
Chambersburg PA
CBHW060950220326
41599CB00023B/3657